Histology and Oral Histology, 5th edition

組織学・口腔組織学

附 初期発生と顎顔面の発生　第5版

安部 仁晴
奥羽大学歯学部 教授

磯川 桂太郎
日本大学歯学部 教授

稲井 哲一朗
福岡歯科大学 教授

野中 直子
昭和大学歯学部 教授

本田 雅規
愛知学院大学歯学部 教授

山座 孝義
九州大学大学院歯学研究院 教授

山本 仁
東京歯科大学 教授

わかば出版

第 5 版の序

　2014年に第4版が出版されてから、早いもので10年が経ちました。これまで3〜4年毎に改訂が行われていたことを考えると、久しぶりの改訂になります。今回の改訂では奥羽大学の女部仁晴教授、昭和大学の町中直子教授、愛知学院大学の本田雅規教授、九州大学の山座孝義教授にご参画頂きました。今回の改訂は、内容の大幅な加筆よりも、「学生の理解がより進むようにすること」をテーマとしました。ご覧いただくとわかる通り、本書には電子顕微鏡写真が多く使われ、それが本書の特徴になっています。この電子顕微鏡写真の多くは初版の著者である故 佐々木崇寿先生が教育と研究のために撮影されたもので、微細構造を示すことにより学生の理解が深まると考えていたことによるものだと思います。しかし一方で、学生には全体像がつかみにくいのではないか、という意見があり、更に章立てが適切か、記載内容に過不足がある、などの指摘もありました。これらに対して検討し、本書の特徴を生かしつつ、学生が理解しやすいよう改訂したのがこの第5版になります。

　歯科医学教育モデル・コア・カリキュラムや国家試験出題基準の改訂、共用試験の公的化など、歯科医学教育を取り巻く環境は刻々と変わりますが、本書はそれらにも充分に対応できるものと自負しております。しかし実際の教育現場では学生の勉強法自体が変化していることを実感していることから、ここに第5版が出版されますが、これからも学生目線に立って、内容はもちろんのこと、学生の勉強法にも対応した、より理解しやすい教科書となるよう本書は進化し続けて参りたいと思います。

　本書の編集・刊行にあたりまして、わかば出版（株）の編集の方々、印刷所の方々に大変お世話になりました。著者を代表し、ここに感謝と御礼を申し上げます。

　2024年2月

山本　仁

第 4 版の序

　第3版の発行から4年が経ち、このたび第4版を上梓します。この間、わが国は東日本大震災とよばれるようになった未曽有の災害を経験し、先人や同朋による長い努力の下に築かれた社会機構やそのインフラの意外な脆さを知りました。そうした社会をきちんとチューニングして次世代に受け渡すためには、どんな価値観のもと、どのような役割を各自が負うべきか、改めて深く考えさせられました。震災で失われた多くの尊い命の冥福をお祈りするとともに、被災地で今なお復興に尽力されている方々に心より敬意を表します。そして、次世代を担う若者を育てる教育機関に身を置く者として、その任務を充分にまっとうすることをいま一度ここで誓うものであります。

　第4版では、新たに東京歯科大学の山本仁教授、福岡歯科大学の稲井哲一朗教授にご参画いただきました。初版の著者であった故 佐々木崇寿先生、第2版、第3版の著者であった栁澤孝彰先生から続く本書編纂の連鎖がまた確実に伸びたわけです。厚く御礼を申し上げます。

　今回の改訂にあたっては、新たに第4編として発生学分野を追加しました。組織学と発生学は、互いに補完し合って時空という不可分の要素を共有する学問です。本書では歯学部生を特に念頭においていることから、初期発生と顎顔面領域の発生に焦点を当てた記載とし、書名も第2版からの「組織学・口腔組織学」を堅持しています。用いる術語については、学問的根拠に加え、各大学教育現場での語用との整合性を尊重しつつ、歯科医師国家試験、歯科医学教授要項、歯学教育モデル・コア・カリキュラムなどを勘案し、可及的に統一や併記を心がけました。

　形態に主眼をおく組織学や発生学の分野は、基礎医歯学の初学者にとって、学修や学問を進める上での拠り所となる海図と羅針盤を提供するのですが、詳細かつ膨大なるが故に、しばしば難解であるとの誤解を受け敬遠されることがあります。しかし、海図と羅針盤なくしての航行はあり得ないわけで、ズームイン（微視的視点）とズームアウト（巨視的視点）を常に念頭において学んで頂きたい。形のあるものですから必ず「みえてくる」時が来ます。みえてくれば、その形態の絶妙さと美しさに心打たれるはずです。形態学では、感動を覚えたとき、役に立つ以上の何かが学ぶ者のなかに芽生えます。本書の著者は皆それを経験しています。

　なお、本書の編集・刊行にあたっては、わかば出版百瀬氏ほか出版社、印刷所の方々等に、大変お世話になりました。著者一同に代わってここに感謝とともに厚く御礼申し上げます。

　平成26年3月

磯川　桂太郎

第 3 版 の 序

　本書の第2版が出版されてから、およそ4年半の月日が経過し、このたび第3版を発行する運びとなった。4年半という時間は長いようで短い。しかしながら、この間、社会一般また歯科界においても、数多くの大きな変化があった。

　本書の初版は、平成14年に当時、昭和大学歯学部教授であられた佐々木崇寿先生が上梓された「口腔組織学」である。その後、初版に組織学各論の章を加え「組織学・口腔組織学」として平成17年に改訂版が発行された。「組織学・口腔組織学」の書名としては初の改訂となるが、「口腔組織学」から数えて三作目となるため第3版としている。

　誠に残念であったのは、本書の原著作者といえる佐々木崇寿先生が平成19年1月に若くしてご逝去されたことである。電子顕微鏡を用いた研究では国内は言うに及ばず国外でも高い評価を得ておられたので、今後ますますのご活躍が期待されていただけに、大変に惜しまれることであった。本書も本来であれば、佐々木先生ご自身が中心となり改訂が行われるはずであった。ここに改めて深い哀悼の意を表する次第である。

　第3版においては、第2版の著者らに加え、昭和大学の中村雅典教授、奥羽大学の渡邊弘樹教授にご参画いただくこととなった。写真、図の多くは第2版のものを再掲しているが、新しく作成し追加したものもある。本文および本書の特徴の一つでもある各章末の到達目標については、最近の歯科医師国家試験、CBTの現状を踏まえ、大幅な加筆、修正を行った。また、新たな試みとして必ずしも必須ではないが、医療者として知っておくべき知識についてページ下部にノートとして掲載することとした。

　本書で学ぶ学生諸君のほとんどは、将来、歯科医師として臨床の現場で活躍することになろう。近年の歯科医学は各種疾病の予防に多大の勢力を注いでいるが、病状は形態と機能の変化により顕在化してくるものであり、形態と機能とは表裏一体の関係にあるので、これをより完璧なものとするには正常構造の理解が必要不可欠である。医療において治療の技術が重要であることはもちろんであるが、病変等人体の変化の背後には、必ず組織レベルでの大きな変化がある。人体の構造、組織に関する深い理解があってこそ、日々の臨床を成功に導く。本書が学生諸君にとって、試験前のみならず将来にわたり役立つ一冊となれば、著者らにとっても望外の喜びである。

　平成22年3月

栁澤　孝彰

第 2 版 の 序

　本書の初版を出版してから3年が経過しました。本書を出版するに至った経緯や本書の理念は初版のまえがきに記した通りですが、その後、歯学部での組織学教育のカリキュラムに従い、組織学各論の記載が必要となりました。そこですでに著した組織学総論と口腔組織学をそのまま残し、新たに第2編として組織学各論を書き加えることにいたしました。組織学各論の執筆にあたっては東京歯科大学口腔超微構造学講座の栁澤孝彰教授と日本大学歯学部解剖学教室第二講座の磯川桂太郎教授にご協力をお願いし、三人の共同執筆として第2版を出版することにいたしました。

　組織学各論では必ずしも全ての臓器を取り上げていませんが、これは歯学部での組織学教育に必要不可欠なものを取捨選択したためです。今回の改訂では組織学総論と口腔組織学については字句の訂正のみにとどめましたが、将来、さらに充実した組織学書として歯科基礎医学の学術的資産を後世に伝えられるよう改訂を重ねていきたいと考えています。

　改訂にあたっては東京歯科大学口腔超微構造学講座の森口美津子講師はじめ、各教室の教室員の方々にご協力戴きました。また今回も、わかば出版(株)社長　百瀬卓雄氏のご理解とご支援によって本書の出版が可能になりました。厚くお礼申し上げます。

　2005年6月

磯川　桂太郎　佐々木　崇寿　栁澤　孝彰

はじめに

　本書は、歯学生のために書き下した口腔組織学書である。本書は内容を「組織学総論」と「口腔組織学」に分け、口腔の諸器官の基本構造と、それらを構成する組織・細胞の構造と機能を系統的に著述した。現在の医学・歯学教育の場にあっては、教育する情報量の全体的な増大のために、解剖学・組織学の講義および実習時間が減少する傾向にある。このため組織学の教育も、国家試験に合格する程度の基本的なものになりがちである。しかし解剖学・組織学の教育・研究には、先人の努力による貴重な学術的文化が残されている。そこで本書では歯学独自の専門的な事項に関してはかなり踏み込んだ内容の記載を行い、学部学生のみならず大学院生や臨床研究家にも役立つ基本図書となることを目指した。

　本書の特徴の第1は、第1編に「組織学総論」を配したことである。著者は、歯学生には歯学独自の、硬組織形態学を中心とした組織学総論が不可欠であると考えてきた。歯学生には、主として口腔組織を素材に用い、口腔組織学に直接展開され、その理解を深める組織学総論の教育が必要だからである。また各章の末尾に、学習の一助となるよう教育の到達目標を示した。現在、各大学では新たなコアカリキュラムの編成に取り組んでいるが、ここでは著者自身の判断に基づく具体的な到達目標を示した。これは誰にとっても新しい試みであり、異論もあることと思われるが、読者諸氏の忌憚のないご意見やご批判を伺い、今後の改訂に活かしたいと考えている。

　本書の特徴の第2は、電子顕微鏡の所見に基づく知識を大幅に取り入れ、組織・細胞の持つ構造と機能の関連の解説に力を注いだことである。組織学の深い理解を得るには、光学顕微鏡像の知識をもとにした基本的な組織構造の理解に加え、電子顕微鏡による組織・細胞レベルの構造の理解が不可欠である。電子顕微鏡観察から得られる情報は、生化学や生理学のような基礎医学の理解に直接結び付くばかりでなく、診断学や医用生体材料の開発を含めた臨床歯科医学にも広く役立てられている。

　第3に、本書では組織・細胞化学の情報を積極的に取り入れ、組織・細胞の持つ構造と機能の解説に力を注いだ。生体内の構造物には、必ず何らかの機能が備わっている。言い換えると、機能あるところ、必ずそれを可能とする「構造」がある。組織・細胞の持つ機能的な側面を理解することなしに、生きた組織学を学ぶことはできない。機能という生命現象を、組織像として具体的に示すことができるのは組織学の最大の利点である。これによって読者は、今日の組織学研究の進歩と多様性を知るとともに、組織学研究が歯科医学のなかで果してきた役割と、口腔組織学を学ぶ意義を理解することができると思われる。

　本書には、著者のこれまでの研究の多くを注ぎ込んだ。顧みれば、本書の執筆を決意し、講義と研究の合間に少しずつ本文を書き始め、模式図を描き、顕微鏡写真を揃えるようになってから、すでに10年の歳月がたっていた。本書が歯学教育に貢献するところがあるよう、切に祈念している。最後に、本書が世に出るのはわかば出版(株)社長　百瀬卓雄氏の深いご理解による。同氏をはじめ、これまで著者と共に研究・教育に携わってこられた多くの方々に深甚なる謝意を表する。

　　平成14年弥生

佐々木　崇寿
昭和大学歯学部口腔組織学講座

本書の系譜

『口腔組織学』
 2002 年発行
 【著】佐々木 崇寿

『組織学・口腔組織学』
 2005 年発行
 【編著】佐々木 崇寿　【著】磯川 桂太郎・栁澤 孝彰

『組織学・口腔組織学　第 3 版』
 2010 年発行
 【著】磯川 桂太郎・中村 雅典・栁澤 孝彰・渡邊 弘樹

『組織学・口腔組織学　第 4 版』
 2014 年発行
 【著】磯川 桂太郎・稲井 哲一朗・中村 雅典・山本 仁・渡邊 弘樹

『組織学・口腔組織学　第 5 版』（本書）
 2024 年発行
 【著】安部 仁晴・磯川 桂太郎・稲井 哲一朗・野中 直子・本田 雅規
   山座 孝義・山本 仁

目 次

序 論
 A．口腔組織学で何を学ぶか……………………………………………………1
 B．口腔組織学の研究法……………………………………………………………2
 C．口腔組織学と隣接基礎医学……………………………………………………4
 D．口腔組織学と臨床歯科医学……………………………………………………4

第1編　組織学総論

第1章　細 胞
 A．概　説……………………………………………………………………………9
 B．形質膜・細胞膜…………………………………………………………………12
 C．細胞間および細胞－マトリックス間の結合…………………………………14
 D．核……………………………………………………………………………18
 E．細胞小器官………………………………………………………………………19
 F．細胞の生命現象…………………………………………………………………27

第2章　上皮組織と腺
2-1　上皮組織
 A．概　説……………………………………………………………………………33
 B．上皮組織の機能的分類…………………………………………………………34
 C．上皮組織の形態的分類…………………………………………………………34
 D．上皮細胞の機能と代謝…………………………………………………………43

2-2　腺（腺組織）
 A．概　説……………………………………………………………………………49
 B．外分泌腺と内分泌腺……………………………………………………………50
 C．形態による外分泌腺の分類……………………………………………………50
 D．分泌物の性状による外分泌腺の分類…………………………………………51
 E．外分泌腺の構造…………………………………………………………………52
 F．細胞の分泌様式…………………………………………………………………54

第3章　支持組織
3-1　結合組織
 A．概　説……………………………………………………………………………57
 B．結合組織の分類…………………………………………………………………57
 C．結合組織の細胞…………………………………………………………………61
 D．細胞外マトリックス……………………………………………………………66

3-2 骨組織
- A．概　説 … 72
- B．骨組織の構造 … 72
- C．骨の細胞 … 74
- D．骨の組織発生 … 83
- E．関節と滑膜 … 86

3-3 軟　骨
- A．概　説 … 91
- B．軟骨細胞の分化と構造 … 91
- C．硝子軟骨 … 92
- D．線維軟骨 … 96
- E．弾性軟骨 … 96

3-4 血液とリンパ
- A．概　説 … 98
- B．赤血球 … 99
- C．白血球 … 100
- D．血小板 … 103
- E．造　血 … 104
- F．リンパ … 106

第4章　筋組織
- A．概　説 … 109
- B．筋組織の分類 … 109
- C．骨格筋 … 110
- D．心　筋 … 116
- E．特殊心筋 … 117
- F．平滑筋 … 117

第5章　神経組織
- A．概　説 … 125
- B．神経細胞 … 126
- C．神経膠細胞（グリア細胞） … 131
- D．シナプスと神経筋接合 … 132
- E．神経終末 … 133

第 2 編　組織学各論

第 1 章　免疫系
　A．概　説 ……………………………………………………………………………… 139
　B．胸　腺 ……………………………………………………………………………… 140
　C．リンパ小節 ………………………………………………………………………… 141
　D．リンパ節 …………………………………………………………………………… 141
　E．脾　臓 ……………………………………………………………………………… 144
　F．扁　桃 ……………………………………………………………………………… 147

第 2 章　循環器系
　A．概　説 ……………………………………………………………………………… 151
　B．動　脈 ……………………………………………………………………………… 152
　C．静　脈 ……………………………………………………………………………… 154
　D．毛細血管 …………………………………………………………………………… 154

第 3 章　消化器系
　A．概　説 ……………………………………………………………………………… 159
　B．食　道 ……………………………………………………………………………… 160
　C．胃 …………………………………………………………………………………… 162
　D．小　腸 ……………………………………………………………………………… 164
　E．大　腸 ……………………………………………………………………………… 168
　F．肝　臓 ……………………………………………………………………………… 168
　G．膵　臓 ……………………………………………………………………………… 173

第 4 章　呼吸器系
　A．概　説 ……………………………………………………………………………… 177
　B．鼻　腔 ……………………………………………………………………………… 178
　C．喉　頭 ……………………………………………………………………………… 179
　D．気　管 ……………………………………………………………………………… 180
　E．肺 …………………………………………………………………………………… 181

第 5 章　泌尿・生殖器系
　A．概　説 ……………………………………………………………………………… 187
　B．腎　臓 ……………………………………………………………………………… 187
　C．生殖器系 …………………………………………………………………………… 193

第6章　内分泌系
- A．概　説 ... 199
- B．下垂体 ... 201
- C．副　腎 ... 204
- D．甲状腺 ... 207
- E．上皮小体（副甲状腺） ... 209
- F．松果体 ... 210

第7章　神経系
- A．概　説 ... 213
- B．中枢神経系 ... 215
- C．末梢神経系 ... 220

第3編　口腔組織学

第1章　歯の発生
- A．概　説 ... 227
- B．歯胚の発生と形態分化 ... 227
- C．歯根の形成と歯周組織の発生 ... 232
- D．代生歯堤の形成と歯堤の消失 ... 233
- E．象牙質形成 ... 233
- F．歯髄の発生 ... 239
- G．エナメル質形成 ... 239
- H．セメント質形成 ... 251
- I．歯周組織の発生 ... 252

第2章　歯の萌出と乳歯の脱落
- A．概　説 ... 255
- B．歯の萌出のメカニズム ... 256
- C．歯の萌出運動 ... 257
- D．萌出前期 ... 257
- E．萌出期 ... 258
- F．機能的萌出期 ... 259
- G．乳歯の生理的な歯根吸収 ... 260
- H．歯根吸収と脱落の過程 ... 260
- I．歯根吸収と脱落の原因 ... 261
- J．歯の移動 ... 263

第3章　エナメル質

- A．概　説 … 265
- B．エナメル質の基本構造 … 266
- C．成長線 … 269
- D．ハンター・シュレーゲル条 … 271
- E．エナメル叢とエナメル葉 … 272
- F．エナメル紡錘 … 272
- G．歯小皮 … 273
- H．エナメル象牙境 … 273
- I．セメントエナメル境 … 274
- J．加齢変化 … 274

第4章　象牙質

- A．概　説 … 277
- B．原生象牙質 … 278
- C．第二象牙質と第三象牙質 … 284
- D．象牙質の神経分布と知覚 … 285
- E．象牙質の加齢変化 … 286

第5章　歯　髄

- A．概　説 … 289
- B．歯髄の解剖 … 290
- C．歯髄の組織構造 … 290
- D．歯髄の細胞 … 290
- E．歯髄の細胞外マトリックス … 291
- F．象牙質・歯髄複合体 … 291
- G．歯髄表層の3層構造 … 293
- H．歯髄の血管分布 … 293
- I．歯髄の神経分布 … 294
- J．歯髄の機能 … 295
- K．歯髄の加齢変化 … 297

第6章　セメント質

A．歯周組織の概説··· 299
B．セメント質の概説··· 300
C．セメント質形成··· 300
D．セメント質の分布と分類··· 303
E．セメント質の構造··· 304
F．セメント質の機能··· 305
G．セメント質の代謝異常と加齢変化··································· 306

第7章　歯根膜

A．概　説··· 309
B．歯根膜の構造··· 310
C．歯根膜の血管と神経の分布··· 311
D．歯根膜の細胞··· 312
E．歯根膜の細胞外マトリックス······································· 316
F．歯根膜の改造··· 320

第8章　歯槽骨

A．概　説··· 321
B．歯槽骨の組織発生··· 323
C．歯槽骨の改造と修復··· 324

第9章　口腔粘膜

A．概　説··· 327
B．咀嚼粘膜··· 329
C．被覆粘膜··· 330

第10章　歯　肉

A．概　説··· 333
B．歯肉の分類··· 333
C．歯肉の上皮層の分類と基本構造····································· 334
D．歯肉上皮の構造··· 336
E．歯肉溝上皮の構造··· 340
F．接合上皮（付着上皮）の構造······································· 340
G．歯肉の粘膜固有層··· 341
H．歯肉の血管と神経の分布··· 343
I．歯肉と歯槽粘膜の鑑別··· 345

第 11 章　舌粘膜

- A．概　説 ·· 347
- B．舌粘膜の構造と機能 ··· 347
- C．舌乳頭 ·· 348
- D．味　蕾 ·· 349
- E．舌扁桃 ·· 351

第 12 章　唾液腺

- A．概　説 ·· 353
- B．分泌物の性状による唾液腺の分類 ······································· 353
- C．唾液腺の種類 ··· 354
- D．唾液腺の構造 ··· 358
- E．唾液腺の加齢変化 ·· 360

第 13 章　上顎洞（副鼻腔）

- A．概　説 ·· 363
- B．上顎洞の組織 ··· 364

第 14 章　顎関節

- A．概　説 ·· 365
- B．下顎頭の組織構造 ·· 367
- C．下顎窩（関節窩）と関節結節の組織構造 ······························ 367
- D．関節円板の組織構造 ·· 367
- E．関節包と滑膜の組織構造 ·· 367
- F．顎関節の血管と神経 ·· 368
- G．顎関節の発生 ··· 368
- H．下顎頭の骨発生 ··· 370
- I．顎関節の加齢変化 ·· 372

第4編　顎顔面発生学

第1章　初期発生
 A．概　説 ……………………………………………………………………… 375
 B．生殖子形成 ………………………………………………………………… 376
 C．受精（発生第1週）……………………………………………………… 380
 D．胚盤形成 …………………………………………………………………… 383
 E．胚葉の運命 ………………………………………………………………… 385

第2章　頭頸部の発生
 A．概　説 ……………………………………………………………………… 389
 B．鰓弓 ………………………………………………………………………… 390
 C．鰓溝・咽頭嚢 ……………………………………………………………… 396
 D．頭頸部の筋と骨 …………………………………………………………… 400

第3章　顔面の発生
 A．概　説 ……………………………………………………………………… 405
 B．神経堤 neural crest ……………………………………………………… 406
 C．顔面の突起 facial process（facial prominence）……………………… 407
 D．突起の癒合不全による顔面形成異常 …………………………………… 409
 E．顎骨の形成 ………………………………………………………………… 411
 F．口蓋の形成 ………………………………………………………………… 414

第4章　口腔諸器官の発生
 A．概　説 ……………………………………………………………………… 417
 B．舌 tongue ………………………………………………………………… 418
 C．甲状腺 thyroid gland …………………………………………………… 420
 D．下垂体 pituitary gland, hypophysis …………………………………… 422

序　論

A．口腔組織学で何を学ぶか

　口腔組織学 oral histology は，歯学教育の中心となる口腔 oral cavity という消化器系の一器官を教育・研究する学問で，基礎医学教育における組織学 histology の一分野である．組織学では生体のしくみ，特にその内部構造を顕微鏡を用いた観察によって研究する．生体の構成を肉眼レベルから顕微鏡レベルへと解析すると，器官系から，器官，組織，細胞，細胞小器官，膜成分，分子，そして原子へと細分化される．生体の生命現象の最小構成要素は，細胞である．生体内では個々の細胞，特に結合組織の細胞が独立した機能を果たす例もある．しかし多くの場合，細胞とその産生物質の集合体，あるいは一定の方向に分化した細胞の集団によって，特定の機能を果たす組織が形成される　この組織は，(1)上皮組織，(2)結合組織(または支持組織)，(3)筋組織，(4)神経組織の 4 種に分類される．これらの組織の様々な組み合わせと，細胞の特異な構造的・機能的分化，そして細胞間マトリックスの質的および量的な特性によって器官が構成される．

　口腔を器官として考えると，口腔の粘膜表面では上皮細胞が分化・増殖して重層扁平上皮という細胞集団を形成し，口腔粘膜上皮としての保護機能を果す．口腔粘膜には上皮組織の裏打ちとなって上皮を支える線維性結合組織が不可欠であり，さらに結合組織の下層に筋組織が存在し，咀嚼や発音に伴う組織全体の運動性を可能にする．これらの組織には神経組織が分布し，筋細胞の運動と口腔粘膜上皮や深部組織での感覚の受容を可能する．このように 4 種の組織の全てが，口腔という一つの消化器官を形成する．

　口腔は消化器系の入り口に位置する．口唇から食道までの領域は上部消化器である．口腔という器官の特殊性を考えてみると，口腔は消化器系であるとともに，呼吸器系に属する副鼻腔や咽頭とも連絡する特殊な領域である．口腔は，その構成要素(口唇，頬，口蓋，舌，歯，顎骨そして顎関節)によって食物を捉え，咀嚼という機械的消化を営む．食物の粉砕を可能にするのは歯という石灰化した硬組織である．歯は極めて高度に構築された生物組織であり，単なる鉱物ではない．歯は顎骨の中に植立しており，歯を支える組織の存在なくしては機能できない．咀嚼を行うための下顎の運動は顎関節を軸とし，顎関節の構造は歯の有無(有歯顎か無歯顎か)や咬合状態と密接に関係している．

　食物の咀嚼が始まると，口腔に開口する多くの唾液腺から唾液が分泌され，食物の化学的消化が行われる．この過程で口腔はさまざまな感覚(温熱刺激，化学刺激，味刺激，触・圧刺激など)を受容するとともに，口腔や咽頭の粘膜内に存在するリンパ組織によって口腔内に侵入する異物や異種抗原に対する防御機能が発揮される．

　同時に口腔は発声・発音を行うが，これは口唇，頬，舌，口蓋，喉頭，顎関節の運動によって可能となる．これらの口腔の諸組織は活発な代謝を営むと同時に，加齢によってその組織構造と機能がさまざまに変化する．歯科治療は，この加齢による機能低下を補う部分が多い．このように口腔は，日常の生活に不可欠な重要な器官であり，その機能は極め

て多岐にわたる．そのため口腔を構成する組織には，他の臓器・器官に見られない特殊性と多様性，そして複雑さがあり，ここに口腔組織学が独立した学問として存在する意義がある．

B．口腔組織学の研究法

解剖学や組織学は，形態学 morphology と呼ばれる．口腔組織学も，研究方法としては一般の組織学と何ら変わるところがない．ただ歯という特殊な硬組織を扱うがゆえの，技術的な難しさがあるだけである．口腔を含め，生体内のあらゆる構造物には，必ず何らかの機能が備わっている．機能あるところには必ずそれに応じた構造が存在し，すべての組織・細胞はその機能と不可分な構造を備えている．

組織学では，器官系から原子や分子に至る広範囲な物体あるいは物質を対象に，顕微鏡を用いてその内部構造を観察するとともに，その機能を解析する．観察する手段は，虫メガネ（ルーペ）（分解能100μm）から光学顕微鏡（分解能0.2μm），そして電子顕微鏡（分解能0.1nm）に及ぶ．従って肉眼（マクロ）解剖学 macroanatomy（系統解剖学）に対して，組織学を顕微（ミクロ）解剖学 microanatomy とも呼ぶ．

組織学研究の歴史の中で最も大きな出来事の一つは，電子顕微鏡の医学・生物学への応用であった．これによって細胞生物学が飛躍的に発展し，巨大分子の直接観察も可能となり，組織学は生理学や生化学などの隣接基礎医学と多くの接点を持つに至った．さらに組織化学の素晴らしい進歩も相まって，組織学は単に形を知るにとどまらず，組織・細胞の持つ機能を形の上に表現する学問へと変貌した．

組織学は顕微鏡を用いて生体内の組織や細胞を観察するが，その内容から記述的組織学 descriptive histology と機能的組織学 functional histology とに分けられる．記述的組織学は観

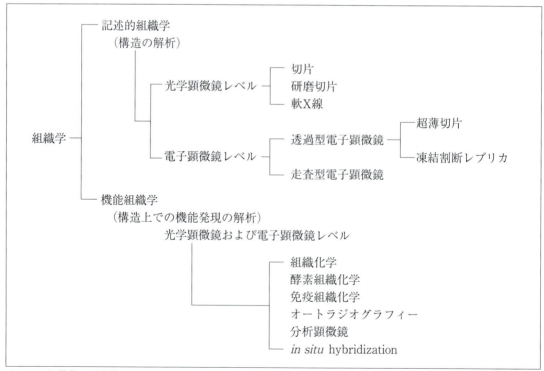

表 0-1　組織学の研究法

察対象の形・構造を定性的に表現するものであり，機能的組織学は，構造の中にある機能または生命現象を可視化することを目的とする．近年，組織学研究では組織・細胞の持つ機能や生命現象に着目し，それらを構造との関連から解明する研究が活発に行われ，組織・細胞の機能発現の場を可視化する試みが行われている．

例えば酵素組織化学によって細胞のATPase活性を検出したとすると，これは酵素タンパクの存在を可視化したばかりでなく，その機能発現をも観察したことになる．また放射性同位元素によってアミノ酸などを標識し，その組織内における局在をオートラジオグラフィーによって調べた場合は，物質代謝という現象の場を，時間的要素をも含めて定量的に可視化することになる．このように組織学は，生体の構造を詳細に記述するのみならず，それらの持つ機能を明らかにする学問なのである（表0-1）．

1．記述的組織学

①光学顕微鏡観察 light microscopy：

　光学顕微鏡観察は，レンズで集光した透過光を薄い組織にあて，さらに像をレンズで拡大して観察する．光学顕微鏡で組織標本を観察するには，臓器・組織を化学固定したのちパラフィンや樹脂に包埋し，ナイフで5μm程度の厚さの切片を作製する．この切片を色素染色し，組織構造を観察する．歯や骨では化学固定後に組織を脱灰（無機成分を溶かし除去する）して切片を作製するほか，非脱灰のまま薄い研磨切片を作製して観察する方法がある．

　光学顕微鏡観察には，組織中の物質の発する蛍光を観察する蛍光顕微鏡観察や，組織中の分子の配列方向を観察する偏光顕微鏡観察がある．

②マイクロラジオグラム microradiogram：

　非脱灰の歯や骨の切片に軟X線を照射し，切片の下のフィルムに撮影したマイクロラジオグラムを光顕観察する．硬組織によるXの吸収度の差から，組織構造と組成の違いを観察する．

③透過型電子顕微鏡観察 transmission electron microscopy：

　電子線を薄い組織切片に集め，対物レンズで試料の像を蛍光板に投影して観察する．分解能が非常に高く，近年では電子線を高速に加速することによって，分子・原子の観察も可能になっている．

④走査型電子顕微鏡観察 scanning electron microscopy：

　電子線を組織試料の塊の上にあて，そこから発生する二次電子を検出器で集め，さらに電気信号に変えてブラウン管に伝え，試料表面の立体的な像を観察する方法．

2．機能的組織学

①組織化学 histochemistry：

　物質相互の化学反応を利用し，組織・細胞中の糖，脂質，タンパク，イオンなどの局在を調べる方法．呈色反応や重金属の沈殿によって組織中の反応部位を知る．

②免疫組織化学 immunohistochemistry：

　組織・細胞中の糖，脂質，タンパクなどの抗原と，それに対する特異抗体とが結合する抗原抗体反応を利用して，組織・細胞中の抗原の局在を調べる方法．呈色反応や重金属の沈殿によって抗体の結合部位を知る．

③酵素組織化学 enzyme histochemistry：

　酵素による基質の触媒反応を利用し，組織・細胞中の酵素の局在とその活性の発現を調べる．呈色反応や重金属の沈殿によって，組織中の反応部を知る．

④オートラジオグラフィー autoradiography：

　代謝物質を放射性同位元素で標識し，生体内での動態を観察する方法．組織・細胞中での物質代謝の場と，その時間的な動態

を知る．

⑤ **X線分析法 X-ray microanalysis**：
組織・細胞中の重・軽元素の分布と濃度をX線分析によって知る．硬組織研究に多く用いられる．

⑥ **イン・シチュ・ハイブリダイゼイション法 *in situ* hybridization**：
細胞中でのDNAやmRNA遺伝子の発現を調べる．

C．口腔組織学と隣接基礎医学

口腔組織学に隣接する基礎医学には口腔解剖学，口腔病理学のような形態学のほかに，口腔生理学，口腔生化学という機能系，歯科に特有の医用生体材料学である歯科理工学などの理工系の学問がある．これらの基礎医学と組織学は，どのような関りを持つのか．

組織学は，顕微解剖学ともいわれる解剖学の一分野である．解剖学と組織学の関係は，臓器の仕組みを肉眼から顕微鏡のレベルへと細分化して解析する作業そのものに他ならない．従って臓器・器官の構造を正しく理解するには，その全体像から内部がどのような組織・細胞によって構成されているかを知る必要がある．

一個の歯を例として取り上げてみると，解剖学では歯の外形（歯冠形態や歯根形態）とその表面構造を勉強するが，組織学ではその歯がどのような組織と細胞によって作られ，内部がどのような仕組みになっているかを学ぶ．このように解剖学と組織学は，互いに不可分の関係にある．

組織学は，病理学（組織病理学）とも密接な関係にある．病理学ではさまざまな疾患の成り立ちを知るため，病変の起こった臓器・器官の病理組織所見を基に診断を行う．従って正常な組織像の正しい理解なしに，病変による組織変化を的確に把握することはできない．

生化学では，臓器・器官における特定の物質の存在を定量的に測定し，その代謝を解析する．しかしその物質代謝が，臓器内のどのような場（すなわち組織・細胞）で起きているかは，生化学的研究手法では知ることができない．従って組織学（特に組織化学）によってその場を特定することが，生体内の生命現象を理解する上で不可欠である．例えば歯の象牙質を作るために必要な歯髄内でのカルシウムイオンの輸送は，生化学的研究では歯髄全体でのイオン量の増減を測定するが，組織学ではこのイオンを組織中に沈殿させたり（組織化学），イオンを放射性同位元素で標識する（オートラジオグラフィー），あるいはイオンを能動的に輸送する酵素の局在を調べる（酵素組織化学，免疫組織化学）ことによって，どの細胞がどの組織に向けて，どのくらいの速さでイオン輸送をしているかを知ることができる．このように生体内の生命現象を，組織・細胞・細胞小器官という場の概念をもって理解することが組織学では重要である．

生理学では生体内の細胞から組織，器官さらに器官系における恒常性の調節機構を学ぶ．組織学では，この生命現象を可能にする組織・細胞の構造とその変化の様相を可視化する．細菌学では細菌の構造，毒素の局在部位，細菌と組織・細胞との接着部分を組織学的に理解することが必要であるし，また歯周病の原因となる歯垢や歯石の形成過程は組織学的に解明された部分が極めて多い．さらに歯科理工学でも，人工アパタイト結晶やセラミックスのような医用生体材料と生体内の組織・細胞との親和性を知る手掛かりは組織学が与えている．このように組織学は，これらの基礎医学の情報流通の要所にある．

D．口腔組織学と臨床歯科医学

臨床歯科医学には，歯科保存学（保存修復学，歯内療法学，歯周療法学），補綴学（総義歯学，局部義歯学，冠橋義歯学），口腔外科学，

顎顔面外科学，歯科矯正学，小児歯科学，高齢者歯科学，歯科麻酔学，歯科放射線学などがある．これらの臨床歯科医学が口腔組織学と密接に関連する例は枚挙にいとまがない．

歯科の二大疾患の一つである齲蝕は，歯が本来有する組織構造に沿って進行する．保存修復学では齲蝕歯を治療する場合（あるいは予防的に処置する場合），歯のエナメル質表面を酸でエッチングし，そこに樹脂を結合させ充填する方法がある．このエッチング処理と樹脂と歯質との結合は，エナメル質の結晶の配列パターンや象牙質の構造を基に行われる．歯内療法学や小児歯科学では，齲蝕によって歯髄の一部に炎症が生じると，その部分の歯髄を切断して除去する治療法がある．その後，残存した歯髄からは創傷面に新たな硬組織の壁が作られ，歯髄自身の治癒能力によって歯髄機能が回復する．この治癒過程は組織学的研究によって明らかにされた．

成人の多くが罹患する歯周病は歯科の二大疾患の一つである．この疾患は，歯を支持する口腔粘膜上皮の一部が大変薄く，物質透過性が高いために容易に細菌感染を起すことに起因する．この病因の解明も組織学的研究によって明らかにされた部分が多い．

義歯による補綴治療では，口腔粘膜や残存歯が義歯に加わる加重の一部を負担する．インプラント義歯による治療では，顎骨内に金属やセラミックスのインプラントを埋入させ，上部の義歯の安定を計る．この場合，加齢によって顎骨組織がどのように変化し，インプラント体の支持能力を有するかを知ることは治療上の重要な指針となる．

口腔外科では抜歯をした場合，創傷部分の組織から骨や線維性結合組織，上皮などが再生する．この再生の過程とメカニズムを知るのも組織学研究が負っている．さらに炎症や腫瘍で大きな骨欠損が生じた場合は，人工結晶などで組織補填を行うことがある．このような人工的な組織再建法の開発は，組織学的研究の所見に負うところが大きい．

矯正治療は，歯に加圧刺激を加えて機械的に移動させることによって歯列不整を治す．顎骨内にある歯の移動は，骨が改造されることによって可能となる．この骨改造のメカニズムの解明とその矯正治療への応用は，組織学的研究によって大きく進んだ．さらに小児の乳歯と永久歯との交換のメカニズム，乳歯の自然脱落の原因，小児の歯や顎の組織レベルでの形成と成長など，組織学を背景とした臨床における診断，治療，研究の例は大変多い．さらにわが国の急速な高齢化社会への移行に伴い，口腔組織の加齢による構造変化を知ることは臨床歯科医学全体に関わる重要な研究テーマである．このように口腔組織学は，ほとんどすべての臨床歯科医学に重要な情報を提供し，今日の治療指針の基礎となってきた．歯科医学における口腔組織学の重要性は，今後さらに増すものと考えられる（表0-2）．

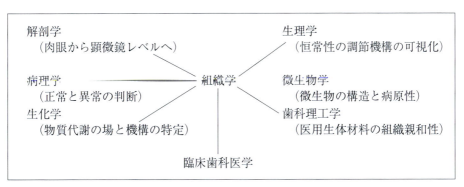

表0-2　歯科医学における組織学の位置づけ

第1編 組織学総論

第1章	細　胞	9
第2章	上皮組織と腺	33
第3章	支持組織	57
第4章	筋組織	109
第5章	神経組織	125

1 細 胞

A. 概 説

　細胞 cell は生物体を構成する基本的な単位であり，独立して生命現象を営みうる最小の単位でもある．

　ヒトのからだは，細胞，細胞外マトリックス extracellular matrix および組織液 tissue fluid からなる．調和のとれた細胞集団が，ヒトの姿（構造）を作り，また，その働き（機能）を担っている．ヒトを含む多細胞生物の構造的かつ機能的単位である細胞は，その内部環境を維持するとともに運動能を持ち，栄養摂取によって増殖・成長を遂げ，外部からの刺激への応答や，刺激の伝導，シグナルの伝達，分泌や吸収，物質輸送などさまざまの機能を果たし得る．ヒトのからだは多種多様な細胞からなるが，その総数は約37兆個といわれる[1]．身体各部の組織や器官を構成する細胞の多くには固有の名称が付いており，それぞれ独自の形態的かつ機能的な分化を遂げているが，これらの形態や機能は，細胞が本来持っている基本的な形態や機能のある部分が特殊化あるいは顕著になった状態だと考えられる（図Ⅰ-1-1）．そもそも，細胞の分化 cell

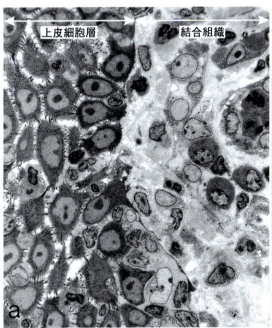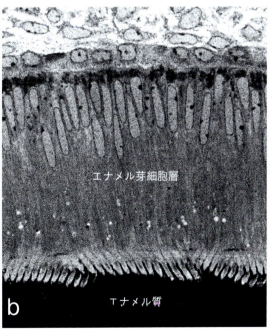

図Ⅰ-1-1　(a)上皮細胞層（左半）と結合組織（右半）では，細胞の密度や細胞外領域が占める割合に大きな差異がある．(b)エナメル質の産生に特化して高度に分化した丈の高いエナメル芽細胞が細胞層を形成している．（ab×450）（b は Sasaki：Cell Biology of Tooth Enamel Formation, 1990, Karger より転載）

---

[1] ヒト成体を構成する細胞総数は従来約60兆あるいは70兆個とも言われたが，Bianconi らの報告（2016）に基づいて現在は約37兆個とされている．一方，ヒト腸管内に生息する細菌叢（フローラ）を構成する細菌（細胞）数はおよそ100兆個にも及ぶとされる．

differentiation とは，分裂・増殖した細胞が特殊化して特有の構造と機能を獲得する現象をいう．

分化した細胞では，細胞機能と関連して，細胞核や細胞小器官が一定の配置をとり，方向性が明確な細胞外形を示すようになる．機能的にも，物質の取り込みや分泌を行う細胞表面が明確に区分，特殊化するようになる．こうした状態を，極性をもつ細胞，極性が明らかな細胞，あるいは，細胞が明確な極性を示しているなどと表現する．一般には，分化の程度が高い細胞ほど，明確な細胞極性 cell polarity を示すことが多い．

未分化で活発な分裂・増殖能力をもつ細胞と，ある程度まで分化しながらも分裂・増殖能力を維持する細胞，そして，分化することによって分裂・増殖能力を失う細胞がある．未分化な細胞は，種々の細胞に分化する潜在能力 potential を持ち，その最たるものは受精後まもなく生じる胚性幹細胞 embryonic stem cell（ES 細胞）である．成体の組織中にも，分化方向がある程度定まっているけれども未分化性を維持している組織幹細胞 tissue stem cell が存在している．同時に，ある程度まで分化し，特化した細胞機能を営んでいるが，必要に応じて再び分裂・増殖を遂げ，同種の細胞を増産・補充できる細胞も存在する．神経細胞や心筋細胞などは，高度に分化して分裂・増殖能を失っているため，損傷を受けると再生しないと考えられてきた．これらの細胞は確かに分裂能を失っているが，組織中の幹細胞やそうした細胞の人為的な導入によって，神経組織や心筋組織としての再生を期待できることが明らかになってきている．

同系統のいくつか（時に数十）の細胞が融合し，多核巨細胞を形成することがある．骨を吸収する破骨細胞，歯を吸収する破歯細胞，生体内の異物を分解するマクロファージの一部などは，血液系細胞の単球が融合して生じる．骨格筋細胞も，多数の筋芽細胞が融合することで生じる極めて細長い多核の細胞である．

細胞の中には，周囲環境の変化に応じて構造や機能が変化するものがある．同一の特性をもつ細胞でありながら，構造や機能が可逆的に変化する場合があるわけで，これを細胞のモジュレーション（転形）modulation という．歯の発生では成熟期のエナメル芽細胞（**第 3 編第 1 章 G**）が典型的なモジュレーションを示す．骨芽細胞やセメント芽細胞は，それぞれ骨またはセメント質を形成しつつその内部に自らを埋入し，骨細胞あるいはセメント細胞となる．可逆的でないこうした変化は，形質転換 transformation の一型であるとされる．細胞には，血小板のように径 3 μm 程度のものもあれば，破骨細胞のように径 100 μm を越えるものがある．大きさやかたちは，細胞の種類による相違ばかりでなく，その分化段階によっても異なり，また，ホルモン，サイトカインなどの刺激によって構造や機能が大きく変化する細胞もある．

細胞の基本構造（**表 I -1-1**）で，まず取り上げるべきものは，選択的透過性のある形質膜 plasma membrane であろう．形質膜は，外部環境に対して恒常的な内部環境を維持する上で必須不可欠であり，また，細胞が外部環境や他の細胞と反応する上でも重要である．細胞の内部は，半流動性の原形質 protoplasm で満されている．原形質は核 nucleus とそれ以外の細胞質 cytoplasm からなる．ヒトの細胞は基本的には有核の[2] 真核細胞 eukaryotic cell であり，核の内部を満たす成分を核質 nucleoplasm という．一方，細胞質中には，有形成分としてさまざまな細胞小器官 cell organelle があり，無形の成分として細胞質基

---

[2] 哺乳動物の赤血球は核を持たないが，これは，赤血球が作られるときに脱核という現象によって二次的に核を失うためである．

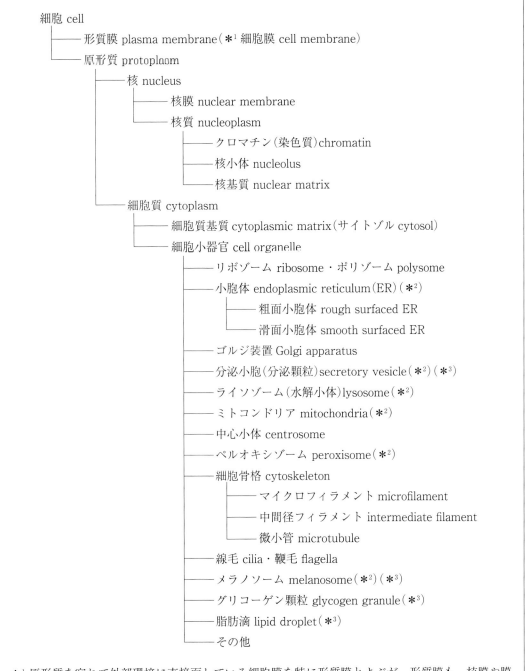

表Ⅰ-1-1　細胞の構成要素

質 cytoplasmic matrix がある．

　生体内では一定方向に分化して同一の特性をもつ細胞からなる集団が存在する．これを組織 tissue という．組織は特定の機能をもち，その集団内では，細胞相互が密接な構造・機能上の関係を保持する．生体の組織は，構造と機能上の特徴をもとにして，上皮組織（第2章），支持組織（第3章），筋組織（第4章），神経組織（第5章）の4基本型に分類される．構造と機能を全く異にする生体内のさまざまな器官 organ は，わずか4種の組織から成り立っているのである．すべての器官の一見複雑な構造も，4種の組織の組み合わせのバリエーションに過ぎない．それぞれの組織は，細胞と細胞外マトリックスとからなるが，上皮組織では，光学顕微鏡レベルで観察できる細胞外マトリックスはほとんどなく，細胞が互いに接するようにして組織が成り立っている．一方，結合組織では，細胞外マトリックスが占める領域が細胞のそれを上まわり，基質中に細胞が散在する状態で組織が成り立っていることが多い．組織の集合体が器官を構成し，さらに，機能的に関連する一連の器官が器官系という機能的単位を構成している．

B．形質膜・細胞膜

　形質膜 plasma membrane は細胞の外部環境に直接面している細胞膜のことであるが，核膜や細胞質内の膜系小器官の膜（細胞内膜系）と，その基本的構造に差異はない．このため，これらを区別せずに，細胞膜 cell membrane あるいは生体膜 biological membrane とよぶことも多い．形質膜は，細胞の認識や応答，刺激の受容，細胞間あるいは細胞と細胞外マトリックス間の接着，選択的な物質透過，能動輸送，分泌と吸収，興奮の伝導や伝達などのさまざまな細胞機能に関与する．形質膜は非常に薄いため光顕的には観察できないが，電子顕微鏡では厚さ80〜100Åの3層構造からなることが分かる．この3層構造は，電子密度の高い内外2層（厚さ25Åの内葉と外葉）およびその間の電子密度の低い30Åの厚さの中間層から構成される（図Ⅰ-1-3a）．この膜構造は，形質膜のみならず細胞膜すべてに共通して観察される基本構造であるため，単位膜 unit membrane という．

　分子構成においては，細胞膜は，脂質二重層をその基本骨格とする（図Ⅰ-1-2）．二重層

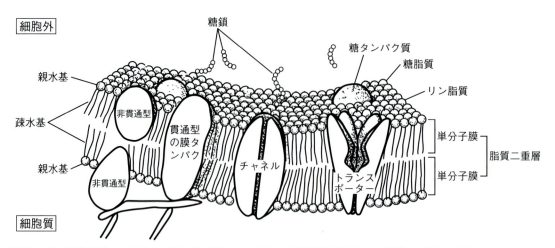

図Ⅰ-1-2　流動モザイクモデル　疎水基を互いに向け合った脂質分子からなる脂質二重層に，膜タンパクがモザイク状に浮かんでいる．膜タンパクにはイオンチャンネルや，糖やアミノ酸のトランスポーターとして働くものがある．脂質やタンパク質に付加された分枝状の糖鎖は細胞外面に多く，また，細胞質側には細胞骨格性のタンパク質などが付着している．

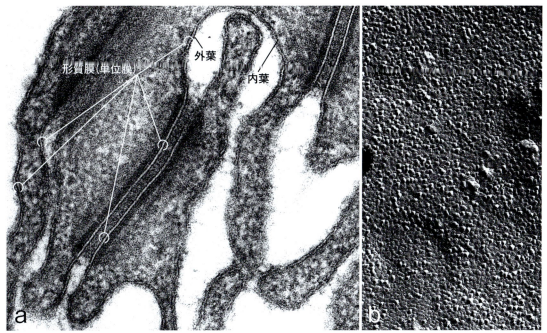

図I-1-3 (a)透過型電子顕微鏡像でみた歯肉上皮細胞の形質膜　暗-明-暗の3層構造を示す単位膜が明瞭である.
(b)凍結割断レプリカ法でみた形質膜の細胞質側の割断面(P面)　多数の膜タンパクが粒状に観察される.
(a×120,000；b×84,000)

を構成する各々の脂質層(単分子膜)は，リン脂質を主体にコレステロールや糖脂質などを含む．脂質分子の疎水基同士は相対し，親水基は細胞外(あるいは膜系小器官の内腔)と細胞質とに面する．つまり，疎水性のバリアと，周囲環境と馴染む親水性の表面とを兼ね備えるわけである．

タンパク質分子は，脂質二重層にモザイク状に分布し，二重層を貫通あるいはその一部に埋入している．これらの膜タンパクが脂質層内を二次元的に移動できるさまは，流動モザイクモデル fluid mosaic model として説明されている．細胞膜を凍結割断[3]すると，脂質二重層の中央で割れる．電子顕微鏡では，細胞質側の割断面(P面)に径約10nmの球状粒子が数多くみられるが(図I-1-3b)，この粒子は，膜を割断したときに膜タンパクがP面側に残ったものである．膜タンパクが極めてたくさん存在することがわかる．

細胞外に突出した膜タンパクには受容体として機能するものの他，細胞間の結合や連絡，細胞と細胞外マトリックス間の接着に関わるものもある．接着分子 adhesion molecule にはカドヘリン cadherin, 免疫グロブリンスーパーファミリー immunoglobulin(Ig)super family, インテグリン integrin, セクレチン secretin などがある．細胞質側に突出したタンパクは細胞骨格成分などと結合する．また，膜タンパクには酵素活性を示し，イオンの透過や物質の輸送を担うものがある(図I-1-2)．Na^+, H^+およびCa^{2+}をそれぞれ細胞外へ排出する Na^+-K^+-ATPase, H^+-ATPase, Ca^{2+}-ATPase などはイオンチャネルの典型である．

---

3) 凍結割断レプリカ freeze-fracture replica 法では，組織・細胞を液化ヘリウム中で急速に凍結し，これを真空中で割断して，その割断面に炭素とプラチナからなる薄膜をつくる．この膜(レプリカ膜)を電子顕微鏡で観察する．形質膜が割断されるとき，脂質二重層の疎水性部分で割れるため，形質膜の内部構造を広く観察できることがこの方法の最大の利点である．

糖も細胞膜の構成成分として重要である．脂質二重層の脂質分子や膜タンパクには種々の程度に糖鎖が付加されている．これらの糖鎖には分枝がみられ，その末端には陰性荷電を帯びたシアル酸（という名称の糖）が存在することが多い．糖鎖は細胞の外表面では豊富で，細胞表面付近に存在する糖や糖タンパクとともに，糖衣 glycocalyx とよばれる細胞被覆構造をなす．糖衣は，細胞間の認識と接着，細胞と基質の認識と接着，そして細胞表面への分子の吸着などの細胞機能に関与している．

C. 細胞間および細胞－マトリックス間の結合

　分化を遂げて極性をもつようになった細胞は，それを反映した細胞外形を示す．例えば，分泌，吸収，輸送などの細胞機能に応じた構造や機能上の特殊化が生じ，細胞表面に，細胞頂部（apical，自由面），基底側面部（basolateral）が区分できるようになる．すなわち，一個の細胞の形質膜全体が均質ではなく，機能に応じた特殊化が生じる．顕著な事例のひとつとして，細胞間あるいは細胞-(細胞外)マトリックス間の結合[4]に関わる構造分化がある．

　上皮組織，筋組織，神経組織の多くは，個々の細胞が独立して機能を果すのではなく，細胞が集団として調和のとれた生命現象を営み，種々のレベルでの機能的な単位を構成している．このような場合，隣接する細胞同士は互いに接触し，さらに結合装置によって結合する．細胞群は結合によって，機械的に結合した細胞集団を形成し，その代謝が細胞間の連絡によって調節され，細胞外環境を区画化することもある．区画化は，例えば外分泌腺を例にとれば，腺腔内の分泌物が腺外の組織中に漏出せぬように細胞間隙を閉鎖することで起きる．これらを可能にするのが，細胞膜特殊化によって形成される細胞間結合装置 cell to cell junction (intercellular junction) である．

　細胞間結合は上皮細胞で特に発達しているが，筋細胞，神経細胞，さらには，骨細胞やセメント細胞などをはじめとする結合組織の細胞でもみられる．また，細胞外マトリックスと結合するために，細胞には，細胞－マトリックス間結合装置 cell to matrix junction としての細胞膜構造の特殊化も生じる．

　本書では，次の結合装置を取り上げる．

1. タイト結合 tight junction
 （密着帯 zonula occludens）
2. アドヘレンス結合 adherens junction
 （接着帯 zonula adherens）
3. デスモゾーム desmosome
 （接着斑 macula adherens）
4. ギャップ結合 gap junction
 （細隙結合，ネキサス nexus）
5. ヘミデスモゾーム hemidesmosome
 （半接着斑）
6. 焦点接着 focal adhesion

　これらのうち1～4が細胞間，5と6が細胞－（細胞外）マトリックス間の結合装置である．1～4以外にも，隣接する細胞の細胞突起同士が複雑にかみ合った指状嵌合 interdigitation や神経細胞に特有のシナプス結合など，多様な結合が実際には存在する．1～3の結合装置は，細胞間に単独でも出現するが，上皮細胞の頂端部ではこの3つがしばしばセットで出現し，これを接着複合体（結合複合体）junctional complex という．接着複合体が存在する細胞の頂端部は，色素でやや

---

[4] 細胞間あるいは細胞－マトリックス間の結合を，接着と表現することもある．結合は安定した強固な結びつきとして，また，接着は初期の結びつき或いは動的に変化する結びつきとして用いられる傾向があるが，使い分けは必ずしも明確でない．細胞間結合を担う分子が接着分子とよばれるのもそうした事情による．

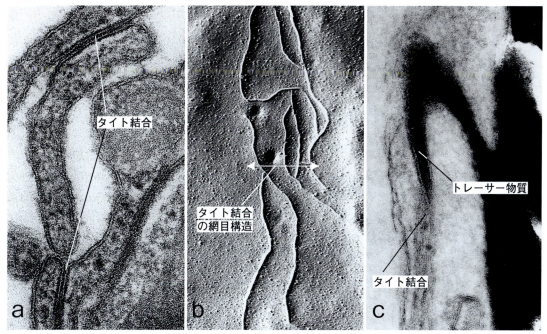

図 I-1-4 (a)切片像でみたタイト結合　形質膜(とくに単位膜)の外葉がぴたりと融合している部分として観察される. (b)レプリカ像でみたタイト結合　膜タンパクが連なることで生じる網目構造として観察される. (c)トレーサー物質として用いた水酸化ランタン(黒い部分)　タイト結合の存在によって細胞間結合を越えて拡散できない. いずれの像もパッチーニ小体の薄板細胞を用いて撮影している. (a×125,000；b×37,500；c×40,000)

強く染まり，閉鎖堤 terminal bar とよばれる.

1. タイト結合(密着帯)

タイト結合 tight junction は，その別名が意味する zonula(帯)と occludens(ぴったりつく)からわかる通り，隣接する細胞の細胞膜が帯状に密接した構造である(図 I-1-4a). 膜タンパクのクローディン claudin およびオクルディン occludin の細胞外部分が結合して生じる幅 0.1〜0.3 μm の網目構造は，細胞間隙をほぼ完全に閉鎖し，細胞頂端部の間隙をすり抜ける物質拡散に対するバリアとなる. 上皮層内外での種々の物質の濃度勾配は，タイト結合を境界として形成される.

凍結割断レプリカ法でタイト結合を観察すると(図 I-1-4b)，割断面の一方に膜タンパクが網目状の連続的な隆起を形成し，相対する割断面上には同じパターンの浅い溝が観察される. これを通常の超薄切片法で観察すると，隣接する形質膜の外葉相互が点状に融合し，これが膜タンパクの融合部位すなわちタイト結合の網目に相当する. トレーリーを用いて物質通過性を調べると，細胞膜の融合部位でその拡散が阻害されることが分かる(図 I-1-4c).

2. アドヘレンス結合(接着帯)

アドヘレンス結合 adherens junction は，その別名が意味する zonula(帯)と adherens(近接する)からわかる通り，隣接する細胞の細胞膜が帯状に近接した構造である. 隣接細胞間では，膜タンパクのカドヘリン cadherin の細胞外部分が結合しているが，細胞膜は約 15〜20 nm ほど離れている. カドヘリンの細胞内部分へは，カテニン，アクチニン，ビンキュリンなどを介して，細胞骨格のアクチンフィラメント actin filament が係留している.

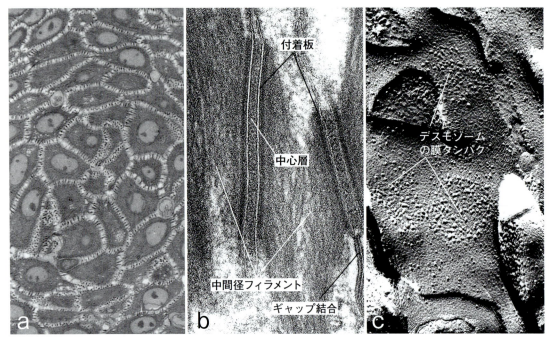

図Ⅰ-1-5 (a)歯肉上皮の有棘層の細胞には多くの細胞質突起がみられる．(b)突起間にはデスモゾームがあり，細胞間には中心層，細胞質側には付着板とそこに係留する中間径フィラメント(張原線維)がみられる．(c)凍結割断レプリカ像でみられたデスモゾームでの膜タンパクの分布．
(a×450；b×90,000；c×60,000)

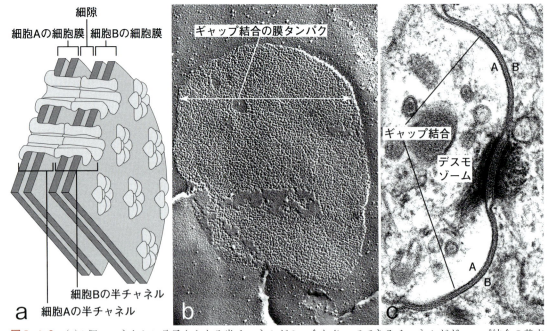

図Ⅰ-1-6 (a)6個のコネキシン分子からなる半チャネルが2つ合わさってできるチャネルがギャップ結合の基本である．(b)凍結割断レプリカ像である．極めて多数のチャネルが集まってギャップ結合ができていることがわかる．(c)透過型電子顕微鏡像でみたAとBの2つの細胞間のギャップ結合とデスモゾーム．写真(b,c)はどちらもエナメル器の細胞での像である．(b×55,000；c×75,000)

3．デスモゾーム（接着斑）

　デスモゾーム desmosome は，その別名が意味する macula（斑：スポット）と adherens（近接する）からわかる通り，隣接する細胞の細胞膜がスポット状（径 0.2〜0.5μm）に近接した構造である（図Ⅰ-1-5, 6c）．隣接細胞間では，膜タンパクのデスモゾーム型カドヘリン（デスモグレイン desmoglein，デスモコリン desmocollin など）の細胞外部分が結合し，細胞間に中心層 intercellular contact layer を形成しているが，細胞膜は約 15〜20 nm ほど離れている．カドヘリンの細胞内部分へは，デスモプラキン desmoplakin などからなる付着板 attachment plaque（細胞質板 cytoplasmic plaque）を介して，細胞骨格の中間径フィラメント intermediate filament がループ状に係留している．このフィラメントは，上皮細胞ではケラチン，心筋細胞ではデスミンからなり，張原線維 tonofilament ともよばれる．

　張原線維には運動性や収縮性はないが，付着板を介して細胞間結合装置に連なり，細胞に加わる圧迫，牽引，収縮などに抵抗し，細胞構造の維持を担う．デスモゾームは，強固な結合装置で，種々の機械的圧力を受けやすい皮膚や口腔粘膜の角化重層扁平上皮や心筋細胞などで発達しており，特に，重層扁平上皮では有棘層の棘（細胞質突起）に豊富である（図Ⅰ-1-5）．

4．ギャップ結合（細隙結合，ネキサス）

　ギャップ結合 gap junction は，コネキシン connexin という膜タンパク 6 個によって，中央に親水性の穴（径 1〜2 nm）がある半チャネルが形成され，これが隣接細胞の同様な半チャネルと結合・接続してできる細胞間チャネルを基本とする（図Ⅰ-1-6a）．電子顕微鏡でみられるギャップ結合は，何百ものこうしたチャネルが集まったものである（図Ⅰ-1-6b）．どれほどのチャネルが集まるかによって，ギャップ結合の大きさは変化するが，大きいものでは数μm に達する．

　ギャップ結合は，隣接する細胞を相互に結合するが（図Ⅰ-1-6c），細胞膜は約 2 nm ほど離れているために細隙結合ともよばれ．結合の機械的強度は強くない．ところが，ギャップ結合の存在によって，イオンや分子量 1,500 ダルトン以下の低分子物質がチャネルを介して細胞間で自由に移動できるようになる．この結合で結ばれた細胞では，その一方に電気的刺激を与えると，チャネルを持たない細胞間の場合の 1/1,000 程度の低い抵抗で，もう一方の細胞にその刺激が伝わる．つまり，物質の輸送というよりも，細胞間のシグナル伝達で非常に意味のある結合装置である．また，チャネルは細胞の機能状態に応じて開閉して，通過性の調節がなされる．一部の神経路でみられる神経細胞間の電気的シナプス，あるいは，平滑筋細胞や心筋細胞が機能的合胞体として働く上でも，ギャップ結合は欠くことのできない連絡型結合装置である．

5．ヘミデスモゾーム（半接着斑）

　ヘミデスモゾーム hemidesmosome は，上皮細胞基底面の形質膜と基底膜 basement membrane との間の結合装置で（図Ⅰ-2-3），細胞が細胞外マトリックスと結合する一つの様式である．名称の通り，半切されたデスモゾームのような斑状（スポット状）の構造で，結合力は比較的強固である．膜タンパクのインテグリン integrin の細胞外部分は，細胞外マトリックス分子と特異的な結合をする．また，インテグリンの細胞質側には，プレクチンなどを含むプラーク状構造を介して，ケラチンからなる中間径フィラメントが係留している．歯肉接合上皮では，ヘミデスモゾームは，上皮細胞の基底面に存在するだけでなく，上皮層の最表層部（扁平層）にも存在し，接合上皮が歯小皮を介してエナメル質表面に結合するのに役立っている（第 3 編第 10 章 F）．

6. 焦点接着

焦点接着 focal adhesion は斑状接着 adhesion plaque ともよばれ，筋細胞や線維芽細胞などと周囲の細胞外マトリックスとの間の結合装置である．膜タンパクのインテグリン integrin の細胞外部分は，細胞外マトリックス分子と特異的な結合をし，インテグリンの細胞質側には，タリン，α-アクチニン，ビンキュリンなどを介して，アクチンからなるマイクロフィラメントが係留している．

D. 核

核（細胞核）nucleus は，デオキシリボ核酸 deoxyribonucleic acid（DNA）やリボ核酸 ribonucleic acid（RNA）を含み，細胞分化と代謝活性を調節する．核は細胞体の中央ないし一側に偏在し，その外形は円形ないし長円形であることが多いが，白血球の分葉核のように特殊な形を示す例もある．大きさは約5〜10μm で，通常1つの細胞に1個だが，軟骨細胞，肝細胞あるいは膀胱移行上皮細胞などのように2核の場合がある．また，破骨細胞や骨格筋細胞のように多核の場合もある．核膜 nuclear membrane は2重の細胞膜からなり，核の内部の核質 nucleoplasm にはクロマチン（染色質）chromatin，核小体 nucleolus，核基質 nuclear matrix が含まれる（表 I-1-1）．

核膜をなす2重の細胞膜には 20〜50 nm 程の間隙がある．表面にリボゾームが付着している外核膜 outer nuclear membrane の一部は粗面小胞体に連続し，内核膜 inner nuclear membrane）には内側からクロマチンが付着している．外核膜と内核膜は部分的に融合して径 50〜100 nm の核膜孔 nuclear pore を形成している（図 I-1-7）．核膜孔には薄く電子密度の高い半透性の隔膜が存在するが，核膜孔を通じて，核質と細胞質と間の輸送が行われている．例えば，DNA から転写された RNA は，核膜孔を通って細胞質に移動する．

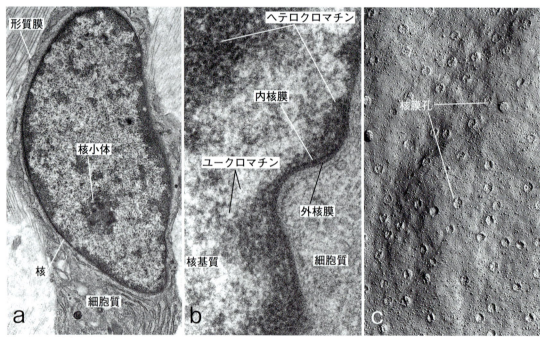

図 I-1-7　(a)歯根膜線維芽細胞の核の全体像　(b)核膜および核基質の微細構造　それぞれ外核膜と内核膜の2つの膜および明暗2種のクロマチンが区別される．(c)核膜の凍結割断レプリカ像　核膜孔の分布が明瞭に観察される．(a×78,000；b×50,000；c×30,000)

核膜で囲まれた内部を満たす核基質には，核酸合成酵素などを含む種々のタンパク質，イオン，代謝産物などが含まれ，クロマチンや核小体が存在する．クロマチンは，その構造および転写活性の違いから2種類に区別される．核膜や核小体に付着する凝集したヘテロクロマチン（異染色質）heterochromatin，核基質中に分散して転写が活発なユークロマチン（正染色質）euchromatin である（図Ⅰ-1-7）．核小体に付着するヘテロクロマチンを核小体付属クロマチン nucleolus-associated chromatin とよぶことがある．

クロマチンには遺伝情報を担う DNA が含まれ，DNA は塩基性タンパクのヒストン histone に結合して，らせん状のコイルを形成している．この DNA に基づいて，メッセンジャー RNA（messenger RNA；mRNA）の前駆体，リボゾーム RNA（ribosomal RNA；rRNA）およびトランスファー RNA（transfer RNA；tRNA）が合成される．rRNA とタンパク質からなる大小2つのリボゾームサブユニットは核膜孔から細胞質に出て，遊離リボゾームとなる．DNA から転写された RNA は幾つかの修飾を受けた後に mRNA として細胞質へ輸送される．tRNA も同様である．したがって，mRNA 上の遺伝コードであるコドン codon と tRNA のアンチコドン anticodon によるアミノ酸への翻訳作業は，細胞質のリボゾーム上で行われる．

核小体は1つの核に1個あるいは複数存在し，RNA と塩基性タンパクに富む．核小体では rRNA が活発に合成されているため，タンパク合成の盛んな活性期の細胞では核小体が明瞭なことが多い．核基質中に分散したユークロマチンでは転写活性が活発であるため，核のクロマチンパターンは細胞の代謝活性を反映すると考えられる．つまり，明瞭な核小体があって，核が明るく観察されるユークロマチンの多い細胞は，核内にヘテロクロマチンが豊富で暗調な細胞核をもつ細胞よりも代謝活性が高いと推測される．

E．細胞小器官

個々の細胞をみると，細胞小器官の種類（表Ⅰ-1-1）や発達度合いは，細胞の機能や分化度と関連して必ずしも一様ではないが，ここでは，リボゾーム ribosome，膜系小器官の一部（小胞体 endoplasmic reticulum，ゴルジ装置 Golgi apparatus，ライソゾーム lysosome，ミトコンドリア mitochondria）および細胞骨格 cytoskeleton について解説する．

1．リボゾーム

リボゾーム ribosome は，径15〜20 nm の電子密度の高い顆粒で大小2つのサブユニットからなり，rRNA とタンパク質でできている．核内でつくられた大小のサブユニットそれぞれが細胞質に輸送されてから会合し，タンパク質あるいはポリペプチドの合成の場として機能する．鎖状の mRNA（径1.0〜1.5 nm）に複数のリボゾームが結合したポリゾーム polysome という状態で存在する場合もある．細胞質中に散在するリボゾームを遊離リボゾーム free ribosome，粗面小胞体の膜上に付着したものを付着リボゾーム attached ribosome という（図Ⅰ-1-8）．

リボゾームでは，mRNA の遺伝情報に従って tRNA が用意するアミノ酸が次々と連結され，ポリペプチドやタンパク質が合成される．遊離リボゾームで合成されたタンパク質は細胞基質へ遊離し，基質内の構成分子やそこで働く酵素などになる．一方，付着リボゾームで合成されたタンパクは，小胞体膜の貫通型膜タンパクあるいは小胞体内腔に隔離されたタンパクとなる．貫通型膜タンパクとなったものは，分泌や小胞輸送にともなって，細胞表面の形質膜に組み込まれ，受容体やチャネル分子などとして機能し，小胞体内腔に隔離されたものは，ゴルジ装置を経て細胞外に分泌されたり，ライソゾーム酵素として細胞内消化に利用されたりする．

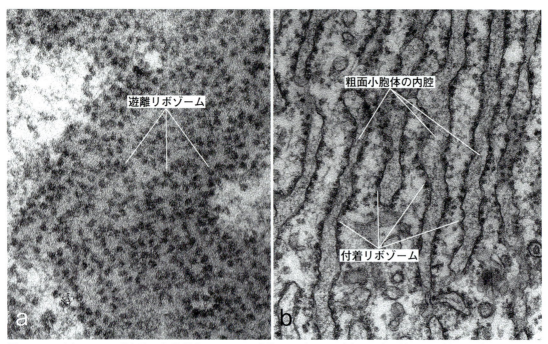

図Ⅰ-1-8　(a)エナメル芽細胞の細胞質中でみられた遊離リボゾーム　(b)粗面小胞体上の付着リボゾーム
(a×90,000；b×60,000)

2．膜系小器官
1）小胞体

　小胞体 endoplasmic reticulum は膜で囲まれた細胞小器官である．小胞体の配列や形態は細胞の種類や分化段階で異なり，扁平なものから球状，管状，胞状など様々である．小胞体には，外表面にリボゾームが付着している粗面小胞体 rough-surfaced endoplasmic reticulum(rER)と，リボゾームが付着していない滑面小胞体 smooth-surfaced endoplasmic reticulum(sER)とがある(図Ⅰ-1-9)．

　粗面小胞体(rER)はタンパク分泌型の細胞で発達しており，付着しているリボゾームのために塩基性色素で強く染色され，古くから光顕的に，エルガストプラズム ergastoplasm (腺細胞などの場合)，ニッスル小体 Nissl body(神経細胞の場合)などとよばれていた．細胞成分を遠心分離して得られるミクロゾーム microsome 画分も，rER が破砕されて小胞化したものである．rER では，その膜上でタンパク合成が進行すると同時に，それを内腔に蓄積・移送し，糖の付加や修飾が行われる．ゴルジ装置との移行部では rER の一部が出芽 budding し，輸送小胞(移行小胞)transfer vesicle となることで，内容物をゴルジ装置に向けて小胞輸送 vesicular transport する．なお，rER には外核膜への移行が見られ，細胞進化という点からは，核膜由来の構造物であると推測されている．

　滑面小胞体(sER)は管状または網状の構造を呈する．rER のような槽状構造を示すことは稀である．しかし，両者は部分的に連続し，同一の細胞内膜系をなす．滑面小胞体膜に存在する酵素系は，タンパク合成に特化した rER のそれとは異なり，①リン脂質の合成(種々の細胞)，②ステロイドホルモンの合成(副腎皮質細胞)，③収縮・弛緩に関わる Ca^{2+} の汲み上げと放出用のプール(筋細胞)，④チトクローム C 還元酵素やチトクローム P-450 による解毒・薬物代謝(肝細胞)，⑤グルコー

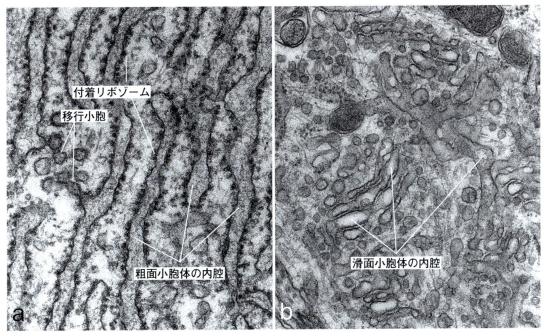

図Ⅰ-1-9 (a)エナメル芽細胞の細胞質中でみられた粗面小胞体　その一部から移行小胞が出芽する像がみられる．
(b)エナメル芽細胞の細胞質中でみられた滑面小胞体　(a×60,000；b×40,000)

ス-6-ホスファターゼによるグリコーゲンの分解(肝細胞)などの機能をもつ(括弧内はそれが顕著な細胞例).

2) ゴルジ装置

ゴルジ装置 Golgi apparatus(ゴルジ複合体 Golgi complex)の名は，その発見者の内科医・組織学者 Camillo Golgi(伊)に因む．平滑な膜性小器官で，その主体をなすゴルジ層板 Golgi cistern がゴルジ空胞 Golgi vacuole，ゴルジ小胞 Golgi vesicle などとともに核の近傍に位置する．タンパク分泌細胞ではよく発達している．細胞内に存在する複数のゴルジ装置は互いに連続して広範な網工を形成するが，これが占める領域をゴルジ野 Golgi area とよぶ(図Ⅰ-1-10a).

ゴルジ装置の主体は，内腔(槽)をもつ扁平な3〜7のゴルジ層板が重なったもので(図Ⅰ-1-10b)，rERに面する側は凸面(形成面 forming face，シス cis 側)，その反対側は凹面(成熟面 maturing face，トランス trans 側)とよぶ．層板は，シス側から順に，シス層板，中間層板，トランス層板に区分され，これらは糖修飾を担う酵素系に差異がある．シス層板近傍には，網状のシスゴルジ網 cis Golgi network があり，rER から出芽した輸送小胞 transfer vesicles がゴルジ層板へ輸送される領域である．トランス層板近傍のトランスゴルジ網 trans Golgi network には，ゴルジ空胞や産生された分泌物を濃縮する濃縮空胞 condensing vacuole などがみられ，分泌小胞 secretory vesicle(分泌顆粒 secretory granule)[5]やライソゾーム lysosome を生み出す場になっている．ゴルジ層板間では，ゴルジ小胞(径

[5) 分泌小胞と分泌顆粒は同じ構造を指すが，前者は小胞という構造が確認できる電顕レベルにおいて，後者は染色された顆粒状構造という意味で光顕レベルにおいて用いられる．電顕レベルでの神経細胞の粗面小胞体が光顕的にはニッスル小体であるとか，電顕レベルでの残渣小体が光顕的にはリポフスチン顆粒であるなどといった使い分けも，同様な背景に基づく．

第1編　組織学総論

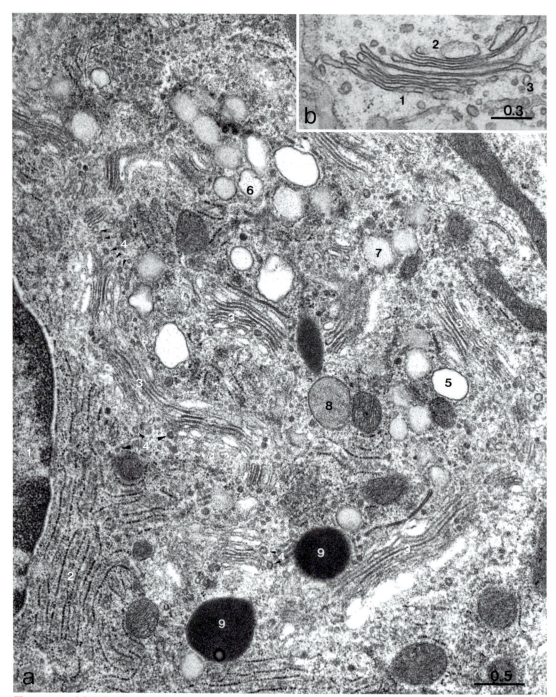

図Ⅰ-1-10　(a)膵臓の外分泌細胞のゴルジ野　核(1)に隣接する粗面小胞体(2)の近傍に複数のゴルジ装置(3)が集まっている．輸送を担うゴルジ小胞(4)や種々の成熟段階にある小胞(5-9)が多数みられる．(b)ゴルジ装置の構造　彎曲したゴルジ層板がシス側(1)からトランス側(2)に並び，輸送を担うゴルジ小胞(3)もみられる．図中のスケールの単位はμm．

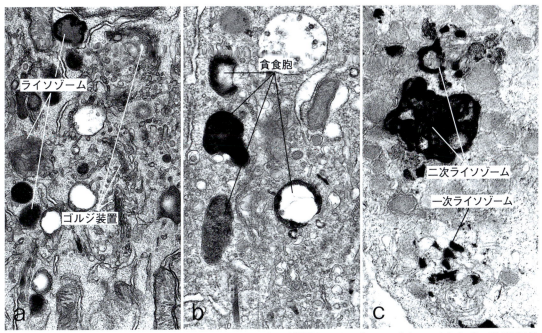

図Ⅰ-1-11　(a)エナメル芽細胞の細胞質中でみられたゴルジ装置とライソゾーム　(b)ペルオキシダーゼを取り込んだ貪食胞　(c)一次ライソゾームおよび二次ライソゾームにおける酸性ホスファターゼ活性の局在　リン酸鉛による黒い沈着物として観察されている．(a×20,000；b×21,000；c×37,500)

30〜70 nm)による小胞輸送が活発で，また，形質膜あるいはゴルジ装置から小胞体への逆行性輸送も小胞による．形質膜から膜を回収するエンドゾーム endosome は棘（トゲ）状構造をもつ被覆小胞 coated vesicle であるとされる．

　ゴルジ装置は，rERで合成された糖タンパクを濃縮し，分泌物として完成する役割をもつ．rERで付加された糖鎖のトリミングやシアル酸などの添加・修飾を行う．また，多糖体の合成，加水分解酵素を含む一次水解小体（ライソゾーム）の形成，脂質の吸収に伴う脂質の乳化と脂肪滴の形成なども担っている．

3）ライソゾーム（水解小体）

　ライソゾーム lysosome は，ゴルジ装置によって形成される径0.2〜1.0μmの小胞で（図Ⅰ-1-11），その内部には50種以上もの加水分解酵素が検出されており，それらの多くは酸性領域に至適pHを持つ．ライソゾーム内に検出される代表的な酵素には，酸性ホスファターゼ acid phosphatase（リン酸モノエステルを分解），カテプシン cathepsin（コラーゲンを含むタンパクを分解），コラゲナーゼ collagenase（コラーゲンを分解），エラスターゼ elastase（エラスチンを分解），ペプチダーゼ peptidase（ペプチドを分解），エステラーゼ esterase（脂肪酸エステルを分解），ヒアルロニダーゼ hyaluronidase（ヒアルロン酸を分解）などがある．特に，酸性ホスファターゼの存在は，小胞がライソゾームであることの指標になっている．形成された直後の水解小体は一次ライソゾーム primary lysosome とされ，細胞内の他の小胞と融合して消化機能を発揮しているものは二次ライソゾーム secondary lysosome とよばれる．ライソゾームには次のような作用がある．

①一次ライソゾームの内容物が外に分泌され（図Ⅰ-3-4），細胞外の有機基質を分解する．この典型は破骨細胞であり，骨の吸収過程で

第1編　組織学総論

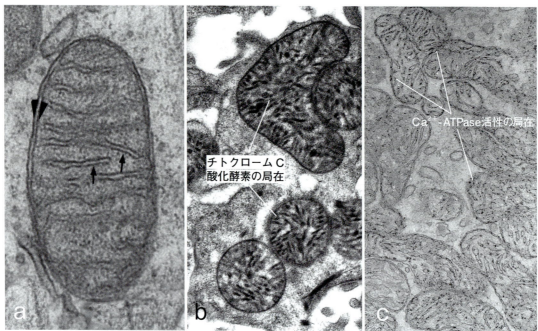

図I-1-12　(a)ミトコンドリアの微細構造．ミトコンドリアは二重の細胞膜(矢頭印)からなる．矢印はクリステ．(b)エナメル器の乳頭層細胞のミトコンドリアクリステのチトクローム-C酸化酵素の局在　(c) bと同様のクリステにおける Ca^{2+}-ATPase活性の局在　(a×45,000；b×30,000；c×18,000)

酸性ホスファターゼやカテプシン，コラゲナーゼなどの酵素を骨基質に向け放出する．つまり，ライソゾームが分泌小胞として機能する場面である．一次ライソゾームの電子密度は様々であるが，内部には酸性ホスファターゼ活性が検出される．

②細胞外の異物や細菌などを取り込んだ貪食胞 phagosome と一次ライソゾームが融合し，二次ライソゾーム(貪食水解小体 phagolysosome)を形成することで，取り込んだものを分解・消化する(図I-1-11)．貪食能を示す代表的な細胞は好中球，マクロファージなどである(図I-3-5)．細胞外の物質の取り込み(他家食作用 heterophagy)は，異物の貪食 phagocytosis と液状物の飲み込み pinocytosis に分けられる．貪食胞には酸性ホスファターゼ活性は検出されない．しかし，貪食胞と一次ライソゾームが融合した二次ライソゾーム内には酸性ホスファターゼ活性が検出され，その消化段階を反映した種々の内部構造が観察される．分解後に再利用できないものが蓄積した二次ライソゾームは残渣小体 residual body である(図I-3-4)．残渣の内容物はやがて細胞外に排出されるが，神経細胞や心筋細胞では，排出されずに細胞内に蓄積して，リポフスチン顆粒 lipofuscin granule あるいは消耗性色素とよばれる．

③細胞内で不要になった小器官などを，一次ライソゾームが包み込んで(lysosomal wrapping)，自家(貪)食胞 autophagosome を形成して分解・消化する(図I-3-4)．この現象は自家食作用 autophagy という．他家食作用と同様，未消化物は残渣小体として細胞内に残る．自家食胞内には，ミトコンドリアやrERなどと判別しうる残渣がみられることがある．

4）ミトコンドリア(糸粒体)

ミトコンドリア mitochondria は2重の細胞膜で囲まれた桿状あるいは球形の膜性小器官

で(図Ⅰ-1-12)，細胞内呼吸に不可欠であるばかりでなく，種々の細胞代謝，特に能動輸送に必要なエネルギー(アデノシン三リン酸 adenosine triphosphate；ATP)の供給源でもある．ATP の大部分はミトコンドリアで産生される．ミトコンドリアは，固有のゲノムをもち，複製・増殖が可能である．ミトコンドリアの大きさ，形状，数は細胞によって異なり，同一の細胞でも部位あるいは細胞活性によって変化する．エネルギー要求に応じて，微小管を利用したミトコンドリアの移動や再配置が起きる．唾液腺の線条部導管や腎臓の近位尿細管の上皮細胞，歯胚のエナメル芽細胞そして破骨細胞では，能動輸送を行う酵素が局在する形質膜に沿ってミトコンドリアが密に分布している．

ミトコンドリアの外膜はミトコンドリアの外形に一致するが，内膜はミトコンドリア内に深く陥入してクリステ crista というヒダ状の構造を形成している(図Ⅰ-1-12)．クリステはミトコンドリアの長軸と直交する方向に突出している．ミトコンドリアの外膜では，ポンプとして働く Ca^{2+}-ATPase が細胞基質中の Ca^{2+} をミトコンドリア内に汲み上げている．内膜には，電子伝達系酵素や酸化的リン酸化酵素が局在し，ATP を合成する．内膜と外膜の間のクリステ腔(膜間腔，外区画) intercristal space には，アデニル酸キナーゼ adenylate kinase などが存在する．内膜で囲まれたミトコンドリア基質 mitochondrial matrix (内区画)には，クエン酸回路(TCA サイクル)の諸酵素が含まれる．このように，ミトコンドリアは細胞の生命活動，特に細胞内呼吸とエネルギー産生に不可欠な役割を果す．また，ミトコンドリア基質内には径50～80 nm のミトコンドリア顆粒 mitochondrial granule という電子密度の高い粒子が散在し，顆粒内に Ca^{2+} や Mg^{2+} が高濃度に蓄積され，ミトコンドリアおよび細胞内のイオン濃度を調節している．

3．細胞骨格

細胞には，その形態を一定の状態に保つ支柱や梁となる構造がある．そうした構造は，建築物では変化しない鉄骨の骨組みであるが，細胞ではダイナミックに変化し，様々な細胞活動や細胞運動を実現する仕組みとしても働く．

例えば，唾液腺の分泌細胞では，分泌顆粒をゴルジ野から形質膜まで細胞内輸送し，気道系の上皮細胞は，線毛運動によって吸気中の塵埃を体外に排除する．また，好中球やマクロファージは，異物に向ってアメーバ様に運動してそれらを細胞内に取り込む．これらは，細胞骨格 cytoskeleton の維持とダイナミックな変化を巧妙に制御することによって実現されている．

細胞骨格は，①マイクロフィラメント microfilament(径6～8 nm)，②中間径フィラメント intermediate filament(径10 nm)，③微小管 microtubule(径22 nm，中空性)から構成される．中間径フィラメントは，比較的安定な細胞内フィラメント系であり，人為的に欠失させても細胞の生存は可能である．一方，マイクロフィラメントと微小管は，細胞活動に応じてその構造を刻々と変化させ得るが，必要に応じて安定化させることも可能な細胞骨格である．

1) マイクロフィラメント

マイクロフィラメント microfilament は，径6～8 nm の細胞骨格構造であり(図Ⅰ-1-13)，アクチン actin という球状タンパク(G-actin)からなるため，アクチンフィラメント actin filament(F-actin)ともよばれる．3次元的な網目構造を形成するマイクロフィラメントは，細胞の形態維持と細胞運動の観点から，最も基本的な細胞骨格構造である．マイクロフィラメントの一端では G-actin が重合，他端では脱重合する．すなわち，フィラメントの両端は等価でなく，フィラメントには向き(極

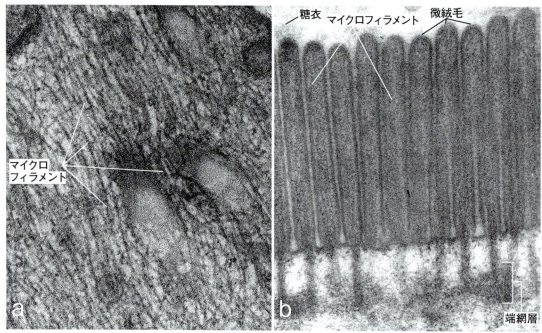

図I-1-13 (a)象牙芽細胞の細胞質突起に分布するマイクロフィラメント (b)小腸吸収上皮細胞の頂部に規則正しく配列した微絨毛 微絨毛内部を満たすマイクロフィラメントは，微絨毛基部の端網層に入り込んでいる．(a×75,000；b×40,000)

性)がある．そして，アクチンの重合・脱重合のバランスを制御することで，フィラメントの長さを変化させることができる．

マイクロフィラメントは，細胞膜の裏打ち構造として細胞形態を保持し，筋細胞ではミオシンとともに筋収縮機構の中核をなしている．また，細胞質突起や細胞運動時の偽足形成，細胞質分裂時における収縮環の形成，アドヘレンス結合の形成，さらには，微絨毛[6]の形成などにも関与している．

ストレス線維 stress fiber とよばれる細胞内線維があり，これは α-actinin で束ねられたアクチンフィラメントの太い束である．かつては培養細胞でのみみられる細胞内線維と考えられていたが，現在では血管内皮細胞や骨芽細胞などでも存在することが知られる．ストレス線維は細胞－マトリックス間の結合装置と関連して発達し，細胞分裂時にこれが消失すると細胞はマトリックスとの接着を失う．

2）中間径フィラメント

中間径フィラメント intermediate filament は，マイクロフィラメントや微小管より遅れて発見され，その径が前2者の中間の 10 nm 程であったことから命名され，10 nm フィラメントとよばれることもある．フィラメントの構成タンパクは，①ケラチン keratin（主に上皮細胞），②ビメンチン vimentin（主に間葉系細胞），③デスミン desmin（主に筋細胞），④ニューロフィラメントタンパク（主に神経

---

[6] 微絨毛 microvilli は，小腸の吸収上皮細胞や腎臓の近位尿細管上皮細胞などの自由面に存在する細胞質突起（直径80～90 nm）である．小腸吸収上皮では，細胞1つあたり3,000本の長さが揃った微絨毛が規則的な配列を示し，細胞頂部の吸収面を約30倍に増大させている．微絨毛に運動性はないが，表面積拡大に寄与しているのである．こうした微絨毛の軸をなすマイクロフィラメント束は，微絨毛の基部で，中間径フィラメントの層（端網層 terminal web）に接合している．

細胞），⑤グリア線維性酸性タンパク（主に神経膠細胞），⑥核ラミンなどで，細胞の種類によって異なる．

上皮細胞でみられるケラチンからなる中間径フィラメントは，ケラチンフィラメントあるいは張原線維 tonofilament ともよばれる．角化重層扁平上皮では，これらのフィラメントが特に豊富で，デスモゾームやヘミデスモゾームとも連絡をしている．また，このフィラメントはケラトヒアリン顆粒とともに上皮細胞の角質化に深く関係する（図Ⅰ-2-4, 5）．

3）微小管（微細管）

微小管 microtubule は，ほとんどすべての真核細胞の細胞質に存在する管状の細胞骨格構造である（図Ⅰ-1-14）．外径は約 24 nm，内径は約 14 nm，管壁の厚さは約 5 nm であり，マイクロフィラメントと較べて，300 倍も曲がりにくい性質があるとされる．長さは一定しないが，数 μm から数 100 μm に達する．管壁は，α と β の 2 つのチュブリン tubulin サブユニットからなるヘテロダイマー分子が形成するフィラメント 13 本で構成される．マイクロフィラメントにおけるアクチンと同様に，微小管の一端ではチュブリン分子の重合，他端では脱重合が生じるため，微小管には極性がある．また，重合・脱重合のバランス制御によって，微小管の伸長や短小化，消失が起きる．

微小管は，細胞構造の維持や細胞小器官の局在化，小胞やミトコンドリアなどの細胞内輸送，とくに神経細胞突起における軸索輸送 axonal transport，あるいは，線毛の運動[7] などを担う．また，細胞分裂時に出現して染色体を両極へ引き寄せる紡錘糸 spindle fiber の実体は微小管である．微小管を構成要素とする構造物に中心体 centriole がある．これは微小管の集合体からなる円筒形の構造で，ゴルジ装置の近傍でみられ，微小管形成の核として働く．

微小管の組織化のために，種々の微小管結合タンパクが関与するが，そうした微小管をレールとする細胞内輸送では，ダイニン dynein やキネシン kinesin などのモーター分子が輸送の駆動力を発揮している．キネシンスーパーファミリーのモーター分子の多くは，微小管上を主に重合端（＋端）に向かう輸送を，ダイニンはこれと反対の脱重合端（－端）への輸送を担う．

F．細胞の生命現象

細胞はさまざまな生命現象を営む．代謝 metabolism，すなわち，細胞外から取り入れた物質をもとに新たな物質を生合成する同化 anabolism と取り入れた物質を分解・消化する異化 catabolism をはじめ，これにともなう経細胞膜的な物質輸送，物質貯蔵，細胞外からの刺激への応答やそれに基づく変化，増殖（複製）あるいは死の選択（細胞死）などもみられる．

1．細胞膜の物質輸送

細胞膜は，代謝物質の輸送や交換を絶えず仲介している．細胞膜を経るこの物質輸送には，生体エネルギーを必要としない受動輸送 passive transport と生体エネルギーを利用する能動輸送 active transport がある．

受動輸送とは，細胞膜で隔てられた細胞内外の液相間での物質の濃度差，あるいは

---

[7] 線毛 cilia は，呼吸器系や卵管の上皮細胞表面の細胞質突起（直径 0.2 μm，長さ 5〜10 μm）である．線毛には運動性があり，呼吸器系では吸気とともに侵入した塵埃などの排除，卵管では卵子や受精卵の移送を担う．線毛内部には微小管が規則的に配列する．中心に 1 対の中心微小管，周辺に 9 対の周辺微小管があり，この「9＋2 構造」は軸糸 axonema とよばれる．これらの微小管は，線毛基部の基底小体 basal body に達している．微小管を構成するチュブリンとモーター分子のダイニン dynein の相互作用によって，微小管のスライド，つまりは線毛の運動が生じる．

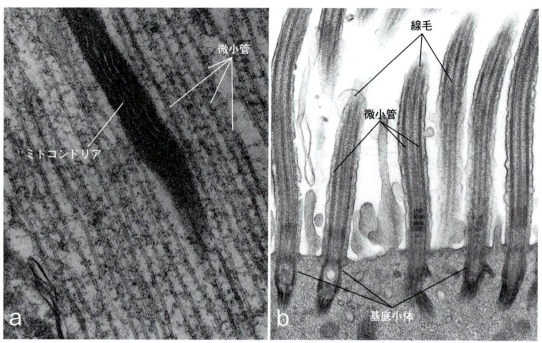

図Ⅰ-1-14　(a)神経細胞の軸索突起にみられる微小管とミトコンドリア　(b)気管の多列線毛上皮細胞でみられた線毛　軸部に存在する微小管は線毛基部の基底小体に連続している．（a×40,000；b×25,000）

電気化学的ポテンシャルの差によって物質の移動・拡散が続き，この差の消失とともに拡散がとまる現象である．受動輸送には，単純拡散 simple diffusion（受動的拡散 passive diffusion）と促進拡散 facilitated diffusion とがある．単純拡散は，溶質の濃度勾配に従って物質が移動するもので，脂質や脂溶性の代謝物質のほか，水・尿素などの小分子や無機イオンが浸透圧あるいは電気化学的勾配の高い方から低い方へと移動するものである．促進拡散は，単純拡散では細胞内に入りにくい糖（グルコース）やアミノ酸などの親水性代謝物質を，細胞膜の膜タンパク（図Ⅰ-1-2）としてのトランスポーターの助けによって膜を通過させ，さらに膜の内外の濃度平衡を促進するものである．一方，促進拡散は膜タンパクを担体（キャリヤー）として利用するために特異性があり，構造的に類似した物質がある場合には，競合的な抑制が生じることもある．

能動輸送は，ATP分解酵素 adenosine triphophatase（ATPase）がATPをADPに脱リン酸化する際に生じるエネルギーを利用し，濃度勾配と無関係に（ときには濃度勾配に逆らって）イオンを細胞内または細胞外に輸送する酵素反応である．代表的なものにナトリウムポンプ（Na^+-K^+-ATPase），プロトンポンプ（H^+-ATPase），カルシウムポンプ（Ca^{2+}-ATPase）などがある．これらポンプとして働く酵素は，形質膜や細胞内の膜性小器官の膜タンパクとして存在する．能動輸送を行う細胞では，①微絨毛 microvilli，②基底陥入 basal infolding，③細胞内細管 intracellular canaliculi などが発達し，輸送に関わるポンプを備える膜表面積の拡大を図っている．Ca^{2+}を能動輸送するエナメル芽細胞，電解質や水分の再吸収を行う腎尿細管の上皮細胞膜には膜の陥入構造がみられる（図Ⅰ-2-13b, 15b）．塩酸産生に必要なH^+を輸送する胃腺の壁細胞では細胞内分泌細管が発達している．

2．合成と分泌

　核酸の塩基配列によってその一次構造が規定されているタンパク質を合成，分泌することは，糖や脂質の合成とともに，細胞の基本的機能の一つである．糖タンパクの合成と分泌を例にすれば，まず，分泌タンパクの素材となるアミノ酸は，粗面小胞体上のリボゾームで連結されてタンパクとなり，小胞体内腔で糖の付加や一次修飾を受ける(**本章 E. 2. 1**)．合成されたタンパク質は，その後，小胞体の辺縁から出芽する輸送小胞を介してゴルジ装置の形成面に運ばれ，糖のトリミングや二次修飾などを受ける(**本章 E. 2. 2**)．ゴルジ装置の成熟面で生じる空胞で分泌物の貯蔵や濃縮が進み，やがて，径約 0.1～1μm の分泌小胞 secretory vesicle へと成熟する．分泌小胞は，多くの腺細胞では，細胞頂部の分泌面に向かって輸送され，分泌刺激に応じて，典型的には開口分泌 exocytosis という様式で細胞外に放出される．放射性同位元素で標識したアミノ酸を追跡する方法で，分泌タンパクは合成後15～20分でゴルジ装置を経て分泌小胞内に移行し，ほぼ30分を経過すると細胞外に分泌されることが判明している．

　タンパク質の合成，分泌を活発に行う腺細胞では，その細胞機能を反映して，構造的には，①タンパク質や糖の合成のための粗面小胞体やゴルジ装置の発達，②合成した分泌物を細胞基質から隔離・貯蔵する分泌小胞の出現，③分泌面へ分泌小胞輸送の基盤となる明確な細胞極性，④開口分泌にともなう膜の回収のための細胞内小胞系の発達，⑤放出後の分泌物の組織内局在のために，結合装置による組織内外の区画化，などといった特徴が認められる(**図Ⅰ-2-11**)．

3．吸収と分解

　細胞は細胞外の物質を細胞内に取り込む能力があり，取り込みに際しての一連の現象をエンドサイトーシス endocytosis という．取り込む対象が光顕的に観察可能なほど大きい有形物の場合は，貪食(食作用)phagocytosis といい，取り込んだもの含む小胞を貪食胞 phagosome とよぶ(**図Ⅰ-3-4**)．活発な食作用を示す細胞は，マクロファージ(大食細胞)macrophage，好中球 neutrophil，単球 monocyte などである．光顕的に観察できない物質や液状物質を取り込む場合は，飲作用 pinocytosis といい，細胞表面にまず生じる小陥凹を飲小窩 caveolae，取り込んだもの含む小胞を飲小胞 pinocytotic vesicle とよぶ(**図Ⅰ-2-13**)．飲作用はほとんどすべての細胞でみられる現象である．飲小窩，飲小胞の膜に棘(トゲ)状の膜の裏打ち構造がみられる場合は，それぞれ被覆小窩 coated pit，被覆小胞 coated vesicle とよぶ[8]．

　貪食胞は一次ライソゾームと融合し，二次ライソゾーム(貪食水解小体)になるが，この中で，一次ライソゾームに由来する種々の加水分解酵素の働きによって，取り込んだ物質の分解が進行する．この酵素は，酸性ホスファターゼ，カテプシン，コラゲナーゼ，エラスターゼ，ペプチダーゼ，ヒアルロニダーゼ，リボヌクレアーゼ，スルファターゼ，グルクロニダーゼ，ガラクトシダーゼ，ペルオキシダーゼなど50種以上に及ぶ．糖質，脂質，タンパク質などを加水分解する酵素群の多くは至適 pH が酸性領域にあり，二次ライソゾームの膜に存在する H^+-ATPase が小胞中に H^+ を供給するため，酵素反応が効率よく進行する．分解後，再利用可能な成分は細胞自身によって利用されるが，不要な成分は残渣小体

---

[8] 被覆小窩や被覆小胞の細胞膜裏打ち構造は，クラスリンタンパクによるもので，これが存在する小窩や小胞では，受容体依存性エンドサイトーシスを行う．すなわち，小窩の膜に存在する受容体によってタンパク質分子などを特異的に捕捉して，クラスリンの働きで小胞化して取り込むことで，分子レベルでの選択的な物質取り込みを実現している．その後，被覆小胞はクラスリンの覆いを脱ぎ捨てエンドゾームに移行し，また，受容体分子については新たな被覆小窩に戻して再利用される．

residual body として細胞内に留まる場合と細胞外に排出される場合がある．

　細胞内消化は，細胞外からの異物のみならず，細胞内の老化した細胞小器官などを対象とすることもある．これを自家食作用 autophagy といい，細胞内の不要物を含む小胞を自家食胞 autophagosome とよぶ（図Ⅰ-3-4）．これに対比させる場合は，外来物を含む貪食胞をとくに他家食胞 heterophagosome とよぶ．自家食胞に由来する残渣小体が，個体の加齢にともなって細胞内に蓄積すると，光顕的にはリポフスチン顆粒 lipofuscin granule などとして観察される．

　一次ライソゾームは，細胞内消化とは別に，その内容物を開口放出によって細胞外に放出し，細胞外マトリックスの分解に寄与することがある．破骨細胞性骨吸収に関わる酵素の分泌がこの形式である．また，一次ライソゾームが，生理活性分子の生合成に関与する事例が甲状腺濾胞上皮細胞でみられる．甲状腺ホルモン前駆物質であるサイクログロブリンは，濾胞腔内に分泌されるが，甲状腺刺激ホルモンの刺激で，飲作用によって濾胞上皮細胞に再度取り込まれ，細胞内の二次ライソゾームで加水分解を受けてサイロキシンという活性ホルモンになり，あらためて血中に放出される．

4．刺激の受容

　細胞は種々の刺激に応答するが，その刺激には，液性因子による化学的刺激や，熱刺激，光刺激，力学的刺激，電気刺激などの物理的刺激がある．

　ホルモンやサイトカインなどの液性因子による刺激は，それらの因子が標的細胞の細胞膜に存在する受容体分子 receptor と結合することによって，細胞に受容される．この場合のホルモンやサイトカインなどを，受容体に対するリガンド ligand という．リガンドの結合によって受容体は，促進性あるいは抑制性のシグナルを細胞内に伝達する．例えば，カルシトニンが破骨細胞の細胞膜上の受容体に結合することで，破骨細胞の骨吸収能は強く抑制される．一方，受容体に結合したカルシトニンは細胞内で分解され，破骨細胞に対するカルシトニンの作用は一定時間しか持続しない．なお，脂溶性物質，例えばステロイドホルモンなどは，細胞膜を比較的自由に通過できるため，その受容体は細胞膜でなく細胞内に存在する．この場合，細胞質内の受容体と結合したホルモンは，例えば核内に移行するなどしてその作用を発揮する．

　熱刺激や機械的な刺激によって転写・翻訳活性が上昇したり，その分子の活性が発揮されるタンパク質がある．熱ショックタンパク heat shock protein あるいはストレスタンパク stress protein とよばれるタンパク質である．また，こうした物理的刺激への応答では，タンパク性でない物質，例えば，プロスタグランジンなども関わっていることが知られる．

5．細胞の増殖と周期

　細胞は分裂によってその数を増加させる．ヒト消化管の上皮細胞は1日2回以上も分裂するが，肝細胞は平時は1〜2年に1回しか分裂しないが肝切除手術後などには分裂活性が急速に高まる．細胞は，分裂期（M期）と分裂をしていない分裂間期（G_1-S-G_2期）を繰り返しており，これを細胞周期 cell cycle とよぶ．分裂期には分裂像とともに，光顕レベルでも染色体 chromosome がみられる．分裂間期にはクロマチン（染色質）を容れた細胞核が観察される（図Ⅰ-1-15）．M期は1時間程で，S期とG_2期は多くの場合約12〜24時間である．細胞周期の長さが様々であるのは，G_1期の長さとG_0期とよばれる状態に入るかどうかによる．G_1期は細胞の生育に要する期間である．G_0期は，細胞がその本来の機能を果たす期間で，数日からときに何年も続く．

　細胞周期は，サイクリン依存性タンパク質

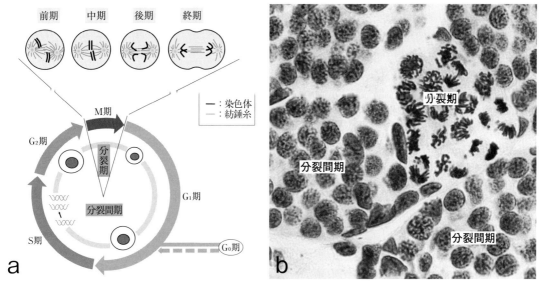

図I-1-15 (a)細胞周期の模式図 (b)分裂期および分裂間期の細胞集団 分裂期にある細胞集団内では，核膜が消失しているが，種々の状態にある明瞭な染色体がみられる．(b×400)

キナーゼ cyclin-dependent kinase とサイクリン cyclin とよばれる2群のタンパク質による調節系で駆動されているが，成長因子，p53などの転写因子，さらには，細胞と細胞外マトリックスとの相互作用も，増殖や細胞周期に種々の影響を与えることが知られる[9]．

6．死の選択（アポトーシス）

細胞は，放射線や有害物質などの物理化学的要因あるいはウイルス感染などの病理的要因によって壊死 necrosis に陥り死滅することがある．同時に，遺伝子レベルで制御された生理的な死であるアポトーシス apoptosis が生体内では普遍的に起きている．アポトーシスによる細胞死と細胞分裂による増殖とは，バランスのとれた細胞数を維持する正と負の両輪である．また，不要となった細胞の選択的除去や異常をきたした細胞の抹殺という意義もある．

アポトーシスを起こした細胞では，細胞内Ca^{2+}濃度の上昇やクロマチンのヌクレオソーム単位での断片化などが生化学的に捉えられる．形態的には，細胞容積の減少，クロマチンの凝集あるいはアポトーシス小体の形成などが観察され，細胞小器官や細胞膜には顕著な変化がみられない．アポトーシス小体は，細胞が細かく分断されたものであるが，細胞内容物が細胞外に漏れ出ないので，炎症性反応を惹起することなく，マクロファージによって静的に処理される．アポトーシスは，Fas リガンドをはじめとする種々の細胞外因子で誘導されるが，カスパーゼ caspase というプロテアーゼ群の活性化が，死を制御する仕組みの根幹をなしている．

---

9) 細胞の多くは，どこかに接着していないと細胞分裂を始めることができない．これを足場依存性があると表現する．細胞外との接着部位では，細胞質側にアクチンフィラメントなどが結合することから，接着によって細胞骨格が組織化されることが，細胞周期の調節あるいは分裂期へ入るために重要だと考えられる．

到達目標

1) 細胞の模式図を描き,細胞小器官を列挙,説明できる.
2) 細胞膜の構成成分と構造を流動モザイク説をもとに説明できる.
3) 接着複合体を構成する結合装置の種類と構造が説明できる.
4) ギャップ結合の構造と機能が説明できる.
5) 細胞－(細胞外)マトリックス間の接着構造の種類と特徴が説明できる.
6) 核の構造と主な機能が説明できる.
7) 滑面小胞体の構造と機能が説明できる.
8) リボゾームと粗面小胞体の構造とタンパク合成の過程が説明できる.
9) ゴルジ装置の構造と主な機能が説明できる.
10) ライソゾーム(水解小体)の構造と主な機能が説明できる.
11) ミトコンドリアの構造と主な機能が説明できる.
12) マイクロフィラメント,中間径フィラメントの構成分子と機能が説明できる.
13) 微小管の構成分子,構造,機能およびモーター分子との関連が説明できる.
14) 能動輸送と受動輸送の過程およびその相違が説明できる.
15) 糖タンパク質の合成と分泌の過程が説明できる.
16) エンドサイトーシスと細胞内消化の過程が説明できる.
17) 細胞膜による刺激の受容が説明できる.
18) 細胞周期と細胞分裂の関係が説明できる.
19) アポトーシスにともなう形態的変化と細胞死の意義が説明できる.

2 上皮組織と腺

　上皮組織 epithelial tissue（上皮 epithelium）とは，生体の外表面（皮膚や粘膜などの体表面）および内表面（管腔と体腔）を被うシート状の細胞集団，言い換えれば上皮性の細胞層である（表Ⅰ-2-1）．上皮細胞の中には，分泌物の産生に特化した細胞がある．これらは腺細胞とよばれ上皮層内にも散在するが，生体内の随所において結合組織（第3章-1）中に深く入り込んだ腺細胞集団をなしている．これらが腺組織あるいは腺上皮であり，単に「腺 gland」とよぶこともあるが，前者の腺組織・腺上皮という名称は同一カテゴリーの細胞集団「組織」を指し示し，後者の腺という名称は，腺上皮とこれを支持・被覆する結合組織や血管，神経なども含めた構造「器官」を表す．

●上皮組織 epithelial tissue（上皮層）　　単層扁平上皮 simple squamous epithelium
　（腺組織，腺上皮）　　　　　　　　　　 単層立方上皮 simple cuboidal epithelium
　　　　　　　　　　　　　　　　　　　　 単層円柱上皮 simple columnar epithelium
　　　　　　　　　　　　　　　　　　　　 重層扁平上皮 stratified squamous epithelium
　　　　　　　　　　　　　　　　　　　　 多列上皮（偽重層上皮）pseudostratified epithelium
　　　　　　　　　　　　　　　　　　　　 移行上皮 transitional epithelium

表Ⅰ-2-1　上皮組織の分類と主な構成細胞

2-1 上皮組織

A. 概説

　上皮組織（上皮）は，皮膚や粘膜などの生体の外表面や，管腔及び体腔などの内表面をシート状に被っている．皮膚の上皮部分が表皮，粘膜の上皮部分が粘膜上皮である．管腔とは消化管や気道のような管状器官であり，その内表面を被うのが消化管上皮や気道の上皮である．体腔は腹膜腔，胸膜腔，心膜腔を指すが，これら体腔を被う上皮は特に中皮 mesothelium とよぶことがある．また，血管やリンパ管の内腔を覆う上皮は，上皮でなく内皮 endothelium とよぶ．関節腔は滑液に満される特殊な領域で，上皮で覆われないが，滑膜細胞という結合組織細胞がその内面を覆っている．上皮層では，上皮細胞 epithelial cell が互いに接する密な配列を示し，部分的に末梢神経線維の末端が自由神経終末として侵入していることはあっても，血管，筋，結合組織などはみられない．

　上皮組織では，光学顕微鏡レベルにおいて細胞外マトリックスはみられず，細胞相互の結合が緊密である．上皮はその積層状態によって形態学的には3型に分類されるが（後述），その機能は部位によって，生体内部の

保護，合成と分泌，吸収，排泄，輸送，濾過，呼吸（ガス交換），刺激（感覚）の受容など実に様々で，複数の役割を帯びた上皮組織も多い．また，上皮には，独特な構造をつくり出したり，特殊な分化を遂げたりするものがある．例えば，エナメル質，毛，爪，眼球の水晶体などは上皮細胞が形づくる構造で，口腔粘膜上皮に分布する味蕾 taste bud の味細胞 taste cell やメルケル細胞 Merkel cell などは特殊化した上皮である．味細胞やメルケル細胞は刺激の受容を担う感覚上皮細胞で，機能的には神経細胞に近い役割を果たしている．

上皮組織は三胚葉のすべてから生じる．外胚葉からは皮膚の表皮が発生し，内胚葉からは消化器の粘膜上皮やその付属腺，そして，呼吸器系の上皮も発生する．また，中胚葉からは，泌尿器系の上皮，体腔の上皮（中皮），血管やリンパ管の内皮などが発生する．上皮細胞は多くの場合，その頂部は組織や臓器の表面（自由面）に面し，基底部は基底膜を介して結合組織に面している．細胞体の側面は隣接する上皮細胞と接する．すなわち，上皮細胞は明確な細胞極性を示すことが多い．

B．上皮組織の機能的分類

上皮組織の分類には，機能による分類と形態による分類がある．機能的分類（表Ⅰ-2-2）では，ある特定の上皮組織が複数のカテゴリーに仕分けされるが，その上皮の果たす役割を多角的に捉えることができる．

形態による分類（次項）は，主に細胞個々の形と積層状態に基づく分類であり，簡潔で矛盾なく上皮を分類できる．

C．上皮組織の形態的分類

上皮組織の形態的分類（表Ⅰ-2-3）は，簡潔で矛盾のない分類ができるばかりでなく，細胞のかたちがその機能の一端を反映することを考えれば，上皮の基本的な性格を重視した分類法ともいえる．この方法では，細胞個々のかたち（形態）とその積層状態（配列）を組み合わせて分類の基準とする．かたちは，細胞の幅と丈（高さ）の比率によって，扁平，立方，円柱の3つに分ける．積層状態は，重層か単層かを基本とするが，偽重層（多列）という区分を含めれば，やはり3つになる．

1．重層上皮

重層上皮 stratified epithelium は，細胞のかたちを基準に，①重層扁平上皮 stratified squamous epithelium，②重層立方上皮，③重層円柱上皮の3種に区分し得るが，後2者は，生体内で具体例に乏しいため[1]，以下では，もっぱら重層扁平上皮について解説する．

重層扁平上皮は，皮膚，口腔，食道，腟，肛門，角膜などに分布し，数層から数十層の細胞が積み重なる上皮だが，そのすべてが扁平な細胞ではない．基底部の細胞は立方形（ときに低円柱形）である．基底部の細胞は組織幹細胞としての性格を帯びていて分裂活性が高いのに対し，細胞層の上部では，基底細胞からの分化が進行して扁平化した細胞が多い．分化による特殊化が進んだ上部の細胞の形態をもとに，重層扁平上皮とよぶのである．

重層扁平上皮には，基底層から上部に向かって分化が進むのにともない，細胞内がケラチン keratin で満されるようになる角化重層扁平上皮 keratinized stratified squamous

---

[1] 歯の発生過程で現れる歯胚のエナメル器においては，最も基底部の内エナメル細胞がエナメル芽細胞へ分化進行するのにともなって，立方形から高円柱形に姿を変えるため，これを重層円柱上皮の具体例とする意見もある．但し，一般成書でそのように記載している事例は乏しい．

被蓋上皮 （保護上皮）	covering epithelium	皮膚の表皮や口腔の粘膜上皮のように，体表や管腔を覆って生体の内部を保護する上皮
腺上皮	glandular epithelium	唾液腺のような外分泌腺あるいは内分泌腺など，活発に分泌物を産生して細胞外に分泌する上皮
吸収上皮	absorptive epithelium	小腸の吸収上皮細胞のように，細胞外から物質を活発に吸収する上皮
輸送上皮	transporting epithelium	腎の尿細管上皮のように，細胞内外のイオンやアミノ酸，水分を一定の方向に能動輸送する機能のある上皮
感覚上皮	sensory epithelium	口腔粘膜上皮内の味細胞やメルケル細胞のように刺激を受容する感覚受容器として働く上皮
呼吸上皮	respiratory epithelium	吸気と静脈血の間でガス（O_2，CO_2）の交換を行う上皮（肺胞上皮細胞）

表Ⅰ-2-2　上皮組織の機能的分類

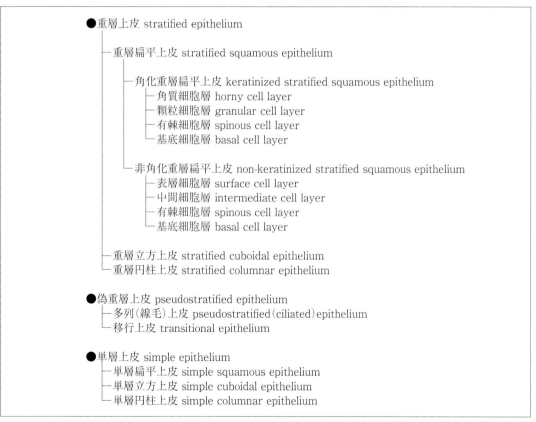

表Ⅰ-2-3　上皮組織の形態的分類

第1編　組織学総論

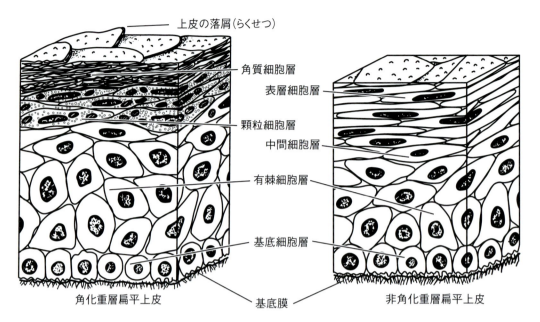

図I-2-1　角化および非角化重層扁平上皮の模式図

epithelium と，角化が生じない非角化重層扁平上皮 non-keratinized stratified squamous epithelium とがある（図I-2-1）．皮膚の表皮は角化重層扁平上皮であり，食道，腟，角膜などの上皮は非角化重層扁平上皮である．体表面と消化管の境界領域にある口腔粘膜では，両タイプの重層扁平上皮がみられる（第3編9章）．

重層扁平上皮の約95％を占める細胞は，ケラチノサイト（角化系細胞）keratinocyte である．この細胞が持続的に更新することによって，重層扁平上皮の機械的強度の保持が可能になっている．ただし，ケラチノサイトが各種のサイトカインを分泌することが近年明らかになり，物理的な外来刺激に対する生体組織の保護に留まらない免疫学的な生体防御にも，重層扁平上皮が関わると考えられるようになった．重層扁平上皮層内の残り約5％の細胞は，メラニン産生細胞 melanocyte，メルケル細胞 Merkel cell，ランゲルハンス細胞 Langerhans cell（樹状細胞 dendritic cell）などの非ケラチノサイトである（第3編10章D）．

1）角化重層扁平上皮

角化重層扁平上皮は，体表面を覆う皮膚の上皮（表皮 epidermis）をなす上皮である．口腔粘膜は重層扁平上皮で覆われるが，歯肉，硬口蓋および舌背などの粘膜上皮は角化を示す重層扁平上皮からなる（図I-2-2）．ケラチノサイトの分化レベルを基に区分される角化重層扁平上皮の4つの層（図I-2-1, 表I-2-3）について，以下で解説する．

a）基底細胞層 basal cell layer

基底細胞層（図I-2-3）とは，結合組織に面する一層の立方ないし低円柱形の細胞層を指す．その基底部はヘミデスモゾーム hemidesmosome によって結合組織成分に接着している．基底細胞と結合組織の境界には，基底膜 basement membrane が存在し，その主成分は，IV型コラーゲン type IV collagen，ラミニン laminin，パーレカン perlecan，エンタクチン entactin（ナイドジェン nidogen）などである．基底膜は，上皮細胞が接着する場になっているほかに，上皮－結合組織間の物質移動・拡散に対する半透過性フィルター

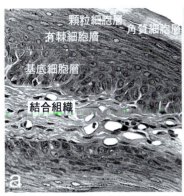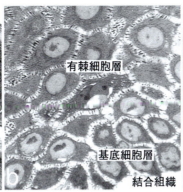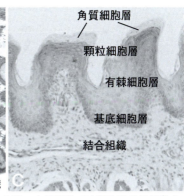

図Ⅰ-2-2 (a)歯肉の角化重層扁平上皮 (b)歯肉の角化重層扁平上皮の拡大像 有棘細胞では細胞質突起が多く，細胞間隙が拡大していることがわかる．(c)舌背部の粘膜上皮 先端部が角化した糸状乳頭で覆われていることがわかる．(a×170；b×450；c×135)

としての役割がある．基底細胞層には，重層扁平上皮の中で最も未分化な細胞が存在し，これが分裂活性を示し，細胞の供給源になっている[2]．詳しくみると，分裂能は，基底細胞とこれに隣接する最深層の有棘細胞にもみられ，有糸分裂像が観察されるこの領域は胚芽層 germinal layer ともよばれる．

b）有棘細胞層 spinous cell layer

　有棘細胞層は，数層から数十層にも及ぶ．この層のケラチノサイトは，表層に向って次第に扁平になるが，基底細胞と比較すると大型で不規則な多角形を示し，細胞間隙の拡大と多数の細胞質突起が認められるため（図Ⅰ-2-4a），あたかも細胞間に連絡橋が存在するかのようにみえる[3]．細胞質突起があることで，隣接する細胞がより多くのデスモゾームで結合できる．また，拡大した細胞間隙は，重層扁平上皮に加わる機械的な圧の緩衝に役立っていると考えられる．豊富なデスモゾームが存在することは，この層の重要な特徴であるが，ギャップ結合やタイト結合も分布している．

c）顆粒細胞層 granular cell layer

　顆粒細胞層では，細胞は扁平化し，細胞間隙は明らか狭小化する（図Ⅰ-2-4b）．しかし，細胞質突起とデスモゾーム結合も存在している．特徴的な構造として，ケラトヒアリン顆粒 keratohyaline granule とオドランド小体 Odland body（層板顆粒 lamellar granule）が現れる（図Ⅰ-2-5）．ケラトヒアリン顆粒は，ヘマトキシリンに濃染する顆粒で，（張原線維 tonofilament として顆粒細胞内に豊富な）ケラチン keratin に凝集するフィラグリン filaggrin の前駆体を含んでいる．オドランド小体は，有棘細胞で形成が始まるゴルジ装置由来の小体であり，その内容物はセラミドやコレステロールからなる層板状構造である．

d）角質細胞層 horny cell layer

　角質細胞層の細胞には，アポトーシスの進行とともに，インボルクリン involucrin やロリクリン loricrin からなる不溶性の強靱な細胞膜裏打ち構造が形成され，また，細胞質内では，ケラチンがフィラグリンとともに凝集して充満する．凝集後にフィラグリンは分解

---

[2] 表皮では，基底細胞層で分裂によって生じた細胞が角化，落屑（らくせつ）するまでの時間（turnover time）は約28日とされる．
[3] かつては，有棘層の細胞は，細胞間橋 intercellular bridge によって相互に連絡していると考えられていた．しかし，これらは，電子顕微鏡の発達によって，デスモゾームで結合した細胞質突起であることが判明した．

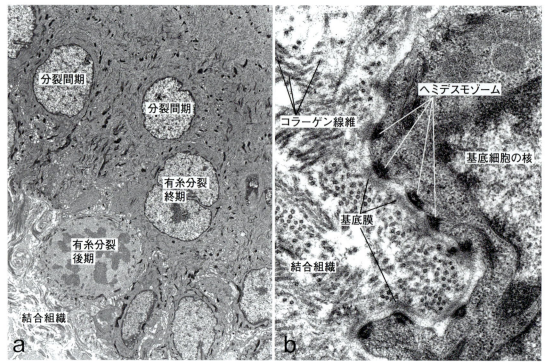

図I-2-3 (a)歯肉の角化重層扁平上皮の基底細胞層　分裂間期および分裂期にある基底細胞(の核)が見られる．(b)基底細胞の基底部と結合組織層の境界　基底膜に結合する複数のヘミデスモゾームがみられる．結合組織層はコラーゲン線維で占められている．(a×3,000; b×30,000)

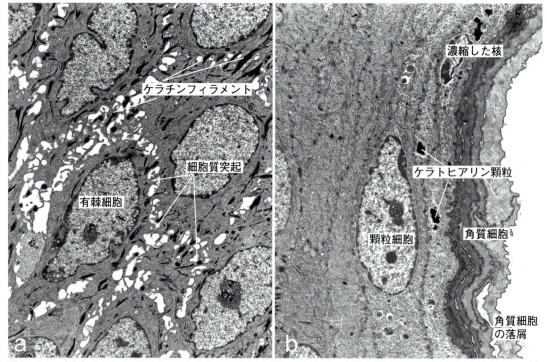

図I-2-4 (a)歯肉の角化重層扁平上皮の有棘細胞層　細胞は多角形で細胞間隙が広い．(b)顆粒細胞層および角質細胞層　細胞は著しく扁平化し，細胞間隙は狭い．角質細胞では細胞内がケラチンで占められ，内部構造がみられなくなっている．また，表層部では，落屑しつつある細胞がみられる．(ab×3,750)

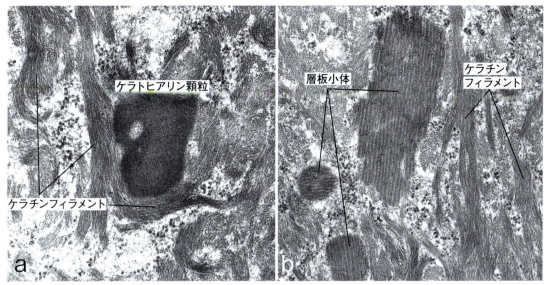

図Ⅰ-2-5 (a)歯肉の角化重層扁平上皮の顆粒細胞でみられたケラチンからなる中間径フィラメント(張原線維)とケラトヒアリン顆粒 (b)層板小体とケラチンフィラメント (a×40,000；b×30,000)

され，保水性や紫外線吸収性をもつ天然の保湿因子として機能する．細胞外においては，層板小体から分泌された脂質が透過性関門としての細胞間脂質層を形成するため，生体からの失水が防止される．

麟片状の形態を示す角質細胞は，核や細胞質内の構造が徐々に不明瞭になってやがて落屑（らくせつ）する．落屑にあたっては，細胞間の脂質成分がステロイドスルファターゼやリパーゼによって，細胞間結合がプロテアーゼによって分解される．

2）非角化重層扁平上皮

非角化重層扁平上皮は，口腔や食道などの粘膜表面を被覆する上皮である．この上皮は角質細胞層を欠くが，代って付属腺からの分泌物が上皮表面を湿潤させ保護している．細胞層は，基底細胞層，有棘細胞層，中間細胞層，表層細胞層に分けられる．基底細胞と有棘細胞の構造は，角化重層扁平上皮における基底細胞，有棘細胞と同様である．中間細胞と表層細胞では細胞外形は扁平化するが，ケラトヒアリン顆粒および層板小体を欠き，明瞭な透過性関門を形成していない．

2．偽重層上皮（多列上皮）

偽重層上皮（図Ⅰ-2-6）は，英文表記のpseudostratified epitheliumの訳語であるが，本邦では多列上皮と記載することが多い．すべての上皮細胞がその基底部を基底膜に接地しているが，個々の細胞の丈あるいは核の位置（高さ）が異なるため，あたかも重層状の細胞層のようにみえる．このため，偽（にせ）の重層とよぶわけである．細胞の丈が不揃いであるため，細胞頂部が上皮の表面に達する細胞と達しない細胞とが混在する．核の位置（高さ）が一様でないため，一層の細胞層にもかかわらず，光顕的に多層化しているようにみえる．これが多列上皮の特徴となる．偽重層上皮（多列上皮）には，多列（線毛）上皮と移行上皮とがある（図Ⅰ-2-6）．

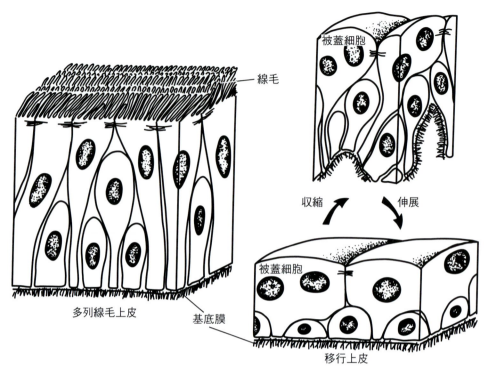

図 I-2-6　偽重層上皮（移行上皮）の模式図　多列線毛上皮と移行上皮は，偽重層の状態にあるという特徴は共通しているが，多列線毛上皮では細胞頂部に線毛があり，移行上皮では膀胱の機能状態によって上皮層が伸展と収縮の2つのモードで可逆的に変化する．

1）多列（線毛）上皮

多列（線毛）上皮 pseudostratified ciliated epithelium（図 I-2-7a）は，鼻腔，気管，精管，精巣上体管などに分布する．これらの部位の上皮には，吸気とともに気道内に侵入した異物粒子の体外への排除あるいは精子を輸送する機能があり，これを直接的に担うのは上皮層表面に達する細胞の頂部にある線毛である．また，気道系の多列線毛上皮層には粘液細胞（杯細胞 goblet cell）が数多く散在している．これらが分泌する粘液は，上皮表面を保護するとともに，塵埃などの異物粒子の捕捉にも役立っていると考えられる．なお，線毛の構造と機能は，細胞骨格の微小管と密接な関連がある（第1章E.3）．

2）移行上皮

移行上皮 transitional epithelium（図 I-2-7b）も，前述の多列上皮と同様に，すべての上皮細胞がその基底部を基底膜に接地している上皮である．しかし，尿路（腎杯，腎盂，尿管，膀胱，尿道）の管腔面を被覆する移行上皮は，機能状態に応じてその形状が著しく変化する．特に，膀胱では，尿の貯留時には粘膜が伸展して上皮は扁平化するが，尿が貯留していない時は粘膜が収縮し，上皮層は厚みを増して丈の高い細胞から構成されているようにみえる．つまり，機能状態に応じて，上皮の形状が可逆的に移行するので，移行上皮とよばれる．形態的分類の名称としてはやや異質である．

移行上皮最表層の被蓋細胞は，大型でその多くは2核で，互いにデスモゾームを含む接着複合体で結合されている．これは，伸展・収縮に抗する上皮層の機械的強度と上皮層の封鎖性保持という点で重要である．なお，移

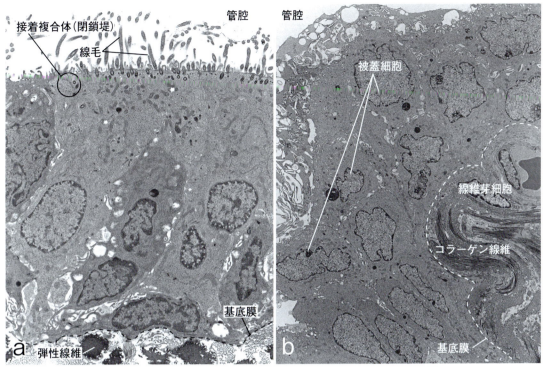

図Ⅰ-2-7 (a)鼻腔粘膜の多列線毛上皮　(b)膀胱の移行上皮　(a×3,750；b×2,250)

行による変形が可能な背景として，細胞間隙が広いことと，上皮下の結合組織に弾性線維が多いことが挙げられる．

3．単層上皮

単層上皮 simple epithelium（図Ⅰ-2-8）では，上皮層を経由する（経上皮的）物質の移動，すなわち拡散，濾過，輸送（能動輸送と受動輸送），分泌，吸収などが行われる．上皮の形態はこれらの細胞機能と密接に関連する．単層上皮は形態的に次の3種に分類される．

1）単層扁平上皮

単層扁平上皮 simple squamous epithelium では，幅よりも丈の低い扁平な細胞が一層配列する上皮である（図Ⅰ-2-8）．血液と組織の間で物質交換を行う毛細血管の内皮細胞，肺でのガス交換を行う肺胞上皮細胞，糸球体とともに腎小体を構成して原尿を受けるボーマン嚢の上皮細胞など，生体内でも多くの事例がある（図Ⅰ-2-9）．隣接する細胞間にはタイト結合が存在にし，細胞間隙を通り抜ける物質拡散は基本的に阻止されている．細胞小器官は比較的乏しく，細胞体を経由する（経細胞的な）物質輸送はエネルギーに依存しない受動的拡散によるものが多い．

2）単層立方上皮

単層立方上皮 simple cuboidal epithelium は，幅と丈がほぼ等しい立方形の細胞が一層配列する上皮である（図Ⅰ-2-8）．唾液腺の腺細胞，胃粘膜の主細胞や壁細胞，甲状腺の濾胞上皮細胞，腎の尿細管上皮細胞など，生体内でも多くの事例がある（図Ⅰ-2-10a）．これらは，分泌，吸収，能動輸送などの経細胞現象に関与し，細胞内にはエネルギー産生のためのミトコンドリアをはじめ，細胞活動に応じた細胞小器官が発達している．

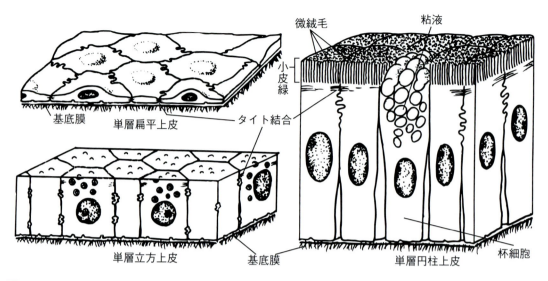

図Ⅰ-2-8 単層上皮の模式図

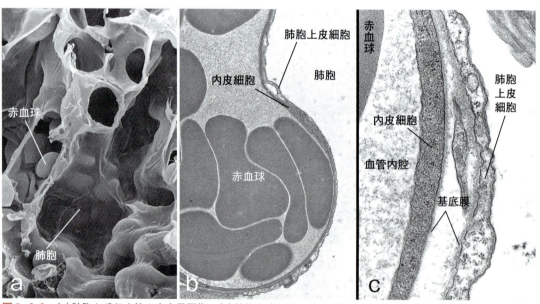

図Ⅰ-2-9 (a)肺胞と毛細血管の走査電顕像 (b)肺胞上皮細胞と毛細血管内皮の透過電顕像 (c)肺胞上皮細胞と毛細血管内皮の透過電顕高倍率像 （a×2,200；b×6,000；c×24,000）

3）単層円柱上皮

単層円柱上皮 simple columnar epithelium は、幅よりも丈の高い円柱形の細胞が一層配列する上皮である（図Ⅰ-2-8）．典型例としてしばしば引き合いに出されるのは小腸の吸収上皮細胞であるが（図Ⅰ-2-10b），他にも多くの事例がある．単層円柱上皮細胞は、分泌・吸収などの機能が特に活発であるものが多く、容積の大きい細胞質内には豊富な細胞小器官や膜の陥入などの局所的な細胞膜の分化がみられる．

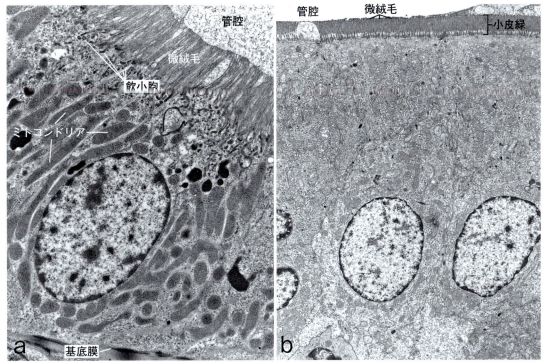

図Ⅰ-2-10 (a)腎の近位尿細管の単層立方上皮細胞 (b)小腸の吸収上皮の単層円柱上皮細胞 小皮縁とは，高さの揃った微絨毛が細胞頂部に密生している部分をいう．飲小胞については（図Ⅰ-2-13, 15）も参照のこと．(a×4,500；b×3,000)

D. 上皮細胞の機能と代謝

　上皮細胞は，既に前項までで解説したように，多様な形態的分化がみられるが，機能的にも，タンパク質，ポリペプチド，複合糖質，脂質などの多様な物質の分泌や吸収，イオンの輸送，刺激の受容，異物の排除，筋上皮細胞における細胞収縮などの特殊化も認められる．ここでは，機能面からの細胞機能と構造を解説する．

1．生体組織の被覆と保護

　生体の組織は，からだの表層を覆う角化重層扁平上皮によって，種々の外来刺激から保護されている．この重層扁平上皮は，次のような機能的特徴をもつと総括できる．
①重層化した細胞がデスモゾームによって機械的に強固に結合していることによって，物理的な外来刺激を緩衝する保護層として機能する．
②ケラチンを豊富に有する角化系細胞層が，落屑をともなう（いわば捨て身の）防衛によって，化学的あるいは温熱的な刺激から内部組織を保護する．
③細胞間脂質層による透過性関門によって，生体内からの失水を防ぐ．また，フィラグリンの分解産物などによって，保湿性や紫外線吸収性が図られている．
④非角化重層扁平上皮は，抵抗性，封鎖性の面で角化上皮より脆弱であるが，付属腺からの粘液による保護を受けつつ，角化した上皮と比べて高い透過性の提供を実現している．

2．タンパク質の合成と分泌

　唾液腺の漿液細胞，歯胚エナメル器のエナメル芽細胞，膵臓外分泌部の腺房細胞など

は，各々特有の(糖)タンパク質を細胞内で合成し，腺腔側および結合組織(あるいは間葉)側に分泌する．このような分泌細胞には次のような構造的特徴がみられる．

①細胞小器官の分布，配列に一定の規則性があって，細胞に極性がみられる(図Ⅰ-2-11)．すなわち，細胞基底部には，核と粗面小胞体が分布し，結合組織側から取り込んだ素材や酸素を用いてタンパク質合成が行われる．核近傍にはゴルジ装置が局在し，合成されたタンパクへの糖添加や修飾を行う．この過程で分泌物の濃縮が進み，やがて，分泌顆粒が形成される．

②ゴルジ装置のトランス側で生じた分泌顆粒は，細胞頂部に向けて細胞内輸送され，開口分泌によってその内容物が腺腔に放出される(図Ⅰ-2-12)．こうした活動によって細胞頂部の細胞膜が過剰となる．余剰の膜成分は，エンドサイトーシスによる小胞形成で細胞質内に輸送・回収され，リサイクルされる．

③細胞頂端部には，タイト結合，アドヘレンス結合，デスモゾームからなる接着複合体が存在し，上皮細胞層の内外の区画化が行われる．これによって分泌物の腺腔外への溢出や逆流が防がれる．また，ギャップ結合によるシグナルの伝達によって，分泌細胞相互の活性や同期性が調節される．

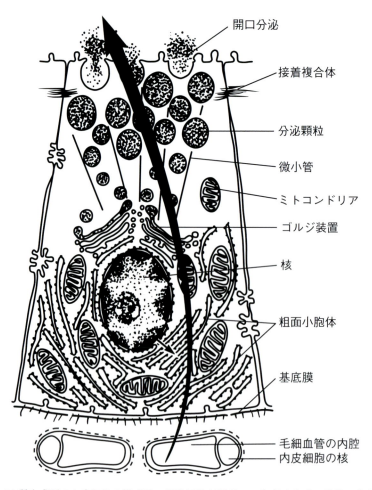

図Ⅰ-2-11　タンパク質合成型の上皮細胞の模式図　細胞極性が明確で，矢印は合成・分泌の方向性を示す．

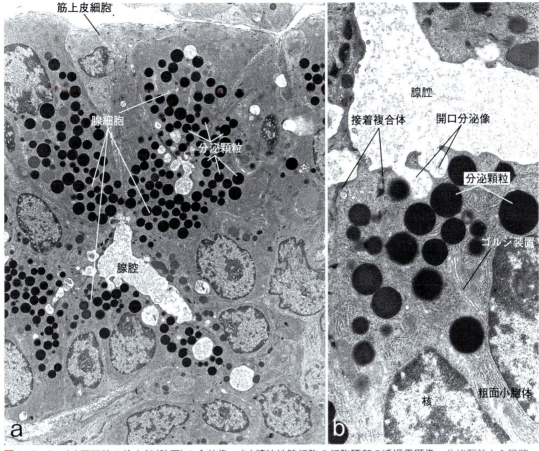

図Ⅰ-2-12 (a)耳下腺の終末部(腺房)の全体像. (b)漿液性腺細胞の細胞頂部の透過電顕像 分泌顆粒から腺腔への開口分泌像を捉えている. (a×2,500;b×8,300)

3. 吸収，取り込みと分解

　腎臓の尿細管上皮細胞では電解質の吸収が活発であり(次項および第2編第5章B.2)，小腸の吸収上皮細胞は，糖，脂質，アミノ酸などの重要な栄養素の吸収機構がある(第2編第3章D)．飲作用による低分子や液状物質の細胞内取り込み，あるいは，食作用による異物の取り込みや消化は，膜のダイナミクスと酵素系による制御された機構がある(第1章F.3)．

4. 経細胞的な物質の輸送

　血管内皮細胞，あるいは，唾液腺の線条部導管，腎の尿細管，小腸の吸収上皮などで，細胞を経由する一定方向への(経細胞的な)分子やイオンの輸送が行われる(図Ⅰ-2-13)．

　細胞質が菲薄な血管内皮では，管腔側の細胞膜において，飲作用によって輸送対象を細胞質内に径60〜70 nmの小胞 pinocytotic vesicle として取り込み(エンドサイトーシス endocytosis)，これが数分で結合組織側の細胞膜で開口分泌(エキソサイトーシス exocytosis)され，トランスサイトーシス transcytosis とよぶ経細胞的な物質輸送が行われる．脂溶性の物質であれば，小胞系を利用することなく細胞を透過できる．脂溶性でなくとも小分子であれば，小孔(窓)を経由することで単純拡散，すなわち，物質の濃度勾配にしたがった拡散が可能である．

　糸球体毛細血管も含めて，有窓型毛細血管

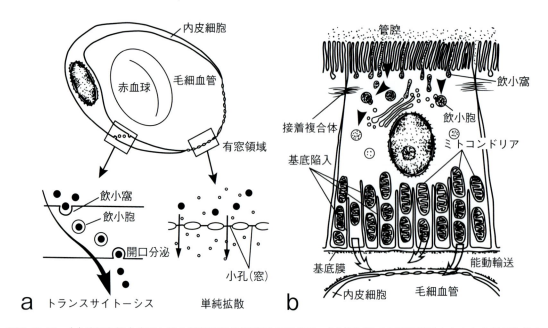

図 I -2-13　(a)毛細血管内皮における経細胞的物質輸送の模式図　(b)細胞膜での能動輸送をともなう経細胞的な物質輸送の模式図

fenestrated capillary の細胞質には径 60〜80 nm の小孔（窓 fenestra）があり（図 I -2-14），この小孔を利用した単純拡散が行われる．肺胞上皮細胞の細胞質においても，血液（静脈血）と吸気中の酸素と二酸化炭素との濃度勾配に応じたガス交換が起きている．

　管腔側と基底側の細胞膜でエネルギー依存的に輸送が行われることで，経細胞的な物質輸送が行われる事例も多い．能動輸送は，ATP の分解で生じるエネルギーに依存して，細胞内外のイオンの濃度勾配に逆らって起こる輸送で，実際はその多くが細胞外への汲み出しである．細胞内外での平衡維持ということでは Na^+ と K^+ が最も重要なイオンであるが，Ca^{2+}，Mg^{2+}，H^+ などの能動輸送も行われている．イオンの能動輸送を行っている上皮細胞には次のような構造上の特徴がみられる．
①輸送部の細胞膜には，Na^+-K^+-ATPase，H^+-K^+-ATPase，Ca^{2+}-ATPase などのイオンの能動輸送酵素（ATP 分解酵素）が局在している．

②イオン輸送部では細胞表面積の拡大が図られている．唾液腺の線条部導管や腎の尿細管上皮の細胞基底部では，細胞質側への細胞膜の陥入，すなわち基底陥入 basal infolding が顕著である（図 I -2-15b）．一方，細胞頂部でも同様な現象がみられ，小腸の吸収上皮では，細胞質突起である微絨毛 microvilli による小皮縁形成によって表面積の増大が図られている（図 I -2-15a）．
③イオン輸送部の近傍では，ATP の産生を担うミトコンドリアが多く分布する（図 I -2-10, 15）．能動輸送を活発に行う細胞のミトコンドリアは，酸化的リン酸化に必要なミトコンドリア酵素（コハク酸脱水素酵素およびチトクローム C 酸化酵素）を有する．
④上皮細胞間のタイト結合によって，上皮の細胞層の内外についての区画化が生じ，また，細胞間のギャップ結合は，細胞の代謝調節に必要なシグナルの伝達を容易かつ同期できるように働いている．

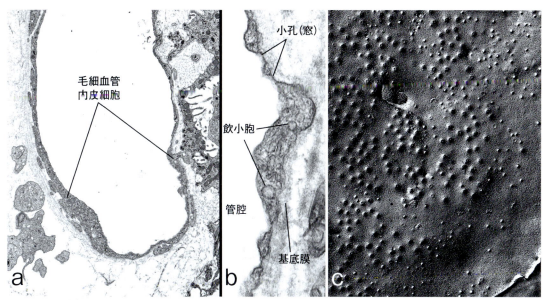

図Ⅰ-2-14　(a)エナメル器乳頭層の毛細血管の横断切片像．(b)有窓性毛細血管内皮細胞にみられた飲小胞と小孔（窓）　小孔には電子密度の高い隔膜が存在している．(c)凍結割断レプリカ法でみた内皮細胞の小孔の分布　非常に多くの小孔が高密度で分布している．（a×4,000；b×50,000；c×20,000）

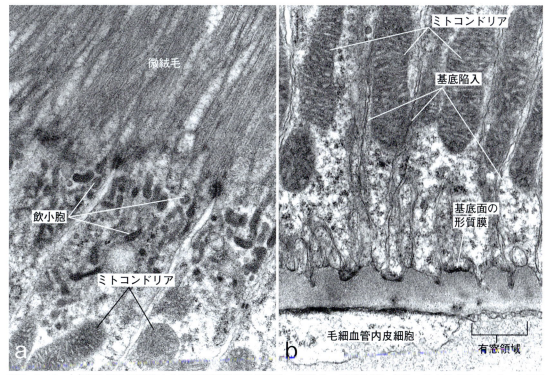

図Ⅰ-2-15　(a)腎の近位尿細管上皮の細胞頂部の微細構造　微絨毛の基部付近に多数の飲小胞がみられる．(b)同じ細胞の基底部の超微構造　有窓性毛細血管に近接する細胞基底部に多数の基底陥入が形成され，ミトコンドリアも集積している．（ab×20,000）

到達目標

1) 上皮組織の機能的分類が説明できる．
2) 上皮組織の形態的分類の基準や意義が説明できる．
3) 重層上皮，偽重層上皮，単層上皮の違いが説明できる．
4) 重層扁平上皮のケラチノサイトのライフサイクルが説明できる．
5) 非ケラチノサイトとされる細胞の種類と特徴が説明できる．
6) 角化重層扁平上皮の各層の特徴が説明できる．
7) 有棘細胞層の細胞質突起とデスモゾームの関係および意義が説明できる．
8) 層板小体と細胞間脂質層の関係が説明できる．
9) 角化とケラトヒアリン顆粒の関係が説明できる．
10) 多列線毛上皮と移行上皮の生体内分布と構造上の相違が説明できる．
11) 単層扁平上皮，単層立方上皮，単層円柱上皮の分布，構造，機能の違いが説明できる．
12) 重層扁平上皮の機能的役割が説明できる．
13) トランスサイトーシスが説明できる．
14) 単純拡散について説明できる．
15) イオンの能動輸送について説明できる．

2-2 腺（腺組織）

A. 概説

　細胞外から得た素材をもとに，細胞内で合成したタンパク質，糖，脂質などを細胞外へ分泌する上皮細胞を腺細胞 glandular cell という．こうした腺細胞の集合体を腺上皮 glandular epithelium とよぶ．また，腺上皮とこれを支持・被覆する結合組織から構成されるのが腺 gland という器官である．器官としての腺は，血管系からの血液供給や神経系からの分泌刺激も受けている．つまり，腺という器官の主たる役割である分泌物の合成と分泌を直接的に担うのが腺細胞とよぶ上皮細胞であり，そうした腺細胞の集合体を腺上皮として扱う．

　腺細胞のなかには集合体を形成せず，細胞単独で分泌活動を行う例もある．気道や消化管の粘膜上皮中に散在し，粘液を分泌する杯細胞 goblet cell がそれで，これを上皮内腺 intraepithelial gland あるいは単細胞腺 unicellular gland という（図I-2-16）．最も単純なタイプの腺であると位置づけられる．

　多くの腺細胞の集団は，被蓋上皮層から結合組織中に深く入り込んで，腺としての分泌活動を営む．もとの被蓋上皮と腺とは，導管と呼ばれる管によって連絡し，分泌物は導管を通って被蓋上皮の外面に放出される．これを上皮外腺 extraepithelial gland あるいは多細胞腺 multicellular gland という（図I-2-16）．上皮外腺は，分泌の様式，分泌物の性状，腺の構造から，幾つかのタイプに分類される．

　腺という器官の定義には若干の曖昧さがある．歯のエナメル質を形成するエナメル芽細胞はエナメルタンパクを合成・分泌するが，エナメル芽細胞を含む細胞集団のエナメル器を腺とはよばない．結合組織中にも多くの分泌細胞がある．プロコラーゲンを合成・分泌

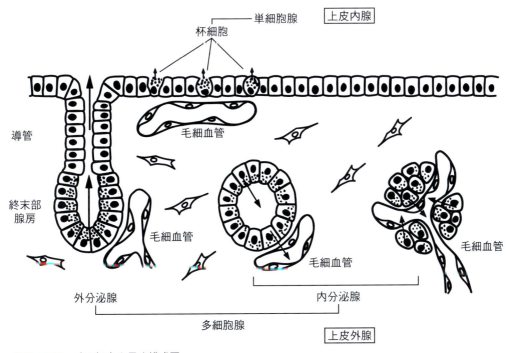

図I-2-16　腺の概念を示す模式図

する象牙芽細胞，骨芽細胞，線維芽細胞などや，免疫グロブリンを合成・分泌する形質細胞の細胞小器官の構造と機能は腺細胞そのものだが，慣習上これらを腺細胞とはよばない．

B．外分泌腺と内分泌腺

腺細胞が産生した分泌物を，腺腔 acinar lumen から導管 duct を経て，からだの外表面あるいは消化管などの管腔表面へと放出する腺を外分泌腺 exocrine gland という（図Ⅰ-2-16）．外分泌腺では，腺房 acinus または終末部 terminal portion とよぶブドウの房状の腺細胞の集団を形成し，ここが分泌物産生の場となる．産生された分泌物はいったん腺腔に貯留したのち，導管を通って導管の開口部からからだの内外の表面に放出される．

導管は，単なる分泌経路ではなく，分泌物の性状を修飾する役割をもつことがある．例えば，導管上皮細胞が能動輸送によって分泌物中の電解質を再吸収したり，逆に導管上皮細胞から重炭酸イオンが分泌されて腺の分泌液の性状に影響を及ぼすことがある．

一方，導管をもたない腺があり，これを内分泌腺 endocrine gland という（図Ⅰ-2-16）．内分泌腺は，基本的には外分泌腺と同様な発生をするが，由来となった上皮層との導管による連絡を二次的に失った腺である．内分泌腺の腺細胞で形成された分泌物は，腺の周囲あるいは腺の内部に分布する毛細血管に向けて，細胞から結合組織中に分泌される．その後，血管内皮を経て，血中に入り，血行性に遠隔の標的となる細胞に到達する．すなわち，内分泌腺の分泌物がホルモン（内分泌物質）hormone なのである．

C．形態による外分泌腺の分類

外分泌腺は，腺房と導管の形態的な特徴によって分類される．腺房の形が管状，胞状，あるいは，末端が胞状にふくらんだ管状，これら3者のいずれであるかによって，管状腺 tubular gland，胞状腺 alveolar gland および管状胞状腺 tubuloalveolar gland に分類する．また，腺房が分枝するか否かによって，分枝腺 branched gland あるいは不分枝腺 unbranched gland に分ける．同時に，導管の分枝の有無を基準に，複合腺 compound gland あるいは単一腺 simple gland に分類する．これらの基準による分類を組み合わせると，外分泌腺の形態的な分類名とその実例は表Ⅰ-2-4，図Ⅰ-2-17 のようになる．

	分類名	例
管状腺	単一不分枝管状腺	汗腺，腸腺
	単一分枝管状腺	胃底腺，口腔粘膜の小唾液腺
	複合管状腺	舌粘膜のエブネル腺
胞状腺	単一不分枝胞状腺	皮膚の小脂腺
	単一分枝胞状腺	皮膚の大脂腺
	複合胞状腺	耳下腺
管状胞状腺	単一不分枝管状胞状腺	胃の幽門腺の一部
	単一分枝管状胞状腺	胃の幽門腺の一部
	複合管状胞状腺	顎下腺，舌下腺，膵臓

表Ⅰ-2-4　外分泌腺の形態による分類とその例

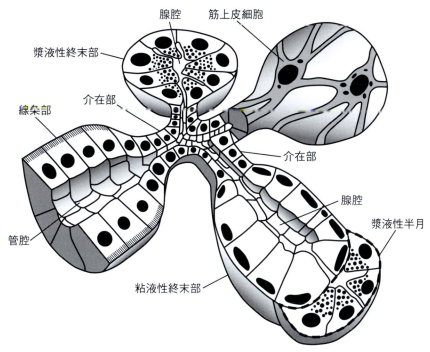

図Ⅰ-2-19　外分泌腺の基本構造

①細胞小器官の分布・配列に一定の規則性が存在し，細胞の極性が明瞭である．細胞体の基底側に核と発達した粗面小胞体が分布し，ここでタンパク合成が行われている．核近傍にはゴルジ装置が局在し，合成されたタンパクの糖成分の修飾を行うとともに，分泌顆粒を形成する．
②ゴルジ層板の辺縁から出芽した分泌顆粒は，細胞頂部に向かって輸送され，開口分泌によって腺腔へと放出される．活発な開口分泌によって過剰になった細胞膜は，エンドサイトーシスの機構で回収，再利用される．
③細胞頂部付近には，タイト結合，アドヘレンス結合，デスモゾームからなる接着複合体が存在し，上皮細胞層の内外の領域を区画化するため，腺腔内の分泌物が細胞間隙を通って結合組織側へ溢出したり，結合組織側から逆流したりすることが防止されている．また，ギャップ結合を介するシグナルの交換によって，分泌細胞相互の活性が調節される（第1章C）．

耳下腺，顎下腺の漿液細胞，膵臓の腺房などでは，隣接細胞間に細胞間分泌細管 intercellular secretory canaliculi がある．分泌物はこの細管中に放出されたのち，腺腔に運ばれる．また，胃腺の壁細胞や魚類の塩類細胞のようにイオンを排出する細胞では，細胞内分泌細管 intracellular secretory canaliculi があり，ここに排出されたイオンが腺腔に移行する．

腺房の外周（腺細胞と基底膜の間）には，筋上皮細胞 myoepithelial cell が存在する．筋上皮細胞は平滑筋細胞の一種で，細胞内にα平滑筋アクチンという細胞骨格構造を持つ．筋上皮細胞は樹枝状の長い細胞突起で腺房細胞を包み（図Ⅰ-2-12, 図Ⅰ-2-19），その収縮能で腺細胞の分泌を物理的に促進すると推測され，こうした形態的特徴から「かご細胞」basket cell ともよばれる．

2．介在部導管（介在部）

介在部導管 intercalated duct または介在部 intercalated portion は，終末部に続く細く短い導管で，耳下腺，顎下腺，膵臓の外分泌部で発達するが，介在部を欠くあるいは極めて短く光顕的には観察しがたい腺もある．介在部は一層の扁平もしくは丈の低い立方上皮からなり，管径も細い．その上皮細胞は細胞小器官に乏しく，機能的には不明の点も多いが，腺細胞の予備軍となる幹細胞性の細胞が存在すると考えられている．膵臓の外分泌部では，介在部の上皮細胞の一部が腺腔内に突出することがあり，これを腺房中心細胞 centroacinar cell という．

3．線条部導管（線条部）

線条部導管 striated duct または線条部 striated portion は，介在部に続く導管で，一層の立方もしくは低円柱上皮からなる導管である．光顕的には，上皮細胞の基底側に基底線条 basal striation という構造が見られる．基底線条は，電顕的にはヒダ状に形質膜が深く陥入した基底陥入 basal infolding とこの陥入に沿って縦列したミトコンドリアとに相当する光顕的な所見を示す名称である．こうした構造は，腎臓の近位尿細管上皮，唾液腺の線条部導管などでみられ，唾液腺線条部では唾液からの Na^+ や Cl^- の再吸収が行われている．

4．分泌導管

分泌導管 secretory duct は，線条部から被蓋上皮に至る長い導管である．はじめはその管径は線条部より細いが，被蓋上皮に近づくと次第に太くなる．唾液腺では，当初は単層の立方ないし円柱上皮からなるが，口腔粘膜に近づき管径が増すと重層円柱上皮で構成されるようになる．

F．細胞の分泌様式

細胞が合成した物質を，細胞外に放出する現象を分泌 secretion という．分泌の様式は，分泌物の性質とその放出様式によって，次のように分類される（図Ⅰ-2-20）．なお，不要物を放出する場合は，その機構そのものが分泌と類似していても，排泄 excretion とよぶ．

1．漏出分泌

細胞外形の変形を伴わない分泌様式を漏出分泌（エクリン分泌）eccrine secretion といい，分泌機構によって，次の2つの様式に区分される．

1）開口分泌

細胞内の分泌顆粒が分泌部の細胞膜まで運ばれ，分泌顆粒の限界膜と形質膜とが融合し，融合部に生じた小孔が拡大して，分泌物が細胞外に放出される様式を開口分泌（エキソサイトーシス）exocytosis という．形質膜と融合した限界膜はそのまま形質膜の一部となるが，エンドサイトーシスの機構によって回収，再利用される．

この分泌様式は，外分泌腺の腺細胞によるタンパク質の分泌，内分泌腺の腺細胞によるペプチド性ホルモンの分泌など，多くの分泌細胞でみられる．エクリン汗腺も代表例の1つであり，他の具体例としては唾液腺の漿液細胞による分泌（図Ⅰ-2-12）やエナメル芽細胞によるエナメルタンパクの分泌などがある．

2）透出分泌

透出分泌 diacrine secretion は，細胞膜のポンプを通過する分子量の小さい物質や，細胞膜の脂質層を透過できる物質が，形態的に捉えられる細胞膜変化なしで細胞外に放出される分泌様式である．胃酸の産生を担う壁細胞によるプロトン（H^+）の分泌や，細胞膜と透過するステロイドホルモンの分泌などが，こ

のタイプでの分泌例である．

2．離出分泌

分泌物を含む細胞の一部が細胞表面から出芽して，それが細胞体から離断する様式での分泌を離出分泌（アポクリン分泌）apocrine secretion という．腋窩部のアポクリン汗腺，乳汁を分泌する乳腺の細胞，小腸吸収上皮層の杯細胞（図Ⅰ-2-21）などが，このタイプでの分泌を行う．

3．全分泌

分泌物が充満した細胞が，死滅・自壊して，内容物が細胞外にでることによる分泌を全分泌 holocrine secretion という．皮脂腺での分泌がその典型例である．

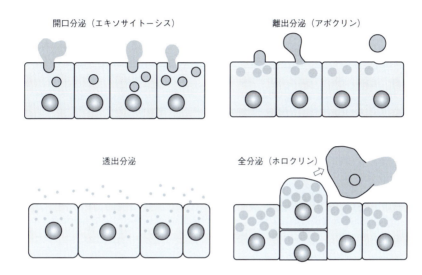

図Ⅰ-2-20 細胞の分泌様式．

第1編　組織学総論

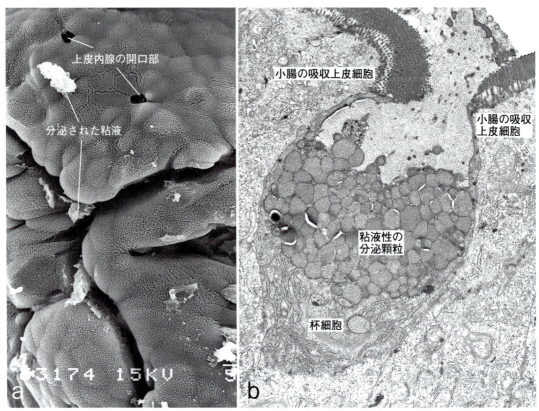

図 I-2-21　(a)小腸吸収上皮細胞層に散在する上皮内腺(杯細胞)の開口部と分泌された粘液　(b)杯細胞での離出分泌による分泌像　(a×1,200；b×5,000)

> **到達目標**
>
> 1) 外分泌腺と内分泌腺の違いが説明できる.
> 2) 形態による外分泌腺の分類が説明できる.
> 3) 漿液細胞と粘液細胞の形態的特徴と分泌物の違いが説明できる
> 4) 分泌物の性状による外分泌腺の分類が説明できる.
> 5) 外分泌腺の一般的な組織構造が説明できる.
> 6) タンパク合成型腺細胞の細胞構造が説明できる.
> 7) 介在部導管, 線条部導管, 分泌導管の特徴が説明できる.
> 8) 細胞の分泌様式の特徴と具体例が説明できる.
> 9) 開口分泌の過程が説明できる.

第3章 支持組織

3 支持組織

　支持組織は身体の骨組みをつくり，組織と組織の間を埋めて，これらをつなぎ合わせたり，体内の諸器官の表面を被覆，保護する組織であるが，脂質，水分，電解質の保蓄，生体防御，組織修復あるいは脈管・神経の走行の場ともなっている．

　支持組織は上皮組織と同様に細胞と細胞外マトリックスからなるが，細胞外マトリックスが非常に豊富で，細胞はそのなかに散在している．この点が上皮組織と異なっている．支持組織は細胞外マトリックスが豊富であるため，その組成や性質により結合組織（線維成分が豊富），軟骨組織（コンドロイチン硫酸が豊富），骨組織（カルシウム塩が豊富），血液とリンパ（細胞外マトリックスが液体）に分類され，それぞれの組織は構成する細胞外マトリックスの性質に特徴づけられる．なお支持組織を「広義の結合組織」，支持組織の1つとしての結合組織を「狭義の結合組織」と記載する場合がある．

　発生学的には支持組織の大部分は間葉組織に由来する．しかし顎顔面領域の支持組織は神経外胚葉由来の神経堤の細胞が中胚葉に移動して形成される外胚葉性間葉に由来する（第4編参照）．

3-1 結合組織

A．概　説

　支持組織は細胞と細胞外マトリックスからなるが，細胞外マトリックスはさらに線維性マトリックスと非線維性マトリックスに分けられる．このうち線維性マトリックスを豊富に含む支持組織が結合組織である．結合組織はその名が示すように，組織間を満たしてこれらを相互に結びつける特徴がある．線維性マトリックスとして3種類の線維があり（D．細胞外マトリックス参照）．その組成や細胞成分によって結合組織はさらに分類される（表Ⅰ-3-1）．

B．結合組織の分類

　結合組織の組織像，すなわち，細胞や細胞外マトリックスの種類と量的な比率，とくに線維成分の密度と配列様式などは，生体内の部位や役割に応じて異なり，複数の型（タイプ）に分けられる．ここでは，その基本型である線維性結合組織と，その亜型とみなせる細網組織，脂肪組織，膠様組織，間葉組織などについて解説する．

1．線維性結合組織

　線維性結合組織 fibrous connective tissue は，線維芽細胞を主要な細胞成分とし，線維主体の細胞外マトリックス成分を有する結合組織である．線維の分布密度と走行によって，次のように分類される．
① 疎性結合組織 loose connective tissue
② 密性結合組織 dense connective tissue
　　・密性規則性結合組織
　　　dense regular connective tissue
　　・密性不規則性結合組織
　　　dense irregular connective tissue

57

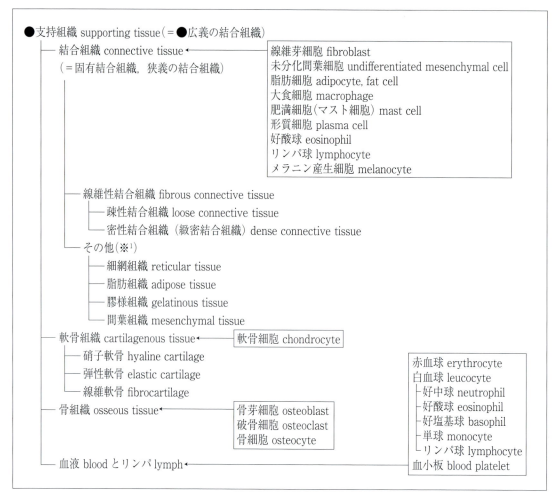

表Ⅰ-3-1 組織の分類と主な構成細胞

1）疎性結合組織

　疎性結合組織は，全身の臓器に広く分布し，皮下組織や粘膜下組織のほか，筋組織，神経組織，血管壁，実質性器官の間質にも見られる（図Ⅰ-3-1a）．線維成分が比較的疎な分布をするため，非線維性のマトリックスや細胞の量や種類も多い．線維成分は主に膠原線維[1]と弾性線維であり，細網線維は少ない．細胞成分としては，主体となる線維芽細胞に加えて，脂肪細胞，マクロファージ，肥満細胞，形質細胞などもみられる．疎性結合組織は，組織・臓器の結合，被覆，支持，さらには栄養素（特に脂肪）の貯蔵，各臓器に対する血管・神経の供給路の獲保などの役割がある．

2）密性結合組織（緻密結合組織）

　密性結合組織は，線維芽細胞主体の細胞成分を明らかに凌ぐ量の線維が密に分布し，そ

---

[1] 膠原線維はⅠ型コラーゲンを主な構成分子とする線維であるので，コラーゲン線維と記載されることもある．ところが，Ⅲ型コラーゲンを主な構成分子とする細網線維もコラーゲン線維だといえる．このため，膠原線維とコラーゲン線維という2つの語は，必ずしも同義ではなく，使い分けをすべき場合がある．

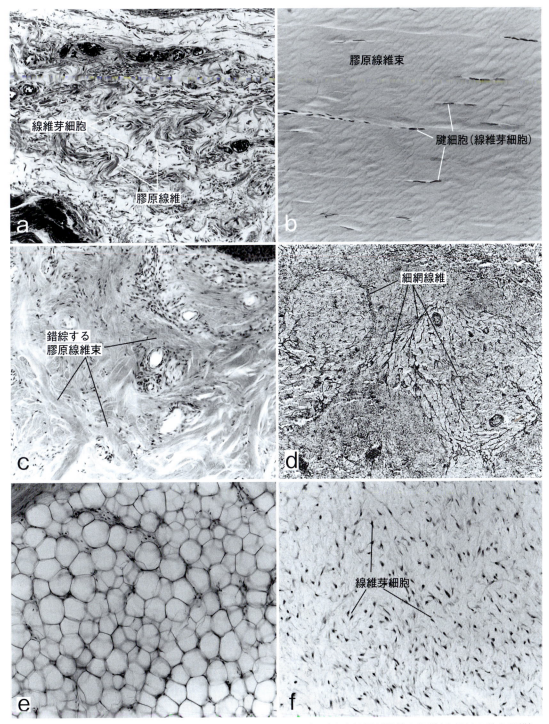

図Ⅰ-3-1　(a)疎性結合組織　(b)密性規則性結合組織である腱　(c)密性規則性結合組織（交織性の結合組織）
(d)細網組織．銀染色標本　(e)脂肪組織　(f)膠様組織　（a-f×85）

の機械的な特性から強靱結合組織ともよばれる．線維は膠原線維が圧倒的に豊富である．膠原線維が一定方向に規則的に並走する密性規則性結合組織（図Ⅰ-3-1b）は，張力に抗する組織として，腱 tendon や靭帯 ligament などでみられる．これに対して，種々の方向に錯綜する膠原線維で交織された密性不規則性結合組織（交織性の密性結合組織）（図Ⅰ-3-1c）は，筋膜や腱膜などでは二次元的に広がり，皮膚の真皮，消化管や歯肉の粘膜固有層などでは三次元的に広がって，様々な方向から加わる圧縮や牽引の圧力に抗する．

骨，象牙質，セメント質などの硬組織は，膠原線維主体の有機質層にリン酸カルシウムが沈着している．つまり，その無機塩を除くと出現する組織は，密性結合組織としての特徴を備えている．実際，骨組織は広義の結合組織として取り扱われる．しかし，象牙質やセメント質については，「結合組織性である」と表現することはあるが，一般には結合組織の亜型として扱うことは稀である．なお，エナメル質の有機成分は，コラーゲンを含まない上皮性マトリックスであり，結合組織性ではない．

2．細網組織

細網組織 reticular tissue は，細網細胞 reticular cell と細網線維 reticular fiber を主体とする結合組織で（図Ⅰ-3-1d），リンパ節，扁桃，脾臓，骨髄のようなリンパ性器官や造血組織などに存在する．細網細胞は細長い細胞質突起を伸ばし，近傍の細胞の細胞質突起と接触する．こうした細網細胞のネットワークに沿って，それを補強するように細網線維が網目状に分布している．細網線維は，Ⅰ型およびⅢ型コラーゲンからなる好銀性のコラーゲン線維である[2]．リンパ性器官や造血組織では，細網線維の網目で支持された各種の細胞がその機能，例えば，マクロファージの貪食作用，リンパ球の増殖・分化や抗体産生，血球形成（造血）などを果たす．なお，細網線維は，腸管真皮，肝臓，脂肪組織，筋組織など，細網組織以外の組織にも分布している．

3．脂肪組織

脂肪組織 adipose tissue は，多数の脂肪細胞 adipocyte と細胞間に分布する細網線維からなる（図Ⅰ-3-1e）．脂肪細胞は単独ないし小集団で結合組織内にもみられるが，脂肪組織とよばれるものは皮下組織や腹膜下組織に存在し，コラーゲン線維によって小葉に分けられている．脂肪組織の量は，男性成人の平均体重の約15〜20％，女性では約20〜25％に相当する．脂肪組織には，①エネルギー源となる中性脂肪の貯蔵，②水分の保存，③保温，④外力や衝撃を緩衝して内部器官を保護するなどの役割をもつ．

4．膠様組織

膠様組織 gelatinous tissue は，胎児性の特徴をとどめた結合組織，すなわち間葉組織と似た組織像を示す組織である．具体例は，臍帯のみでみられ，しばしばワルトンのゼリー Wharton's jelly とよばれる（図Ⅰ-3-1f）．線維芽細胞が散在し，コラーゲン原線維や硫酸化プロテオグリカンなどが豊富である．

5．間葉組織

間葉組織 mesenchymal tissue は，胚子[3]もしくは胎児性の組織であって，成体ではみら

---

[2] 膠原線維主体の線維性結合組織，細網線維主体の細網組織があるならば，弾性線維が主体の弾性組織 elastic tissue もあると思うのは当然だが，弾性線維の量が膠原線維のそれを凌ぐ組織は，脊椎の黄色靱帯や項靭帯，弾性型動脈の血管壁など，事例は多くない．但し，皮下組織，粘膜下組織，肺，動脈壁，軟口蓋，弾性軟骨などは，弾性線維が比較的豊富な組織である．
[3] 受精卵から発生する我々のからだは，胎生第3〜8週までは胚子 embryo，それ以降，出生までは胎児 fetus という．

れない．発生初期に中胚葉あるいは外胚葉から生じる間葉は，出生前において成体の疎性結合組織と類似する組織像を呈し，その細胞成分である間葉細胞は，線維芽細胞，骨や軟骨の細胞，脂肪細胞などの細胞への分化能をもつ．

C．結合組織の細胞

結合組織には様々な細胞がみられる（表I-3-1）．その理由の一つは，結合組織が生体内の部位に応じた様々な役割を担うためである．また，もう一つの理由は，血管系を循環している細胞の一部が，管外へ出て組織中に遊走するためである．炎症や外傷にともなう場合には特にそれが著しい．血管系に由来する細胞は，遊走後，組織中に留まるものと再度循環系に戻るものがある．マクロファージ macrophage などは，常在性マクロファージ（組織球 histiocyte）と，血中からの遊走する浸出性マクロファージとがあるが，区別は必ずしも容易でない．単球 monocyte や破骨細胞 osteoclast（破歯細胞 odontoclast）も血中から遊走するマクロファージと同系統の細胞である．

ここでは，線維芽細胞，未分化間葉細胞，脂肪細胞，マクロファージ，マスト細胞，形質細胞および白血球について解説する．

1．線維芽細胞

線維芽細胞 fibroblast は，その名称が示すとおり，線維を生み出す細胞であり，生体組織内で最も普遍的に存在する細胞である．但し，コラーゲン線維 collagen fiber や弾性線維 elastic fiber の形成ばかりでなく，細胞外の非線維性マトリックスの産生や代謝も担っている．また，線維芽細胞は，マトリックスの産生と同時に，その貪食や消化も行う．骨組織では，骨基質の産生を骨芽細胞が，吸収・破壊を破骨細胞が，また，骨基質の緩徐な維持管理を骨細胞が担っているが，これらに相当する役割を，結合組織では線維芽細胞がすべて担っている．

コラーゲン合成が活発な時期の線維芽細胞は，タンパク合成系の細胞小器官が発達するために，大型の長楕円形の細胞体を有し，細胞体の長軸方向に長い細胞質突起を数多く派生する（図I-3-2, 3）．細胞質突起が多いのは，プロコラーゲン分子の分泌や線維形成と関連すると考えられている．コラーゲン分子は，試験管内でも pH 環境等を調整すれば重合を始めるので，従来は，生体内の線維芽細胞の役割はコラーゲン分子の分泌までで，その後の線維形成は物理化学的な反応によるとされてきた．しかし，線維芽細胞による細胞性の活動が，コラーゲン線維の形成に積極的に関わることが近年再認識されている（図I-3-2b）．

老化したコラーゲン線維は線維芽細胞によって貪食，消化される（図I-3-2a, 3c）．コラーゲン線維を含んだ貪食胞は，加水分解酵素を含む一次ライソゾームと融合して二次ライソゾームとなり，その中で線維の分解が進行する．分解で生じたペプチドは細胞の内外で再利用され，未消化物は残渣小体内に残る．こうした貪食・消化を担う細胞と合成・分泌を行う細胞はいずれも線維芽細胞であって，しかも，線維芽細胞はこれらの同化と異化を同時に行うとされる．

一方，コラーゲン代謝の低い組織では，線維芽細胞の細胞体は菲薄で，細胞小器官もあまり発達していない．コラーゲン代謝の高低は，関連する細胞小器官の変化とも同期して，相互に移行的である．つまり，骨細胞に相当する線維芽細胞は存在せず，線維芽細胞は，代謝活性の低い時期と合成分泌や貪食消化を活発に行う時期との2つの異なる機能状態のモードをもつといえる．例えば，歯髄中の線維芽細胞（歯髄細胞ともよばれる）は通常は不活性で細胞体も扁平な状態にあるが，生活歯

第1編　組織学総論

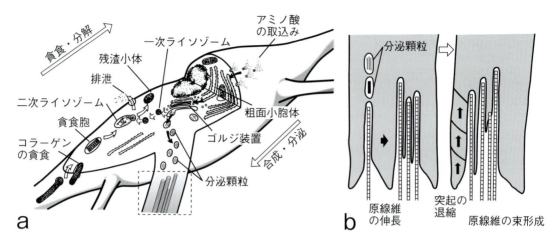

図Ⅰ-3-2　(a)線維芽細胞における線維の合成・分泌過程と貪食・分解の過程を示す模式図　(b)模式図aで点線で囲まれた部分の詳細　分泌顆粒の癒合が原線維を伸長させ，また，細胞質突起の制御された退縮が原線維をbundle化して線維形成を進める．

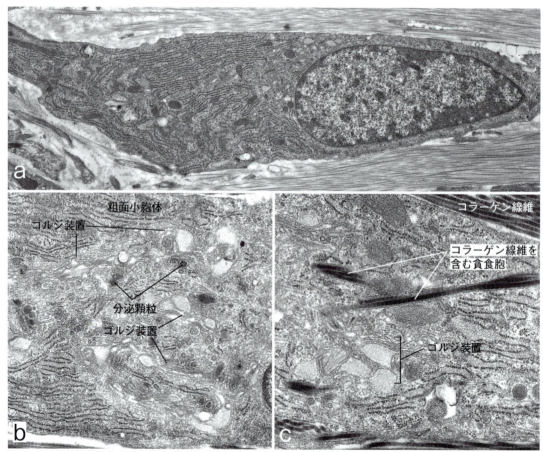

図Ⅰ-3-3　(a)歯根膜線維芽細胞の全体像　(b)歯根膜線維芽細胞内のタンパク合成系小器官の微細構造　(c)老化コラーゲン線維を取り込んだ貪食胞の微細構造　（a×6,500；b×15,000；c×20,000）

髄切断処理などを行って歯髄組織の一部を除去すると，大型で細胞小器官に富んだ線維芽細胞が多数出現し，コラーゲンを大量に産生する．但し，歯根膜などの代謝活性の高い組織の線維芽細胞であっても，老化や代謝性疾患によって細胞体の萎縮やコラーゲン合成能の低下は起きる．

腱や歯根膜など，細胞外を膠原線維で占められた組織においても，線維芽細胞は線維間に散在性ながらほぼ均等に分布している．これら常在性の線維芽細胞は，線維形成や維持管理のために，線維性組織内を絶えず移動し，移動方向に応じた細胞極性も示す．

2．未分化間葉細胞

組織内に潜んでいる未分化間葉細胞 undifferentiated mesenchymal cell は，形態的には線維芽細胞と識別できない．線維芽細胞は，そもそも間葉細胞に由来するが，細胞外マトリックスの産生，代謝のために特殊化した分化した細胞である．これに対して，成体で，線維芽細胞集団内に潜む未分化間葉細胞は，未分化性を維持し，必要に応じて種々の細胞に分化する潜在能力を保持している．組織学では，従来からこうした未分化間葉細胞の存在を認めていたが，近年研究が進んでいる幹細胞生物学で謳われる組織幹細胞 tissue stem cell と結合組織の未分化間葉細胞とは同質の細胞群であると推測される．

3．脂肪細胞

脂肪細胞 adipose cell（fat cell）は，細胞質内に中性脂肪を多量に蓄えた球状の細胞であり，脂肪組織は，脂肪細胞が皮下や腹膜下の疎性結合組織に数多く集積した組織である．脂肪細胞は，線維芽細胞や骨芽細胞などと共通の前駆細胞から分化するが，その過程で脂肪滴が増加・増大し，核は辺縁部に圧平され，エネルギー貯蔵物質としての脂肪は限界膜で囲まれないままにやがて細胞質を占める．通常の組織標本では，脂肪は，標本作製時に用いる有機溶媒に可溶性であるために消失する．有機溶媒を用いずに直ちに凍結切片として脂肪染色を行ったり，脂肪を有機溶媒不溶性とする四酸化オスミウムで固定したりすることによって，細胞質内の脂肪の観察が可能になる．

4．マクロファージ（大食細胞）

マクロファージ（大食細胞）macrophage は遊走性を示し，結合組織中の常在性マクロファージ fixed macrophage（組織球 histiocyte）と血管系からの浸出性マクロファージ free macrophage とに区別される．しかし，両者に本質的な構造・機能上の差異はない．常在性マクロファージは胎生マクロファージに由来し，浸出性マクロファージは，骨髄の造血幹細胞 hematopoietic stem cell 由来の単球系細胞から分化する．名称が示すとおり，異物処理を担うが，処理対象が大きい場合や硬組織のように貪食が困難な場合は，数個〜数十個の前駆細胞が融合して異物巨細胞 foreign body giant cell が形成される．破骨細胞，破歯細胞，肺胞マクロファージ alveolar macrophage なども異物巨細胞の一種と考えられる．

遊走性を示すマクロファージは，細胞表面に多くのヒダ状の偽足と微絨毛様の細胞質突起を持ち，細胞質内ではゴルジーライソゾーム系の小器官が発達している（図 I -3-4, 5）．残渣小体や消耗色素を含むことも多い．異物，老化赤血球，死細胞などの処理対象を貪食 phagocytosis によって貪食し，貪食胞 phagosome を形成する．貪食胞は，加水分解酵素を含む一次ライソゾームと融合して二次ライソゾームとなり，ここで分解が進行する．ライソゾーム内には強い酸性ホスファターゼ活性やプロテアーゼ活性がみられる．

貪食，分解した異物由来の抗原を細胞表面に表出させることもマクロファージの重要な役割である．これは抗原提示とよばれ，ヘル

第1編 組織学総論

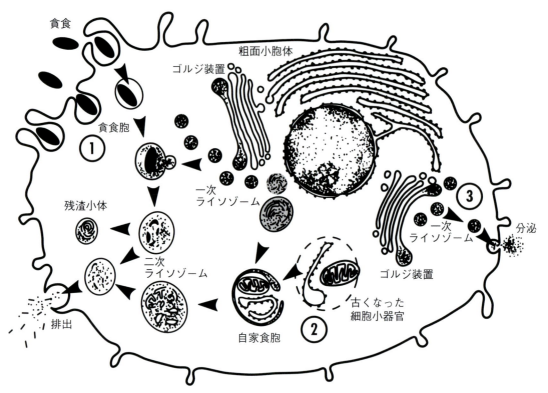

図I-3-4 マクロファージの構造と機能を示す模式図 ①異物を取り込み，ライソゾーム系で分解する機能．②老化した細胞小器官を自家食胞内で処理する機能．③ライソゾーム酵素を産生して分泌する機能．

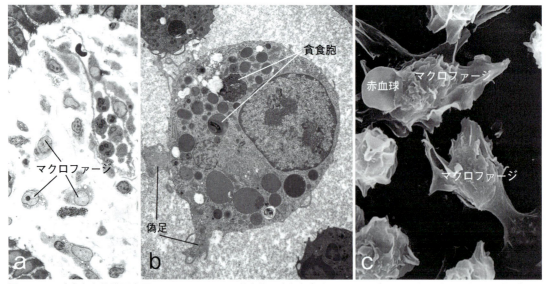

図I-3-5 (a)歯肉粘膜固有層のマクロファージ遊走像 (b)貪食胞とライソゾームを多く含み，偽足を伸ばすマクロファージの微細構造 (c)赤血球を貪食するマクロファージおよびアメーバ様運動をするマクロファージの立体像 （a×340；b×3,400；c×2,700）

パーTリンパ球を介して，Bリンパ球による抗体産生を活性化させる．

5．マスト細胞

マスト細胞（肥満細胞）mast cell は，骨髄の造血幹細胞由来であり，顆粒性白血球の一つの好塩基球と機能的に同系統の細胞である．マスト細胞は，比較的大型の楕円形の細胞で，細胞質内には塩基性色素に染色される粗大な顆粒を極めて多く含む（図Ⅰ-3-6）．形質膜にはIgEが表出されている．電子顕微鏡的にはこの顆粒は限界膜に囲まれた電子密度の高い小胞で，ヘパリン，ヒスタミン，セロトニンをはじめ，血管の透過性亢進因子，好中球や好酸球の走化性因子などを含む．顆粒内容物の違いから幾つかのタイプのマスト細胞が異なる組織分布を示すと考えられている．刺激を受けて脱顆粒が生じて内容物が放出されると，小静脈や毛細血管の透過性が亢進し，血漿が組織中に浸出して浮腫が生じ，また，炎症性細胞の局所への遊走が促進される．

6．形質細胞

形質細胞 plasma cell は，抗原刺激を受けたBリンパ球から分化した免疫グロブリン産生細胞である．免疫グロブリン immunoglobulin は糖タンパク質であるため，形質細胞は典型的なタンパク合成型細胞の一つであるともいえる．腸管の粘膜固有層や炎症時の所属リンパ節では多くみられる．卵円形の細胞内の一

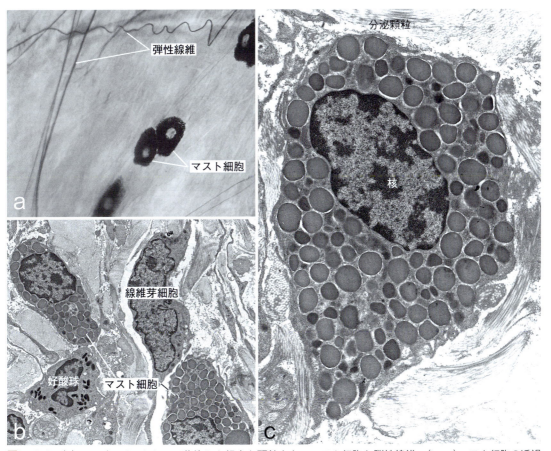

図Ⅰ-3-6 （a）アルデヒドフクシンで紫染した粗大な顆粒をもつマスト細胞と弾性線維．（b, c）マスト細胞の透過電子顕微鏡像 いずれも細胞質に顆粒が充満している様子がよくわかる．（a×400；b×3,000；c×7,000）

側に偏位した核をもつ．核は車軸核と表現されるクロマチンパターンを示し，細胞質は発達した粗面小胞体で占められている（図Ⅰ-3-39b）．このため，細胞質は光顕的に好塩基性を示すが，ゴルジ装置が存在する核近傍部は非染性で，クリアエリアとよばれる．

7．白血球

白血球 leucocyte には，好中球，好酸球，好塩基球などの顆粒性白血球と，単球やリンパ球などの無顆粒性白血球があるが（第3章4C），これらはいずれも血管外への遊走能をもつ[4]．好酸球 eosinophil やリンパ球 lymphocyte は消化管や腺組織でしばしばみられ，単球と同系統のマクロファージ macrophage や破骨細胞 osteoclast も組織中で観察されることが多い．好塩基球 basophil は，結合組織でみられる肥満細胞と同系列の細胞だとされる．白血球の半数以上を占める好中球 neutrophil は，通常は結合組織中に存在しないが，炎症の局所には極めて多数集積して，活発な貪食作用を示す．膿（うみ）pus の大部分は死滅，変性した好中球である．

D．細胞外マトリックス

結合組織の細胞外マトリックス（細胞外基質）extracellular matrix は，線維性マトリックスと非線維性マトリックスからなり，これらが組織液とともに細胞外に存在している．

光学顕微鏡で観察される膠原線維 collagen fiber，細網線維 reticular fiber，弾性線維 elastic fiber の3者を伝統的に線維性マトリックスとするが，膠原線維と細網線維はいずれもコラーゲン分子からなるコラーゲン線維である．また，弾性線維は，オキシタラン線維 oxytalan fiber やエラウニン線維 elaunin fiber とともに，弾性系線維 elastic system fiber を形成している．

1．コラーゲン線維
1）膠原線維と細網線維

膠原線維 collagen fiber は，線維芽細胞，骨芽細胞，象牙芽細胞，セメント芽細胞などさまざまな細胞によって産生され，真皮では乾燥重量の70％を占める．肉眼的には白色であるが，HE 染色標本ではエオジン好性（好酸性）で桃染し，Azan 染色では青，Masson-Goldner 染色では緑に染まる．光学顕微鏡的に認めうる膠原線維と膠原線維束 collagen bundle は，集合，分散しながら疎性結合組織や密性不規則性結合組織では錯綜する波状走行を示す．線維は伸展性が乏しく，圧縮や牽引に抗する組織を構成できる．

細網線維は，リンパ性器官や造血組織などの細網組織（本章 B.2）や，基底膜，腸管真皮，肝臓，脂肪組織，筋組織などにも分布している．HE 染色標本では，膠原線維と区別できないが，糖成分を多く含むため，糖を検出する過ヨウ素酸 Schiff（PAS）染色で淡桃染する．銀染色・渡銀法では黒化するため，好銀線維 argyrophilic fiber ともよばれ，また，網工状のネットワークをなすため，格子線維 lattice fiber ともいう．細網線維はコラーゲン原線維の小束だが，膠原線維に比して幼若なタイプだと考えられる．

2）コラーゲン分子のタイプ

膠原線維や細網線維を構成する分子はコラーゲンであり，コラーゲンには，20種以上の分子，30種以上のα鎖ポリペプチドの遺伝子が知られる．また，コラーゲンは生体で最

---

[4] 血液の細胞成分は，赤血球，白血球および血小板である．日常の感覚からすると意外であるかもしれないが，白血球は絶えず血管外に遊走したり，血液循環に戻ったりしている．一方，赤血球が血管外に出ることはなく，出血とは赤血球が血管外に出ることと定義される．血小板は骨髄巨核球由来の小胞状の血球で，管壁の傷害時に止血のために働く．

も豊富なタンパク質であり，全タンパク質の約30%を占める．I〜IV型のコラーゲンは量的にも多く，主要なコラーゲン major collagen とよばれる（表I-3-1）．真皮のコラーゲン線維の約80%はI型コラーゲン，約15%がIII型コラーゲン，残り5%のほとんどはV型コラーゲンだとされる．V型以降のコラーゲンは，マイナーコラーゲン minor collagen であるが，分子の特徴によって，様々な姿や分布様式で組織内に存在している（表I-3-3）．

　コラーゲン分子20種以上のすべてが線維を形成するわけではない．しかし，主要な分子4種のうち3種（I，II，III）がコラーゲン原線維 collagen fibril を形成するタイプであり（表I-3-2），I型コラーゲンは生体内で圧倒的に豊富なタンパク質である．I型および III型コラーゲンからなる原線維が多数集まって形成されるのがコラーゲン線維であり，膠原線維はI型コラーゲンを，細網線維はIII型コラーゲンをそれぞれ主体とする線維である．軟骨細胞が産生するII型コラーゲンは原線維を形成するが，コラーゲン線維を形成しない[5]．なお，原線維形成性のないIV型コラーゲンは，線維ではなく基底膜を形成する．

3）コラーゲン線維の構造

　コラーゲン分子は，3本のポリペプチド鎖（α鎖）がラセン状に集合した triple helix 構造をしている．この分子は長さ約300 nm（4.4 D），径約1.5 nmで，隣り合う分子と約1/4（1.0 D）ずれて整然と配列する．したがって，この状態で分子間架橋されたコラーゲン原線維

型	分子構成	重合様式	分布
I型	[α1(I)]2・α2(I)	原線維	皮膚，腱，骨，靱帯，線維軟骨
II型	[α1(II)]3	原線維	軟骨（硝子軟骨，弾性軟骨，線維軟骨）
III型	[α1(III)]3	原線維	I型と共存（血管，歯髄，胎児組織）
IV型	[α1(IV)]2・α2(IV)	基底膜	基底膜

表I-3-2　主要なコラーゲン分子とその分布

分類	コラーゲン分子のタイプ	補足説明
線維性コラーゲン	I, II, III, V, XI, XXIV, XXVII	原線維を形成する．
FACITコラーゲン[*1]	IX, XII, XIV, XVI, XIX, XX, XXI, XXII	原線維に会合する．triple-helix が中断する．
microfibrillarコラーゲン	VI	数珠状フィラメントを形成する．
基底膜コラーゲン	IV	基底膜を形成する．
長鎖コラーゲン	VII	anchoring fibril を形成する．
短鎖コラーゲン	VIII, X	VIII：デスメ膜型，X：肥大軟骨層に局在
multiplexin	XV, XVIII	基底膜に分布．triple-helix が複数回中断する．
MACITコラーゲン[*2]	XIII, XVII, XXIII, XXV	細胞膜結合型
その他	XXIV	

＊1 FACIT：fibril associated collagen with interrupted triple helix
＊2 MACIT：membrane associated collagen with interrupted triple helix

表I-3-3　コラーゲンの分類

5）硝子軟骨のII型コラーゲンは原線維を形成するが，コラーゲン線維を形成しないため，硝子軟骨基質には光顕的に線維がまったくみられない．そのために，均質な硝子（ガラス）状であるという意味から硝子軟骨とよばれている．ただし，原線維は電顕的に観察可能なサイズなので，電子顕微鏡下であれば，硝子軟骨基質中に横紋構造を示すコラーゲン原線維を観察できる．

collagen fibril には,約 67 nm の横紋がみられる.複数の原線維が集合して形成されるのが光顕的に観察可能なコラーゲン線維 collagen fiber である.このため,コラーゲン原線維の径は同一組織内ではほぼ均一であるが,コラーゲン線維の太さは多様である.複数のコラーゲン線維が集まってコラーゲン線維束 collagen bundle をなすことも多い(図 I -3-7, 8).

2.弾性系線維

1)弾性線維

弾性線維 elastic fiber は,HE 染色標本では不染性だが,レゾルシンフクシン,オルセイン,アルデヒドフクシンなどで可染性の線維として見出された(図 I -3-6a).張力や捻じれによる組織変形を元に戻す伸縮性を備え,血管壁,皮膚・粘膜,肺などは弾性線維が豊富な組織,器官である.一部の靭帯や弾性軟骨などにも分布している.横紋のある原線維からなる膠原線維とは対照的に,弾性線維はマイクロフィブリル microfibril の束にエラスチン elastin が沈着してつくられる線維である.

マイクロフィブリルは径約 10 nm の中空性線維であり,フィブリリン fibrillin 分子を主要な構成タンパクとする.一方,エラスチンは,エラスターゼ elastase で分解されるタンパク質分子であり,マイクロフィブリル束への沈着後に Lys を介して相互に架橋され,伸縮性を示すコイル状の分子会合体を形成する.このため,電顕的には,弾性線維はエラ

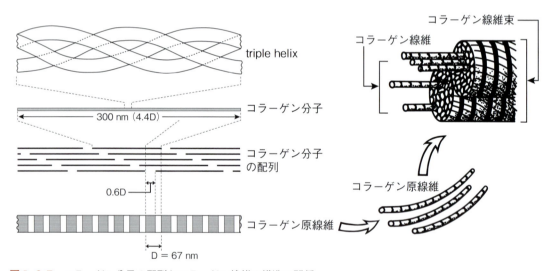

図 I -3-7　コラーゲン分子の配列とコラーゲン線維の構造の関係

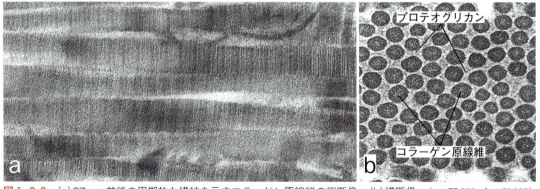

図 I -3-8　(a) 67 nm 前後の周期的な横紋を示すコラーゲン原線維の縦断像　(b)横断像　(a×75,000；b×60,000)

スチンからなる無定形のコアとその周辺に存在するマイクロフィブリルからなる外形不正の線維状構造として観察される(図Ⅰ-3-9).血管壁では,同様な組成の発達したプレート状の構造を形成し,これは弾性板 elastic lamella とよばれる.

2) エラウニン線維とオキシタラン線維

弾性線維がエラスチンを多量に含むのに対して,豊富なマイクロフィブリルに比較的少量のエラスチンが沈着しているエラウニン線維 elaunin fiber がある.また,エラスチン沈着を欠き,マイクロフィブリルのみからなるオキシタラン線維 oxytalan fiber も存在する(図Ⅰ-3-9).エラウニン線維やオキシタラン線維は,弾性線維にむけて形成中の未成熟な線維ではない.事実,これらは,皮膚においては相互に連絡した一連の線維ネットワークを形成している.したがって,弾性線維,エラウニン線維およびオキシタラン線維は,構造的,機能的に関連した弾性系線維 elastic system fiber であるとされる.

マイクロフィブリルのみからなるオキシタラン線維は,歯根膜で発見されたが,その後,眼球水晶体を吊る線維やリンパ管の係留線維なども同じ構造を示すことがわかっている.歯根膜オキシタラン線維は,セメント質には埋入するが,骨には埋入せず,コラーゲン性の主線維と直交する走行を示す.その機能には未だ不明の点が多いが,歯根膜線維芽細胞は,オキシタラン線維へのエラスチン沈着能を持たないとされる.

3. 非線維性マトリックス

非線維性マトリックスは,線維間マトリックス成分とも表現できる.線維や細胞に付随したり,電子顕微鏡レベルであれば可視の細線維状の網工を形成するものなど,その存在の様式は様々で,分子種としても実に多様であるが,物質的には,プロテオグリカン proteoglycan(PG),グリコサミノグリカン glycosaminoglycan(GAG)および糖タンパク質などに分類できる.

プロテオグリカンは,GAG 鎖が,リンク

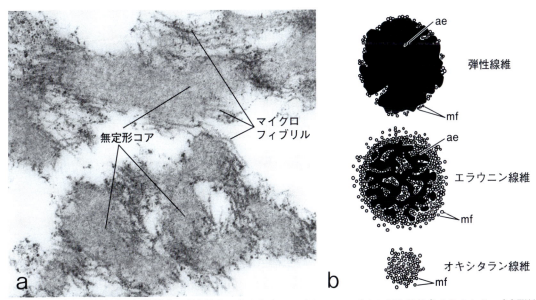

図Ⅰ-3-9　(a)弾性線維の超微構造　形成途中であるため,マイクロフィブリルが比較的多くみられる.(b)弾性系線維を構成する3種類の線維の横断模式図　ae は無定形エラスチン,mf は横断されたマイクロフィブリルである.(a×18,000)

タンパク link protein を介してコアタンパク core protein に結合した構造をもつ分子である．軟骨基質プロテオグリカンの一つであるアグレカン aggrecan はその典型例である（図Ⅰ-3-10）．プロテオグリカンの分子は，長鎖のヒアルロン酸に結合することによって巨大な集合体を形成する．プロテオグリカン分子がもつコンドロイチン硫酸，ケラタン硫酸などの GAG 鎖は，分子内に硫酸基を多く含むため多量の水と結合する．水分子との可逆的な解離と結合が，軟骨の圧縮性と回復性の機構の基礎になっている．

細胞外には非線維性の糖タンパク質も存在する．フィブロネクチン fibronectin，ラミニン laminin，テネイシン tenascin，オステオネクチン osteonectin，ビトロネクチン vitronectin，トロンボスポンジン thrombospondin など様々である．互いに会合してポリマーを形成するが，インテグリン分子で認識される RGD（Arg-Gly-Asp）というアミノ酸配列をもち，細胞への種々の生理活性をもつ．すなわち，これらは，線維のような細胞外構造を形成する分子とは異なり，成長因子やサイトカインのような機能分子とも異なり，いわばこれら両者の中間的な性格をもった分子であるとして，マトリセルラータンパク質 matricellular protein とよばれる．

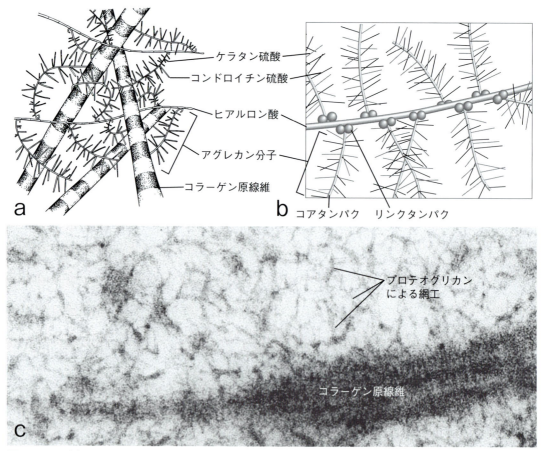

図Ⅰ-3-10 （a）アグレカン集合体とコラーゲン原線維の関係 （b）アグレカン分子と集合体の関係 （c）硝子軟骨基質におけるプロテオグリカンとコラーゲン原線維の電顕像 （c×60,000）

第3章 支持組織

到達目標

1) 結合組織の定義と,広義および狭義の結合組織が説明できる.
2) 固有結合組織の種類と特徴が説明できる.
3) 線維性結合組織の分類と具体例が説明できる.
4) 固有結合組織でみられる主な細胞をあげて,その特徴が説明できる.
5) コラーゲン線維の種類と特徴,分子構成,生体内分布が説明できる.
6) コラーゲン分子の分類と主な存在様式が説明できる.
7) コラーゲン原線維,コラーゲン線維,コラーゲン線維束の相違が説明できる.
8) 弾性系線維の種類と特徴,分子構成,生体内分布が説明できる.
9) 非線維性マトリックスの主要な分子とその存在様式が説明できる.

3-2 骨組織

A. 概　説

骨 bone（骨組織 osseous tissue）は骨格系 skeletal system を構成する石灰化結合組織である．組織としての骨を理解する上で重要なことは，骨は生体の支持器官であるとともに，体液の恒常性を調節する器官で，常に改造を繰り返すダイナミックな組織であるという点である．骨の役割をまとめると次のようになる．

① 骨格の形成

骨格 skeleton は軟骨と 200 個以上の骨から構成される．このうち生体の支柱となるのは脊椎または椎骨で，頸椎，胸椎，腰椎，仙椎，尾椎の 5 種がある．運動器としての役割を担うのは，骨格筋の付着した長管骨（上腕骨，大腿骨など）や扁平骨（側頭骨，下顎骨など）である．

② 臓器の保護

脳を収容する頭蓋骨，脊髄を収容する脊椎，肺や肝臓などの臓器を覆う肋骨にはこれらの臓器を外力から守る役割がある．

③ ミネラル mineral の貯蔵

骨には大量のミネラル，すなわち生体中の Ca^{2+} の 95％，PO_4^- の 85％，Mg^{2+} の 65％，Na^+ の 25％が貯蔵される．特に骨と歯には，Ca^{2+} 99％，PO_4^- 85％以上が含まれる．

④ 体液の恒常性の維持

骨は生体中で最大のミネラルの貯蔵器官であり，イオン交換により体液の組成を恒常的に維持する．血清中の Ca^{2+} 濃度は 3 mM，骨液中（骨組織中の組織液）の Ca^{2+} 濃度は 1 mM，そして細胞内 Ca^{2+} 濃度は $3 \mu M$ に維持されている．生体内の Ca^{2+} は血液凝固，神経系における刺激の伝達，分泌細胞における開口分泌刺激，そして筋の興奮・収縮関連に重要な役割を果たす．

⑤ 造血

骨組織そのものの機能ではないが，骨髄では造血（血球形成）も行われる．しかし個体の老齢化に伴い，造血の盛んな赤色骨髄は徐々に脂肪組織に置換されて黄色骨髄（脂肪髄）となり造血能を失うが，扁平骨や短骨の骨髄は終生造血能を保持している．

B. 骨組織の構造

骨は肉眼的形態から，長管骨（上腕，前腕，大腿，下腿などの骨），短骨（椎骨など），扁平骨（顎，顔面，頭蓋の骨や肩甲骨），不規則骨（手根骨や踵骨など），含気骨（上顎骨など）に分けられる．長管骨の両端は丸く膨らみ，関節を形作る．この部分を骨端 epiphysis といい，その間の中央部分（長い円筒状の部分）を骨幹 diaphysis という．骨端の表面は関節軟骨 articular cartilage に覆われる．また骨端と骨幹の境界部には特殊な硝子軟骨の層があり，これを骨端軟骨 epiphyseal cartilage という．この部分で骨の長さが伸長する．そのため骨端軟骨を成長板 growth plate ともいう．従って X 線的に確認できる成長板の消失または閉鎖は，骨の長さの成長が停止したことを意味する．なお，骨格成長に伴い，その基本的形状は変わらないで骨が大きくなる（成長する）ことをモデリング modeling という．

器官としての骨の基本構造は，外側から骨膜 periosteum，骨基質 bone matrix，骨髄 bone marrow の 3 組織からなる．長管骨と一部の扁平骨では，これに関節軟骨を加える．他の結合組織と同様，骨も単純に細胞成分と細胞外基質とに分けられる．細胞成分には，骨芽細胞 osteoblast，骨細胞 osteocyte，破骨細胞 osteoclast の 3 種がある．ただし破骨細胞のみは血液の単球に由来する浸出性の細胞で，骨芽細胞や骨細胞のような常在性の細胞ではない．細胞外基質（骨基質）は有機成分（重量％で約 22％）と無機成分（重量％で約 70％）に分

けられ，有機成分はⅠ型コラーゲンが大部分を占め，ほかに少量の非コラーゲン性タンパクやプロテオグリカンが含まれる．骨の無機成分は，リン酸カルシウムの結晶であるハイドロキシアパタイト（水酸化アパタイト）hydroxyapatite $Ca_{10}(PO_4)_6(OH)_2$ として存在し，コラーゲン線維上に密に沈着する．ハイドロキシアパタイトは幅約3 nm，長さ100 nmの小さな結晶である．この結晶は，コラーゲン線維の周期的な横紋構造に沿って線維の長軸方向に配列する．このため骨は硬くモース硬度で4〜5°の値を示し，人体では歯の硬組織（エナメル質，象牙質，セメント質）に次いで硬い組織である．しかし歯と異なり骨には血管系が豊富で物質代謝が間断なく行われる特徴がある．

1．骨膜

関節軟骨に覆われる関節面を除くと，骨基質の全表面は骨膜 periosteum に覆われる．骨の外表面を覆う骨膜は，骨基質に面する一層の骨芽細胞層と外層の線維性被膜からなる．線維性被膜は線維芽細胞とⅠ型コラーゲンを主体とするが，その中に骨原性細胞 osteogenic cell ないし前骨芽細胞 preosteoblast が含まれる．被膜からは骨基質の表層に直交するようにⅠ型コラーゲンの線維束（シャーピー線維 Sharpey fiber）が侵入し，骨膜を骨基質に強固に結合する．線維性被膜である骨膜には，骨芽細胞層の保護と骨膜自身を骨に結合する2つの役割がある．骨髄に面する骨の内面（海綿骨の骨梁表面を含む）と，フォルクマン管 Volkmann canal やハバース管 Haversian canal のような血管孔の骨表面を覆う被膜を骨内膜 endosteum という．これは一層の骨芽細胞層のみからなり，線維性被膜の裏打ちを欠く．

2．緻密骨と海綿骨

骨の外側は骨基質が緻密で厚い．これを緻密骨 compact bone という．緻密骨は骨の枠組みを形作るため皮質骨 cortical bone とも呼ばれる．骨の内部すなわち骨髄腔には鬆疎で樹枝状の骨が分布している．これを海綿骨 spongy bone もしくは骨梁骨 trabecular bone という．海綿骨は骨髄とともに骨の内腔を満す．緻密骨と海綿骨には連続性があり，骨質の組成そのものにも大きな差異がない．

海綿骨は主に骨端軟骨に連続する骨端部分の骨髄腔にあり，骨幹部分には少ない．胎児骨格では海綿骨が占める割合が大きいが，成長・発育に伴い緻密骨が増加する．また骨折などの外傷の修復過程では最初に海綿骨が出現する．また，成人の骨粗鬆症における急激な骨量の減少は，主に海綿骨で生じる．海綿骨の骨梁 trabeculae の走向は，発生時には形成中の長管骨の長軸に沿っているが，その後は骨に加わる外力の方向に一致するようになり，骨の力学的な強靱さの一要素となる．

3．緻密骨の構造

緻密骨は2種の骨層板 bone lamellae であるハバース系 Haversian system および基礎層板系 interstitial system から構成される．緻密骨の主体をなすのはハバース系骨層板である．緻密骨は極めて血管系に富む．すなわち骨膜中の血管は2種の血管孔（フォルクマン管 Volkmann canal とハバース管 Haversian canal）を介して骨質中に入り骨髄に達する．

ハバース系は骨幹の長軸と平行に走向する血管を容れるハバース管を中心とし，その周囲に同心円状に形成された4〜7層の層板構造（ハバース層板 Haversian lamellae）によって構成される．ハバース管と付属するハバース層板の組み合わせをハバース系あるいは骨単位 osteon という．ハバース管の内壁は骨内膜（一層の骨芽細胞層）に覆われ，その内部は動脈，静脈，毛細血管，神経線維を含む疎性結合組織に満される．またハバース管は，フォルクマン管によって骨髄腔ならびに骨膜と横

73

に連絡する．ハバース管は骨幹の長軸方向に走行しその周囲を同心円状のハバース層板が取り囲むが，フォルクマン管は骨幹を横に貫通し，付属する層板構造を持たない．

　一枚のハバース層板は3〜7μmの厚さで，各々の層板内ではコラーゲン線維束が同一方向に規則的に配列する．また隣接する層板のコラーゲン線維束は，互いにほぼ直交するように走行する．ハバース管の直径は一定しないが，活発な骨代謝を反映し幼若な骨のハバース管ほど太い．ハバース層板は，骨内膜によってハバース管の中心方向に同心円状に形成される．一方，ハバース管中の血管から遊走した破骨細胞はハバース管を中心に骨基質を吸収するが，ある位置でその吸収活動が停止する．その後は骨内膜による層板形成が再開し，その境界部(骨吸収の停止位置)は組織染色で強い好塩基性を示し吸収線 reverse line と呼ばれる．この現象は反復されるため，1個のハバース系に2本以上の吸収線が観察されることもある．

　基礎層板は骨膜と骨内膜の直下にあり，骨幹を同心円状に取り囲む数層の外基礎層板 outer basic lamellae と，骨髄腔に面する内基礎層板 inner basic lamellae に分けられる．内・外基礎層板は，それぞれ骨内膜と骨膜の骨芽細胞によって形成される．ハバース系と異なり，層板の中心に位置する血管孔を欠くため骨吸収を受けることが少ない．

　ハバース系と基礎層板系の各骨層板には，ほぼ均等な距離をおいて骨小腔 bone lacuna が分布する．骨小腔は骨質中に閉鎖した空間ではなく，骨細管 bone canaliculi によって隣接する骨小腔と連絡し，さらに骨の内・外表面(骨膜側と骨髄側)と連絡する．骨小腔と骨細管中には，それぞれ骨細胞の細胞体と細胞突起が存在する．従って骨細胞は，骨の内・外側から骨細管と骨小腔を経た組織液(骨液)の浸透・拡散によって酸素や栄養の供給を受ける(図I-3-11, 12, 13)．

　ハバース管からの骨吸収が偏在性に進行し，骨吸収が停止したのちに，その部位に新たな骨層板が形成されることがある．その結果，かつてのハバース系の層板の一部はハバース管を失い，新たなハバース系の間に介在する骨層板として残存する．このような骨層板を介在層板 interstitial lamellae という．隣接する骨層板系の接合部分を，接合線あるいは結合線 cement line という(図I-3-14)．

C．骨の細胞

　骨には骨芽細胞 osteoblast，骨細胞 osteocyte，破骨細胞 osteoclast が存在する．骨芽細胞と骨細胞は未分化間葉細胞から分化し，それぞれ骨表面あるいは骨小腔中に常在する．破骨細胞は造血幹細胞に由来する浸出性の細胞で，マクロファージと同一起源の単球 monocyte から分化した細胞である．ヒトの骨格は骨の成長が停止した後も絶えず古い骨から新しい骨に入れ替わっている．破骨細胞による骨吸収と骨芽細胞による骨形成は均衡を保ちながら再構築を繰り返している．この現象を骨改造 bone remodeling という．骨改造では骨吸収量と骨形成量はほぼ等しく，1サイクルの前後で骨量の変化は認められない．この現象を骨吸収と骨形成のカップリング coupling という．

1．骨芽細胞

　骨芽細胞は間葉系細胞に由来する．骨膜中の骨原性の未分化間葉細胞は前骨芽細胞へ分化し，さらに骨芽細胞へと最終分化する．骨芽細胞は骨基質を産生するとともに，その石灰化を誘導する．骨芽細胞は骨膜の最内層に位置し，骨の内・外表面に上皮様に配列する．骨芽細胞は活性期(骨の形成時)にあるときは立方形ないし短円柱形を呈し，細胞体は細胞小器官に富む．しかし不活性期にあるときは細胞体は扁平化し，細胞小器官にも乏しく骨

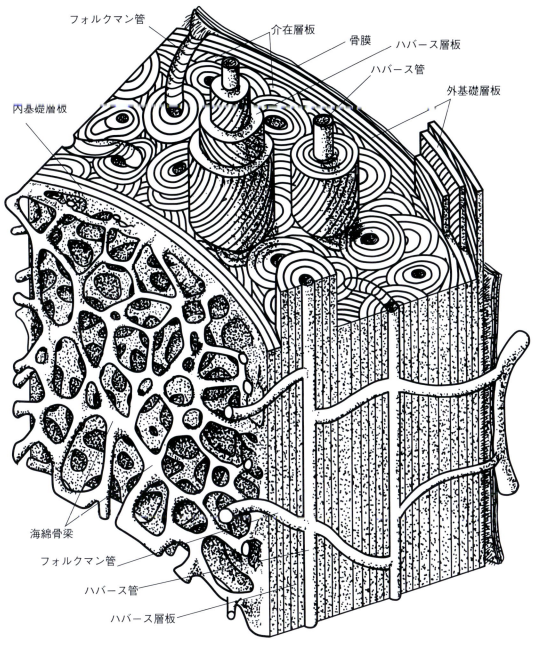

図 I-3-11 緻密骨と海綿骨の立体構造

被蓋細胞 bone lining cell となる．骨被蓋細胞の骨形成能は活性期の骨芽細胞に比べ著しく低く，類骨層もほとんどない．このような骨芽細胞の形態的・機能的変化は個体の年齢のほか，種々のホルモンやサイトカインの影響を受ける．活性期の骨芽細胞は細胞体の一側に偏在する核を有し，核近傍の細胞質にはゴルジ槽板，ゴルジ小胞そしてゴルジ空胞からなるゴルジ装置が位置する．このゴルジ野には，プロコラーゲン分子（コラーゲンの分泌物質）を含む濃縮空胞や分泌顆粒が多く存在する．ゴルジ野以外の細胞質の大部分は，層板

第1編　組織学総論

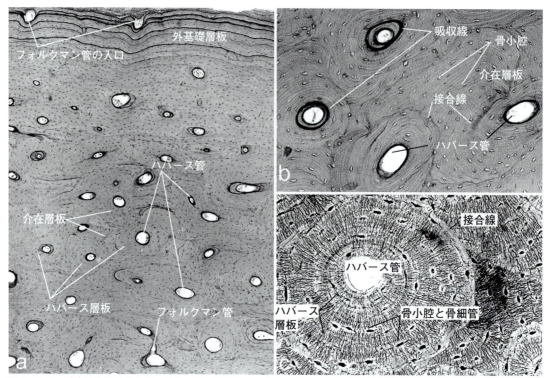

図Ⅰ-3-12　(a)緻密骨の全体像　(b)ハバース系のヘマトキシリン・エオジン染色像　ハバース系を構成するハバース管とハバース層板，またハバース系の間に介在する介在層板が観察される．(b)ハバース系に骨改造を示す吸収線がみられる．(c)チオニンピクリン酸染色標本　骨小腔と骨細管の分布が明瞭に観察される．(a×34；b×85；c×170)

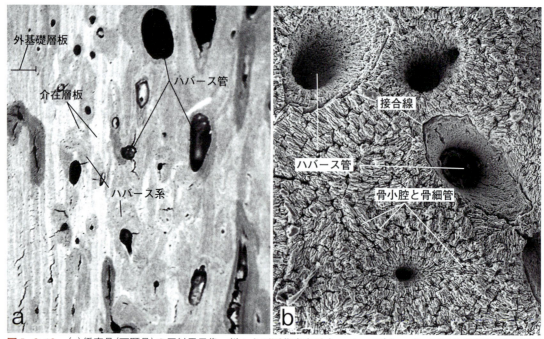

図Ⅰ-3-13　(a)緻密骨(下顎骨)の反射電子像　様々な石灰化度を示すハバース系と，高い石灰化度(電子線を反射し白くみえる部分)を示す外基礎層板および介在層板がみられる．(b)骨質の走査電顕像　ハバース管を中心に放射状に広がる骨小腔と骨細管の連続性が観察される．(a×35；b×90)

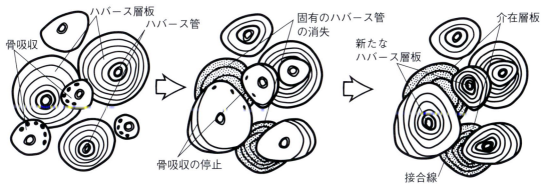

図Ⅰ-3-14　ハバース系の改造過程を示す模式図

状に配列した粗面小胞体とその間に分布するミトコンドリア，遊離リボゾーム，ライソゾームなどによって占められる．分泌顆粒の細胞内輸送に必須な微小管や，細胞形態を維持するアクチンフィラメントも豊富に存在する．

骨芽細胞の分泌側の未石灰化骨基質を類骨 osteoid または骨前質 prebone という．類骨にはⅠ型コラーゲン（およびその架橋結合過程にあるプロコラーゲン），非コラーゲン性タンパク，プロテオグリカン，グリコサミノグリカン，水分などが含まれる．類骨の厚さは骨芽細胞の骨形成活性と相関し，骨芽細胞の活性期には3〜5μmの厚みに達するが，骨被蓋細胞に面してはほとんど存在しない．隣接する骨芽細胞相互，そして骨芽細胞と浅層の骨細胞は細胞突起を介したギャップ結合によって結合し，細胞性網工を形成する．活性期の骨芽細胞の形質膜には，アルカリホスファターゼ（ALPase）活性とCa^{2+}-ATPase活性が検出される．これらの酵素活性は骨形成初期には類骨側の形質膜に強く，ある程度骨形成が進行すると細胞体の側壁すなわち血管側の形質膜に酵素活性が生じる．特にCa^{2+}-ATPaseは細胞内から細胞外へのCa^{2+}の能動輸送を行い，血管側から骨質へ，あるいは骨質から血管側へのCa^{2+}の輸送に骨芽細胞が関与することを示す．能動輸送酵素の活性は骨被蓋細胞には弱いかほとんど検出されず，ま

た個体の老齢化とともに著しく低下する．

骨芽細胞には多様な機能があり，その第1は骨の有機性基質成分や骨代謝調節因子の合成と分泌である．骨基質の多くはⅠ型コラーゲンであるが，ほかに微量の非コラーゲン性タンパク（オステオポンチン osteopontin，オステオネクチン osteonectin，オステオカルシン osteocalcin，骨誘導因子 bone morphogenetic protein：BMP，マトリックスGlaタンパク matrix Gla protein：MGP），プロテオグリカンがある．骨芽細胞はサイトカイン（interleukin-1：IL-1，破骨細胞分化因子 receptor activator of NFkB ligand：RANKL，破骨細胞分化抑制因子 osteoprotegerin：OPGや成長因子（transforming growth factor-β：TGF-β，insulin-like growth factor：IGF）を合成し，その一部は骨質中にも含まれる．タンパク合成は粗面小胞体のリボゾームで行われ，移行小胞を経てゴルジ装置のゴルジ層板に入る．ゴルジ層板ではタンパク分子への糖の添加や修飾が行われ，辺縁から形成される分泌顆粒内に貯蔵される．骨芽細胞の機能の第2はCa^{2+}とPO_4^-の能動輸送によるミネラルの代謝，そして第3は基質小胞の発芽性分泌による骨の初期石灰化の誘導である．

骨形成初期の類骨中には多くの基質小胞 matrix vesicle が散在する．基質小胞は骨芽細胞の遠位端の細胞質から発芽性に分泌され

たもので，径 50〜100 nm の限界膜に包まれた小胞である．基質小胞は類骨基質の初期石灰化の場として重要である．骨や軟骨の石灰化においては，基質小胞内部でリン酸カルシウムの結晶沈着が起きてから，基質のコラーゲン線維上へと結晶沈着が移行する．基質小胞の限界膜には Ca^{2+}-ATPase，アルカリホスファターゼ，ピロホスファターゼなどの酵素が局在し，それぞれ基質小胞内への Ca^{2+} と PO_4^- の汲み上げや石灰化を阻害するピロリン酸の分解を行う．また基質小胞には，カルシウムイオン結合性のプロテオグリカンが含まれる．リン酸カルシウムの結晶化は基質小胞内で起きるが，結晶成長が進むと限界膜は断裂し，基質小胞外に結晶の沈着が拡大して初期石灰化の核となる石灰化球を形成する．これを基質小胞性石灰化 matrix vesicle-induced mineralization という．結晶成長はさらに基質小胞からコラーゲン線維上に移行し，骨基質の石灰化が始まる．すなわち骨芽細胞が同時に分泌したⅠ型コラーゲン線維上にハイドロキシアパタイトの結晶が沈着し，石灰化骨基質が形成される．これをコラーゲン性石灰化 collagenous mineralization という（図Ⅰ-3-15, 16, 17）．

2．骨細胞

骨芽細胞が骨を形成する過程で，自らが産生した骨質中に埋入した細胞を骨細胞という．骨質中に埋入されても浅層にある若い骨細胞には骨基質形成能があり，ゴルジ装置，粗面小胞体，ミトコンドリア，ライソゾームなどの分布は基本的に骨芽細胞と変らない．ただし骨の深層に向うに従って骨細胞の細胞体は小型になり，細胞小器官も少なく骨基質形成能も低下する．

骨細胞を入れる小腔を骨小腔という．隣接する骨小腔は骨細管によって連絡し，骨の内・外表面につながる．骨細胞は多くの細胞突起を骨細管に伸ばし，細胞突起間に形成されたギャップ結合によって隣接する骨細胞同士が連絡する．ギャップ結合による情報伝達は骨細胞と骨芽細胞の間にもあり，この骨細胞・骨芽細胞系を bone cell unit という（図Ⅰ-3-18）．

3．破骨細胞

破骨細胞は骨を吸収する多核巨細胞である．核の数は数個から数十個までさまざまである．核数は細胞体の大きさ（直径 20〜100 μm）を反映し，骨の吸収能力と相関する．破

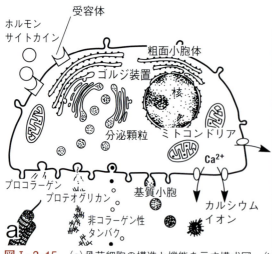 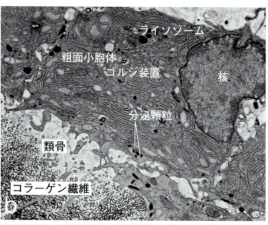

図Ⅰ-3-15 (a)骨芽細胞の構造と機能を示す模式図　(b)超薄切片の透過型電子顕微鏡像　（b×3,800）

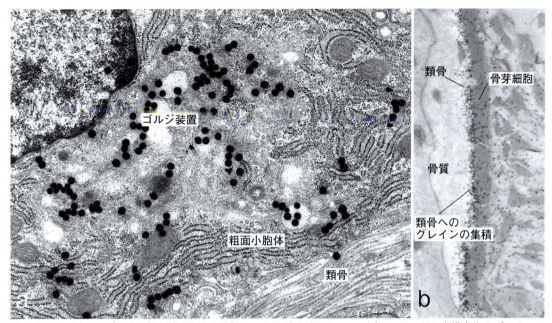

図Ⅰ-3-16 (a)³H-プロリン投与後30分の電顕オートラジオグラフィー プロコラーゲンを構成するプロリンの分布を示すグレイン(黒い銀粒子)は，骨芽細胞のゴルジ層板と分泌顆粒に局在している．(b)投与後1時間の光顕オートラジオグラフィー グレインは類骨層に集積している．
(a×20,000；b×340)

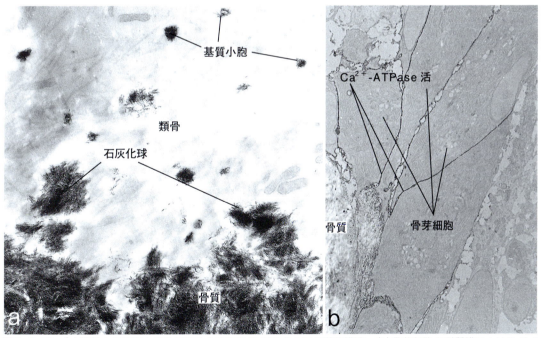

図Ⅰ-3-17 (a)類骨中の基質小胞性石灰化と石灰化球の形成を示す微細構造 (b)骨芽細胞の形質膜におけるCa^{2+}-ATPase活性の局在 酵素活性は形質膜の表面におけるリン酸鉛の黒い沈着物として観察される．
(a×50,000；b×5,000)

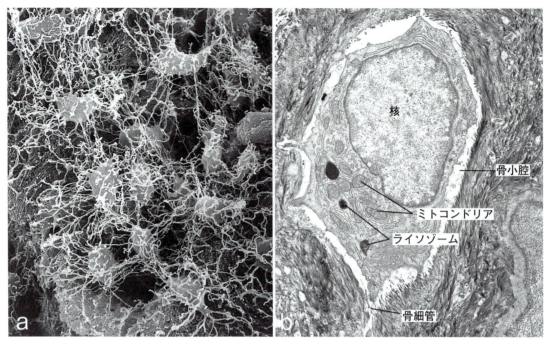

図Ⅰ-3-18　(a)塩酸コラゲナーゼ法によって骨質を除去し，骨細胞の立体像を剖出した走査電顕像　(b)骨小腔中の骨細胞の微細構造　(a×2,000；b×6,000)

骨細胞は，造血幹細胞に由来する単球の融合によって形成される．従って破骨細胞は単球が骨表面の微小環境下で融合し，多核化する過程で特殊化した細胞である．単球の多核化の過程には，活性型ビタミン D_3，副甲状腺ホルモン（PTH），プロスタグランジン（PGE_2），インターロイキン（IL）などのさまざまのホルモンやサイトカインが促進的に作用するが，これらの液性因子に対する受容体はすべて骨芽細胞にある．また破骨細胞の分化を促進するRANKLも，骨芽細胞の形質膜に発現する．単球の多核化は必ずしも骨表面で起きるとは限らないが，細胞の極性化は骨質に接触して初めて生じる現象である．破骨細胞は骨表面をアメーバ様に運動して骨基質を吸収し，ハウシップの吸収窩 Howship resorption lacunae と呼ばれるくぼみを形成する．活性期の破骨細胞は基本的に次のような構造的特徴を示す．

破骨細胞の構造的特徴の第1は，骨質に面して形成される波状縁 ruffled border と明帯 clear zone である．波状縁は細胞膜が細胞質側に1.5～2μm程度陥入してできる無数のヒダである．このヒダは骨表面に直交するように形成される．波状縁は骨吸収の場であり，波状縁が形成されない限り破骨細胞の骨吸収能も発現しない．骨吸収を抑制するカルシトニン calcitonin が破骨細胞に作用すると波状縁は退縮し，骨吸収能も低下する．破骨細胞は，形質膜にカルシトニン受容体 calcitonin receptor を持つ．

波状縁に隣接する明帯は均質無構造で細胞小器官を欠く．波状縁，明帯ともに細胞質中には多量のF-アクチンが分布し，その形態を維持する．明帯は破骨細胞の全周を囲むように細胞体辺縁にリング状に形成される．明帯の役割には，①破骨細胞と骨基質の間を閉鎖して微小環境を形成する，②破骨細胞のアメーバ様運動をガイドする，③骨面への接着装置，④波状縁形成の一段階などの諸説がある．波状縁と明帯に隣接する細胞質領域には，

大小の空胞と，径約 16 nm の小胞，ライソゾーム，少数の貪食胞が分布する．その一部は波状縁の細胞膜の供給源として存在する．核周囲の細胞質には，数槽のゴルジ槽板とゴルジ小胞からなるゴルジ装置が局在する．それ以外の細胞質は，無数のミトコンドリア，層板状に配列した粗面小胞体や滑面小胞体，遊離リボゾームに満される（図Ⅰ-3-19, 20）．

骨吸収で最初に起こるのは，骨の無機質の脱灰（無機質を溶かすこと）である．破骨細胞の波状縁直下は pH4 以下の酸性微小環境にある．破骨細胞は水素イオン H^+ を能動的に骨表面に排出し，骨表面に酸性の微小環境を形成する．破骨細胞内の水 H_2O と，細胞呼吸によって生じた二酸化炭素 CO_2 から，炭酸脱水酵素 carbonic anhydrase の作用によって水素イオン H^+ と重炭酸イオン HCO_3^- が生成される（$H_2O + CO_2 \rightarrow H^+ + HCO_3^-$）．炭酸脱水酵素は，破骨細胞の細胞質中に存在する．破骨細胞内からの H^+ の能動輸送は，波状縁の形質膜に局在する H^+-ATPase による．ミトコンドリアは H^+-ATPase 活性の基質として ATP を産生・供給する．骨表面の酸性環境下で骨の無機質が溶されると，有機性の骨基質成分が露出する（図Ⅰ-3-21）．

破骨細胞は，酸性環境下で活性化されるさまざまな加水分解酵素をゴルジ装置やライソゾーム内に有する．ライソゾーム中の酵素である酸性ホスファターゼ acid phosphatase, ライソゾーム性のシステインプロテアーゼ cystein proteinase であるカテプシン cathepsin, マトリックス金属プロテアーゼ-9 matrix methalloproteinase-9（MMP-9）であるゼラチナーゼ gelatinaze は，ライソゾームが波状縁の形質膜に融合することによって波状縁から開口分泌的に骨表面に放出される．骨基質の脱灰によって露出したⅠ型コラーゲンや非コラーゲン性タンパクは，これらの酵素の作用を受けて細胞外で分解される．特にカテプシンは酸性環境下で活性化され，コラーゲンの分解に直接関与する酵素として注目される（図Ⅰ-3-19, 22）．

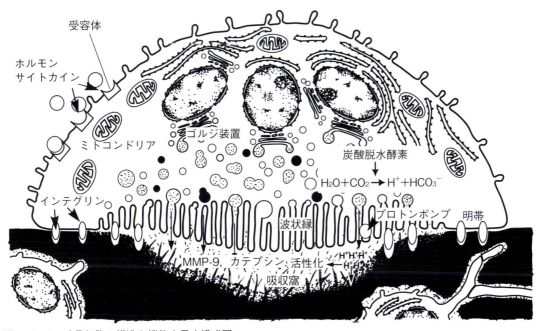

図Ⅰ-3-19　破骨細胞の構造と機能を示す模式図

第1編　組織学総論

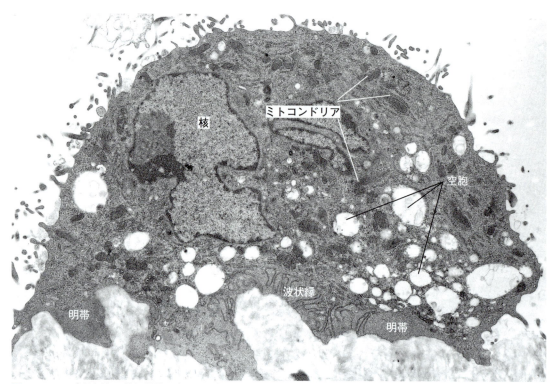

図Ⅰ-3-20　破骨細胞の微細構造　(×10,000)

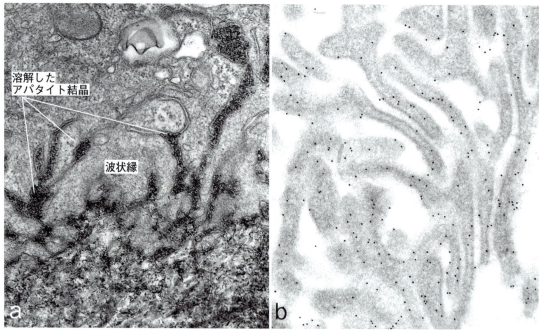

図Ⅰ-3-21　(a)破骨細胞の波状縁の細胞間隙に溶出したアパタイト結晶　(b)破骨細胞の波状縁の形質膜に局在するH$^+$-ATPase(プロトンポンプ)を示す免疫電顕像　10 nmのコロイド金粒子の沈着が，プロトンポンプの局在を示している．(a×27,500；b×45,000)

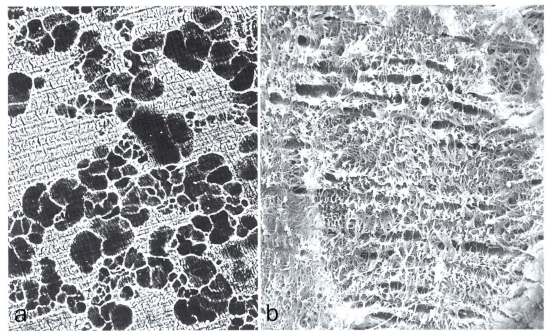

図Ⅰ-3-22 (a)破骨細胞によって形成された吸収窩の反射電子像 吸収窩は，リン酸カルシウムの溶出によって骨化度の高い領域として示されている．(b)吸収窩の走査電顕像 基質コラーゲンの露出が観察される．(a×120；b×1,000)

D．骨の組織発生

骨の発生は既存の固有結合組織と置換しつつ進行する．骨の組織発生 histogenesis of bone には2つの様式がある．その一つは骨原性細胞の集団によって固有結合組織内に骨が形成されるもので，これを膜内骨化 intramembranous ossification という．この骨発生は頭蓋底を除く頭蓋骨や顎・顔面骨，鎖骨にみられ，この様式で作られた骨を膜性骨 membranous bone という．他は硝子軟骨の原基を吸収しつつ骨の添加が進行する様式で，これを軟骨内骨化 endochondral ossification という．骨は軟骨と置換するように形成されるため，軟骨性骨 cartilagenous bone あるいは置換骨という．

骨組織の発生ないし形成は，胎生期のみならず，生体内でさまざまな形で行われる．骨改造は生体内で常に行われる他，骨折後の治癒過程，抜歯後の歯槽窩における骨形成と骨改造，歯周病や歯根嚢胞などの治癒機転における骨形成，矯正治療による歯の移動に伴う歯槽骨の改造など，さまざまな臨床的場面でも骨の形成と改造がみられる．

1．膜内骨化

膜内骨化では，血管に富む結合組織中に骨芽細胞が直接骨を形成する．膜内骨化によって発生する膜性骨には顎顔面と頭蓋を構成する多くの骨があり，前頭骨，頭頂骨，後頭骨，側頭骨，下顎枝を除く下顎骨体，上顎骨の一部がある．また長管骨と短骨における皮質骨の厚さの増大も膜内骨化による骨成長である．膜内骨化では，まず結合組織の内部に血管が侵入して好気的な環境を作る．そこで骨原性細胞が分化・増殖し，骨芽細胞へと最終分化する．血管の増殖・侵入がない限り膜内骨化は起こらない．例えば将来の下顎骨の原

器となるメッケル軟骨も，オトガイ孔などからの血管の侵入によって吸収され，下顎骨体を構成する膜性骨が形成される（図Ⅰ-3-23）．

骨芽細胞はプロコラーゲンと非コラーゲン性基質を分泌し，同時にその石灰化を誘導して，骨化が起こり始める．骨化はこれを核として広がっていくので，これを骨化点（骨化中心）ossification center，もしくは一次骨化中心 primary ossification center という．この部位を中心として層板構造を持たない幼若な骨が形成され，その内部に骨細胞が埋入される．この幼若な骨を線維性骨 woven bone という（図Ⅰ-3-24）．線維性骨のコラーゲン線維の走向は不規則で石灰化度は低く，骨細胞が配列する方向も一定しない．また骨質中に分布する血管の走行も層板骨におけるような規則性がない．さらに骨内部には，原始骨髄を形成する未分化間葉細胞が侵入する．線維

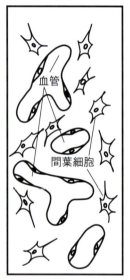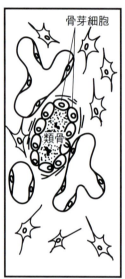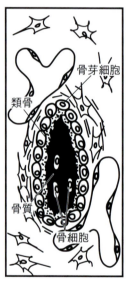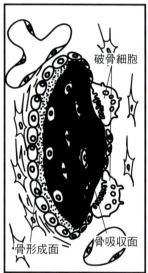

図Ⅰ-3-23 膜内骨化の過程を示す模式図

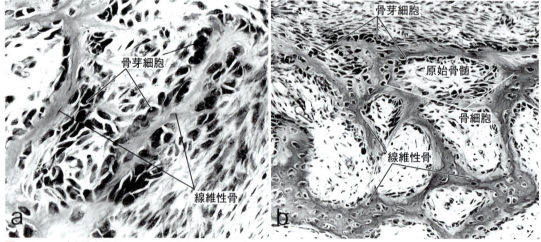

図Ⅰ-3-24 （a）膜内骨化における骨芽細胞による線維性骨の初期形成像　（b）膜内骨化における線維性骨と原始骨髄の形成像　（a×170；b×85）

性骨では骨形成とともに骨吸収が始まり，骨の改造が徐々に進行して層板構造を持った緻密骨へと成熟する．骨の表面には骨芽細胞層とそれを覆う密性結合組織による骨膜が形成され，骨内部には造血組織の骨髄が残存する．骨膜の骨芽細胞層による骨質の添加は，骨の厚さの成長をもたらす．特に扁平骨では，外側に骨質が付加されるとともに内部からの骨吸収が進行し，扁平骨全体としての曲率が緩やかに変化する．

2．軟骨内骨化

軟骨内骨化は硝子軟骨の組織モデルの形成後に軟骨組織の一部が侵食され，徐々に骨組織（置換骨）に置換する骨化様式である．軟骨内骨化は，骨幹端や下顎頭における骨の長さの成長（縦軸方向への成長）を可能にする．軟骨内骨化は胎生期に軟骨性の胎児骨格が形成され，それが骨に置換する骨化である．軟骨内骨化によって形成される骨には，椎骨，骨盤，体肢の長管骨，頭蓋底部の骨，下顎骨の下顎枝がある．軟骨内骨化は胎児期のみならず，生後も骨の長さの成長が止まるまで続く．胎児期には，初めに軟骨性の胎児骨格が作られ，次に骨幹部分の桿状の軟骨表面に一層の薄い骨基質が形成され，内部の軟骨はしだいに変性に陥る．この段階で骨膜から血管を含む組織が軟骨中に侵入し，原始骨髄（または一次骨髄）を作る．原始骨髄内ではマクロファージによって変性軟骨が取り除かれ，骨芽細胞による骨形成が進行する．この最初の骨形成が起こる骨幹中央部を一次骨化中心という．次に骨端部分に血管が侵入し，二次骨化中心を作る（図Ⅰ-3-25）．

一方，骨端の頸部には硝子軟骨層が残る．これを骨端軟骨 epiphyseal cartilage あるいは成長板 growth plate という．骨端軟骨では軟骨細胞が骨の長軸方向に柱状に配列し，新生軟骨細胞が次々と骨幹方向に送り出される．従って骨端軟骨の閉鎖・消失は，骨の長さの成長が停止したことを意味する．骨端軟骨の軟骨細胞は極めて特異な細胞分化を遂げ，分化の低い段階から骨化に至る順に，①休止帯 resting zone，②増殖帯 proliferative zone，③成熟帯 maturation zone，④肥大軟骨細胞帯 hypertrophic zone，⑤予備石灰化帯 calcified cartilage zone の5層に区別され，さらに骨化帯 ossification zone へと続く（図Ⅰ-3-26）．

骨端軟骨の層には二次骨化中心から一次骨化中心に向け，休止帯と呼ばれる硝子軟骨層

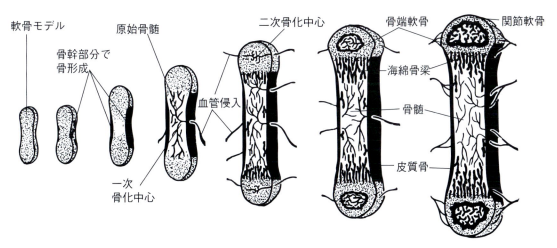

図Ⅰ-3-25　軟骨内骨化の過程を示す模式図

が存在する．休止帯に続く増殖帯では軟骨細胞が急速に分裂・増殖し，細胞数が増加する．同時に骨の長軸方向に軟骨細胞が一列に配列する．これを軟骨細胞の柱状配列（軟骨柱）という．成熟帯に移ると軟骨細胞は大型化し，ゴルジ装置と粗面小胞体が発達して軟骨基質の産生が亢進する．軟骨細胞が大型化すると軟骨小腔も拡大し，肥大軟骨細胞帯となる．予備石灰化帯では軟骨細胞から基質小胞が発芽性に分泌され，軟骨基質の中隔部位で基質の石灰化が始まる．軟骨基質の石灰化は軟骨柱の縦方向の縦中隔基質（軟骨柱の間の基質）で起こり，一つの軟骨柱内の隔壁部分（横中隔基質）では起こらない（図Ⅰ-3-27）．

軟骨基質（縦中隔）の石灰化が進むと軟骨基質を拡散・浸透する軟骨細胞への栄養供給が阻害され，軟骨細胞は変性し，壊死する．予備石灰化帯と骨化帯の境界では，未石灰化の軟骨小腔間の隔壁部分に骨髄から毛細血管が侵入する．血管内から遊走するマクロファージや破中隔細胞 septoclast は，主として横中隔基質を貪食し，軟骨小腔を開放する．マクロファージは未石灰化基質のみならず，石灰化軟骨の小塊をも貪食する．この領域には破骨細胞の前駆細胞も出現する．

骨化帯ではマクロファージや破骨細胞とともに骨芽細胞も骨髄から遊走し，石灰化軟骨上に出現する．遊走した骨芽細胞は，残存した中隔部分の石灰化軟骨の上に一層の骨基質を添加する．石灰化軟骨上に一層の骨基質が添加されると破骨細胞は骨基質上に接着し，石灰化した骨と軟骨を同時に吸収する．骨芽細胞による骨基質の添加と破骨細胞による骨吸収が繰り返され，軟骨柱の縦中隔に沿って細い一次海綿骨梁が形成される．一次海綿骨梁の改造が進むと骨梁は太さを増し，軟骨を欠く二次海綿骨梁となる．二次海綿骨梁は隣接する皮質骨に移行する．このような理由で海綿骨は骨幹端に多く，骨幹の中央部位に少ない．骨幹端の海綿骨には，長管骨の頸部を力学的に補強する意義もある．骨粗鬆症で全身的に海綿骨が減少すると，大腿骨の頸部が骨折しやすいのはこのためである（図Ⅰ-3-28）．

E．関節と滑膜

骨と骨とは結合組織によって連結し，一定の範囲内での運動が可能である[6]．この骨相互の結合を関節 joint という．関節の構造は多様性に富み，骨の大きさや可動範囲によってマクロ的構造が異なる．基本的に関節で相対する骨の形態は凹凸関係にあり，可動する方の骨が凸型の骨幹端を持つ場合は，相対する骨はそれに応じた凹みを形作る．

骨と骨を結合する関節には3つの基本構造がある．第1は関節腔という空隙が存在することで，これによって骨と骨との機械的な摩滅が防がれる．関節腔内はヒアルロン酸を主成分とする粘稠な組織液によって満たされる．この組織液を滑液 synovial fluid あるいは関節液 joint fluid という．滑液は関節の滑走運動を円滑にするとともに，関節を構成する細胞に栄養を与える．

第2は関節部分の骨表面が硝子軟骨である関節軟骨に覆われることで，関節腔に面する軟骨表面は平滑で滑膜に覆われず，軟骨が直接関節腔に露出する．関節軟骨は関節部分の緻密骨上に付着する．従って関節は軟骨同士

---

[6] 骨と骨との連結には，可動性連結と不動性連結とがあり，関節は可動性連結のうちの滑膜性連結である．関節には2個の骨間で営まれる単関節（普通の関節）と，3個以上の骨が関係する複関節とがある．関節には股関節などにみられる球関節，橈骨手根関節などにみられる楕円関節，中手指関節などにみられる顆状関節のほか，車軸関節，鞍関節，蝶番関節などがある．いずれにも関節腔が存在し，また膝関節には関節半月が，顎関節には関節円板がみられる．骨の不動性連結には線維性連結，軟骨性連結，および骨性連結の3タイプがあり，本文に記載した靱帯結合や縫合は線維性連結に属する．前者は脛骨と腓骨の遠位端の結合部に，後者は頭蓋骨などにみられる．軟骨性連結は肋骨と胸骨の間などに，また骨性連結は仙骨などにみられる．

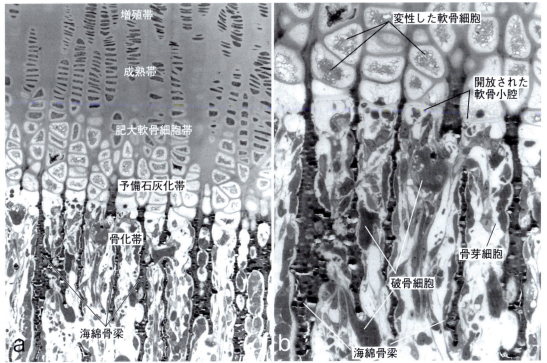

図Ⅰ-3-26 (a)上腕骨骨幹端における軟骨内骨化 骨端軟骨からの海綿骨梁の形成像．(b)予備石灰化帯から骨化帯にかけての軟骨小腔の開放 骨梁の形成と吸収像．軟骨柱の横中隔基質が浸食されて軟骨小腔が開放される様子と，石灰化した縦中隔基質が残存し，それが海綿骨梁のコアとなる様子が観察される．（a×170；b×340）

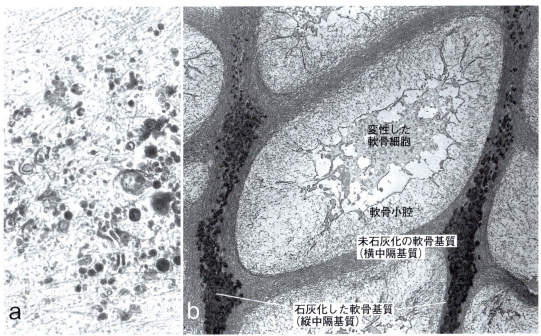

図Ⅰ-3-27 (a)予備石灰化帯の軟骨基質における基質小胞性石灰化像 (b)予備石灰化帯における軟骨基質の石灰化と，軟骨小腔中での軟骨細胞の変性を示す微細構造 軟骨基質の石灰化は，軟骨柱の長軸に一致した縦中隔基質に起こり，横中隔基質では起こらない．（a×25,000；b×4,000）

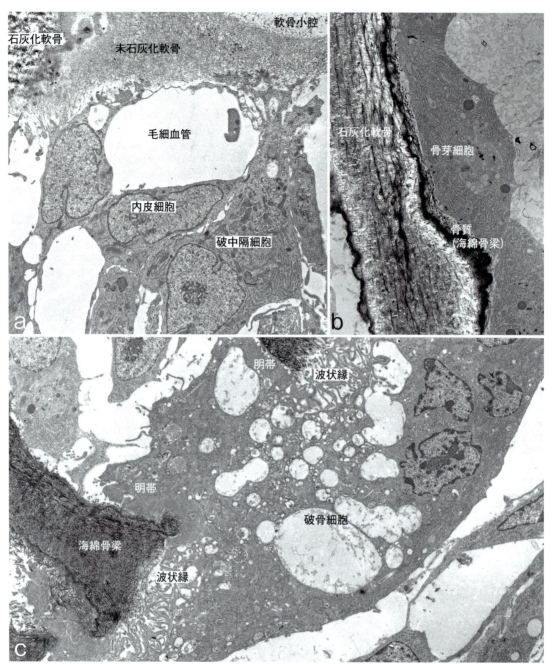

図Ⅰ-3-28 (a)予備石灰化帯の軟骨基質の侵食部位における骨髄毛細血管の侵入と破中隔細胞の分布 (b)破中隔細胞は軟骨の未石灰化横中隔基質を侵食し，軟骨小腔を開放する．石灰化軟骨を芯とし，その上に骨芽細胞による骨質の添加が行われた一次海綿骨梁．(c)破骨細胞による一次海綿骨梁の吸収像 破骨細胞は2つの海綿骨梁に対し波状縁と明帯を形成している．
(a×3,400；b×3,700；c×5,000)

の滑走運動によって可動し，関節腔の滑液は軟骨の摩滅を防ぐのに役立つ．

　第3は，関節が関節包 joint capsule という密性結合組織に覆われることである．関節包は骨と骨とを結合し，関節腔内の滑液を産生する．従って関節腔に面する組織は，関節包と関節軟骨である．関節包を作る線維性結合組織は内外2層からなり，関節腔に面する内層を滑膜層 synovial layer あるいは滑膜 synovial membrane という．それに続く外層は線維層 fibrous layer で，密性結合組織である．滑膜の一部は関節腔に向かって突出し，ヒダを形成する．滑膜の表面には滑膜細胞が上皮様に分布するが，滑膜の表面を完全に覆うのではなく，ところどころに隙間があり結合組織の細胞外基質が関節腔に露出する．滑膜には線維芽細胞とマクロファージに類似した細胞が存在する．これらの細胞の分布密度は比較的低く，線維性の基質が大部分を占める．少数だが肥満細胞，形質細胞，白血球も散在する．線維芽細胞は滑膜組織の主成分であるⅠ型コラーゲン，非コラーゲン性タンパク，滑液を産生する．滑膜中には，弾性線維がコラーゲン線維束の間に介在し，マイクロフィブリルも多い．さらに滑膜には血管や被覆性神経終末が分布する（図Ⅰ-3-29,）．

　骨と骨との連結様式は可動性連結の他に靱帯結合や縫合などの線維性連結，軟骨性連結，骨性連結といった不動性の連結がある．

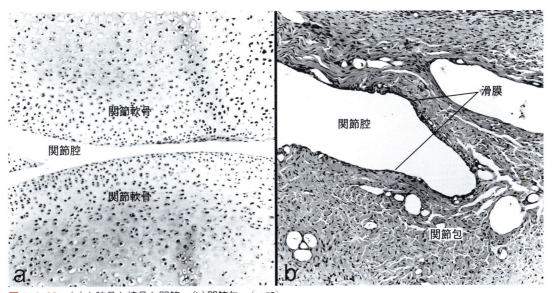

図Ⅰ-3-29　(a)上腕骨と橈骨と関節　(b)関節包　（×85）

第1編 組織学総論

到達目標

1) 緻密骨の構造が説明できる．
2) 海綿骨の構造を，緻密骨の構造と対比して説明できる．
3) 骨組織の細胞外基質（骨基質）の生化学的特徴と，組織学的特徴を関連づけて説明できる．
4) 骨の結晶構造と石灰化度が説明できる．
5) 骨単位の構造と，骨単位内での骨細胞の分布と細胞間結合が説明できる．
6) ハバース層板，介在層板，内・外基礎層板の違いが説明できる．
7) 膜内骨化と軟骨内骨化による骨形成様式が説明できる．
8) 骨細胞，骨芽細胞，破骨細胞の一般的な細胞学的特徴が説明できる．
9) 骨芽細胞の構造と機能，骨形成過程が説明できる．
10) 基質小胞性石灰化とコラーゲン性石灰化の違いが説明できる．
11) 骨細胞の構造と機能，細胞間結合が説明できる．
12) 破骨細胞の構造と機能，骨吸収過程が説明できる．
13) 骨改造のメカニズムが説明できる．
14) 骨の成長因子とその産生細胞が説明できる．
15) 破骨細胞分化因子と破骨細胞分化抑制因子の機能とその発現細胞が説明できる．
16) 骨改造に関与するサイトカインとホルモンの作用とその標的細胞が説明できる．
17) 関節の構造が説明できる．

3-3 軟 骨

A. 概 説

軟骨 cartilage は，骨格系をつくる特殊化した結合組織である．軟骨は，軟骨細胞 chondrocyte と軟骨基質 cartilage matrix から構成される．軟骨は基質中に多量のゲル状の硫酸化グリコサミノグリカンと線維を含み，メスで切れる特有の硬度と弾力性を持つ．関節軟骨以外の，軟骨表面は密性結合組織の軟骨膜 perichondrium で覆われる．軟骨は優れた弾力性を有すると同時に，特に圧縮力に抵抗し，その表面は平滑である．このような軟骨の特性は，軟骨基質を構成する成分によって生じる．

軟骨は基質主成分の硫酸化グリコサミノグリカンと線維の量との組み合わせから，硝子軟骨 hyaline cartilage（本章C），線維軟骨 fibrocartilage（本章D），弾性軟骨 elastic cartilage（本章E）の3種に分類される．なお，長管骨伸長のための骨新生を担う骨端軟骨 metaphyseal cartilage は硝子軟骨の一亜型であり，組織学的に際立った特徴を示す．

軟骨の中では硝子軟骨が最も典型的で，分布する領域も広い．しかし基本的な構造はどの軟骨でも変わらず，異なる2種の軟骨間での移行像も観察される．軟骨細胞は自ら産生したゲル状の軟骨基質中の軟骨小腔 cartilage lacunae に存在し，軟骨周囲の血管や関節腔の滑液に由来する組織液の拡散・浸透によって栄養される．軟骨基質は軟骨細胞周囲の細胞領域基質と領域間基質に分けられる．軟骨基質中には血管，リンパ管，神経が分布せず，その代謝活性は低い．軟骨細胞とその周囲の基質存在部を合わせて細胞領域という（表Ⅰ-3-4）．

軟骨の機能は軟骨基質の特性に依存する．軟骨は軟組織を支持するほか，関節に平滑な滑走面を付与し，ここに加わる機械的な圧力を緩衝する．特に椎間円板 intervertebral disc は，脊柱の運動によって椎骨に加わる強い圧力を緩衝する．また骨端軟骨は，長管骨における長軸方向への新生骨の形成には不可欠である．さらに胎生期においては，軟骨細胞の急激な増殖によって軟骨組織（硝子軟骨）による胎児骨格が形成され，将来の骨格の枠組みが作られる．この胎児骨格の軟骨は，出生後の成長発育に伴って骨に置換され，成人では軟骨の分布は後述する特定の部位に限られる．胎児骨格や骨端軟骨のように，出生後に骨と置換したり，骨端板の閉鎖によって消失する軟骨もあれば，関節軟骨 articular cartilage のように，一生涯特定の部位に存在する軟骨もある．

B. 軟骨細胞の分化と構造

軟骨細胞は，多分化能を持つ未分化間葉細胞 undifferentiated mesenchymal cell から分化した細胞である．未分化間葉細胞は分化してまず軟骨芽細胞 chondroblast となる．この細胞が有糸分裂によって増殖し，軟骨組織を形成する．軟骨細胞の分化を促進する因子の一つに骨誘導因子（bone morphogenetic protein：

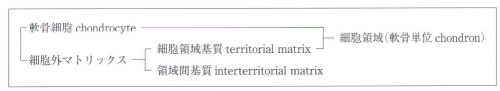

表Ⅰ-3-4　軟骨組織の構成

BMP)が，細胞増殖を促進する因子に成長ホルモンのソマトメジン(インスリン様成長因子 insulin-like growth factor：IGF)や線維芽細胞成長因子(fibroblast growth factor：FGF)がある．また成熟軟骨細胞への分化を促進する因子には糖質コルチコイドとFGF，基質産生能の促進にはIGF，糖質コルチコイド，副甲状腺ホルモン(PTH)，甲状腺ホルモン(T3)，カルシトニンなど多数の因子がある．

　軟骨細胞は，増殖中は基質産生能が低いが，成熟した軟骨細胞へと分化すると基質産生能も高まり，Ⅱ型コラーゲンと高分子のコンドロイチン硫酸型プロテオグリカンを主体とする基質を産生し，細胞周辺に分泌する[7]．基質は主成分がコンドロイチン硫酸型プロテオグリカンの場合は強度に好塩基性となり，組織染色では強いメタクロマジーを示す．また軟骨細胞はコンドロモデュリン chondromodulin を分泌するが，このタンパクは軟骨細胞の増殖とプロテオグリカン産生を促進するのみならず，血管新生を強く抑制する作用があり，軟骨基質が無血管系である重要な裏付けとなっている．

　軟骨細胞は連続的に細胞分裂を起して娘細胞(2，4個程度)を作り，さらにそれらが細胞周囲に基質を産生して組織の成長が進む．この現象は間質成長 interstitial growth と呼ばれ，骨にはない軟骨特有の成長様式である．これに対し，軟骨を取り囲む軟骨膜中の未分化間葉細胞が軟骨細胞へと分化・増殖し，既存の軟骨表面に基質を添加していく成長を付加成長 appositional growth という(図Ⅰ-3-30)．軟骨の成長は，はじめは間質成長であるが，しだいに付加成長へと移行する．軟骨の成長が停止した後，軟骨に何らかの外傷による実質欠損が生じた場合には，軟骨膜からの付加成長による組織修復が行われる．

　成熟した軟骨細胞は球形ないし楕円形の細胞外形を示し，同様の外形の核を細胞体の中央または細胞体の片側に持つ．細胞表面には小突起が多く，骨端軟骨ではこの小突起から基質小胞 matrix vesicle が発芽する．細胞質の大部分は，層板状に配列する粗面小胞体と核周囲のゴルジ装置によって占められ，ゴルジ装置からはプロコラーゲンやプロテオグリカンを含む分泌顆粒が形成される．細胞質内にはこの他にミトコンドリア，ライソゾーム(水解小体)，そしてエネルギー源としてのグリコーゲン顆粒や脂肪滴が散在する(図Ⅰ-3-31)．グリコーゲンが軟骨細胞に多いのは，軟骨細胞が無血管性の低酸素分圧環境下にあるため，解糖によってグルコースを代謝させるからである．また組織化学的には，軟骨細胞の細胞膜にはアルカリホスファターゼ活性が，ライソゾームには酸性ホスファターゼ活性が検出される．

C．硝子軟骨

　硝子軟骨は生体内の軟骨中で最も多く，かつ広く分布する軟骨で，Ⅱ型コラーゲンを含んでいる．硝子軟骨は胎児の骨格を形成した後，成人では長管骨の関節軟骨や骨端軟骨として残る．しかし，骨端軟骨は，個体の成長が止って，骨端成長軟骨板 epiphyseal growth plate cartilage が閉鎖するとともに消失する．また，気道(喉頭，気管，気管支，肺の小葉間気管支)の粘膜に分布する軟骨や声帯の輪状軟骨，喉頭の披裂軟骨も硝子軟骨である．これらは骨化することなく軟骨に留まる．硝子軟骨は軟骨基質と軟骨細胞からなり，関節軟骨を除くと周囲を軟骨膜に覆われている．

---

[7] 軟骨は2種類の主要な細胞外マトリックスを含んでいる．一つはⅠ型もしくはⅡ型コラーゲンからなる線維性タンパクで，これが機械的な安定性を付与している．もう一つはプロテオグリカンで，水分子を抱えることでゲル状を呈して圧迫による変形に対するクッションとして働く．

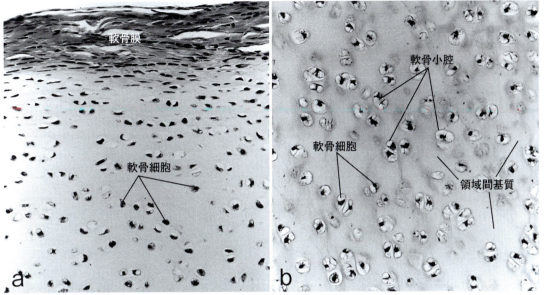

図Ⅰ-3-30 (a)軟骨膜からの軟骨の付加成長　(b)硝子軟骨　(×170)

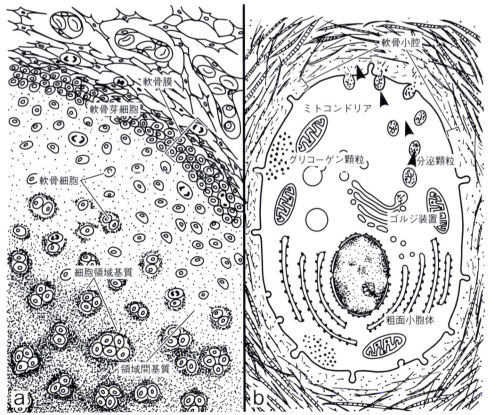

図Ⅰ-3-31 (a)軟骨膜からの軟骨基質および軟骨細胞の形成　(b)軟骨細胞の微細構造を示す模式図
　　　　　軟骨細胞は軟骨基質を産生する．

軟骨細胞は円形ないし楕円形の大型の細胞で軟骨基質中に散在するが，2〜4個の軟骨細胞が軟骨小腔の中に共存する．これは母細胞の有糸分裂によって娘細胞が形成される一方，細胞間質への基質成分の分泌が進み，娘細胞の分散が阻害されるために生じる特徴的な構造である．こうした同一母細胞由来の細胞集団とその周辺の基質領域を細胞領域と呼ぶ．細胞領域周辺の基質はコンドロイチン硫酸型プロテオグリカン量が多いため組織染色で強いメタクロマジー（異調染色性）を示し，この部分を細胞領域基質という．しかし，細胞領域基質と，それ以外のメタクロマジーの弱い領域間基質との間に本質的な差異はない（図Ⅰ-3-30, 31, 32）．

無定型の軟骨基質の主成分は，高分子のコンドロイチン硫酸型プロテオグリカンであり，これを集合体にするのは不分岐で長いグリコサミノグリカンのヒアルロン酸 hyaluronic acid である．ヒアルロン酸に結合するプロテオグリカン分子は，コアタンパクとそれに結合するグリコサミノグリカン（コンドロイチン4-硫酸，コンドロイチン6-硫酸，ケラタン硫酸など）とで構成される（図Ⅰ-3-10）．

軟骨基質の線維成分はⅡ型コラーゲン（乾燥重量の約40％）からなる．これはⅠ型コラーゲンの原線維よりも細い径約30 nmの線維である．コラーゲンとプロテオグリカンがなす細胞外の網工が，軟骨基質に特有の硬さを付与する（表Ⅰ-3-5）．

軟骨表面を覆う軟骨膜は，密性結合組織である．軟骨膜は線維芽細胞とⅠ型コラーゲンからなり，しだいに軟骨組織へと移行する．

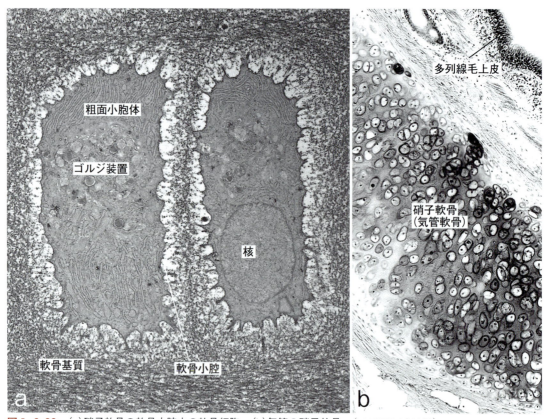

図Ⅰ-3-32　(a)硝子軟骨の軟骨小腔中の軟骨細胞　(b)気管の硝子軟骨　(a×5,000；b×85)

軟骨膜は未分化間葉細胞を多く含み，軟骨組織の修復・再生を担う．

硝子軟骨の亜型として軟骨内骨化（「第3章 2骨組織 D骨の組織発生」参照）が起こる部位の一つである骨端部の軟骨（骨端軟骨）が挙げられる．骨端軟骨では通常の硝子軟骨と細胞分化の様相が大きく異なっている．硝子軟骨では軟骨膜中の未分化間葉細胞から軟骨細胞へ分化するのに対して，骨端軟骨では増殖軟骨細胞から成熟軟骨細胞，さらに肥大軟骨細胞へと最終的に分化する．この最終分化の過程で基質に基質小胞性石灰化が生じ，基質の吸収と骨質の添加が起きる．軟骨細胞は肥大化するとともにアルカリホスファターゼ活性が亢進し，細胞内カルシウムの含有量も増加する．一方，高分子のコンドロイチン硫酸型プロテオグリカンの合成能は低下する．成熟軟骨細胞から肥大軟骨細胞への分化には，局所的な環境要因（基質成分，酸素分圧，血清因子，サイトカイン，ホルモンなど）が大きく影響する．

骨端軟骨では軟骨組織は5層に分けられ，軟骨細胞は各層にわたって特徴的な柱状配列を示す（図I-3-33）．骨端側に見られる第1層の軟骨は通常の硝子軟骨と変わらず，休止帯 resting zone と呼ばれる．第2層は増殖

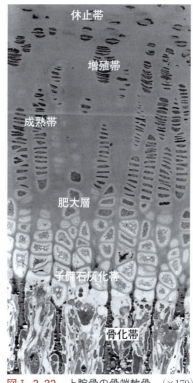

図I-3-33　上腕骨の骨端軟骨　（×170）

帯 proliferative zone と呼ばれ，軟骨細胞は急速に分裂・増殖し，柱状に積み重なる．第3層の成熟帯 maturation zone では分化・成熟した軟骨細胞がほぼ等間隔に柱状配列し，軟骨基質の密度が増してメタクロマジーが

	硝 子 軟 骨	線 維 軟 骨	弾 性 軟 骨
軟 骨 細 胞	多　い 大　き　い	少　な　い	多　い 硝子軟骨より小さい
軟 骨 基 質 （細胞間質）	膠原原線維の網工 プロテオグリカンに富む	交織性の膠原線維が豊富 プロテオグリカンが少ない	豊富な弾性線維の網工
コラーゲンの型	Ⅱ　型	Ⅰ　型，Ⅱ　型	Ⅱ　型
分　　　布	気管，喉頭，関節軟骨 骨端軟骨，胎児の骨格	椎間円板，恥骨結合	耳介，外耳道，耳管 喉頭蓋
一次軟骨 永久軟骨の別	骨化するタイプと しないタイプがある	原則として骨化しない	原則として骨化しない

表I-3-5　軟骨組織の組織学的特徴の比較

増加する．第4層の肥大軟骨細胞帯（肥大層）hypertrophic zone では，成熟軟骨細胞の最終分化によって軟骨細胞が著しく肥大化する．肥大軟骨細胞では，ミトコンドリアと細胞膜に沿ってカルシウムが蓄積される．さらに細胞突起の先端が発芽性に分泌されると基質小胞 matrix vesicle となり，軟骨基質の初期石灰化を誘導する．基質小胞は，軟骨小腔の中隔部分あるいは領域間部基質に多くみられる．第5層の予備石灰化帯 calcified cartilage zone では軟骨基質が石灰化し，栄養素の拡散阻害によって軟骨細胞は変性・死滅する．続く骨化帯 ossification zone では，石灰化軟骨基質は新たに添加した骨基質とともに破骨細胞によって吸収される．残存した軟骨基質上には骨芽細胞による骨質の添加が進み，一次海綿骨梁 primary trabecular bone が形成される．

D．線維軟骨

線維軟骨は，椎間円板，関節半月板（膝関節など），恥骨結合，腱・骨結合部などに分布する．線維軟骨は，密性結合組織と硝子軟骨の中間的な組織で，基本的な組織構造は硝子軟骨に共通する．軟骨膜は存在せず，軟骨基質は，周囲の密性結合組織に移行する．軟骨細胞の分化と構造，そして無定型基質の主成分は硝子軟骨と同様である．基質の有形成分はⅡ型コラーゲンに加えて多量のⅠ型コラーゲンであり，圧力の加わる方向に対して粗大な線維束を形成する．椎間円板のような典型的な線維軟骨ではコラーゲン線維束が層板構造を形成し，隣接する各層板の線維束が45〜90°の角度で交差するため，光顕的には杉綾状の模様を呈する（図Ⅰ-3-34，表Ⅰ-3-5）．同様の層板構造は緻密骨にも観察され，強い外力（特に椎骨間の圧縮力）に耐える組織適応と考えられる．

E．弾性軟骨

弾性軟骨は，耳介，外耳道壁，外鼻，喉頭蓋などの限られた部位に分布する永久軟骨である．弾性軟骨は硝子軟骨と同様の組織構造を示し，軟骨膜に囲まれる．基質の有形成分にはⅡ型コラーゲンに加え，多量の弾性線維を含んでいる．弾性線維の多くは細いが，軟骨の内部ではさまざまな太さの線維が分岐したり吻合している（図Ⅰ-3-35，表Ⅰ-3-5）．弾性軟骨が，特に弾力性に優れているのはこのような構造による．

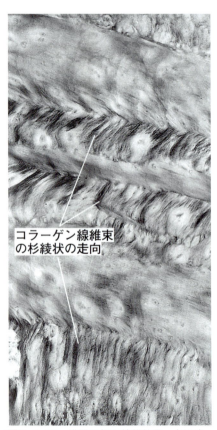

図Ⅰ-3-34 椎間円板の線維軟骨 （×85）

第3章 支持組織

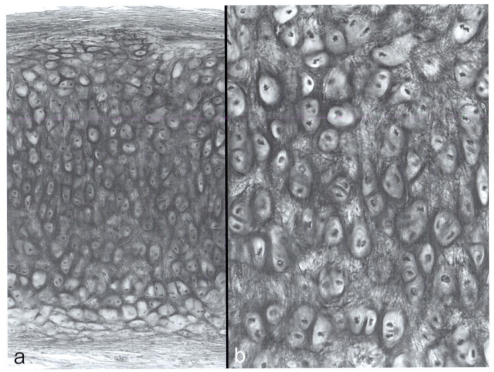

図Ⅰ-3-35 (a)耳介の弾性軟骨の弱拡大像 (b)強拡大像 多量の弾性線維が観察される．
（レゾルシンフクシン，カルミン染色 a×250, b×600）

到達目標

1) 硝子軟骨，骨端軟骨，線維軟骨，弾性軟骨の生体内分布，およびそれぞれの基質成分の特徴と主要な機能が説明できる．
2) 間葉系細胞からの軟骨組織発生のメカニズムが説明できる．
3) 軟骨細胞の分化過程と軟骨組織に特有の成長様式が説明できる．
4) 軟骨組織の細胞成分と細胞外マトリックスの特徴が説明できる．
5) 軟骨組織の細胞外マトリックスの分子構成が説明できる．
6) 骨端軟骨の特徴が説明できる．
7) 軟骨組織の特徴を，骨組織と比較して説明できる．

3-4 血液とリンパ

A. 概説

　生体内の細胞外にある液体成分を体液という．これには血管内を流れる血液と，リンパ管内を流れるリンパ（リンパ液），組織中の細胞外にある組織液がある．これらの体液は生体の内部環境を形成し，これを常に一定に保つことによって安定した細胞の生命活動を助け，生体内の恒常性（ホメオスタシス homeostasis）の維持に不可欠な役割を果たす．血液の量は体重の約 1/13（7％）であり，動脈性の出血によって全血液量の 1/3 が失われると生命維持の危険がある．

　血液は間葉に由来し，閉鎖血管系を循環してさまざまな働きをする．血液は豊富な細胞成分（血液細胞 blood cell）と液性の細胞外成分からなる特殊化した結合組織である．結合組織としての血液には，血液細胞のほかは液体成分があるのみで，細胞外基質がないかのように思える．しかし血漿 blood plasma が液性の細胞外基質に相当し，血液の凝固に際しては血漿中のフィブリノーゲン fibrinogen がフィブリン fibrin として析出し，細胞と線維成分からなる有形の結合組織となる．血液細胞には，赤血球 erythrocyte（red blood cell），白血球 leucocyte（white blood cell），血小板 blood platelet の3種がある．液体成分を血漿という．血液が凝固するときは，血漿中から析出したフィブリンと血液細胞によって血餅 blood clot が作られる．血漿からフィブリノーゲンを除いたものは，血清 serum にほぼ等しい．血液の最も重要な機能は，(1)外気から吸入した酸素を含む肺と深部組織との結合性の維持，(2)ホルモンの運搬による細胞活動の統合，(3)食菌作用や細胞性・体液性免疫による生体の防御である（表 I-3-6, 7）．

　リンパは循環器系としてばかりではなく，

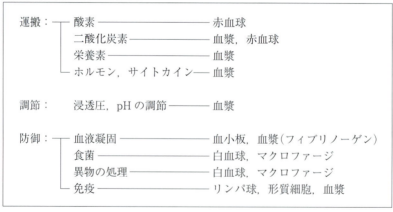

表 I-3-6　血液の役割

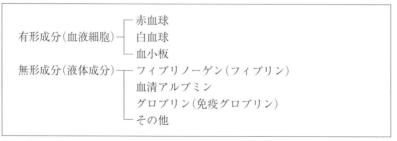

表 I-3-7　血液の成分

免疫系において重要な役割を果たしている．血液と同様に間葉に由来し，リンパ管内を流れ，細胞成分とリンパ漿からなる．リンパ管は盲端と呼ばれる閉鎖性の末端部から組織液を回収する．途中にリンパ節が介在し，最終的には静脈に注ぐ．このためリンパは末端から静脈に向かう一方向にのみ流れる．組織液を回収する細いリンパ管は内皮細胞と基底膜からなる（毛細リンパ管）が，細いリンパ管が集まった太いリンパ管では基底膜の外側に平滑筋層と線維性結合組織からなる外膜をもつほか，管内に弁をもつようになる．毛細リンパ管の内皮細胞間の結合が緩く，また基底膜は発達が悪く，部分的に欠如している．そのため組織液の他に，炎症巣からは炎症性細胞や病原体が入り込むほか，癌組織からは癌細胞が入り込む．これにより癌の転移が起こる（癌のリンパ行性転移）．また小腸の腸絨毛内のリンパ管（中心リンパ管）は中心乳糜腔（あるいは乳糜管）とも呼ばれ，脂肪滴（脂肪顆粒）が入る（「第2編第3章D．小腸」参照）．

B．赤血球

赤血球は無核の細胞である（図Ⅰ-3-36）．骨髄系造血幹細胞（血球芽細胞）から前赤芽球→好塩基赤芽球→多染赤芽球→正赤芽球を経て形成される．正赤芽球までは核をもっているが，その後脱核し，成熟して無核の赤血球となる．ヒトの赤血球の直径は約 $7.5\mu m$，辺縁の厚さは約 $2\mu m$，表面積は約 $140\mu m^2$ である．赤血球数は男性で 500〜550 万 $/mm^3$，女性で 450〜500 万 $/mm^3$ である．赤血球は骨髄で作られ，脾臓，骨髄，肝臓で分解される．赤血球形成の促進因子であるエリスロポエチン erythropoietin は，腎臓と肝臓で産生される．赤血球の寿命は循環血液中で約 120 日である．

円盤状の形態を示す赤血球の中央部は，両面とも凹面でガス交換に適する．また細胞自体が柔軟性に富み，形態を変形させながら毛細血管内を流れ内皮細胞間を通過する．赤血球の形態は浸透圧の影響を受け，低張液では細胞は膨張し，はなはだしい場合には，赤血球の形質膜に孔が開きヘモグロビンが漏出する溶血 hemolysis を生じる．逆に高張液では赤血球は収縮し，こんぺい糖状を呈する．

赤血球は核やタンパク合成に必要な細胞小器官を欠く．細胞内には何ら特徴的な構造がなく，タンパク合成などの機能もない．電顕的には赤血球は形質膜に囲まれ，細胞質は均一な電子密度を示す．赤血球は塩基性の色素タンパクであるヘモグロビン（血色素） hemoglobin に富み，容易に酸素と一過性に結合する．血液の赤い色はヘモグロビンによる．ヘモグロビンは鉄を含み，酸素と結合すると酸化ヘモグロビン HbO_2 となって酸素を体内

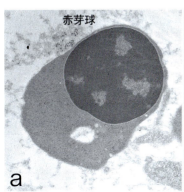
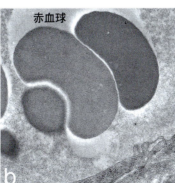
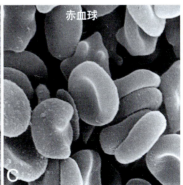

図Ⅰ-3-36　(a)赤芽球と(b)赤血球の微細構造　(c)走査電顕像　（a×7,500；b×5,300；c×4,200）

の組織に運ぶ．ヘモグロビンが酸素と結合すると赤血球は鮮赤色を呈し，少ないと暗赤色を呈する．これが動脈血と静脈血の色調の差となる．赤血球は中央部が凹面であることによって細胞の表面積が20〜30％増え，呼吸酵素であるヘモグロビン（体積の約30％を占める）と酸素の結合が容易になる．

　酸素とヘモグロビンの結合は，組織中の酸素分圧に依存し，濃度が高いと結合し，低いと解離する．一方，赤血球と一酸化炭素との結合は安定で，容易に一酸化炭素ヘモグロビンHbCOが形成される．このため一酸化炭素中毒は生体に重篤な症状を引き起こす．

C．白血球

　光顕的に細胞質に顆粒が観察されるか否かにより，白血球は顆粒白血球（顆粒球）granulocyteと無顆粒白血球（無顆粒球）agranulocyteに分けられる．顆粒白血球は，酸性および塩基性色素による染色性に基づく顆粒の種類・性質によって，好中球neutrophil，好酸球eosinophil，好塩基球basophilの3種に分けられる（図Ⅰ-3-37, 38, 表Ⅰ-3-8）．いずれも骨髄幹細胞から骨髄芽球，前骨髄球，骨髄球，後骨髄球，桿状核白血球を経て形成される．好中球の顆粒は酸性と塩基性の両色素で顕著に染まらず，好酸球と好塩基球の顆粒は，それぞれ酸性あるいは塩基性の色素に強く染色される．顆粒球は単核細胞であるが，核は2〜5葉（通常3葉）に枝分かれした分葉核を持つ特徴がある．分葉核は染色質で繋がり，未熟な顆粒球ほど分葉が少なく，成熟に伴い分葉が多くなる．

　無顆粒球は核の分葉がなく細胞質顆粒も認められない細胞で，リンパ球lymphocyteと単球monocyteがある（図Ⅰ-3-37, 39, 表Ⅰ-3-8）．

　白血球の機能は生体の防御である．この防御には生体内に侵入した細菌等を貪食する場合と，それらを異種の抗原として認識し抗体を産生する場合とがある．白血球は通常は血

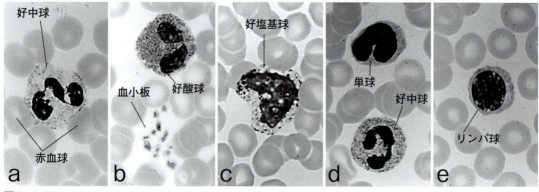

図Ⅰ-3-37　白血球の種類　（×850）

	直径（μm）	百分比	機能
好中球	8〜12	60〜70％	食作用
好酸球	10〜14	2〜5％	抗原抗体複合物の処理
好塩基球	10	0.5〜1％	ヒスタミン，ヘパリンの処理
リンパ球	6〜8, 8〜16	20〜25％	体液性免疫，細胞性免疫
単球	9〜12	6〜8％	食作用

表Ⅰ-3-8　白血球の種類

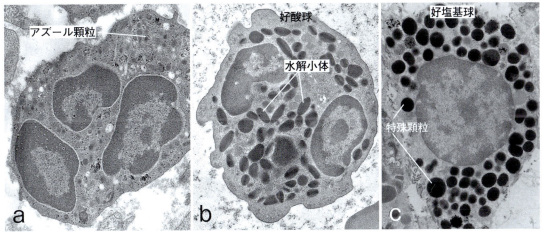

図Ⅰ-3-38 (a)好中球 (b)好酸球 (c)好塩基球の微細構造 (a×7,500；b×8,000；c×7,500)

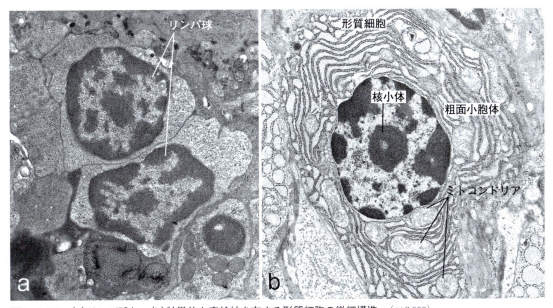

図Ⅰ-3-39 (a)リンパ球と，(b)特徴的な車輪核を有する形質細胞の微細構造 (×8,000)

管内を循環するが，刺激に応じて血管内皮細胞の間隙を通って結合組織内に浸出（遊走）し，その機能を果たす．正常な白血球数は成人では 5,000〜8,000/mm³ であるが，種々の疾病（特に感染症，腫瘍，免疫不全）によって大きく変動する．

1．好中球

好中球は循環する全白血球中の 60〜70％を占め直径が約 12μm で，不規則に分かれた分葉核（通常 3 分葉核）を持つ．好中球の老化につれ分葉数は増加する．好中球の細胞質は，ゴルジ装置で形成された多くの特殊顆粒（直径 300〜400 nm）に満たされる．この特殊顆粒内には，殺菌物質であるファゴシチン phagocytin が含まれる．また好中球にはアズール顆粒 azur granule（径 600〜700 nm）が多く，その中には加水分解酵素とペルオキシダーゼが含まれる．好中球の寿命は約 8 日で，大部分を骨髄内で過ごし，循環血液内の滞留時間は約 12 時間もしくはそれ以下である．

好中球は貪食作用を有し，細菌などの微生

物や化学物質に向かって遊走して(走化性，化学走性 chemotaxis)，細胞膜を偽足様に伸ばし，それらを細胞内に取り込む．取り込まれた微生物は食胞内に取込まれ，次いで特殊顆粒やアズール顆粒との融合によって分解される．貪食作用は後述する単球やマクロファージに比べ劣るので小食細胞とも呼ばれる．

2．好酸球

好酸球は径10〜14μmの分葉核球(好中球とほぼ同じ)で，全白血球の2〜5％を占める．核は2分葉のことが多く，細胞質内には酸性色素に強く染まる顆粒が充満する．電顕的にはこれらの顆粒は好中球のものよりも大きく(長径0.5〜1.0μm)，中に杆状の結晶構造がみられるものもある(図Ⅰ-3-38)．この顆粒は酸性ホスファターゼ，β-グルクロニダーゼ，ペルオキシダーゼなどを含む水解小体である．好酸球はアレルギー疾患や寄生虫病で増加し，抗原・抗体複合物を貪食する機能を持つ．血液中での寿命は数時間である．

3．好塩基球

好塩基球は大きさが好中球とほぼ同じで全白血球の0.5〜1％を占め，塩基性色素に染まる大型の特殊顆粒を含む(図Ⅰ-3-38)．核はU字型もしくはS字型のものが多い．顆粒の内部にはヒスタミンとヘパリンが含まれており，マスト細胞によく似ていることから，血液マスト細胞とも呼ばれる．好塩基球は炎症に際して顆粒内容物を放出する．ヒスタミンはアレルギー反応を媒介し，また毛細血管の拡張や透過性を高める．ヘパリンはトロンビンの生成を抑制し，血液凝固を阻害する．循環血液中における寿命は数時間である．

4．リンパ球

リンパ球は骨髄幹細胞(血球芽細胞)からリンパ芽球を経て形成される(図Ⅰ-3-37, 39). リンパ球は全白血球の20〜25％を占める．細胞の直径が6〜8μmの小リンパ球と，8〜16μmの大リンパ球に分けられる．顆粒成分は観察されず，薄い細胞質はリボゾームが多いため塩基性色素に淡く染色される．小リンパ球は細胞体中央に円形の核を有し，細胞質中に小型のゴルジ装置，粗面小胞体，ミトコンドリア，リボゾームなどを含む．アズール顆粒は少ない．大リンパ球も小リンパ球と同じ構造を示すが，細胞質量がやや多い．リンパ球には遊走性があり，組織中にも出現するが異物の貪食能はない．

骨髄で形成されたリンパ球はそこで初期分化する骨髄由来リンパ球 bone marrow-derived lymphocyte (Bリンパ球 B lymphocyte あるいはB細胞 B cell)と，胸腺に運ばれそこで分化成熟する胸腺由来リンパ球 thymus-derived lymphocyte (Tリンパ球 T lymphocyte あるいはT細胞 T cell)の2種類があり，獲得免疫を司る．しかし形態的には両者は区別できない．

Bリンパ球は形質細胞 plasma cell へと分化する．典型的な形質細胞は細胞の一側に偏在する核(車輪核)を，他側によく発達したゴルジ装置と多くの粗面小胞体を有し，抗体(γ-グロブリン)を産生して体液中に放出する．この現象を体液性免疫 humoral immunity という．Bリンパ球の寿命は数ヶ月である．

Tリンパ球はその表面のマーカーによってCD4 T細胞とCD8 T細胞に分けられる．CD8細胞はウィルスなどに感染した細胞の除去に働く．CD4 T細胞の大部分は獲得免疫の調節部分の役割を果たす(図Ⅰ-3-37, 39, 第2編第1章A)．

5．単球

単球 monocyte は骨髄幹細胞(血球芽細胞)から単芽球，そして前単球を経て形成される直径9〜12μmの無顆粒球で，全白血球の6〜8％を占める．細胞体の一側に偏在する核は，馬蹄形ないし腎形を示す特徴がある．単球の

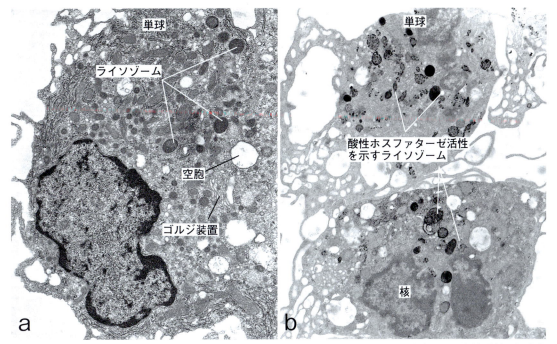

図Ⅰ-3-40 (a)単球の微細構造 細胞質には多くのライソゾームと空胞があり，細胞表面から微絨毛様の細胞突起を派生する特徴がある．(b)単球のライソゾームにおける酸性ホスファターゼ活性の局在 酵素活性は，ライソゾーム内でのリン酸鉛の黒い沈着物として観察される．(×6,000)

細胞質はやや好塩基性で多くの水解小体（アズール顆粒）を含む．単球にはミトコンドリア，ゴルジ装置，リボゾーム（ポリゾーム），粗面小胞体などの細胞小器官も含まれる．単球は，細胞表面に免疫グロブリンと補体に対する受容体を有する．単球は骨髄の中で作られ，1～3日のうちに血液中に入り，1～2日循環したあと全身の結合組織内に遊走し活発な貪食能を有するマクロファージ（大食細胞あるいは組織球）に分化する[8]．組織内では数ヶ月にわたって生存し，またそこで分裂増殖を行うこともある．肺の肺胞マクロファージ，肝臓のクッパー細胞，腹腔マクロファージなどは単球由来の細胞で，いずれも強い貪食能を有し，細胞内で分解した細菌などの抗原を提示することによって，免疫担当細胞であるリンパ球の抗原認識を補助し，免疫反応に重要な役割を果たす（図Ⅰ-3-37, 40）．

D. 血小板

血小板 blood platelet（thrombocyte ともいう）は骨髄幹細胞（血球芽細胞）から巨核芽球を経て分化した巨核球 megakaryocyte の細胞質の断片化によって生じたもので，細胞断片の大きさは2～5μmで核を欠く．血小板の外形は血管内では円形ないし楕円形であるが，血管外では偽足様の突起が出るため星状～こんぺ

---

[8] 骨髄で作られ生体の各所に運ばれた単球は，食作用を有する大型の細胞との意味で大（macro）食（phago-）細胞，すなわちマクロファージと称され，かつては，腹腔に定着した単球をマクロファージといい，結合組織に定着したものを組織球（histiocyte）とよんでいた．しかし近年ではこれら細胞を広くマクロファージという．本文に記載したクッパー細胞のほか，単球由来の細胞で神経系に定着した細胞を小膠細胞 microglia あるいはオルテガ細胞という．第3章2で述べられている破骨細胞も単球由来の細胞である．

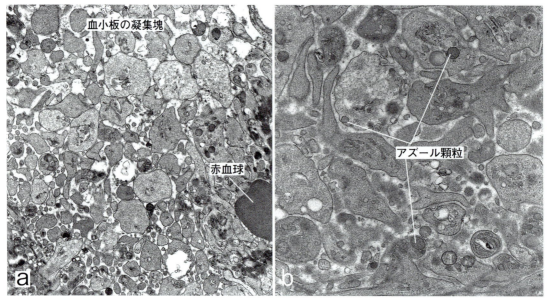

図Ⅰ-3-41　(a)血餅を形成する血小板の凝集塊　(b)アズール顆粒を有する血小板の微細構造
(a×8,000；b×30,000)

い糖状を示す．細胞小器官はほとんどない．血小板は凝集して観察される傾向があるため正常値が算出しにくく，正常値に大きな幅がある（15〜30万/mm³）．循環血液中の血小板の寿命は約8日間である．

　血小板の細胞質は塩基性色素に染色される顆粒が多い．その一部はライソゾームであるアズール顆粒で，他の顆粒はセロトニンserotonin（血管平滑筋の収縮作用を持つ）を含む（図Ⅰ-3-37）．

　血管が障害を受けると血小板はセロトニンを放出し，局所の血管収縮によって血流を緩徐にする．同時に血小板は，血管壁に露出したコラーゲン線維に付着し，トロンボプラスチンthromboplastinを放出する．トロンボプラスチンの生成に必要な因子を血小板第3因子（血液凝固促進因子）という．血漿中のCa²⁺とトロンボプラスチンは血漿中のプロトロンビンprothrombinをトロンビンthrombinに変え，トロンビンはさらにフィブリノーゲンをフィブリンに析出させる．フィブリンが生じると血中に線維性基質が形成され，これが血

小板や血球を補足して血管内では血栓blood clotを，血管外では血餅を形成する．こうした一連の現象によって止血が行われる（図Ⅰ-3-41）．

　血小板はさらに，血小板由来増殖因子 platelet-derived growth factor（PDGF）や線維芽細胞増殖因子 fibroblast growth factor（FGF）という生理活性因子を有しこれを放出する．

E．造 血

　赤血球，白血球および血小板にはそれぞれ寿命があり，日々莫大な数が死滅崩壊する．また，種々の原因により循環血液から失われる血球も少なくない．しかし，それにもかかわらず循環血液中の血球や血小板の数が一定に保たれているのは，それらが造血組織 hemopoietic tissueで絶えず作られ，血液に供給されているからである．

　血球や血小板の新生を造血hemopoiesisという．造血は胎生第3週に胚外の卵黄嚢の血島で開始する．その後，胎生3ヶ月になると

第3章 支持組織

肝臓で，4ヶ月では脾臓でも行われるようになる．そして胎生5ヶ月に至ると骨髄での造血が開始する．出生後における造血は主として赤色骨髄 red bone marrow で行われ，肝臓と脾臓における造血は停止するが造血能は保持されており，白血病などの病変時にその機能を復活させることもある．リンパ球はかつてはリンパ節などのリンパ性組織で作られると考えられていたが，現在ではリンパ球もその大半は骨髄で産生され，リンパ性組織で作られたものはごく一部に過ぎないことが明らかにされている．

赤色骨髄およびリンパ性組織の主たる構成組織は細網組織である．細網細胞は線維芽細胞に似ており，楕円形の核を備えた紡錘形ないし星型の細胞で，全体として網状の配列をとる．細網細胞の一部は間葉細胞に似た未分化細胞で，様々な結合組織性細胞および血球に分化する能力を備えていると考えられている．

血球は，それぞれの幹細胞 stem cell から作られるが，幹細胞の種類と相互関係については一元説，二元説，および多元説があった．しかし現在では，全ての血球は一つの共通の幹細胞，すなわち血球芽細胞 hemocytoblast（多能性幹細胞または造血幹細胞 multiple hemopoietic stem cell）から生じるという一元説が主流となっている（図I-3-42）．造血細胞の増殖と分化は，種々のサイトカインにより調節を受けている（表I-3-9）．

成人の骨髄の重さは体重の約2.6 kgで，体重の約4.5％を占める．骨髄は形成初期には全て赤色骨髄であるが，加齢に伴って脂肪化もしくは脂肪組織に置換され，その殆どが黄

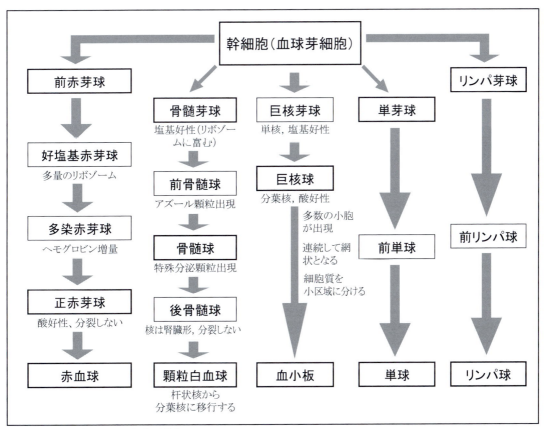

図I-3-42　骨髄における血球の形成

サイトカイン	生産細胞	生物活性
顆粒球マクロファージコロニー刺激因子（GM-CSF）	内皮細胞, マクロファージ, Tリンパ球	顆粒球, 単球系前駆細胞の増殖と活性化 多能性前駆細胞の増殖
顆粒球コロニー刺激因子（G-CSF）	単球, 内皮細胞, 線維芽細胞	顆粒球系前駆細胞の増殖, 分化
マクロファージコロニー刺激因子（M-CSF）	内皮細胞, 単球, 線維芽細胞, 子宮内膜	単球系前駆細胞の増殖と活性化
幹細胞因子	骨髄ストローマ, 内皮細胞, 線維芽細胞	他のサイトカインと共同して多能性, 単能性前駆細胞の増殖刺激
エリスロポエチン	腎, 肝	赤芽球, 巨核芽球の増殖刺激
インターロイキン-1（IL-1）	単球, 内皮細胞, 線維芽細胞	G-CSF, GM-CSF, M-CSF, IL-3産生促進
インターロイキン-2（IL-2）	Tリンパ球	Tリンパ球, 単球の増殖と活性化
インターロイキン-3（IL-3）	Tリンパ球	多能性, 単能性前駆細胞の増殖（巨核球系を含む）
インターロイキン-5（IL-5）	Tリンパ球	好酸球, 好塩基球系前駆細胞の増殖と活性化
インターロイキン-6（IL-6）	単球, 線維芽細胞, Tリンパ球	巨核球系を含む多能性幹細胞の増殖
インターロイキン-8（IL-8）	内皮細胞, 単球, 線維芽細胞	好中球活性化
インターロイキン-9（IL-9）	単球	赤芽球系, 肥満細胞前駆細胞の増殖 巨核球の成熟促進
インターロイキン-11（IL-11）	線維芽細胞	単球系前駆細胞および, 多能性前駆細胞の増殖

表 I-3-9　造血因子

色骨髄 yellow bone marrow となる．終生，赤色骨髄として造血機能を保持し続けるのは大腿骨の近位骨端部，胸骨，頭蓋骨，椎骨，肋骨，および骨盤などの骨髄である．なお，黄色骨髄は完全に造血能を失うのではなく，必要に応じて再び造血する能力を保持し続けている．また，病的状態など何らかの原因により骨髄で十分な血液の産生ができなくなったような状態では，肝臓や脾臓での造血機能が復活する．このような造血は髄外造血 extramedullary hematopoiesis とよばれる．

　一般に，細胞の新生はその細胞固有の働きを行う場所で行われるが，血球だけは機能を発揮する場所と産生される場所とが分かれている．そのため，造血組織は他の器官・組織の状態の直接的な影響を受けることなく血球生産を行う事ができる．また，循環血液は大きさなどがほぼ揃った完成した細胞だけを含むので，細い毛細血管なども滑らかに通過できる．

F. リンパ

　リンパは細胞成分とリンパ漿からなる．細胞成分の大部分はリンパ球であるが，ほかの白血球（顆粒白血球や単球など）も含む．細胞の組成は不定で，細胞成分がほとんどない部位や，リンパ球が非常に多い部位（リンパ節を経過した後のリンパ）がある．腸管に観察される中心リンパ管内には大量の脂肪滴が

存在するので，リンパは白濁して観察される．このような状態のリンパは乳糜とよばれる．毛細血管から滲出した血漿成分が組織液であり，リンパ管から回収された組織液がリンパであるので，リンパ漿の組成は血漿に類似する．

到達目標

1) 赤血球の基準値，大きさ，構造と機能が説明できる．
2) 顆粒白血球と無顆粒白血球の分類，基準値，大きさ，構造と機能が説明できる．
3) 好中球，好酸球，好塩基球の構造と機能が説明できる．
4) Tリンパ球とBリンパ球の大きさ，由来，構造と機能が説明できる．
5) 形質細胞の構造と機能が説明できる．
6) 単球の構造と機能が説明できる．
7) 血小板の基準値，大きさ，構造と機能およびその形成メカニズムが説明できる．
8) 骨髄で造血に関与する細胞要素を列挙し，その特徴が説明できる．
9) リンパ管の構造を説明できる．
10) リンパの組成を説明できる．

4 筋組織

A. 概説

　生体内のすべての細胞には固有の運動性があり，また独自の細胞形態を維持している．例えばマクロファージや白血球の遊走性，上皮細胞における微絨毛や線維芽細胞の長い細胞突起の形態維持，そして破骨細胞の波状縁と明帯の形成は，細胞骨格の制御による細胞の運動性や形態維持の好例である．このような細胞の運動性は，細胞質に含まれる2種の線維性タンパク（アクチンとミオシン）によって可能となる．

　収縮運動のために特殊に分化した中胚葉起源の細胞を筋細胞 muscle cell（筋線維 muscle fiber）という．筋細胞は細長い細胞体を有し，細胞質は細胞体の伸縮方向に沿って配列する線維性タンパクを豊富に含んでいる．この線維性タンパクからなる構造をミオフィラメント myofilament（筋細糸）という．これには径の細いアクチンフィラメント actin filament と太いミオシンフィラメント myosin filament の2種があり，これらが集合してできる筋原線維（ミオフィブリル myofibril）は光顕的にも識別できる．

　筋細胞の収縮と弛緩は，線維性タンパクであるアクチンとミオシンの各分子が細胞内エネルギーを利用して結合と解離を繰り返すことで起こる．このため，筋細胞の細胞質（筋形質 sarcoplasm）には，アデノシン三リン酸（ATP）を産生するミトコンドリア（筋糸粒体 sarcosome）と細胞質内の Ca^{2+} 濃度を調節する滑面小胞体（筋小胞体 sarcoplasmic reticulum）が豊富に含まれる．筋細胞の細胞膜を特に筋鞘 sarcolemma という．細胞膜の外側には基底膜があり，周囲のコラーゲン線維に連続する．

　筋細胞は多くが集合して筋 muscle という組織を作り，これに連結する構造物（骨，皮膚，粘膜）を動かす．筋組織は，①筋細胞に酸素と栄養素を供給する血管，②筋細胞の運動性を調節する運動性神経，③筋細胞を保護しその収縮力を他の組織に伝達する結合組織から構成される．筋組織では，数個から数十個の筋細胞が集合して筋束を形成する．筋束内にはコラーゲン線維，弾性線維，線維芽細胞，血管・神経からなる薄い結合組織が分布しており，個々の筋細胞を包む結合組織を筋内膜 endomysium という．個々の筋細胞が集合した筋束の周囲には筋周膜 perimysium という厚い結合組織が覆う．さらに筋全体を筋上膜 epimysium という密性結合組織が包む．筋上膜には，筋細胞の収縮力を他の組織に伝達する機械的変換器としての役割がある．筋全体の収縮力は，筋上膜を通じて隣接する骨膜（骨），軟骨膜（軟骨），腱膜（腱），そして皮膚や粘膜の結合組織に伝えられる．筋細胞の集団である筋には，骨格筋，心筋，平滑筋がある（表I-4-1）．筋収縮の特徴は筋細胞の種類によって異なり，速くて強い収縮，律動的な収縮，遅くて弱いが持続性の長い収縮，随意的な収縮と不随意的な収縮とがある．

B. 筋組織の分類

　筋細胞はその形態（筋細胞と筋原線維の構造）と機能に基づき，骨格筋 skeletal muscle，心筋 cardiac muscle，平滑筋 smooth muscle の3型に分類される（表I-4-1）．横紋筋 striated

第1編　組織学総論

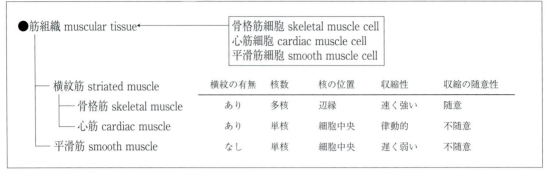

表Ⅰ-4-1　筋組織の分類，構成細胞，組織学的特徴

muscle は骨格筋と心筋を総称するが，いずれも筋細胞内のミオフィラメントが規則的に配列する特徴的な横紋構造を示す．骨格筋細胞は長大な多核巨細胞で，骨格に付着するのみならず，皮膚（皮筋，表情筋），舌（舌筋），食道粘膜上部，眼部（眼筋）などに分布し，それぞれの器官を動かす．収縮を随意的に制御できるため，骨格筋を随意筋 voluntary muscle ともいう．骨格筋の収縮は速く強いが，同じ横紋筋の心筋に比べると収縮運動の持続性に劣る．

心筋は心臓壁に分布し，収縮運動は持続的かつ律動的（毎分約70回の割合）で不随意である．また心筋には，刺激伝導系をなす特殊心筋がある．

平滑筋は紡錘形の筋細胞が集まって形成される．平滑筋細胞では，ミオフィラメントは規則的な配列を示さず横紋は観察されない．平滑筋は，血管壁，消化管，気道，子宮，膀胱などの臓器に分布し，内臓筋 visceral muscle ともいう．平滑筋細胞の収縮は，骨格筋に比べ遅く緩やかだが，長く持続する特徴がある（骨格筋のおよそ5～500倍）．心筋と平滑筋の運動は自律神経やホルモンの制御を受け，不随意筋 involuntary muscle と呼ばれる．

C. 骨格筋

心筋以外の横紋筋を骨格筋という．骨格筋細胞（骨格筋線維）は大型で多核の円筒状細胞で，多核化は胎生期に単核の筋芽細胞 myoblast が融合することによって生じる[1]．細胞体の大きさは直径20～100μm，長さは分布する場所により異なるが，縫工筋では40～50cm程にも達する．骨格筋細胞で特徴的なことは核が細胞体の辺縁部に偏在することで，これを辺縁核と呼ぶ．筋細胞の細胞質を筋形質 sarcoplasm といい，ここに収縮機能を発現するための細胞質要素である筋原線維 myofibril，ミトコンドリア，筋小胞体（滑面小胞体）が存在する．筋原線維は凝集し，光顕的に細胞の横断面に筋原線維が斑紋状に観察されるコーンハイム野 Cohnheim field を形成する．

骨格筋細胞の筋原線維にはアクチンフィラメントとミオシンフィラメントがあり，前者は直径5～7nm，長さ1μm程度の細い線維で，後者は直径10～12nm，長さ1.5μmの太

---

1) 筋細胞（筋線維）自体の再生力は弱いが，筋組織としての再生力は比較的強い．それは断裂した筋細胞周囲の未分化間葉細胞もしくは外套細胞が断裂部に遊走し，これら細胞から新たに筋細胞が分化するからである．但し，心筋細胞は，動物実験では再生がある程度観察されているものの，ヒトではそれが全く観察されていない．

い線維である．この2種の線維が規則的に配列することにより横紋構造が観察される．横紋構造は細胞体の長軸方向に直交するように生じ，明調で単屈折性 isotropic のⅠ帯と暗調で複屈折性 anisotropic のA帯が交互に配列する．電顕的に観察すると，この横紋構造がアクチンフィラメントとミオシンフィラメントの規則的な配列によって形成されていることがわかる．これらのフィラメントで構成される筋原線維は細胞体の長軸方向に平行に配列している．アクチンフィラメントはZ線（Z帯，Z盤）と呼ばれる位置にアンカーされている．2つのZ線の間が筋節 sarcomere という構造単位になる．筋節は筋細胞の収縮を考える上での基準となる．筋節間の中央部分にはミオシンフィラメントの層があり，その両端はアクチンと部分的に重複する．Z線を中心にして，左右に配列するアクチンからなる部分をⅠ帯といい，アクチンとミオシンが重複する部分を含むミオシンの層をA帯という．A帯のうち，ミオシンのみからなる中央部分をH帯という．H帯の中央に，ミオシンを固定するM線が位置する（図Ⅰ-4-1）．

筋細胞の収縮は2種のフィラメントの位置関係の変化によって生じ，フィラメント自体には収縮や弛緩は生じない．筋細胞の収縮時にはアクチンフィラメントがミオシンフィラメントの層の内部に滑り込むため，Ⅰ帯の幅が狭くなり，筋節の幅も狭くなる．しかしA帯の幅には変化がない．弛緩時にはアクチンフィラメントがミオシンフィラメントの層から出るため，Ⅰ帯の幅，そして筋節の幅が拡がる．このような筋節の幅の縮小と拡大が，筋細胞自体の収縮と弛緩をもたらす（図Ⅰ-4-2）．

アクチンフィラメントは，双球状のアクチンモノマー（G-アクチン globular actin）が重合して生じるラセン状に捻れた線維状ポリマー（F-アクチン fibrous actin）である．F-アクチンにはトロポニン troponin とトロポミオシン tropomyosin が結合し，全体として1本のフィラメントをなしている．トロポミオシン分子は2本のαラセンのポリペプチド鎖で，アクチンの表面に結合する．トロポニンはトロポニンT（TnT），トロポニンC（TnC），トロポニンI（TnI）の3つのサブユニットが複合した分子である．これらのサブユニットは，TnTがトロポミオシンと，TnCはCa^{2+}と結合し，TnIはアクチンとミオシンの結合を抑制する．ミオシンも4本のポリペプチドからなる分子であり，球状の頭部はアクチンとアデノシン三リン酸（ATP）との結合部位になる．ミオシン頭部はATPase活性を持ち，筋細胞の収縮時にはATPの脱リン酸化反応による化学エネルギーを機械エネルギーに変換し，頭部の「首振り運動」によってアクチンフィラメントをミオシンフィラメントの間に滑り込ませる（図Ⅰ-4-3）．

1．骨格筋細胞の収縮メカニズム

アクチンとミオシンが結合すると骨格筋細胞は収縮し，アクチンとミオシンが解離すると細胞は弛緩する．この機構は次のように考えられる．

筋細胞内のCa^{2+}濃度が10^{-6}M以上に上昇すると，Ca^{2+}はトロポニンCと結合する．Ca^{2+}との結合によってトロポニンⅠの位置が変化し，アクチンの表面がミオシンと接することが可能となる．同時にミオシン頭部に結合したATPはミオシン頭部のATPase活性によってADPと無機リン酸に分解され，脱リン酸化学エネルギーを生じる．さらにこの化学エネルギーが機械エネルギーに変換されてミオシン頭部の形態が変化（屈曲）し，屈曲したミオシン頭部がアクチンに結合する．ミオシン頭部は次々と新たなATPと結合し，頭部の屈曲と伸展が繰り返される「首振り運動」を起こす．このミオシン頭部の運動によってアクチンフィラメントがミオシンフィラメントの間，すなわちA帯の内部に滑り込む

111

第1編　組織学総論

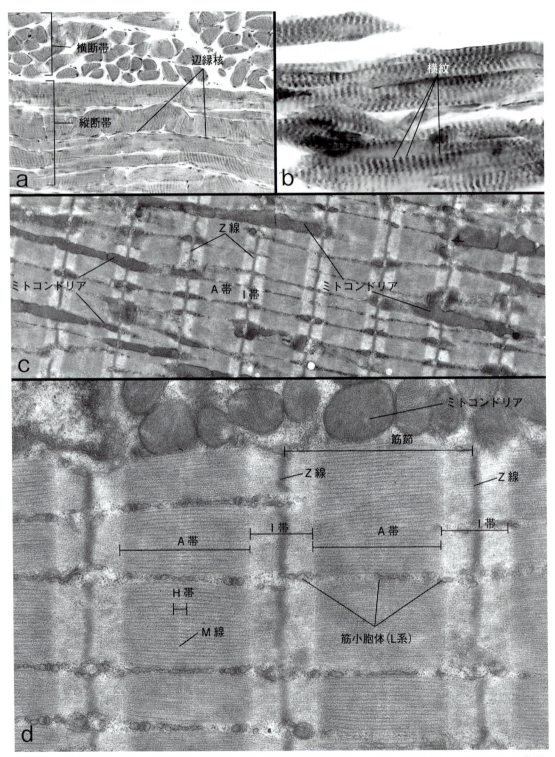

図Ⅰ-4-1　(a)骨格筋細胞の縦断像と横断像　(b)骨格筋細胞のアクチンの免疫染色によって示された横紋．(c, d)骨格筋細胞におけるアクチンフィラメントとミオシンフィラメントの配列，筋小胞体，ミトコンドリアの分布を示す微細構造　(a×85；b×680；c×7,500；d×25,000)

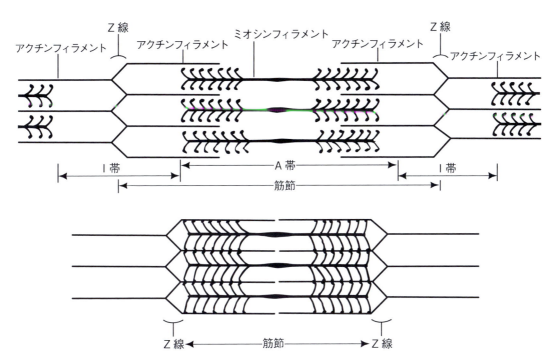

図I-4-2 弛緩時（上段）と収縮時（下段）におけるアクチンとミオシンのフィラメントの位置関係を示す模式図

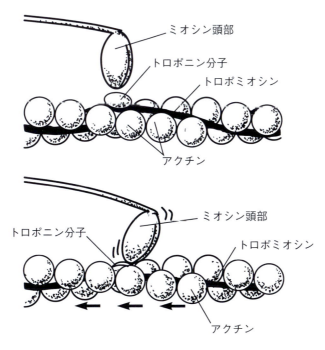

図I-4-3 アクチンとミオシンの解離（上段）と結合（下段）時におけるミオシン頭部，トロポニン分子，トロポミオシン，アクチンの位置関係を示す模式図

（滑走説 sliding theory）．このため I 帯の幅は狭くなり，各筋節も短縮して全体として骨格筋細胞が収縮する．つまり，この現象には細胞質内の Ca^{2+} が重要な役割を果たすのである．

ミオシン ATPase の基質となる ATP はミトコンドリアによって産生され，Ca^{2+} は筋小胞体 sarcoplasmic reticulum（滑面小胞体）から細胞質中に放出される．細胞質中の Ca^{2+} 濃度は，筋細胞の収縮時には $10^{-6}M$ に上昇するが，弛緩時には $10^{-7}M$ 以下に維持される．筋細胞内の Ca^{2+} 濃度が低下するとトロポニン C は Ca^{2+} と解離し，トロポニンとトロポミオシンの複合体はアクチンの表面を覆ってミオシンとの結合を防ぐ．とくにトロポニン I がアクチンとミオシンの相互作用を抑制する．従って筋細胞の非収縮時（弛緩時）には，F-アクチン上のトロポニン I が，アクチンとミオシンの結合を妨げている．この抑制の解除が筋細胞の収縮運動の開始となる．

トロポニン C と Ca^{2+} の結合，そしてミオシン ATPase の活性化（筋細胞収縮時）と不活性化（筋細胞弛緩時）は，T 系 transverse system と L 系 longitudinal system という 2 種の膜系が関与する（図 I-4-4）．T 系をつくる T 細管 T-tubule（横行小管）は，A 帯と I 帯の境界部分で，細胞膜（筋鞘）が細胞体の長軸に垂直に細胞内に陥入したものである．つまり T 細管は細胞膜そのもので，この管は細胞外に開放している．これに対し L 系は，網状の筋小胞体（滑面小胞体）が筋細胞の長軸方向に走行するもので，細胞内に囊状に拡張した終末槽を作る閉じた細管構造である．筋小胞体の限界膜には Ca^{2+}-ATPase（Ca^{2+} ポンプ）が存在し，その活性によって細胞質内の Ca^{2+} を小胞体腔に汲み上げ，細胞内 Ca^{2+} 濃度を低く保っている．この T 細管と L 系は，1 本の T 細管を 2 組の L 系が挟むように位置（L-T-L）することから筋細胞の「三つ組 triad」と呼ばれ，筋細胞の興奮の伝達装置となっている．三つ組では，T 細管と L 系の各々の膜が向い合った単位構造を形成する．Ca^{2+}-ATPase の活性に必要な

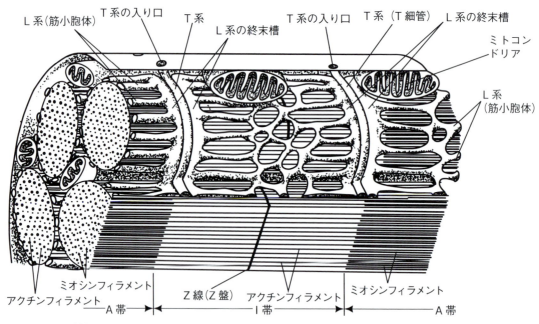

図 I-4-4　骨格筋細胞の T 系と L 系の分布を示す模式図

ATPを産生するミトコンドリアは，細胞体の長軸方向に密に分布する．

運動性神経からの刺激によって筋細胞の細胞膜が興奮し脱分極が生じると，脱分極刺激はT細管の限界膜に到達する（図Ⅰ-5-6）．T細管からの脱分極刺激によってL系（筋小胞体）が刺激を受け，その限界膜に存在するCa^{2+}チャンネルが開き，L系から細胞質中にCa^{2+}が放出される．その結果，細胞質内のCa^{2+}濃度は10^{-6}M以上に上昇する．細胞質内のCa^{2+}濃度の上昇によってCa^{2+}がトロポニンCに結合するとトロポニンの位置が変化し，アクチンの表面がミオシンと接する．一方，ミオシンATPaseの脱リン酸エネルギーによってミオシン頭部の形態が変化し，ミオシンとアクチンが結合する．

このような神経性脱分極が終わると，L系のCa^{2+}-ATPaseの能動輸送によって細胞質内のCa^{2+}がL系内に汲み上げられる．このためトロポニンCはCa^{2+}と解離し，アクチンとミオシンとの結合が切られる．その結果，筋細胞の収縮は抑制され弛緩過程に入る．

2．骨格筋細胞の異質性

骨格筋細胞（骨格筋線維）には形態学的ならびに機能的な異質性heterogeneityがある．これは主として肉眼所見から赤〜茶褐色にみえる赤筋線維 red muscle fiber，無色〜白色に見える白筋線維 white muscle fiber，およびその中間の色を呈する中間筋線維 intermediate muscle fiber に分けられる．しかし人体には純粋に1種類の筋線維のみからなる骨格筋はあまりない．これは筋原線維の太さと分布密度の違いによるところが大で，赤筋は筋原線維に乏しく，直径は細いがZ線〜Z線の幅は広い．ミトコンドリアやミオグロブリンが多い．運動は骨格筋としては緩慢であるが疲労しにくく，持続的収縮が行える．遅い緊張筋 slow, tonic twitch muscle（Ⅰ型線維）に相当し，赤色はミオグロブリンに由来する．

白筋は筋原線維が密で太いが，ミトコンドリアは少ない．ミトコンドリアは主にZ線を挟んでI帯に一対存在しており，ミオグロブリンは少ないが，グリコーゲンは多い．運動は急速であるが疲労しやすい．速い相動性筋fast, phasic twitch muscle（Ⅱ型線維）に相当する．中間筋は両者の中間の性格を有している筋で，眼筋や横隔膜は赤筋線維が白筋線維より多い．これに対し，胸鎖乳突筋や四肢の筋は白筋線維が優位な骨格筋である．

3．骨格筋・神経接合部

骨格筋には，運動線維および感覚線維の神経線維が分布している．この神経は筋上膜を貫いて筋肉内に入り，分枝して筋周膜を走る細い神経となる．筋周膜中の神経もその機能上必要な運動，感覚の両方の線維を含んでいる．骨格筋を支配する運動線維には太いα遠心性線維（直径12〜20μm）と細いγ遠心性線維（直径2〜8μm）の2種類がある．α遠心性線維は，更に細かく分枝して筋内膜に入り，1本の筋線維（筋細胞）は1本の神経分枝で支配されることになる．1個のα運動神経細胞とそのα運動線維が分布している筋線維群を運動単位motor unitとよぶ．

α運動線維と骨格筋線維との神経筋接合部は運動終板motor end plateとよばれる卵円形で扁平板状（径約40〜60μm）の特殊な構造を形成している（図Ⅰ-5-6）．運動終板は，軸索とシュワン鞘からなるα運動線維の板状終末部，シナプス間隙，およびシナプス後膜相当の筋線維部の3者からなる．シナプス間隙では神経伝達物質であるアセチルコリンを分解するアセチルコリンエステラーゼacetylcholinesterase活性がみられる．板状の軸索終末部にはミトコンドリアが豊富であり，また直径40nmの小胞が認められ，シナプス終末としての形態をとっている．この末端は筋線維表面でさらに二次シナプスを形成し，これに対応して筋形質膜

にはシナプスヒダ synaptic folding が形成され，シナプス後膜の形態をとっている．

骨格筋には，筋伸展の受容器 stretch receptor があり，これがフィードバックループ（反射弓の一部）を形成している．骨格筋の張力情報を伝える感覚線維には2種類ある．その一つは筋肉中に存在する筋紡錘 muscle spindle とよばれ，高度に分化した被膜に包まれている．筋紡錘はその名が示すように紡錘形をしており，長さ1.5 mm，最も幅の広い赤道面で0.5 mmである．紡錘内線維には太くて長い核の核袋線維 nuclear bag fiber と細くて短い核の核鎖線維 nuclear chain fiber の2種類がある．前者は赤道面に膨隆部があり，そこに核が密集している．後者は核が一列に配列している．筋紡錘内には通常1～2本の核袋線維と数本～20本以上の核鎖線維がみられる．両線維は共に筋原線維を欠き，また赤道面を太い知覚線維（一次線維）がらせん状に取り巻いて終わっている primary sensory ending．この神経終末をらせん状終末 annulospiral ending ともいう．二次線維の終末 secondary sensory ending は主として核鎖線維を支配し，一次終末の両端に終わっている．二次終末はブドウの房状を呈しているので房状終末 flower-spray ending ともいわれる．一次終末は急激な筋伸展時によく反応（動的感受性 dynamic sensitivity）し，二次終末は持続的伸展時に反応（静的感受性 static sensitivity）する．

腱には腱紡錘 tendon spindle が存在し，ゴルジ腱紡錘ともいう．筋腱接合部の近くの腱に存在している．長さ1 mm，幅100 μm ほどの紡錘形の受容器で，連結されている筋の収縮，弛緩に応じて反応する．腱紡錘の構造は小型化した筋紡錘ともいえる．但し，被膜内の線維は（筋線維ではなく）コラーゲン線維で，これに無髄の知覚神経終末が房状を呈して終わっている．

4．骨格筋の付着部

収縮力を伝えるため，筋線維の末端は整然と配列したコラーゲン性の線維組織を介して他の構造物へつなぎ留められている．このような付着部には，肉眼解剖学的に明瞭な腱という構造をとる場合，骨表面の広い範囲に付着する場合，および筋肉の表面を覆うシート状のコラーゲン線維性組織（筋膜）の広い面に対して付着する場合とがある．

腱は，縦方向に走る密に集合したコラーゲン線維からなる細長い円筒状の構造であり，腱細胞の核とその周囲のわずかな細胞質はコラーゲン線維の間にはさまれて扁平になっている．腱は相対的に細胞成分に乏しく，酸素や栄養をあまり必要としない．これは機械的強度を最大にするためである．腱は血管に乏しいので，外傷等により部分的あるいは完全断裂すると治りにくい．

骨への付着部での腱の維持は骨膜中の紡錘形の細胞が行っている．この紡錘形の細胞は軟骨芽細胞や骨芽細胞の前駆細胞へと分化する能力を有している．

D．心　筋

心筋は横紋筋の一種であるが，骨格筋のような多核巨細胞とはならない．心筋細胞は細胞突起が多く，細胞体も分枝して隣接する複数の心筋細胞と結合し，機能的合胞体を形成する．この協調した細胞集団が，心室から血液を送りだす時に必要な収縮波を生み出す．

心筋細胞には骨格筋細胞と同様の横紋構造がみられ，アクチンフィラメントとミオシンフィラメントの配列様式とその収縮機構も共通する．しかし骨格筋細胞と異なり，心筋細胞の核数は通常1個で，細胞体の中央に位置する．心筋細胞には，隣接する細胞同士をつなぐ介在板 intercalated disk（光輝線）が存在する．介在板は隣接する心筋細胞間の接着複合

体で，細胞体の長軸に直交するように存在する．この接合部の細胞突起の凹凸のために，光顕的に介在板は階段状の縞模様として観察される．介在板の細胞膜にはギャップ結合 gap junction とデスモゾーム desmosome，アドヘレンス結合 adherens junction（接着帯）が存在する．ギャップ結合は細胞間の情報伝達（細胞束の収縮と弛緩を調節するために不可欠な現象）を可能にし，デスモゾームやアドヘレンス結合は細胞を機械的に結合するほかアクチンの固定部位となる．

心筋細胞にもT細管とL系が存在するが，筋小胞体の一側が終末槽を形成せず，骨格筋細胞におけるほど規則的には配列しない．心筋細胞では，T細管はZ線（盤）の位置に多く分布する．L系は骨格筋細胞におけるほど発達せず，配列も不規則である．また1本のT細管は1つのL系と隣接することが多く，心筋細胞ではT-Lの「二つ組 diad」（不完全な三つ組）とされる．心筋細胞内には，細胞体の長軸方向に配列する豊富なミトコンドリアのほか，多量のグリコーゲン顆粒やリポフスチン顆粒（消耗色素すなわち残渣小体）が核の周囲に分布する（図I-4-5）．

E．特殊心筋

心筋細胞に律動的な興奮を生み出し，それを心房から心室へと伝搬させて心筋層全体の協調的な収縮を起こすのも，心筋細胞の役割である．しかし，このシステム（刺激伝導系 conducting system）を担う心筋細胞は，機能的にも形態的にも際立った特徴があり，特殊心筋 specialized cardiac muscle とよぶ．このため心房壁や心室壁の主体をなす心筋細胞については，一般心筋（固有心筋）とよび分けることがある．

刺激伝導系には，①洞房結節 sinoatrial node（キース・フラック結節），②房室結節 atrioventricular node（田原の結節），③房室束 atrioventricular bundle（His束），④プルキンエ線維 Purkinje fibers があり，前二者（①，②）は，それぞれの名称が示す部位に存在する小型の特殊心筋細胞からなり，律動性を生むペースメーカーとして働く．後二者（③，④）は②から続く特殊心筋線維で，一般心筋細胞より大きく，左右の心室の心内膜下に広く連なって収縮刺激の伝搬を担う．特殊心筋も，一般心筋と同様に細胞間結合や筋原線維が存在するが，筋原線維は概して乏しく代わって筋形質に富む．プルキンエ線維はとくに筋形質が豊かで大量のグリコーゲン顆粒を容れている（図I-4-6）．

F．平滑筋

平滑筋細胞（平滑筋線維）は，細長い紡錘形の単核細胞である．核は細長い楕円形で，細胞体中央に位置する．細胞体の径（太さ）は部位によって異なるが，5〜10μm 程度で円形ないし不正楕円形を呈する．細胞体の長さは組織によって異なり，血管壁では20〜30μm，腸管壁では200μm，子宮粘膜で400〜500μm に達する．細胞小器官の多くは核周囲の細胞質に分布し，核の両側にミトコンドリア，ゴルジ装置，粗面小胞体，ポリゾームなどがみられる．筋小胞体は少ない．これ以外の細胞質には，ミオフィラメントの束すなわち筋原線維が細胞体の長軸方向に密に配列する．ミオフィラメントはアクチンあるいはミオシンからなるが，約10〜20：1の割合でアクチンフィラメントが多い（径5〜7 nm）．ミオシンフィラメントの径は10〜12 nm であるが，ほかに径約10 nm の中間径フィラメント intermediate filament が分布する．このフィラメントを構成するタンパクはデスミンである．筋原線維の中には，ところどころに高電子密度小体 dense bodies と呼ばれる構造物が散在する．これは細胞質中のみならず細胞膜の細胞質側にもみられ，アクチンや中間径

第1編　組織学総論

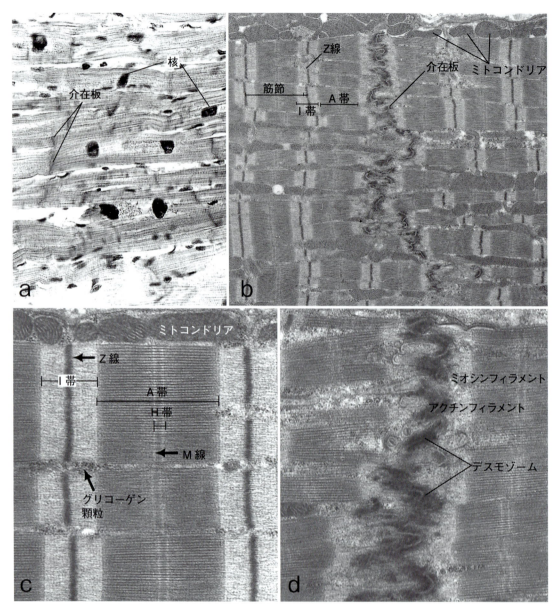

図Ⅰ-4-5　(a)心筋細胞の光顕像　(b) 微細構造　介在板の存在が，骨格筋細胞と大きく異なる．(c)細胞質（筋形質）の拡大象　アクチン，ミオシン，Z線の配列は骨格筋細胞と変わらない．(d) 介在板のデスモゾームアクチンが結合する．(a×340；b×8,000；c×24,000；d×20,000)

フィラメントの結合部位，すなわち横紋筋細胞におけるZ線に相当する．高電子密度小体は，中間径フィラメントの交差部位や，中間径フィラメントと細胞膜の結合部位に位置する．

　平滑筋細胞の収縮もアクチンとミオシンの結合によって起こる．結合機構は横紋筋細胞における場合と類似するが，アクチンとミオシンが規則的に分布しないため，収縮が細胞体全体で起こる場合と，細胞質のある部分から波状的に起こる場合とがある．つまり骨格筋細胞の場合は細胞全体が一時に収縮するか弛緩するかのいずれかであるが，平滑筋細胞では一個の細胞内での収縮運動に時間的なず

118

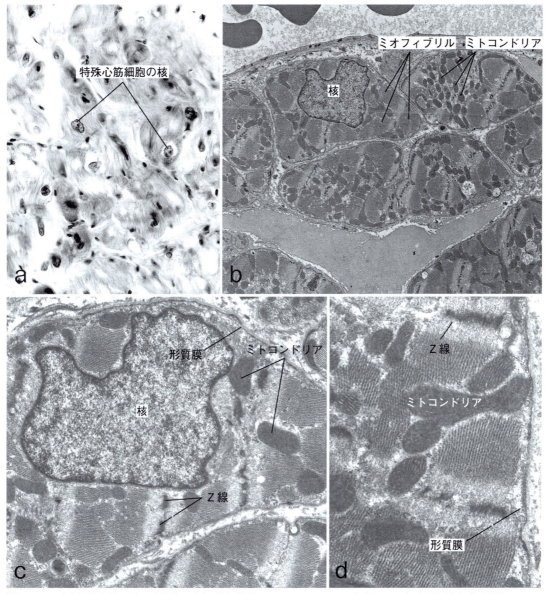

図Ⅰ-4-6 (a)特殊心筋細胞の光顕像 (b)微細構造 ミオフィブリルの分布が，一般心筋細胞と全く異なる．
(c, d) 細胞質(筋形質)の拡大象 筋原線維，Ｚ線の不規則な配列が特徴的である．
(a×340；b×4,000；c×12,000；d×20,000)

れが生じる．この「ずれ」によって平滑筋細胞の収縮は緩やかで，ある程度の持続性が生じる．

平滑筋細胞はデスモソームとギャップ結合によって結合し，隣接細胞間の興奮を伝導する．平滑筋細胞には横紋筋におけるＴ細管は存在せず，細胞膜にＴ細管に代わると考えられている多くの小陥凹(カベオラ caveola)がみられる．平滑筋細胞は骨格筋細胞に比べ，はるかに小型で収縮が緩除であるため，脱分極刺激を細胞内全体にくまなく伝達するＴ細管は発達せず小陥凹が細胞膜に分布してＴ細管に代わる役割を果たされる．Ｌ系となる筋小胞体も存在するが，骨格筋に比べその数

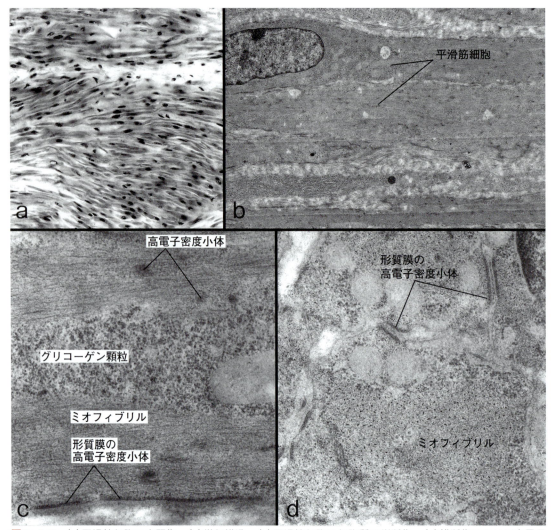

図 I-4-7 (a)平滑筋細胞の光顕像 (b)微細構造 (c)平滑筋細胞の細胞質の縦断像 (d)横断像における高電子密度小体とミオフィブリルの分布を示す微細構造 (a×170；b×3,750；cd×25,000)

は著しく少ない．平滑筋細胞は基底膜を産生し，筋細胞の収縮は基底膜を介して筋内膜のコラーゲン線維や弾性線維に伝えられる(図I-4-7)．

　平滑筋は神経支配によって，一元平滑筋と多元平滑筋に分けられる．一元平滑筋は中腔性器官(腸管，尿管，卵巣)の壁に分布する．収縮は筋原性で，形質膜の伸展やホルモンの刺激はギャップ結合を介して平滑筋細胞の集塊に伝えられる．自律神経系による支配を受

けるが，収縮は律動的で心筋に類似する．
　多元平滑筋は瞳孔括約筋，精管，太い動脈に分布する．収縮は神経原性で，個々の筋細胞が自律神経支配を受ける．筋細胞は脱分極を伴う急速な収縮を行い，骨格筋に類似する．
　平滑筋細胞は，血管壁，消化器，呼吸器，泌尿器，生殖器等の粘膜，皮膚の立毛筋，眼球の瞳孔筋等に分布する．平滑筋細胞には支持細胞としての機能があり，コラーゲン，エラスチン，プロテオグリカンなどの基質を産生し，平滑筋を付着させる．

1. 平滑筋細胞の収縮メカニズム

平滑筋細胞の収縮はアクチンとミオシンの結合によるが，収縮のメカニズムは骨格筋細胞とやや異なる．平滑筋細胞への刺激の伝達は，①神経終末からの脱分極刺激，②ギャップ結合を介した情報伝達，③ホルモンなどの刺激による．刺激を受けた平滑筋細胞では，細胞膜のカベオラを介して筋小胞体の限界膜が刺激され，Ca^{2+} が細胞質中に放出されるか，細胞膜の Ca^{2+} チャンネルが開き，Ca^{2+} が細胞質内に流入する．平滑筋細胞におけるアクチンとミオシンの調節タンパクには，トロポミオシンと Ca^{2+} 結合タンパクのカルモデュリン calmodulin（トロポニンに相当する）がある．細胞質中の Ca^{2+} 濃度が $10^{-6}M$ 以上になると，Ca^{2+} ーカルモデュリン複合体はカルデスモンと結合し，アクチンが解放される．Ca^{2+} ーカルモデュリン複合体はミオシン頭部のミオシン軽鎖キナーゼを活性化し，そのリン酸化反応によってアクチンと結合する．従ってこのアクチンとミオシンの結合では ATP の消費が少ない．アクチンとミオシンが結合すると，その収縮は中間径フィラメントを介して，細胞質あるいは細胞膜の高電子密度小体に達し，筋細胞は長軸方向に収縮する．Ca^{2+} 濃度が $10^{-7}M$ 以下になるとカルモデュリンはアクチンと結合し，アクチンとミオシンの結合が阻害される．

2. 平滑筋細胞の亜型

平滑筋細胞に類似の性状をもつが，筋束を形成せずに独立して存在する特殊な収縮性の細胞がある．

筋上皮細胞 myoepithelial cell は，腺組織（唾液腺，汗腺，乳腺など）の分泌部（腺房）周囲に分布する上皮性起原の特殊な細胞で，平滑筋細胞に類似した構造と機能を有する．筋上皮細胞は長楕円形の細胞体を有し，細胞突起を腺上皮細胞の上に網の目のように伸ばして，これらの細胞を被覆する（図I-2-19）．その形態からかご細胞 basket cell ともいう．筋上皮細胞の核は細胞体の中央に位置している．細胞質にはアクチンフィラメントとミオシンフィラメントが存在し，基底膜を有する．筋上皮細胞は細胞の集団による筋束を形成せず，個々の細胞が長い細胞突起で腺房を抱きかかえ，その収縮・圧縮力によって腺腔内の分泌物を駆出する．

周皮細胞 pericyte は毛細血管内皮細胞や後毛細血管小静脈の周囲に位置する紡錘形の細胞で，アクチンフィラメント，ミオシンフィラメント，基底膜を有する（図I-4-8）．周皮細胞の構造と機能は，筋上皮細胞と同様である．筋上皮細胞と周皮細胞は，ともに自律神経に支配される．

創傷の治癒過程で出現する筋線維芽細胞 myofibroblast はコラーゲン様の基質を産生し，その収縮性によって創面の閉鎖に関与する．

3. 平滑筋細胞の神経支配

平滑筋細胞（平滑筋線維）には自律神経が分布しているが，神経支配の状況はその平滑筋が存在する組織，器官の部位により相違がある．神経支配の状況の違いによって，平滑筋は多元筋 multi-unit smooth muscle，内臓筋 vasceral muscle，およびこれらの中間型 intermediate type の3種に分けられる．

多元筋は，虹彩の瞳孔括約筋，精管壁の平滑筋，大血管壁の平滑筋などで，これらの筋は神経支配が豊富で，殆ど全ての筋細胞が個々に神経支配を受けている．これら筋の収縮は機能的には骨格筋に類似しており，神経からの刺激により収縮が開始され，こうした神経原性 neurogenic な収縮は内臓筋より早い．ギャップ結合（ネクサス）を介する筋細胞相互の刺激伝達機構は確立されていない．

内臓筋は，一元筋 unitary smooth muscle と

もいわれ，消化器，子宮，尿管など管腔を有する内臓壁の筋や小血管壁の筋などがこれに属する．神経支配はあまり豊富でなく，ある程度の数の平滑筋が同一神経の支配下にあり，かつ平滑筋細胞同士はギャップ結合により収縮，弛緩に関する情報を共有している．この種の筋の収縮は筋原性 myogenic であり，収縮は筋形質膜の伸展，ヒスタミン，オキシトシンなどのホルモンなどにより誘発される．従って，機能的には心筋に類似し，律動性収縮 rhythmic contraction と緊張性収縮 tonic contraction がみられる．

中間型は，多元筋と内臓筋の中間型で，約 20〜50％の平滑筋細胞が個々に神経支配を受けている筋がある．平滑筋に分布する自律神経線維は高度に分枝し，神経叢を形成している．自律神経終末の形態は平滑筋の所属する組織，器管により異なっているが，骨格筋にみられるような神経筋接合部はみられない．一般に自律神経終末は平滑筋形質膜から約 0.1μm，時に数μm 離れた筋内膜内に終わり，形質膜と直接接触しているものは少ない．

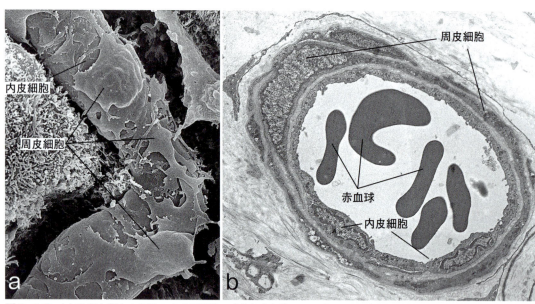

図 I -4-8　(a)毛細血管内皮細胞の走査電顕像　(b)内皮細胞とその周囲の周皮細胞の透過電顕像
　　　　　（a×2,800；b×4,000）

第4章 筋組織

到達目標

1) 筋組織の細胞要素と細胞外基質が説明できる．
2) 筋細胞を形態と機能に基づいて分類し，それぞれの特徴を比較説明できる．
3) 骨格筋細胞の大きさ，構造，収縮に関わる要素と機能が説明できる．
4) 骨格筋細胞の収縮と弛緩の調節要素について，その構造と機能が説明できる．
5) 骨格筋細胞のA帯，I帯，H帯，M線，Z線(Z盤)，筋節が説明できる．
6) 骨格筋細胞における収縮時と弛緩時のアクチンとミオシンの位置関係を図示し説明できる．
7) 骨格筋細胞のL系，T細管の構造と機能が説明できる．
8) 骨格筋細胞においてアクチンとミオシンが結合する分子メカニズムが説明できる．
9) 骨格筋細胞の神経筋接合部の構造と刺激の伝達機構が説明できる．
10) 心筋細胞の構造を，骨格筋と比較して説明できる．
11) 特殊心筋の分布，構造と機能を，一般心筋と比較して説明できる．
12) 平滑筋の分布と一般的な構造が説明できる．
13) 平滑筋細胞の構造と収縮機構が説明できる．
14) 一元平滑筋と多元平滑筋の違いが説明できる．
15) 平滑筋細胞の亜型が説明できる．

5 神経組織

A. 概説

　神経系 nervous system は，生体の内部環境あるいは外部環境からのさまざまの刺激あるいは情報を受容し，それを中枢で統合するとともに，それに基づき種々の効果器となる組織・器官に適切な反応を起こさせる神経細胞 nervous cell（ニューロン neuron）の集団である．神経系の機能は，神経細胞自身の興奮性の発現と同時に，神経細胞から神経細胞へ，あるいは神経細胞から他の細胞に興奮を伝達することにある．生体の内外からの情報を受け取り，それを神経細胞に伝えるのは受容器 receptor organ あるいは感覚器 sensory organ と呼ばれる細胞群である．逆に，神経細胞から情報あるいはシグナルを受けて活動する細胞群を効果器 effector という．神経系はこの両者の間を連絡し，有機的に統合する細胞性ネットワーク（神経細胞とその支持細胞の集合体）を構成し，生体内の伝導路ならびに統合器として機能する．

　神経系は脳・脊髄の中枢神経系 central nervous system と，中枢神経系と末梢器官を結ぶ神経線維束ならびにこれを中継する神経節からなる末梢神経系 peripheral nervous system に分けられる．さらに機能的には，体性神経系 somatic nervous system と自律神経系 autonomic nervous system に分けられる．

　中枢神経系を構成する主たる細胞は神経細胞とその突起，および神経膠細胞（グリア細胞）neuroglia, glial cell とからなる．末梢神経系は神経細胞とその突起，神経膠細胞であるシュワン細胞 Schwann cell および外套細胞 satellite cell が主体をなす（表 I-5-1）．

　隣接する神経細胞間，あるいは神経細胞と他の細胞との間の興奮の伝達は，シナプス synapse によって行われる[1]．シナプスでは神経細胞の脱分極によって神経伝達物質が放出

```
●神経組織 nervous tissue ←── 神経細胞 neuron
                              神経膠細胞 neuroglia
                                ├ 上衣細胞 ependymal cell
                                ├ 星状膠細胞 astrocyte
                                ├ 稀突起膠細胞 oligodendrocyte
                                └ 小膠細胞 microglia
                              シュワン細胞 Schwann cell
                              外套細胞 satellite cell
```

表 I-5-1　神経組織の構成細胞

---

[1] 現在，ニューロンとニューロンの間の情報伝達はシナプスを介して行われていることは自明のことであるが，この存在の有無については多くの議論がなされてきた．1906年11月11日，ストックホルムで行われた二人の神経解剖学者（カミロ・ゴルジとラモニ・カハール）によるノーベル医学生理学賞の受賞講演は後世にまで語られるものであった．ゴルジはゴルジ染色法という神経細胞を銀染色する方法を開発し，その詳細な標本観察から神経細胞同士は突起で連続しているという網状説を唱えていた．一方，カハールはゴルジ染色を用いた観察から，ゴルジと異なる結論を導いた．すなわち，個々の神経細胞には神経細胞体，軸索，樹状突起が存在し，神経細胞同士は連続することはなく，接している（シナプスしている）と結論していた．受賞講演でも二人は自己の説を主張し，お互いが譲り合うことはなかったという．シナプスの存在が明らかになったのは電子顕微鏡の出現後であった．

され，これが隣接する神経細胞の興奮や抑制，そして効果器の反応を引き起こす．効果器には体性神経系のものとして骨格筋細胞，自律神経系のものとして平滑筋細胞，心筋細胞，腺細胞，腺房の筋上皮細胞，毛細血管の周皮細胞などがある（図Ⅰ-5-1）．

神経細胞は，他の細胞と同様に，形質膜によって細胞内外のイオンの濃度勾配を一定に保つ．特にNa^+濃度が細胞外で高いことが，膜電位 membrane potential（静止膜電位 resting membrane potential）を生む．神経細胞の興奮によって形質膜の透過性が変化し，細胞内外でのNa^+濃度が逆転する脱分極 depolarisation が生じる．この脱分極が神経細胞に活動電位 action potential あるいはインパルス impulse を起こし，それが形質膜に沿って伝わる．これが興奮の伝導である．活動電位が通過後は再分極 repolarisation が起こり，静止膜電位が回復する．

B．神経細胞

神経細胞をニューロン neuron という．ニューロンは，神経細胞体とそこから出る2種の細胞突起，すなわち神経突起（軸索）と樹状突起とで構成される．神経細胞の核は大型で，拡散性のクロマチン（染色質）を持ち，核小体は明瞭に見られる．また細胞質内では，アクチンフィラメント，中間径フィラメントに属する神経細線維（ニューロフィラメント neurofilament）および神経細管 neurotubule（微小管）が細胞骨格を形成する．微小管はミトコンドリアや神経伝達物質を含むシナプス小胞の軸索輸送を行う．微小管の表面にはダイニン，キネシンなどのモーター分子が存在し，この微小管輸送系によって細胞小器官の輸送が行われる．細胞体から神経終末に向かう順行性軸索輸送はキネシンをモーター分子として行われ，終末から細胞体に向かう逆行性軸索輸送は主にダイニンによって行われる．

核の近くに位置するゴルジ装置では，神経伝達物質が産生される．従ってリボゾームと粗面小胞体が多く，その集塊は塩基性色素に好染するためニッスル小体 Nissl body と呼ばれる．粗面小胞体は細胞体内に限局し，軸索内や軸索基部には分布しない．一方，滑面小胞体は細胞体のみならず軸索や樹状突起内にも存在する．神経伝達物質はゴルジ装置で合

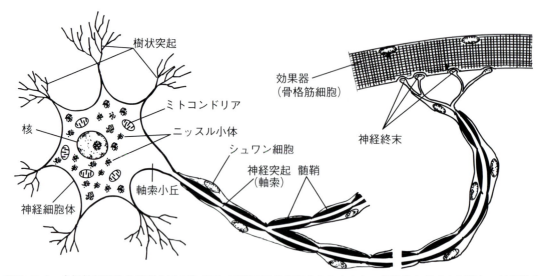

図Ⅰ-5-1　多極神経細胞の構造を示す模式図　刺激は樹状突起から入力され，細胞体と軸索を伝導し，神経終末から効果器となる細胞に伝達される．

成が完了するとシナプス小胞内に入り，微小管に沿って神経終末のシナプスに運ばれる．シナプスでは小胞の内容物が細胞外に放出され，シナプス結合している細胞に刺激が伝達される．ミトコンドリアは細胞体と軸索内の両方に観察され，特に軸索内のミトコンドリアは細長い形態を示す．ミトコンドリアは，形質膜でのイオン勾配維持に必要なエネルギーを供給する．ライソゾームも多く，細胞膜や細胞小器官の生成に伴う分解が活発に行われ，加齢によって残渣小体が増加する．

樹状突起 dendrite は1個の細胞体から複数派生し，受容した隣接する神経細胞からの情報や他のニューロンからの興奮（インパルス）

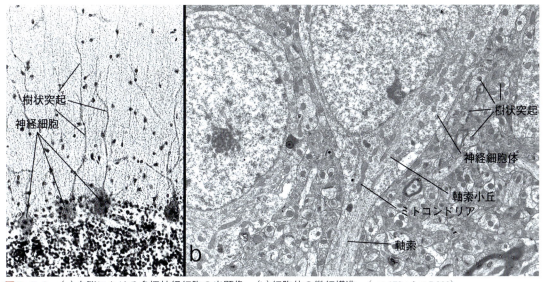

図I-5-2 (a)小脳における多極神経細胞の光顕像　(b)細胞体の微細構造　(a×170；b×5,000)

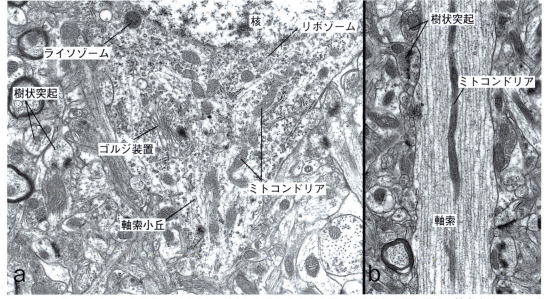

図I-5-3 (a)神経細胞の細胞体の軸索小丘　(b)細胞体から出た直後の軸索突起の微細構造　軸索小丘には，ゴルジ装置，ミトコンドリアなどの細胞小器官が分布する．軸索では微小管が長軸方向に密に分布する．髄鞘はまだ形成されていない．(a×12,000；b×10,000)

127

を細胞体と軸索に伝える．感覚性のニューロンの場合は，ここで刺激を受容する．感覚神経の場合，受容器は樹状突起の先端にある．軸索突起 axon は細胞体から細く長く同径のまま伸び出ている突起で，細胞体の軸索小丘 axon hillock から伸び，その末端部分（シナプス）で細胞体に起こる興奮を他のニューロンや効果器となる細胞に伝える．通常，1細胞体で1本のみの神経突起を軸索と呼ぶが，偽単極性神経細胞では，細胞体からの遠心性インパルスと，細胞体への求心性インパルスとを伝える2本の軸索がある．ニューロンは興奮を伝える方向から3つに分類される．感覚ニューロン sensory neuron は，生体のさまざまな部位で受けた情報を脳・脊髄に伝える．運動ニューロン motor neuron は，脳・脊髄

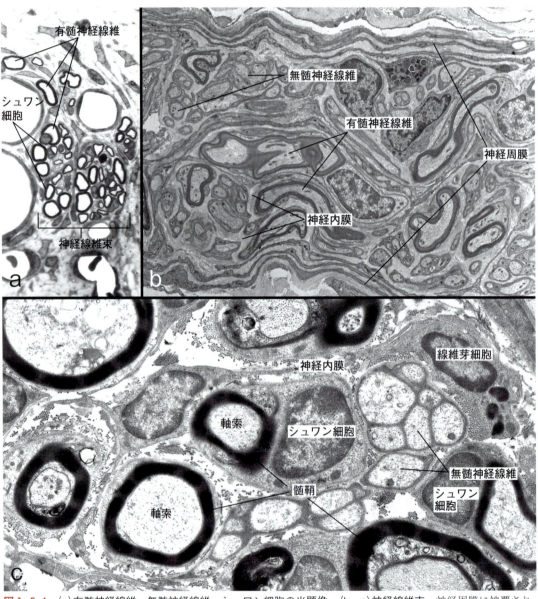

図 I -5-4 (a)有髄神経線維，無髄神経線維，シュワン細胞の光顕像 (b, c)神経線維束 神経周膜に被覆され，1本1本の神経線維の間には神経内膜が存在ている．シュワン細胞は数本の無髄神経線維を包んでいる．
(a×340；b×3,000；c×8,250)

からのシグナルを筋組織と腺組織に伝える．そして介在ニューロン interneuron は，感覚ニューロンから運動ニューロンへと興奮を伝える(図Ⅰ-5-2, 3)．

軸索突起の表面は中枢神経においても末梢神経においても神経膠細胞の細胞膜によって何重にも取り囲まれている．この軸索を覆う構造物を髄鞘またはミエリン鞘 myelin sheath という．これは末梢神経ではシュワン細胞 Schwann cell，中枢神経では稀突起膠細胞 oligodendrocyte の形質膜が重層化し，軸索を覆ったものである．髄鞘は形質膜そのものでリン脂質に富む．シュワン細胞が形成する髄鞘は100μmから1mmの間隔で途切れ，

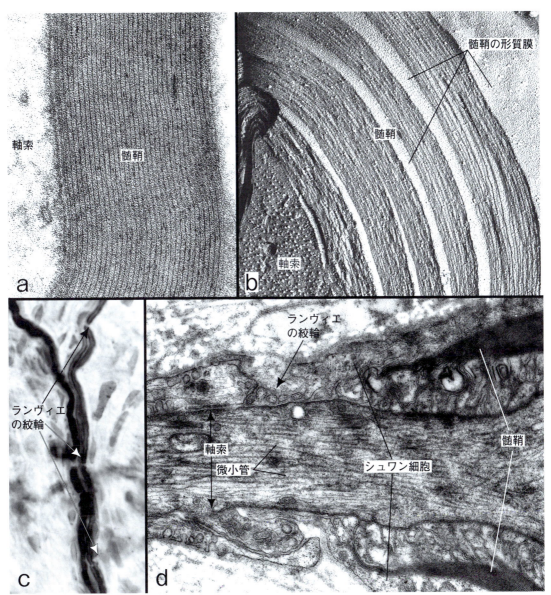

図Ⅰ-5-5 (a)髄鞘の超薄切片像 (b)凍結割断レプリカ像 髄鞘が形質膜から構成されることが分かる．(c)単離した有髄神経線維の髄鞘をオスミウム酸で染色し実体顕微鏡で見ると，髄鞘が途切れるランヴィエの絞輪が明瞭に見られる．(d)電顕像では，ランヴィエの絞輪の部分で軸索が完全に露出していることが分かる．(a×90,000；b×50,000；d×22,500)

ここをランヴィエの絞輪 node of Ranvier という．リン脂質を主体とする髄鞘は電気抵抗が高く形質膜の脱分極が起きないため，軸索突起での興奮の伝導はランヴィエの絞輪間（髄鞘による被覆部分）を次々と跳び越えて跳躍するように伝わる．このような伝導を跳躍伝導 saltatory conduction といい，その速さは 3〜100 m/秒である．髄鞘を欠く無髄神経線維の興奮の伝導速度が 0.5〜2 m/秒であるから，跳躍伝導がいかに速いかが分かる．ニューロンに興奮を伝える活動電位は樹状突起から細胞体に求心性に入力され，これが細胞体から軸索に沿って伝導し，末端のシナプスで他のニューロンや効果器に伝達される（図Ⅰ-5-4, 5）．

1．神経細胞の分類

神経細胞は細胞体から伸長している軸索と樹状突起の数と配置に基づき次のように分類される．

① 単極神経細胞 unipolar nerve cell：
細胞体から神経突起（軸索）が1本だけ出る．

② 双極神経細胞 bipolar nerve cell：
樹状突起と神経突起（いずれも軸索）が1本ずつ，細胞体の反対の極から派生する．嗅覚，視覚，平衡覚を受容する神経細胞はこのタイプである．

③ 偽単極神経細胞 pseudounipolar nerve cell：
神経突起（軸索）の基部と，同径で細く長い軸索としての形態を持つ1本の樹状突起の基部とが細胞体の共通部分から起こる．事実上，軸索が2本であるが，一方が遠心性刺激，もう一方が求心性刺激を伝える．多くの一次感覚神経細胞（感覚ニューロン sensory neuron）はこのタイプである．

④ 多極神経細胞 multipolar nerve cell：
神経細胞では最も多く見られるタイプで，細胞体から1本の神経突起（軸索）と複数の樹状突起が派生する．体性運動神経系の神経細胞（運動ニューロン motor neuron）がこのタイプである．

⑤ 無極神経細胞 apolar nerve cell：
突起のない神経細胞で，神経細胞として分化，機能する以前の神経芽細胞の形態である．

2．神経線維

神経線維とは軸索突起そのものを指す．軸索が髄鞘 myelin sheath（ミエリン鞘）で覆われる場合，その形成を担うのは髄鞘形成性のグリア細胞であり，末梢神経ではシュワン細胞 Schwann cell，中枢神経では稀突起膠細胞 oligodendrocyte である．

神経線維は，髄鞘とグリア細胞の有無によって，①有鞘有髄神経線維 myelinated nerve fibers with Schwann's sheath，②無鞘有髄神経線維 myelinated nerve fibers without Schwann's sheath，③有鞘無髄神経線維 unmyelinated nerve fibers with Schwann's sheath，④無鞘無髄神経線維 unmyelinated nerve fibers without Schwann's sheath に分類される．

末梢神経系の有髄神経線維では，軸索の周りにシュワン細胞の形質膜からなる多層・同心円状の被覆構造すなわち髄鞘（ミエリン鞘）を形成する．この過程では，シュワン細胞がまず軸索を包み込み，やがて軸索への形質膜の巻きつきが多層化して，さらにそれらが互いに癒着し，巻きついた部分のシュワン細胞細胞質が完全に排除されることで，形質膜脂質層のみが緊密に巻きついた髄鞘となる．個々のシュワン細胞は長い軸索の一部のみを覆うため，髄鞘の継ぎ目には軸索の狭い露出部分が生じる．この部分をランヴィエの絞輪 node of Ranvier とよぶ．神経線維を伝わる活動電位の速さは髄鞘の有無と軸索の太さに比例し，有髄線維の活動電位は無髄神経線維よりはるかに速い．これは活動電位の基となる形質膜の連続的な脱分極が電気抵抗の高い髄鞘によって防がれるため，活動電位が絞輪と絞輪の間を跳躍するように伝わるからであ

る．これを跳躍伝導という．ランヴィエの絞輪は電気抵抗が低く，イオンの透過による脱分極が絞輪部分を次々と選んで飛び移るように生じる．絞輪間の距離は$100\mu m$から$1 mm$あり，この絞輪間距離に応じて跳躍伝導の速さは毎秒$3\sim 100 m$に達する．

径の小さい神経線維は，シュワン細胞の細胞質に包まれるのみで形質膜の巻込みすなわち髄鞘を欠く．このような神経線維を無髄神経線維という．軸索はシュワン細胞に包まれるが，神経線維とシュワン細胞の関係は必ずしも1対1ではなく，ひとつのシュワン細胞が幾つかの軸索を包むこともある（図Ⅰ-5-4,7）．有髄神経線維と異なり，活動電位は形質膜の連続的な脱分極によって伝わるため，活動電位の伝導速度は軸索の太さにもよるが，通常は$0.5\sim 2 m/秒$程度に過ぎない．

3．末梢の神経線維束の構造

末梢神経 peripheral nerve には体性神経系および自律神経系のさまざまな神経線維が含まれ，1本の神経を作るため多くの神経線維が集合した神経線維束を形成する．末梢神経内を走行する神経線維の細胞体は，神経節，神経叢あるいは中枢神経内に存在する．肉眼的な末梢神経は，神経線維束，シュワン細胞，それらを包む線維性結合組織の被膜から構成される．この結合組織の被膜には，神経内膜 endoneurium，神経周膜 perineurium，神経上膜 epineurium の3種がある．被膜結合組織は主にコラーゲン線維からなる．神経上膜は，神経線維束全体を束ねる厚い密性結合組織である．神経周膜は，数本から数10本の神経線維束を包む．神経内膜は少数の毛細血管と線維芽細胞からなる疎性結合組織で，神経線維束内の1本1本の有髄・無髄神経線維を容れている（図Ⅰ-5-4）．

末梢神経は，中枢，受容器となる感覚器官および効果器となる種々の細胞（筋や腺）の間を連絡する．神経線維には，中枢に対して求心性の神経線維と遠心性の神経線維がある．求心性神経線維は，生体の内外からの種々の情報を中枢神経系に伝える．特に感覚を伝える求心性神経線維を感覚神経 sensory nerve という．一方，遠心性神経線維のうち中枢神経系からのインパルスを効果器に伝える神経線維を運動線維 motor nerve という．また感覚神経と運動神経の両線維を含むものを混合線維 mixed nerve という．

C．神経膠細胞（グリア細胞）

神経膠細胞（グリア細胞）neuroglia, glial cell は物理的・代謝的な側面からニューロンを支持・保護する細胞群である．神経膠細胞の数はニューロンの10倍以上ある．中枢神経系に存在する神経膠細胞には星状膠細胞 astrocyte，稀突起膠細胞 oligodendrocyte，小膠細胞 microglia，上衣細胞 ependymal cell などがある（表Ⅰ-5-1，第2編第7章）．末梢神経系ではシュワン細胞 Schwann cell，外套細胞 satellite cell がある．

シュワン細胞は外胚葉に由来する単核の細胞で，少数のミトコンドリアや小型のゴルジ装置を持つが，他の細胞小器官の発達は乏しい．シュワン細胞は神経線維よりも再生力が高いため，神経線維が切断された場合はシュワン細胞が増殖し，切断端からの神経線維の再生を誘導する．シュワン細胞の存在は，切断あるいは損傷を受けた再生に必須である．末梢神経では軸索はシュワン細胞に包まれ，構造および機能上の保護と支持を受ける．太い神経線維では，その周りにシュワン細胞の細胞膜が何層もの同心円状の被覆層を形成する．このような神経線維を有髄神経線維 myelinated nerve fiber という．一方，径の小さい神経線維は，シュワン細胞の細胞質に包まれるのみで髄鞘を欠く．このような神経線維を無髄神経線維 non-myelinated nerve fiber という（図Ⅰ-5-4）．

D. シナプスと神経筋接合

　シナプス synapse は，一つの神経路内で神経細胞同士を結合させたり，神経細胞とその効果器となる細胞を結合する特殊な構造である．シナプスには次の様な形態がある．①隣接する神経細胞の軸索と樹状突起の間に形成されるシナプス，②軸索と神経細胞体の間のシナプス，③軸索と軸索の間のシナプス，④軸索と平滑筋細胞の間のシナプス，⑤軸索と骨格筋細胞の間のシナプス，⑥一次知覚受容細胞と樹状突起の間のシナプス，⑦樹状突起間の間のシナプス，⑧樹状突起と神経細胞体の間のシナプスなどである．神経細胞と骨格筋細胞の間の神経筋接合 neuromuscular junction を特に運動終板 motor end plate という．シナプスにおけるインパルス impulse の伝達方向は一方向であるが，それに対応する細胞の反応性は興奮(促進)的あるいは抑制的である．これらをそれぞれ，興奮性シナプス excitatory synapse あるいは抑制性シナプス inhibitory synapse という．

　シナプスの構造は比較的単純で，その基本構造や情報伝達のメカニズムはさまざまな神経系を通じて共通する．シナプスでは刺激を伝える神経突起の末端部分が膨らみ，膨大部ないしシナプスボタン synaptic bouton を形成する．このシナプスボタンは髄鞘に包まれず，次の神経細胞あるいは効果器の細胞の形質膜とは 20〜30 nm の狭い細胞間隙(シナプス裂 synaptic cleft)で隔てられる．シナプスボタンにはミトコンドリアや径 20〜65 nm のシナプス小胞が密に分布し，シナプス小胞内には神経伝達物質 neurotransmitter が含まれる．シナプス小胞は小胞体の末端部から出芽性に形成される．

　シナプス小胞はシナプス裂に面したシナプスボタンの形質膜(シナプス前膜 pre-synaptic membrane)の付近に集積し，この部分に活動電位が来ると内容物をシナプス裂に放出する．活動電位がシナプス前膜に達すると，シナプス前膜の Ca^{2+} チャネルが開き，Ca^{2+} が細胞内に流入する．Ca^{2+} 流入が刺激となってシナプス小胞は前膜に結合し，内容物(神経伝達物質)を細胞外のシナプス裂に放出する．シナプス前膜に結合したシナプス小胞の膜は，細胞内に被覆小胞 coated vesicle として回収され，ライソゾーム系に移行した後に，シナプス形成に再利用される．シナプス前膜から放出された神経伝達物質はシナプス裂内に拡散し，相対する細胞の形質膜(シナプス後膜 post-synaptic membrane)に存在する受容体分子に結合する．このことによって刺激が相対する細胞に伝えられるとシナプス後膜の興奮(Na^+ チャネルが開き，Na^+ が細胞内に流入する)あるいは抑制(Cl^- チャネルが開き，Cl^- が細胞内に流入する)が引き起こされ，それぞれ脱分極方向への活動電位あるいは過分極方向への電位が発生する．これを刺激の伝達といい，軸索内で興奮の伝わる伝導と区別される．

　神経伝達物質の化学的性質は神経系の部位によって異なるが，シナプス伝達の基本的な仕組みは共通する．末梢神経系では，神経伝達物質としてアセチルコリン(運動神経末端，副交感神経末端)とアドレナリン，ノルアドレナリン(交感神経末端)が知られている．このような化学的シナプスのほかに，ギャップ結合を通じてのイオンの細胞間移動による電気的シナプスも存在する．

　運動終板は基本的にはシナプスと同様の構造を示すが，1本の軸索の末端部が幾つもに分枝して多くの骨格筋細胞に結合しそれらの運動性を支配する．運動終板では軸索は髄鞘を失い，大きく球状に膨んだ終末突起を作る．骨格筋細胞との接合部分では末端部がヒダ状の突起に膨らみ，骨格筋細胞の形質膜の凹凸と嵌合する．この突起内には多くのシナプス小胞が集積し，ここで骨格筋細胞に対してシナプス伝達が行われる．終末突起に相対

する骨格筋細胞の形質膜には，接合部ヒダ junctional fold と呼ばれる櫛状のヒダが形成される（図Ⅰ-5-6）．運動終板のシナプス小胞から神経伝達物質の一つであるアセチルコリンが放出されると，骨格筋細胞の形質膜の透過性が亢進し，Na^+ が筋細胞内に流入して形質膜の脱分極が起こる．これが T 細管の形質膜を介して L 系（筋小胞体）に伝えられて生じる L 系の Ca^{2+} チャネル開放が筋収縮の引き金となる．チャネルから Ca^{2+} が細胞質内に放出されると骨格筋細胞の収縮が始まる．

E．神経終末

神経終末は，末梢の組織から中枢へ，あるいは中枢から末梢の効果器に刺激を伝達する．それぞれを求心性神経終末 afferent nerve ending あるいは遠心性神経終末 efferent nerve ending という．

求心性神経終末は，生体の内外からの刺激あるいは情報を中枢神経系に伝える．この刺激あるいは情報には，化学的刺激（味，血液のガス分圧，pH），物理的刺激（触，圧，音，光），そして温熱的刺激がある．これらの刺激は神経終末部分で膜電位に変換され，活動電位として神経線維を伝わり，その情報は最終的に中枢で統合される．このように求心性神経終末には受容器としての機能がある．遠心性神経終末は，筋細胞，脈管，腺細胞などに分布しその活動を調節する．

末梢神経の終末装置の分類
1）求心性神経終末
① 自由神経終末 free nerve ending：
歯髄の象牙芽細胞や口腔粘膜上皮内に分布する．皮膚にも広く分布する．
② 知覚装置：
筋紡錘 muscle spindle のほか，マイスナー小体 Meissner corpuscle，ファーター・パチニ小体 Vater-Pacinian corpuscle，ルフィニ小体 Ruffini corpuscle などの被覆性神経終末 encapsulated nerve endings が皮膚，口腔底，唾液腺導管，歯根膜などに分布する．

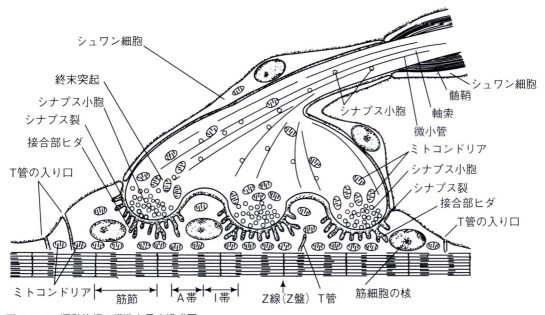

図Ⅰ-5-6　運動終板の構造を示す模式図

2）遠心性神経終末

① 体性運動経終末：
　運動終板が骨格筋細胞に分布する．

② 自律神経終末：
　自律神経終末が平滑筋細胞や腺房に分布する．腺に分布して分泌を支配するものを分泌神経 secretory nerve とよぶことがある．

1．求心性神経終末

　求心性神経終末には，受容器としての機能があり，生体の内外からの刺激あるいは情報を中枢神経系に伝える．この刺激あるいは情報には，化学的刺激（味，血液のガス分圧，pH），物理的刺激（触，圧，痛，音，光），浸透圧刺激，そして温熱的刺激がある．これらの刺激は神経終末で膜電位に変換され，活動電位として神経線維を伝わり中枢で一定の情報に統合される．

　これらの受容器は神経節ニューロンの樹状突起末端部に相当し，特殊な結合組織の被覆構造の有無によって被覆性神経終末と自由神経終末に分類される．これに対し，特殊化した感覚上皮細胞が末梢神経とシナプス結合するものがある．口腔粘膜に存在するメルケル触覚小体（メルケル細胞 Merkel cell）や味蕾の味細胞 taste cell がその例で，感覚上皮細胞である味細胞は化学シナプスを介して受けた化学的刺激を神経終末に伝える（**第3編第11章**）．

1）自由神経終末

　自由神経終末 free nerve ending は，触覚，冷温覚，痛覚などを受容する．自由神経終末の突起は，シュワン細胞や髄鞘を失ってその一部は上皮内にも侵入する（**図 I -5-7, 8**）．

2）感覚上皮細胞

　ニューロンに類似した構造と機能を持ちながら，ニューロンとは区別される細胞群をパラニューロン paraneuron という．パラニューロンには内分泌細胞の一部と感覚細胞があり，味刺激（味覚）の受容に関わる味蕾の味細胞や表皮で触刺激を受容するメルケル細胞もパラニューロンの一種と考えられる．メルケル細胞は上皮細胞層内に入り込んでいる自由神経終末とシナプスを形成している（**図 I -5-8**）．

3）被覆性知覚神経終末

　生体表面と深部の感覚に関わる受容器には，神経線維の周囲に被覆構造を持つものがあり，これを被覆性知覚神経終末 encapsulated sensory nerve ending という．被覆性知覚神経終末では，神経終末となる神経線維をさまざまな厚さの結合組織性被膜あるいは神経膠性被覆が包み，触覚や圧覚を受容する．このため機械的受容器あるいは圧受容器と呼ばれる．被覆性知覚神経終末には

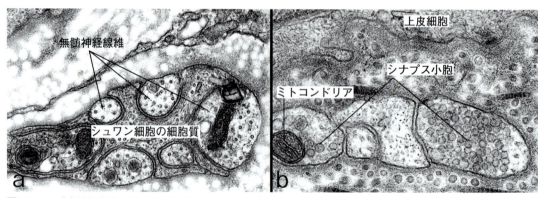

図 I -5-7　(a)神経終末に近い無髄神経線維とシュワン細胞終末の微細構造　(a×30,000；b×40,000)　(b)多くのシナプス小胞を含む上皮直下の自由神経

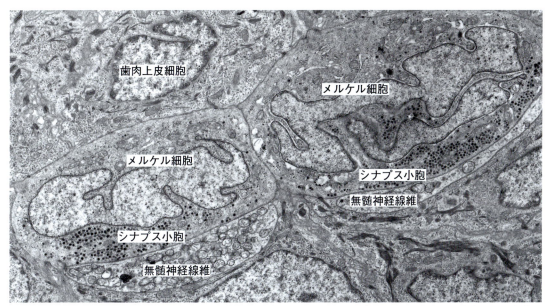

図Ⅰ-5-8 歯肉上皮に分布するメルケル細胞の微細構造　メルケル細胞は多くのシナプス小胞を有し，上皮内の神経終末との間にシナプスを形成している．（×7,500）（本図は東京歯科大学 田崎雅和博士のご提供による）

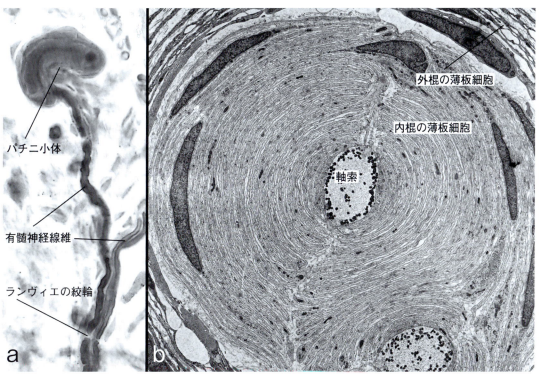

図Ⅰ-5-9　(a)パチニ小体の実体顕微鏡像　(b)微細構造　（b×3,500）

パチニ小体Pacinian corpuscle，マイスナー小体Meissner corpuscle，ルフィニ小体Ruffini corpuscleなどの型があるが，それらの基本構造には類似性がある．

パチニ小体の有髄神経線維は，終末部分で髄鞘を失って無髄の軸索となり，この軸索部分を上皮様の線維芽細胞が同心円状あるいは層板状に多層化して覆っている．多層化の程度は各小体で異なり，大きさも直径が0.5〜3 mmとさまざまである．大きいものは米粒大で肉眼でも観察できる．パチニ小体の厚い被覆層を構成している層板は内棍と外棍とに分けられる．外棍の層板を作る薄板細胞の細胞間隙には，少量のコラーゲン線維が散在する．層板を構成する薄板細胞には細胞小器官が少なく，細胞膜に多くの小陥凹caveollaeがある．これらの薄板細胞は軸索に圧刺激を伝達すると考えられる．内棍の薄板細胞はシュワン細胞に由来し，外棍の薄板細胞は結合組織細胞に由来すると考えられている．パチニ小体は，真皮深層，腸間膜，男性および女性の外生殖器，唾液腺分泌導管の周囲などさまざまな組織に分布する(図Ⅰ-5-9)．

マイスナー小体には触覚小体の名があるが圧覚も受容し，無毛部の皮膚(手掌，指先，足底，口唇など)の真皮乳頭に分布する．マイスナー小体では，神経軸索の周囲を多層化したシュワン細胞が覆っている．ルフィニ小体の構造はもっと単純で，シュワン細胞および髄鞘を失った軸索の周囲をコラーゲン線維の被覆層が取り巻き軸索はそうしたコラーゲン線維上に終わっている．ルフィニ小体は皮下組織に多いほか，歯根膜にも類似の神経終末が存在する．

2．遠心性神経終末

遠心性神経終末には，体性運動神経の終末と自律神経終末がある．体性運動神経の終末は骨格筋細胞に分布し，骨格筋細胞との間に運動終板motor end plateを作る(図Ⅰ-5-6)．

自律神経終末は，内臓の平滑筋，心筋，脈管，腺に分布する．自律神経終末はシュワン細胞を伴う無髄の神経線維で，効果器を構成する細胞に，シナプス結合し．平滑筋細胞や心筋細胞の運動性，脈管の拡張と収縮，腺の分泌制御に関わる．

到達目標

1) 神経系が分類できる．
2) 末梢神経の一般的な組織構造が説明できる．
3) 神経細胞を形態により分類し，それぞれの特徴が説明できる．
4) 多極神経細胞の一般的な微細構造を図示し説明できる．
5) 多極神経細胞の細胞体，樹状突起，軸索，終末部の構造とそれぞれの機能が説明できる．
6) 軸索の構造とシュワン細胞が作る髄鞘の構造が説明できる．
7) ランヴィエの絞輪の構造と興奮の跳躍(絞輪間)伝導のメカニズムが説明できる．
8) 有髄神経線維と無髄神経線維の構造と機能の違いが説明できる．
9) シナプス小胞の軸索内輸送の分子メカニズムが説明できる．
10) シナプスの微細構造と神経細胞間におけるシナプス伝達のしくみが説明できる．
11) 運動終板の構造を図示し，興奮伝達のメカニズムが説明できる．
12) 自由神経終末と被覆性神経終末の種類，構造と機能が説明できる．
13) シュワン細胞の構造と末梢神経再生時の役割が説明できる．

第2編 組織学各論

第1章	免疫系	139
第2章	循環器系	151
第3章	消化器系	159
第4章	呼吸器系	177
第5章	泌尿・生殖器系	187
第6章	内分泌系	199
第7章	神経系	213

1 免疫系

A. 概説

　リンパ性組織 lymphoid tissue は，抗体産生すなわち液性免疫を主体として機能する生体の防御機構に関与する組織で，基本的な構成要素はリンパ球浸潤 lymphocyte infiltration とリンパ小節である．リンパ性組織が構成する器官をリンパ性器官 lymphoid organ といい，被膜で覆われる．こうしたリンパ性器官は，リンパ管による直接的な接続，あるいは，血管系を介する免疫担当細胞の流れによって，相互の機能的な連絡を有している．リンパ管は盲端である毛細リンパ管に始まる一方通行のリンパ液の流路で，鎖骨下静脈と内頸静脈が合する静脈角 venous angle（左上半身と下半身のリンパ液を集める胸管 thoracic duct は左静脈角に注ぐ）に連絡し，心臓血管系と合流する．血球（赤血球，白血球，血小板）のうち，血管外に遊走できるのは白血球だけであり，リンパ球を除いて一度血管外に出ると血管内に戻ることはない．しかし，リンパ球はリンパ管，間質，血管を行き来し，生体中を巡回している．リンパ性器官にみられる高内皮細静脈 high endothelial venule は，リンパ球が血管外に遊走する経路の一つである．

　リンパ球は骨髄のリンパ系造血細胞が一次（中枢性）リンパ性器官 primary (central) lymphoid organ で増殖・分化し，二次（末梢性）リンパ性器官 secondary (peripheral) lymphoid organ に移動してその機能を発揮する．一次リンパ性器官には胸腺，骨髄，鳥類ではファブリキウス囊があり，増殖・分化の場の違いによりTリンパ球（T細胞）T lymphocyte (T cell) とBリンパ球（B細胞）B lymphocyte (B cell) という2つのリンパ球集団が形成される．Tリンパ球は骨髄で産生され胸腺で免疫担当能力を獲得し分化・成熟する．Bリンパ球は骨髄で産生され，骨髄で分化・成熟する．なお，鳥類のファブリキウス囊は，人の骨髄に相当する器官である．二次リンパ性器官は，免疫応答が行われる場であり，リンパ節 lymph node，扁桃 tonsil，虫垂 appendix vermiformis，脾臓 spleen がある．このほかに，粘膜に付属したリンパ組織，すなわち，消化管，呼吸器，泌尿生殖器などの粘膜上皮直下には，びまん性リンパ球浸潤やリンパ小節 lymph nodule がみられ，抗原や異物が管腔側から粘膜上皮を通して侵入することに備えている．これを粘膜関連リンパ組織（粘膜付属リンパ組織）mucosa-associated lymphoid tissue (MALT) という．

　リンパ性器官には，共通した構造上の特徴がある．すべてのリンパ性器官は，線維性結合組織の被膜 capsule に覆われている．被膜に覆われた器官の内部を，実質あるいは髄 pulp という．実質は器官特有の機能を果たす場である．胸腺とリンパ節では，実質は器官辺縁部の皮質 cortex と中心部の髄質 medulla に分けられる．また胸腺とリンパ節，脾臓では，被膜の結合組織は実質内に侵入して器官の骨組みを作る．実質の基本骨格は，胸腺は上皮性，それ以外は結合組織性の細網細胞 reticular cell と細網線維 reticular fiber による網工が発達し，その中に多数のリンパ球が存在する．なお，細網細胞は細網線維の外表面を覆っている．

B. 胸腺

　胸腺は胸腔内にあり，心臓の前上方で胸骨の後面に位置する．胸腺はリンパ性器官の中枢，すなわちTリンパ球が分化・成熟する場である．器官の実質は，左葉と右葉に分かれている．実質は思春期以降，加齢とともにしだいに萎縮し，成人ではほとんど脂肪組織に置換されている．胸腺の基本構造は3つある．まず，①器官の表面を覆う結合組織性の被膜，②被膜の結合組織が実質内に侵入して形成する小葉間結合組織または中隔，そして③実質を形成し，小葉間結合組織によって区画に分けられた小葉である．各小葉は，リンパ球の密度の高い周辺部の皮質と，リンパ球の密度の低い中心部の髄質に分けられる（図Ⅱ-1-1a）．

　実質を構成する細胞要素には4つある．①実質の骨格を形成するのは，内胚葉に由来する上皮性細網細胞 epithelial reticular cell である．これらの細網細胞は星形の細胞体を示し，細胞突起部分でのデスモゾーム結合によって細胞性網工を形成し，実質組織を支持している．さらに細網細胞は胸腺因子を産生し，Tリンパ球 thymus-derived lymphocyte（T細胞 T cell）の分化を促進することによって，Tリンパ球が自己と非自己の抗原を認識できるように教育する．
② 細網細胞の作る細胞性網工の間には，少数のマクロファージと樹状細胞が分布する．マクロファージは髄質に多く存在し，Tリンパ球の約90％を貪食し分解する．
③ 第3の細胞要素は胸腺で最も重要なTリンパ球で，胸腺細胞 thymocyte とも言われる．骨髄の血液幹細胞に由来するTリンパ球前駆細胞（前胸腺細胞 prethymocyte）は，胸腺の皮質の表層に侵入して胸腺細胞に分化し，さらに分裂・増殖したのち髄質に移動して成熟したTリンパ球となる．Tリンパ球は血管（細静脈）に入り，全身の二次リンパ性器官（扁桃，リンパ節，白脾髄）に運ばれる．
④ 上皮性細網細胞が変性すると，細胞体は扁平化し，髄質の中に径 30-100μm の同心円状の細胞集塊を形成する．これをハッサル小体 Hassall corpuscle という（図Ⅱ-1-1b）．

　胸腺で分化・成熟するTリンパ球の細胞表面にはT細胞受容体 T cell receptor（TCR）がある．T細胞受容体は通常，抗原がポリペプチドで抗原提示細胞（マクロファージや

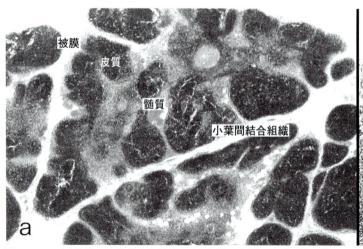
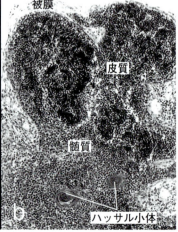

図Ⅱ-1-1　（a）胸腺の全体的な組織像　（b）胸腺の皮質と髄質の拡大像

樹状細胞など)上の主要組織適合抗原 major histocompatibility complex(MHC)に結合している時に認識することが出来る.

① ヘルパー T 細胞 helper T cell

細胞表面に CD4 分子を発現する.ヘルパー T 細胞にはインターフェロン-γ(IFN-γ)やインターロイキン-2(IL-2)の刺激を受けることにより,ナイーブ T 細胞(Th0)とよばれる抗原タンパク質との接触経歴を持たない T 細胞からの分化が誘導される Th1 細胞と,IL-4 や IL-13 などのサイトカインの刺激を受けることにより,分化が誘導される Th2 細胞がある.

Th1 細胞により産生される IFN-γ をはじめとしたサイトカインは特に Th1 サイトカインと呼ばれ,マクロファージや細胞障害性 T 細胞 cytotoxic T cell(CTL)などの細胞を活性化してウイルスや細胞内抗原の除去,自己免疫疾患の発症,抗腫瘍作用等の細胞性免疫などに関与していることが知られている.

Th2 細胞により産生される IL-4 をはじめとしたサイトカインは特に Th2 サイトカインと呼ばれ,B 細胞から分化した形質細胞による抗体タンパク質産生の亢進(液性免疫)に関与していることが知られている.Th1 細胞と Th2 細胞は互いの機能を抑制しあい,この平衡関係は Th1/Th2 バランスと称され,このバランスがどちらかに傾くことによりそれぞれに特有の疾患が生じると考えられている.

近年,IL-17 を産生する第 3 のヘルパー T 細胞が発見された(Th17).Th17 細胞は自己免疫疾患の病態に関与していると考えられている.

② 細胞傷害性 T 細胞 cytotoxic T cell

細胞表面に CD8 分子を発現する.宿主にとって異物となる細胞(癌細胞,ウイルス感染細胞,移植細胞等)を認識して破壊する.Th1 細胞が産生する IL-2 や IFN-γ により活性化される.

③ 制御性 T 細胞 regulatory T cell(Treg)

細胞表面に CD4,CD25 分子を発現する.その機能は免疫抑制機能に特化している.

C. リンパ小節

リンパ小節 lymph nodule は,血流やリンパ流によって運ばれた B リンパ球が組織中に密に集まり,結節状に形成されたリンパ性組織である.リンパ小節は消化管,特に小腸と大腸の粘膜上皮下に多く存在するが,呼吸器や泌尿器,生殖器の粘膜にも見られる.

リンパ小節が単独に存在するものを孤立リンパ小節 solitary lymph nodule といい,また 10〜40 個のリンパ小節が集合しているものを集合リンパ小節 aggregated lymph nodule という.リンパ節,扁桃,脾臓には,多数の集合リンパ小節が存在する.ヒトでは,回腸にはパイエル板 Peyer patch と呼ばれる発達した集合リンパ小節が認められる.

リンパ小節のうち,単純にリンパ球が集合しているものを一次リンパ小節 primary lymph nodule という.これに対し,リンパ小節の中央部分に,B リンパ球密度が低いために明るく見える胚中心 germinal center(明中心 light center ともいう)を持つものを二次リンパ小節 secondary lymph nodule という(図Ⅱ-1-2a, b).胚中心の B リンパ球はリンパ芽球 B lymphoblast とも呼ばれ,増殖・分化して,形質細胞 plasma cell(図Ⅱ-1-3b)となり,抗体を産生する.

D. リンパ節

リンパ節 lymph node は,リンパ管の経過中に介在する被膜に包まれた腎臓型(ソラ豆型)の器官で,リンパ性組織の集合体からなる.リンパ中の異物や抗原を捕捉する濾過装置並びに免疫応答の場として機能する.腎臓型のリンパ節の一側の,陥凹した部分を門 hilus という.門には動脈,静脈,神経が出

第2編　組織学各論

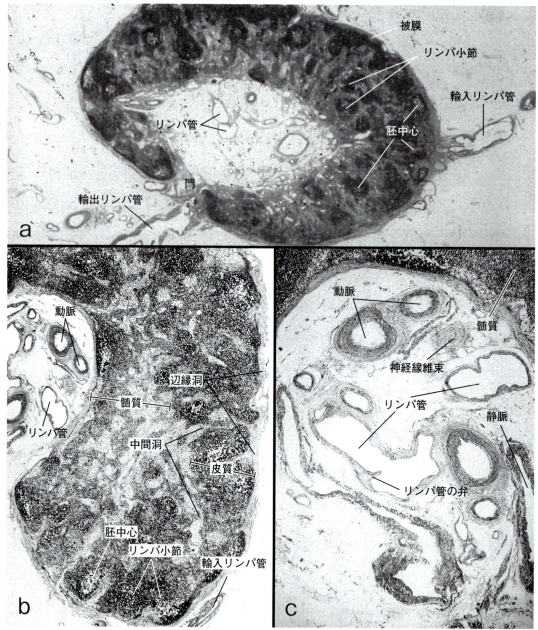

図Ⅱ-1-2　(a)リンパ節の全体的な組織像　(b)リンパ節の皮質領域の拡大像　(c)リンパ節の髄質領域と門の拡大組織像

入りし，また2～3本の輸出リンパ管 efferent lymphatic vessel が出る．これに対し，輸入リンパ管 afferent lymphatic vessel は，門以外のリンパ節表面から数10本入ってくる（図Ⅱ-1-2a）．リンパ節の大きさは，成人では10～30mm で，総数は全身で300～600個になる．

リンパ節は特に，頸部，腹膜，鼠径部，腋窩，腸間膜などに多い．

リンパ節の実質は，皮質 cortex（図Ⅱ-1-2b）と髄質 medulla（図Ⅱ-1-2c）に分けられる．皮質は，表層の外皮質 outer cortex と深層の傍皮質 paracortex に区分される．外皮質には

142

第1章　免疫系

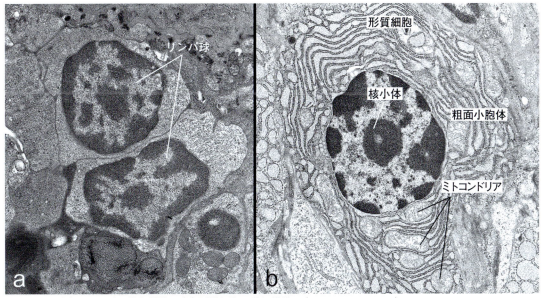

図Ⅱ-1-3　(a)リンパ球の微細構造　(b)形質細胞の微細構造　(a×8,000；b×7,000)

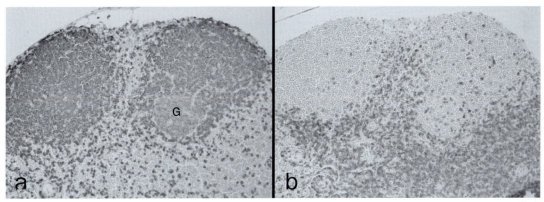

図Ⅱ-1-4　リンパ節皮質におけるBリンパ球とTリンパ球の局在を示す免疫組織像　Bリンパ球はリンパ小節内(a)に，Tリンパ球は傍皮質領域(b)に局在していることがわかる．Gは胚中心．

Bリンパ球が多い(図Ⅱ-1-4a)．傍皮質は胸腺依存領域thymus dependent areaであり，Tリンパ球が分布し，細胞性免疫に関与する反応が起こる場となっている(図Ⅱ-1-4b)．また，傍皮質には高内皮細静脈high endothelial venule(HEV)と呼ばれる毛細血管後細静脈postcapillary venuleが存在し，血液循環中のリンパ球がリンパ節実質内へ侵入する部位である．通常の血管の血管内皮細胞は単層扁平上皮で構成されるが，高内皮細静脈では単層立方上皮である．

リンパ節は細網組織とリンパ球からなる実質性器官で，その基本構造は，①表面を覆う密性結合組織性の被膜，②被膜の結合組織が実質内に侵入して形成する小柱trabeculae(梁柱ともいう)，③被膜と小柱の骨格に囲まれてリンパ液の流路を形作るリンパ洞lymphoid sinus，そして表層部分の皮質cortexと深層部分の髄質medullaからなる．皮質の表層には多くのリンパ小節(皮質にあるので皮小節cortical noduleともいう)があり，その直下の深層を傍皮質paracortexという．髄質は，ひ

143

も状の細網組織である髄索 medullary cord と髄洞 medullary sinus からなる．髄洞は，リンパ液が流れるリンパ洞であり，一層の内皮細胞（洞内皮細胞 sinus endothelial cell）からなる管で，輸出リンパ管と輸入リンパ管を連絡している．リンパ洞内は，細網細胞で覆われた細網線維が網目を形成し，マクロファージ，リンパ球，形質細胞がからまっている．

髄索は，細網細胞と細網線維が骨組みを形成している細網組織で，マクロファージ，リンパ球，形質細胞などがみられる．血管は，皮質のリンパ洞の外側に当たる実質および髄索中にあり，リンパ洞とは直接の連絡はない．つまり，リンパ節には，①リンパ洞区画，②血管区画，③これらの間を埋める実質区画という3つの区画がある．実質区画のリンパ球の約90％は，傍皮質の高内皮細静脈から血管外に遊走したもので，抗原や異物を探して実質内をパトロールし，髄洞（髄質のリンパ洞）に戻る．残りの約10％のリンパ球は，リンパ洞から実質に出て，再びリンパ洞に戻る．

リンパ液は，輸入リンパ管によってリンパ節に入り，皮質の表層でリンパ洞に移行する．リンパ洞は流路の順に，①被膜直下の辺縁洞 marginal sinus，②中間洞 intermediate sinus，そして③髄質の髄洞 medullary sinus と続く．髄洞を流れるリンパ液は輸出リンパ管に入ってリンパ節を出る．リンパ洞を流れる間に，すなわち，リンパ液が輸出リンパ管に入る前に，異物粒子（病原体，毒素，抗原など）と機能を終えたリンパ球が，マクロファージおよび細網細胞によって貪食され，リンパ液から取り除かれる（図Ⅱ-1-2b, c）．

リンパ洞内の細網組織の網目の中には，リンパ球，形質細胞，マクロファージが分布している．リンパ液がリンパ洞を流れる間に，異物粒子の99％以上はマクロファージおよび細網細胞によって貪食され，リンパ液が濾過される．すなわち，リンパ節は，リンパ管系の免疫学的濾過器として働き，リンパ液を濾過する．リンパ小節は，細網細胞と細網線維が形成する網目に，多数のリンパ球と少数のマクロファージが密に集合したものである．リンパ小節では，1％以下のリンパ液が濾過される．異物粒子の大部分はマクロファージに貪食される．こうして貪食・分解された後に残った少量の抗原は，マクロファージなどの抗原提示細胞の表面に提示され，これによってBリンパ球が活性化される．

活性化されたBリンパ球は胚中心に移動し，活性化Bリンパ球として免疫グロブリンを産生する．Bリンパ球が形質細胞に分化すると髄質に移動し，抗体を量産してリンパ液に放出する．感染時にはリンパ節が腫脹するが，これはリンパ小節で多数の胚中心が形成され，リンパ球の増殖が活発に起こるためである（図Ⅱ-1-3）．

E. 脾　臓

脾臓 spleen は，腹腔の左上方に位置し，胃底部と横隔膜に接して後腹壁の近くにある実質性器官である．細網内皮系に属し，生体の防御反応に関与する．器官の内側面に脾門 splenic hilus があり，そこから血管と神経が出入りする．

脾臓には次の5つの機能がある．
① 二次リンパ性器官である白脾髄 white pulp では，リンパ球が産生される．ただし，ここにはリンパ管が存在しない．
② 白脾髄では抗体が産生される．
③ 脾臓は血管系の免疫学的濾過器として働き，血液を濾過する．すなわちマクロファージによって，異物粒子が除去され，老化赤血球が破壊される．
④ 脾臓には，血液が貯蔵される．
⑤ 胎生期の脾臓では造血が行われる．ただし成人の脾臓では，造血能が著しく低下する．

脾臓の基本構造は3つある．まず，①器官の表面は強靱な線維性結合組織の被膜に

覆われる．②被膜の結合組織（主として膠原線維からなり，弾性線維も含む）は実質内に侵入し，脾柱 splenic trabeculae（または中隔 septum）を形成する．脾柱には，脾門から入った脾柱動脈 trabecular artery と脾柱静脈 trabecular vein が含まれる．脾柱は分岐し，脾臓の骨組みを形作る．そして，③脾柱間の実質を脾髄 splenic pulp という．脾柱が主として膠原線維からなるのに対し，脾髄は細網組織からなる．脾髄には，白脾髄 white pulp と赤脾髄 red pulp という2つの領域がある（図Ⅱ-1-5a）．脾柱動脈は分岐して脾柱を離れ，脾髄に入って脾髄動脈 pulp artery となる．

白脾髄は，脾髄動脈から分岐した中心動脈 central artery（図Ⅱ-1-5b）という小動脈を囲むリンパ性組織である．Tリンパ球の集団が

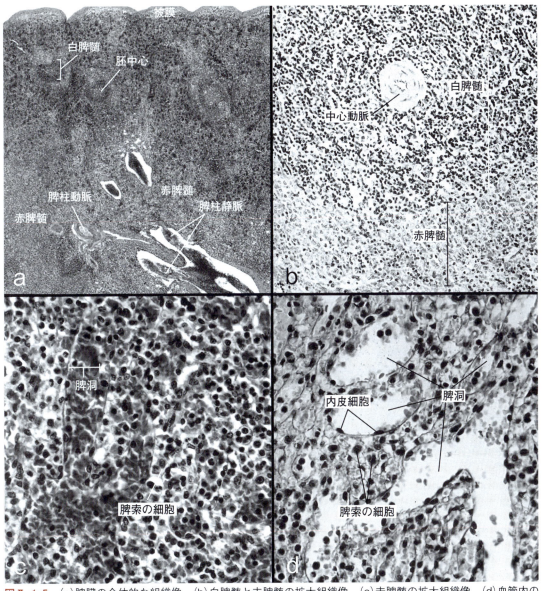

図Ⅱ-1-5　(a)脾臓の全体的な組織像　(b)白脾髄と赤脾髄の拡大組織像　(c)赤脾髄の拡大組織像　(d)血管内の血球を洗い流した後の赤脾髄の拡大組織像　脾洞と脾索の組織像がよく観察される．

鞘状に中心動脈を取り囲み，この鞘の外周にBリンパ球が結節状に集積してリンパ小節を形成する．Tリンパ球の鞘を動脈周囲リンパ鞘 periarteriolar lymphoid sheath（PALS），その外周のリンパ小節を脾小節 splenic nodule という（マルピギー小体 Malpighian corpuscle ともいう）．つまり，白脾髄は，動脈周囲リンパ鞘と脾小節で構成される．脾小節には胚中心（図Ⅱ-1-5a）を持つものがあり，これを二次リンパ小節という．白脾髄の中で，動脈周囲リンパ鞘は，Tリンパ球の多い胸腺依存域である．これに対し，脾小節とその辺縁部（辺縁帯 marginal zone）はBリンパ球の多いBリンパ球領域である．脾小節で産生されたリンパ球は赤脾髄の脾索 splenic cord に移動し，脾洞から血流に入る．

赤脾髄は，脾索と，特殊な洞様毛細血管である脾洞 splenic sinus からなる．脾索は，細胞突起の多い細網細胞と細網線維の網目からなる典型的な細網組織で，この網目構造の上に，赤血球，顆粒白血球，リンパ球，形質細胞，マクロファージなどが分布する．脾洞は特殊な内皮細胞から出ている．この内皮細胞は細胞体が細長く，血管の長軸方向に配列している．この内皮細胞を特に杆状細胞 rod cell と呼ぶ．杆状細胞は短い細胞突起を横方向に出し，互いに連結する．これらの杆状細胞が細網線維（輪状線維，タガ線維）によって束ねられ，脾洞という毛細血管が構築されている．従って杆状細胞の間には広い細胞間隙が存在し，そこから血球の出入りが可能となる．また脾洞の内腔は広く，通常は35μmから45μmの内径を示すが，拡張時では100μmにもなる．脾洞壁には，多くのマクロファージ

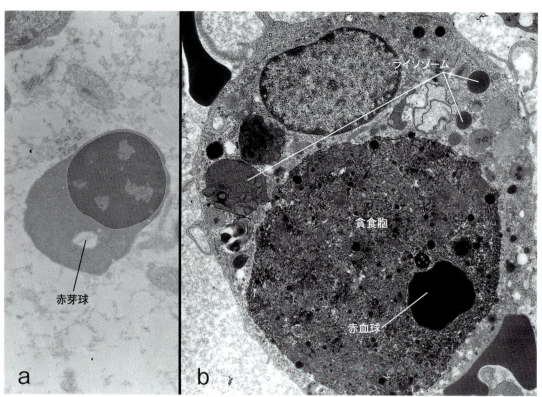

図Ⅱ-1-6 （a）新生した赤芽球の微細構造　（b）赤血球を取り込んだ貪食胞とライソゾームを有するマクロファージの微細構造　（a×7,500；b×6,000）

が分布する(図Ⅱ-1-5c, d).

　赤脾髄は赤血球の産生と破壊の場で,赤脾髄で産生された新生赤血球は,脾洞から血流に入る.赤脾髄を流れる老化赤血球はマクロファージによって貪食され,細胞内で分解された赤血球の断片からは,ヘモグロビン(血色素)とフェリチン(鉄タンパク)が放出される.赤血球の破壊で生じたヘモグロビンとフェリチンは血流に入り,脾静脈と門脈を経て肝臓に運ばれる.肝臓では,ヘモグロビンがビリルビン(胆汁色素)に変えられ,胆嚢を経て小腸に排出される.細網細胞と脾洞の杆状細胞にも貪食能はあるが,貪食を主に行うのはマクロファージで,その細胞内にはしばしば分解過程にある赤血球の断片が見られる(図Ⅱ-1-6).

　脾臓における血液の流れを見ると,まず脾門から入った脾動脈は,分岐して脾柱に入り,脾柱動脈となる.脾柱動脈は,脾柱の中でさらに分岐して脾髄に入り,脾髄動脈となる.脾髄動脈は白脾髄に進み,動脈周囲にリンパ性組織を付随する中心動脈となる.脾動脈と脾柱動脈,脾髄動脈には随伴する脾静脈,脾柱静脈,脾髄静脈があるが,中心動脈には随伴する静脈がない.中心動脈はさらに分岐し,一部は脾小節内に分布して辺縁部の網工内に開いて終わるが,主枝は白脾髄から赤脾髄に移る.赤脾髄に入った動脈は細くなり,筆毛動脈 penicillar artery と呼ばれる.

　筆毛動脈はさらに細くなって莢動脈 sheathed artery,そして終末毛細血管となり,その先は赤脾髄の脾索に開放して終わる.つまり,赤脾髄では生理的出血が起こっており,これを開放循環という.しかし,一部の毛細血管は脾洞に直接つながる通常の閉鎖循環もあるといわれている.このため動脈から出た血液は,赤脾髄の脾索を流れる間に異物粒子の除去と老化赤血球の破壊が行われ,濾過されたのちに脾洞(毛細血管に続くので,静脈性洞様毛細血管である)に戻る.老化した赤血球は,変形能の低下で杆状細胞の間をすり抜けられず,脾索内のマクロファージによって貪食される.

　赤脾髄にある脾洞には,内皮細胞間の隙間から新生赤血球が入り,脾洞は赤脾髄で脾髄静脈 pulp vein に注ぐ.脾髄静脈は,赤脾髄から脾柱に入り,脾柱静脈に合流する.脾柱静脈はさらに,門脈の一枝である脾静脈に合流し,脾臓を出る.

　一方,血流中のリンパ球の流れを見ると,脾小節の辺縁部で血管から出たBリンパ球は白脾髄のBリンパ球領域に移動し,Tリンパ球は中心動脈周辺の胸腺依存域に移動する[1].これらのリンパ球は再び脾洞に戻り,再循環性のリンパ球として全身を循環する.

F. 扁　桃

　口腔と咽頭の移行部,すなわち口峡部の粘膜には扁桃と呼ばれる構造が存在する.上方から咽頭扁桃 pharyngeal tonsil,口蓋扁桃 palatine tonsil,および舌扁桃 lingual tonsil が含まれる(表Ⅱ-1-1).これらの扁桃は口峡部を輪状に取り囲むように配置されていることから,ワルダイエルの咽頭輪 Waldeyer tonsillar ring とよばれる.

---

[1] リンパ小節には濾胞樹状細胞 follicular dendritic cell やかみあい細胞 interdigitating cell と呼ばれる抗原提示細胞が存在する.樹状細胞 dendritic cell はマクロファージと共に代表的な抗原提示細胞である.1970年代にRockefeller大学のSteinman RMらにより発見された細胞である.機能解析が進むにつれ,濾胞樹状細胞やかみあい細胞,また,皮膚に見られるランゲルハンス細胞もこの細胞に含まれることが明らかとなった.樹状細胞もリンパ球同様に血球由来である.骨髄で生まれた前駆細胞が血中を回りながら必要な部位に定着し,それぞれの臓器で抗原の侵入に対して待機する.やがて抗原を取り込むと,リンパ管に侵入してリンパ節に到達し,T細胞に抗原を提示する.すなわち,樹状細胞は全身の器官に分布し,異物や細菌が侵入した際には免疫応答を引き起こす.更に近年,樹状細胞が臓器移植時の拒絶反応や抗腫瘍効果を示すことも明らかとなってきており,この細胞の重要性が益々クローズアップされてきている.

1. 扁桃の基本構造

扁桃，呼吸器，消化管，泌尿器などの粘膜上皮は外部からの抗原の侵入部位となる．これに備えて，これらの上皮直下には，免疫に関わるリンパ球があらかじめ配置されている．リンパ球は，孤立リンパ小節，集合リンパ小節，あるいは，散在性に存在する．これを，粘膜関連リンパ組織 mucosa-associated lymphoid tissues（MALT）という．

扁桃を覆う上皮は重層扁平上皮か多列線毛上皮で，その上皮には陥凹がみられ，陰窩 crypt とよばれる深いおちこみが形成されている．陰窩上皮には多くのドーム上に盛り上がった部位があり，その直下にリンパ小節が存在する（図Ⅱ-1-7a）．上皮内には多くのリンパ球浸潤を認め，これらのリンパ球は上皮内を遊走して口腔内に出る．最終的に唾液と混ざり，唾液小体 salivary corpuscle を形成する（図Ⅱ-1-7b）．

リンパ小節直上の上皮には微細なヒダ状の突起を有する M 細胞 microfold（M）cell が存在する．この細胞は，エンドサイトーシスによって陰窩にある抗原をさかんに取り込み，抗原の修飾をすることなく基底膜直下のマクロファージやリンパ球に移送し，扁桃内の免疫担当細胞に抗原を受け渡す．

扁桃内部は，上皮直下のリンパ小節とその周辺の傍濾胞域から構成される．リンパ小節にはリンパ節同様，胚中心の上皮側に小リンパ球が密集した帽状域 mantle zone が形成される．

2. 咽頭扁桃

咽頭鼻部の咽頭円蓋後壁上部に位置する．粘膜はヒダ状を呈するが，陰窩の発達は悪い．ここでは，多列線毛上皮の下にリンパ組織があり，咽頭扁桃周囲は結合組織の被膜に囲まれる．咽頭扁桃が炎症により腫脹したものを，臨床ではアデノイドという．

3. 口蓋扁桃

口蓋舌弓と口蓋咽頭弓の間の扁桃窩に位置する．扁桃組織のなかで最も発達している．多数の発達した陰窩を形成し，その下に多くのリンパ小節がある．口蓋扁桃の下方は結合組織性の被膜によってつつまれる．

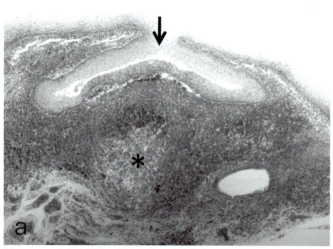 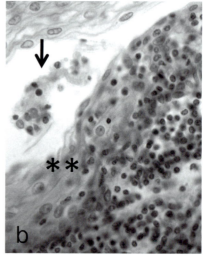

図Ⅱ-1-7 （a）舌扁桃の弱拡大像　陰窩（↓）に面してリンパ小節が分布する．明帯（＊）を形成し，活発な抗体産生を行っている．（b）陰窩の上皮内（＊＊）　多数のリンパ球が浸潤し，陰窩内に遊走すると唾液小体（↓）を形成する．

4．舌扁桃

　舌扁桃は舌の分界溝より後方の舌根部に位置する．舌扁桃は舌根部粘膜表面に多数ある丘状の膨らみである舌小胞 lingual follicle の集合体である．舌小胞の中央部に陰窩がある．口蓋扁桃と異なり，単管状の浅い陥凹で，その下にリンパ小節がほぼ一列に配列している．舌扁桃周囲は結合組織性の被膜でつつまれる．

	咽頭扁桃	口蓋扁桃	舌扁桃
部　　位	口峡上方（咽頭鼻部上部）	口峡側方（扁桃窩）	口峡下方（舌根部）
陰窩の形成	発達していない	発達している	舌小胞中央に単管状陰窩がある
上皮の種類	多列線毛上皮	非角化重層扁平上皮	非角化重層扁平上皮

表Ⅱ-1-1　扁桃の種類，分布と特徴

到達目標

1) 一次・二次リンパ性器官が説明できる．
2) リンパ性器官の基本的な組織構造が説明できる．
3) 胸腺の組織構造と機能が説明できる．
4) リンパ節の組織構造を図示し，機能が説明できる．
5) リンパ節におけるリンパ液の流路と，リンパ洞の構造が説明できる．
6) リンパ節におけるリンパ液の濾過機構と構成細胞が説明できる．
7) リンパ節におけるリンパ球の分布と分化過程が説明できる．
8) 脾臓の組織構造（白脾髄と赤脾髄）と機能が説明できる．
9) 脾臓における血液の流れと血管の移行過程が説明できる．
10) 扁桃の種類，組織構造と機能が説明できる．

2 循環器系

A. 概　説

　循環器系 circulatory system（脈管系 vascular system）は，血管系 blood vascular system（心臓血管系 cardiovascular system）とリンパ管系 lymphatic vascular system からなる．血管系は，心臓 heart，動脈 artery，毛細血管 capillary，静脈 vein の4部分からなり，体循環 systemic circulation と肺循環 pulmonary circulation の2系統を構成している．他に母体と胎児の循環を繋ぐ胎盤循環 placental circulation がある．心臓から出た直後の動脈は太く血管壁は弾力に富むが，末梢に向かうに従って分岐して細くなり，網目状の毛細血管となって末梢組織との間で物質交換を行い，静脈となって再び心臓に還る．心臓は血液 blood を送り出すポンプであり，血管は血液の通路である．血液の液状成分である血漿 blood plasma は，毛細血管と細静脈から組織中に浸み出て組織液 tissue fluid となる．組織液は，再び毛細血管や細静脈に取り込まれるが，一部は毛細リンパ管（盲端に始まる細いリンパ管）に取り込まれてリンパ液となり，静脈角で血管系に合流する．リンパ管の経路の途中には多数のリンパ節がみられるのが特徴であり，静脈と同様に弁をもつ．血漿成分と組織液の成分は，毛細血管の管壁を介して平衡状態を保っている．

　動脈には全血の約10％が環流し，静脈には約65％もの血液が環流している．また毛細血管内の血液量は，全血の5〜10％に達する．このほか，肺には約12％，心臓には8％の血液が環流している．

　血管系の機能は，①組織に酸素，栄養素，ホルモン，サイトカインなどの代謝物質を送り，②組織から炭酸ガスと老廃物を取り除き，肺や腎臓などの排泄器官に運ぶことである．従って血管系の役割は，「輸送」と「交換」につきる．また血管系の経過中に，腎臓で血液の血漿成分が濾過され，脾臓では古い赤血球が免疫学的に濾過される．

　基本的に動脈の中には動脈血が流れ，静脈には静脈血が流れる．動脈血は酸素に富み鮮紅色を呈するもので，静脈血は炭酸ガスを多く含み暗赤色を呈するものである．しかし肺循環では，心臓から出る肺動脈には全身を環流した静脈血が流れ，心臓に還る肺静脈にはガス交換を終えた新鮮な動脈血が流れる．また母胎と胎児を結ぶ胎盤循環では，臍動脈と臍静脈の内容が通常の血管と逆転し，臍動脈には静脈血が流れ，臍静脈には動脈血が流れる．

　血管壁の構造は，動脈・静脈ともに，内側から内膜・中膜・外膜の3層で構成される．内膜 tunica intima は，最内面の単層扁平上皮である内皮 endothelium（内皮細胞 endothelial cell）と薄い結合組織からなる．内皮細胞は全ての脈管に共通した細胞要素で，管腔壁の最内層を構成する．

　中膜 tunica media はより厚く，血管の長軸に対して輪走する平滑筋層と，弾性線維とコラーゲン線維を含む線維性結合組織からなる．心臓の拍動による血圧の変動に耐えるため，円柱状の管壁には，円周方向に輪走する平滑筋層がある．これは動脈で特に発達している．また下肢の静脈では，中膜の平滑筋層は起立時の静水圧の上昇に対応している．

　外膜 tunica externa は，血管長軸に平行に

走向するコラーゲン線維や弾性線維を含む線維性結合組織からなり，血管が受ける張力(呼吸運動，腸管の蠕動運動など)に抵抗し，また管腔内の陰圧に対して管形を保持している．太い血管の外膜には，その血管壁の細胞を養う栄養血管がみられ，これを血管の血管(脈管の脈管) vasa vasorum という．動脈では外膜は中膜に比べて薄いが，静脈では外膜が比較的に厚い．

B. 動　脈

動脈は，血液を心臓から全身の組織・器官に向けて，遠心的に送り出す血管である．心臓より拍出した血液の圧に耐え，連続的な血流を維持するため，血管壁の中膜は厚い平滑筋細胞の層とそれを包む繊細な結合組織(弾性線維を主体とする)からなる．血管壁の内膜と中膜の間，そして中膜と外膜の間には，それぞれ内弾性板 internal elastic lamina と外弾性板 external elastic lamina という厚く密な板状の弾性線維の層がある．動脈は管壁の構造を基に，弾性型動脈 elastic-type artery(図Ⅱ-2-1)と筋型動脈 muscular artery(図Ⅱ-2-2)の2種に分けられる．

弾性型動脈は心臓から出た直後の太い血管で，左心室から血液が拍出される際の高い圧を受け止める．弾性型動脈は120-160mmHgもの高い収縮期圧を受けるため，管腔は太く，管壁も厚い．弾性型動脈には，大動脈，鎖骨下動脈，腕頭動脈，肺動脈，総頸動脈，総腸骨動脈などがある．

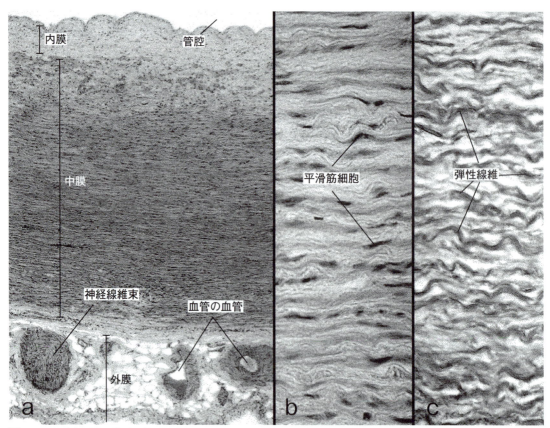

図Ⅱ-2-1　(a)弾性型動脈の管壁の全体的な組織像　(b)ヘマトキシリン・エオジン染色された弾性型動脈の管壁　中膜に平滑筋細胞が観察される．(c)レゾルシン・フクシン染色された弾性型動脈の管壁　中膜に多数の弾性線維が観察される．

弾性型動脈の内膜は，1層の内皮細胞と厚い結合組織からなる．中膜には輪走する弾性線維や有窓性の弾性板（弾性線維でできた板状の構造物）が豊富かつ密に分布し，これが弾性型動脈の最大の特徴となっている．中膜の主要な細胞は平滑筋細胞で，有窓性弾性板の間に配置され，弾性線維のほかに細網線維（Ⅲ型コラーゲン）や無定形基質（プロテオグリカンなど）を合成し分泌するとされているが，線維芽細胞やマクロファージの存在も指摘されている．中膜に弾性線維が豊富にあるため，弾性型動脈では内・外弾性板の存在が不明瞭である．弾性型動脈は，心臓の収縮時に拡張し，心臓の弛緩時に収縮して血流を保持する．つまり弾性型動脈には，中膜が弾性線維に富み，筋型動脈のような能動的な収縮が少ないという構造的・機能的な特徴がある．外膜は厚い疎性結合組織からなる．弾性型動脈の外膜の特徴は，血管壁を造る細胞を養うための栄養血管となる動・静脈が分布していることで，これらを血管の血管という（図Ⅱ-2-1a）．外膜の主要な細胞は，線維芽細胞である．

筋型動脈は，弾性型動脈以外の全ての動脈であり，小動脈や細動脈もこれに含まれる．筋型動脈では管壁の自律的な収縮によって血流を作り出すため，弾性型動脈に比べ，中膜の平滑筋細胞による能動的収縮が強いという

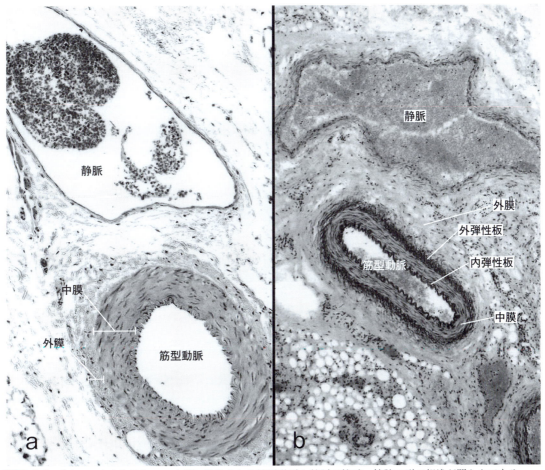

図Ⅱ-2-2　(a)ヘマトキシリン・エオジン染色された**筋型動脈と静脈の管壁**　管腔の形の相違が明らかである．
　　　　　(b)レゾルシン・フクシン染色された**筋型動脈と静脈の管壁**　管壁中の内弾性板と外弾性板が筋型動脈で明瞭である．

特徴がある．内膜と中膜，そして中膜と外膜の間には，それぞれ内弾性板と外弾性板という膜状の弾性線維層が存在する．

　筋型動脈の内膜は，1層の内皮細胞と薄い結合組織からなる．中膜との間の内弾性板は明瞭に見られる．中膜は輪走する平滑筋細胞層（細胞間には弾性線維がみられるが，弾性型動脈より少ない）が主体で，その能動的収縮によって血流を作り出す．これらの平滑筋細胞はギャップ結合によって連絡している．中膜の外側の平滑筋細胞には，血管運動神経 vasomotor nerve として血管収縮神経 vasoconstrictor nerve と血管拡張神経 vasodilator nerve が分布しており，それらの神経終末からの刺激と平滑筋細胞同士のギャップ結合によって血管運動全体が調節されている．外膜はコラーゲン線維と弾性線維を含む疎性結合組織からなり，明瞭な境なく周囲の結合組織に移行する．中膜と外膜の間には，外弾性板が明瞭に見られる（図Ⅱ-2-2b）．

C. 静　脈

　静脈は，末梢の組織から心臓に向けて，求心的に血液を戻す血管である．血圧の下がった状態で血液を運ぶため，静脈は血液の逆流を防止する装置を持つ．これはポケット状の内膜のヒダで弁 valve と言われる．静脈の血管壁は薄く，外部組織の運動による圧迫を利用できる構造上の特徴がある．静脈は動脈に比べ中膜が薄く，代わって外膜が厚い．血管壁を構成する平滑筋細胞や弾性線維も動脈に比べて少なく，このため弾性板とくに外弾性板が不明瞭である．代わって血管の数そのものが動脈に比べて多く，そのため血管分布に「破格（バリエーション）」が見られることが多い．また動脈に比較すると，静脈は管壁の厚さに対して管の内腔が広く，さらに内圧が低いために管腔の形態が不規則で押し潰されているように見られることも多い．静脈の管壁の厚さは部位により変異が大きく，内膜・中膜・外膜の3層構造を明瞭に区別できない場合がある．

　静脈の内膜は，1層の内皮細胞と薄い結合組織からなる．四肢の静脈や子宮静脈の内膜には，少量の縦走する平滑筋細胞が含まれている．静脈の内膜の特徴は，半月状のひだである弁が形成されていることである．弁の遊離端は心臓側を向き，血液が末梢側に逆流するのを防いでいる．通常，管腔内に向かって2個の弁が向き合うように配置している．弁の表面は内皮細胞が覆い，その実質は内膜の線維性結合組織が満たす．結合組織の主体はコラーゲン線維で，血液の張力に抵抗している．弁は，四肢に分布する小静脈や中等度の径の静脈に多く見られる．

　静脈の中膜は輪走する平滑筋層からなるが発育は悪い．平滑筋細胞の分布は疎で，むしろ線維性結合組織（コラーゲン線維と弾性線維を含む）の量が多い．内膜との間には薄く不連続な内弾性板が見られることがあるが，外膜には明瞭な境なく移行し，外弾性板は見られない．

　中膜と比較して外膜は発育が良好で，弾性線維に富む線維性結合組織からなる．外膜は，明瞭な境なく周囲の結合組織に移行する．外膜には縦走する平滑筋層が見られることもあるが，これは静脈にかかる牽引力や捻れに抵抗する構造で，特に下大静脈や門脈で発達している（図Ⅱ-2-2）．

D. 毛細血管

　毛細血管 capillary vessel（blood capillary）は，動脈と静脈の間をつなぐ極めて細い管で，全身の組織に密に分布している．毛細血管は，血液と組織の間でのガス交換と代謝物質交換が行われる場であるため，組織との接触面積は全血管中で最大である．毛細血管は，末梢の組織に酸素と栄養素，代謝物質を供給

し，組織からは炭酸ガスと老廃物質を受け取る．この物質交換が行われるのは，毛細血管と毛細血管後細静脈 postcapillary venule である．毛細血管後細静脈とは毛細血管直後の静脈で，毛細血管と同じ構造を示すが，管腔の径がより広い特徴を持つ血管である．

毛細血管は，①内皮細胞，②内皮細胞の基底膜，③周皮細胞 pericyte からなる．管腔の内径は 5〜10μm（平均約 7μm で，赤血球の直径とほぼ同じ）であるが，この内径は分布する器官と毛細血管の種類によって大きく異なる．たとえば，肝臓，脾臓，リンパ節，骨髄には大径の毛細血管がみられ，これを洞様毛細血管 sinusoidal capillary（類洞 sinusoid）という．毛細血管を造る内皮細胞には構造的な極性があり，扁平な細胞体の長軸は血管の長軸に一致し，血管の全周囲を取り囲んでいる．毛細血管の横断面では，管腔は 1〜3 個の内皮細胞からなる．内皮細胞間はタイト結合によって隙間なく緊密に閉鎖されているが，白血球は一過性に内皮細胞間の間隙から，組織中に遊走することができる．

内皮細胞の外側は基底膜で覆われている．内皮細胞のさらに外側には周皮細胞（内皮細胞と共通の基底膜で囲まれている）が存在し，その樹状の細胞突起で内皮細胞を取り巻いている．周皮細胞は，腺における筋上皮細胞と同様に，収縮能を持つ特殊な平滑筋細胞である（図Ⅱ-2-3a, c, d）．

毛細血管内皮細胞では，様々な物質輸送が行われる[1]．水と電解質の輸送は，①管腔内の液圧，②濃度勾配に従った受動的な単純拡散，③内皮細胞形質膜での能動輸送によって行われる．単純拡散は，毛細血管の管腔内の液圧と組織の間での膠質浸透圧の差によって行われる．つまり，組織の膠質浸透圧は 17mmHg であり，一方，小動脈から続く動脈性毛細血管 arterial capillary の内圧は 32mmHg，毛細血管を経て小静脈につながる静脈性毛細血管 venous capillary の内圧は 12mmHg である．この浸透圧差により，代謝物質は血漿（全量の約 0.5％）とともに動脈性毛細血管から組織に漏出し，その約 90％ が再び組織から静脈性毛細血管に環流することが可能になる．

毛細血管は内皮細胞の微細構造をもとに，①連続型毛細血管 continuous capillary，②有窓型毛細血管 fenestrated capillary，③不連続型毛細血管 discontinuous capillary（洞様毛細血管，類洞）の 3 種に分類される．不連続型毛細血管には，肝臓型（肝類洞 hepatic sinusoid）と脾臓型（脾洞 splenic sinus）がある．内皮細胞の物質透過性は，この順に高くなる．

連続型毛細血管は，骨格筋組織，中枢神経系，肺などに分布し，筋型毛細血管 muscular-type capillary とも呼ばれる．内皮細胞は薄い部分で 100〜200nm 程度である．内皮細胞には小孔 pore がなく，胞状の小陥凹 caveolae による小胞輸送で物質輸送が行われる（図Ⅱ-2-3e）．また，内皮細胞間は隙間なく閉鎖されている．

有窓型毛細血管は，内皮細胞の薄い部分（20〜60nm，平均約 50nm）に多くの窓 fenestration と呼ばれる小孔を有するもので，物質透過性が高く，内分泌腺，腎臓の糸球体，消化管の粘膜固有層，脈絡叢などに分布する．このため，内分泌型毛細血管あるいは腎臓型毛細血管とも呼ばれる．内皮細胞間は隙間なく閉鎖されている．腎臓に分布する有窓型毛細血管の物質透過性は，筋の連続型毛細血管の約 100 倍高いといわれている．口腔領域では，有窓型毛細血管は，歯胚，歯髄，歯根膜，歯

---

[1] 体の中を走る血管の全長はどのくらいになるであろう．この血管の内腔にあるのが血管内皮細胞である．本論で記載しているようにこの細胞は場所の違いで多彩な様相を呈している．特に毛細血管では，血管内外での物質の交換が行われているので，この単層扁平上皮細胞の機能は重要である．最近，この細胞が種々の活性因子（エンドセリン，プロスタサイクリン，セレクチン等）を産生していることが明らかになってきた．歯科領域においても，この細胞の特性と歯周疾患等との関連が重要なものとなるかもしれない．

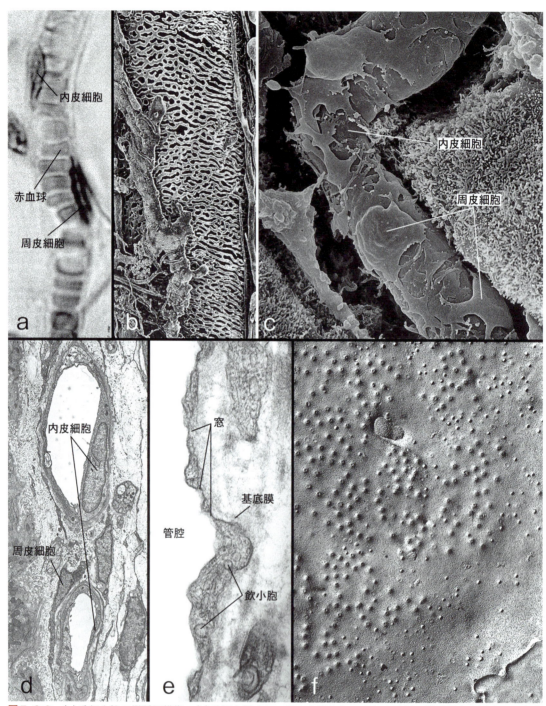

図Ⅱ-2-3　(a)毛細血管の縦断組織像　(b)毛細血管内にレジンを注入し，毛細血管網の鋳型標本を観察した走査電顕像　(c)毛細血管内皮細胞と周皮細胞の走査電顕像　(d)毛細血管の横断像における内皮細胞と周皮細胞の微細構造　(e)有窓型毛細血管内皮細胞の窓(小孔)と飲小胞の微細構造　(f)有窓型毛細血管内皮細胞の有窓領域の凍結割断レプリカ像

肉粘膜などに広く分布している．内皮細胞の窓（小孔）の径は50〜100nmで，薄い隔膜diaphragmaが物質通過のフィルターとして存在する（腎臓の糸球体の毛細血管には隔膜がない）．窓の密度は臓器によって異なり，代謝の高い臓器ほど，内皮細胞の窓の分布密度が高い（図Ⅱ-2-3e, f）．

不連続型毛細血管（洞様毛細血管）は肝臓と骨髄に分布し，肝臓型毛細血管 hepatic-type capillary あるいは類洞 sinusoid と呼ばれる（図Ⅱ-3-7c）．連続型毛細血管や有窓型毛細血管に比べ，洞様毛細血管は管腔が広く，30〜40μmの内径を示す．類洞の内皮細胞の窓は大きく，径100nmの小孔の他に径1〜3μmの大きな窓がある．さらに，内皮細胞間にも比較的大きな間隙があり，物質透過性は有窓型毛細血管以上に高い．

脾洞は，脾臓に存在する特殊な洞様毛細血管である．脾洞は特殊な内皮細胞からなる．この内皮細胞は細長く，血管の長軸方向に配列し，杆状細胞 rod cell と呼ばれる．杆状細胞は，短い細胞突起を横方向に出して互いに連結するが，細胞間には広い細胞間隙が存在するので，血球が脾洞を出入りできる．これらの杆状細胞は，輪状に配列する細網線維によって束ねられ，脾洞という特殊な毛細血管が形成される．また脾洞の内腔は広く，通常は35μmから45μmの内径を示すが，拡張時では100μmにもなる．脾洞の内壁には，多くのマクロファージが分布する特徴がある（図Ⅱ-1-5c, d）．古くなった赤血球（寿命は約120日）は脾洞の杆状細胞間の隙間を通過できず，脾臓の定住マクロファージにより貪食されて処理される．

静脈性毛細血管から小静脈に続く部分を，毛細血管後細静脈 postcapillary venule という．毛細血管後細静脈は，温度，炎症，アレルギー反応で影響を受けやすく，血漿やコロイド状の物質が管壁を最も透過しやすい場所である．

到達目標

1) 動脈と静脈の管壁の組織構造（3層構造）の共通点と相違点が説明できる．
2) 弾性型動脈と筋型動脈の管壁の組織構造の相違が説明できる．
3) 静脈の管壁の組織構造，弁の分布と構造，機能が説明できる．
4) 毛細血管の種類と機能が説明できる．
5) 毛細血管の内皮細胞の微細構造と物質透過性が説明できる．

3 消化器系

A. 概説

　消化器系 digestive system は，食物を摂取し，それを分解・消化して栄養素を吸収する一連の器官系である．消化器 digestive organ は，中腔性器官である消化管と実質性器官である消化腺からなる．消化管 digestive tract は口から肛門に至る管で，口腔，咽頭，食道，胃，小腸，大腸の各部に分けられる．消化管には付属する消化腺 digestive gland があり，食物の化学的消化 chemical digestion が行われる．

　消化管の組織は主に内胚葉と中胚葉に由来する．すなわち粘膜上皮や付属腺は内胚葉に由来する部分が多く，それを裏打ちする結合組織と筋層は中胚葉に由来する．

　独立した実質性器官である消化腺は，消化管とは別に器官を形造り，導管 duct という管を通して分泌物を消化管に送る．消化腺には，口腔腺（唾液腺），肝臓，胆囊，膵臓などの大きな腺があるほか，すべての消化管の粘膜には付属腺がある．

　消化管内腔の壁は，粘膜 mucous membrane に覆われる．管壁の基本構造は，口腔や咽頭を除いて各消化管で共通しており，管腔の内面を覆う①粘膜 mucous membrane，その外側にあって消化管の蠕動運動 peristalsis を行う②筋層 muscularis，さらにその最外側を覆う③外膜 adventitia あるいは漿膜 serous membrane の3層からなる（粘膜下組織を独立させて4層とする考えもある）．粘膜は上皮とそれを支持する結合組織からなる4層に細分されるので，消化管の管壁全体としての構成は，次の6層構造になる（図Ⅱ-3-1a）．

①粘膜 mucous membrane(tunica mucosa)

　粘膜は，臓器ごとに機能の違いを反映して組織構築の特徴があらわれる．粘膜が内腔に突出して縦ヒダ（食道，胃）や輪状ヒダ circular fold（小腸）を形成したり，粘膜上皮が陥入して粘膜固有層に付属腺（腸陰窩など）を形成する．小腸の輪状ヒダの表面には腸絨毛 intestinal villus があり，さらに，腸絨毛を覆う粘膜上皮細胞の自由表面膜には密な微絨毛 microvillus（刷子縁 brush boader）があるので，小腸の表面積は膨大なものとなる．食道と十二指腸には，粘膜下組織に（固有）食道腺，十二指腸腺（ブルンネル腺 Brunner gland）があるのが特徴である．

　1）粘膜上皮 mucosal epithelium：

　粘膜上皮は，皮膚の表皮に相当する（ただし非角化）．上皮細胞の形態と機能は各器官に特有である．強い機械的・化学的刺激または温熱的刺激を受ける口腔，咽頭，食道，そして肛門に近い直腸では，粘膜上皮は非角化重層扁平上皮である．また，胃，小腸，大腸という分泌と吸収が行われる器官では，粘膜上皮は単層立方ないし円柱上皮である．上皮は部分的に粘膜固有層に落ち込み，付属腺を形成している．粘膜上皮は主として，食物の移動，化学的消化，消化産物の吸収に関与している．

　2）粘膜固有層 lamina propria mucosae：

　粘膜固有層は皮膚の真皮に相当する薄い結合組織である．粘膜固有層は細い血管，リンパ管，神経線維を含み，上皮下には外来刺激や腸内細菌に対応するために，びまん性のリンパ球浸潤やリンパ小節が豊富に形成されて，粘膜関連リンパ組織（粘膜付属リンパ組

織）mucosa-associated lymphoid tissue（MALT）を形成する．小腸では，粘膜固有層が粘膜上皮を伴って内腔に突出して腸絨毛を形成する．

　3）粘膜筋板 lamina muscularis mucosae：

　粘膜筋板は，粘膜の運動を調節する薄い平滑筋層で，粘膜固有層と粘膜下組織を境している．粘膜筋板は粘膜の細かな運動を調節し，食物の移動と混合に関与している．

　4）粘膜下組織（粘膜下層）tela submucosa：

　粘膜下組織は皮膚の皮下組織に相当する疎性結合組織の部分で，ここに太い動脈，静脈，リンパ管，神経線維束が分布している．またリンパ小節も形成されている．神経線維束は部分的に集合し，マイスナーの粘膜下神経叢 Meissner nerve plexus（submucosal nerve plexus）を形成する．マイスナーの粘膜下神経叢は自律神経系の神経細胞を含み，粘膜筋板の運動と付属線の腺分泌を調節している．粘膜下組織がその上部構造を伴って（つまり，粘膜全体のこと），粘膜内面に突出してヒダを形成し，必要に応じて管腔を拡張する役割もある．食道と胃では器官の縦方向に粘膜下組織のヒダが入り，小腸では管腔を横断する方向に粘膜下組織のヒダ（輪状ヒダ）が形成される．

②筋層 muscularis（muscularis externa）：

　筋層 muscle layer は厚い平滑筋線維束からなり，消化管の蠕動運動を可能にする．基本的には内外2層からなり，内層は管腔を横断する方向に走行して管腔を収縮させ（内輪筋層または内輪走筋層），外層は管腔の長軸方向に走行して消化管の長軸的な長さを変化させる（外縦筋層または外縦走筋層）．内外の筋層の間には，神経細胞を含む神経線維の網工であるアウエルバッハの筋間神経叢 Auerbach nerve plexus（myenteric nerve plexus）が分布し蠕動などの筋運動を調節している．

③外膜 adventitia あるいは漿膜 serosa：

　器官が組織中に埋め込まれている場合は，外膜 adventitia によって周囲組織に移行する．器官の外面が腹腔等に面する場合は漿膜で覆われる．漿膜 serous membrane（serosa）は，単層扁平上皮である漿膜上皮 serous epithelium（中皮 mesothelium）と，その下の薄い疎性結合組織からなる．漿膜からは漿液が膜表面に分泌され，これによって隣接する臓器との摩擦が軽減されている．食道，十二指腸，直腸などは漿膜ではなく，外膜で覆われる．

B. 食　道

　食道 esophagus は咽頭と胃を結び，食物の通路となる管である．食物の消化は胃で始まる．食道の長さは約25cmで，横隔膜を貫いて胃に達する．食道の腹側に気管が存在するため，管腔は前後に圧平されている．食道は，咽頭に続く第6頸椎の高さの部分と気管分岐部で細くなる．粘膜は，内腔に向かって縦方向のヒダを形成する．食道は，粘膜，筋層，外膜の3層からなる（図Ⅱ-3-1a）．

　粘膜の表面は厚い非角化重層扁平上皮が覆い，通過する飲食物の機械的，化学的，温熱的刺激から粘膜を保護している（図Ⅱ-3-1b）．また粘膜上皮の表面は，粘膜下組織にある（固有）食道腺 esophageal gland から分泌される粘液によって被覆されている．

　粘膜固有層はコラーゲン線維と弾性線維の網工からなり，粘膜上皮に向かって高い乳頭を形成する．粘膜固有層には，線維芽細胞の他に，リンパ球，好酸球，肥満細胞，形質細胞などが分布している．また，食道上端と下端に，胃の噴門腺とよく似た粘液腺である食道噴門腺 esophageal cardiac gland がある．

　粘膜筋板は，縦走および輪走する平滑筋層ならなり，管腔内面のヒダに沿って波形に分布する．粘膜筋板は胃との境界部で厚くなる．

　粘膜下組織は疎性結合組織からなり，管腔内面に縦方向のヒダを形成する．食物が通過する際には，このヒダが伸展する．粘膜下組

第3章 消化器系

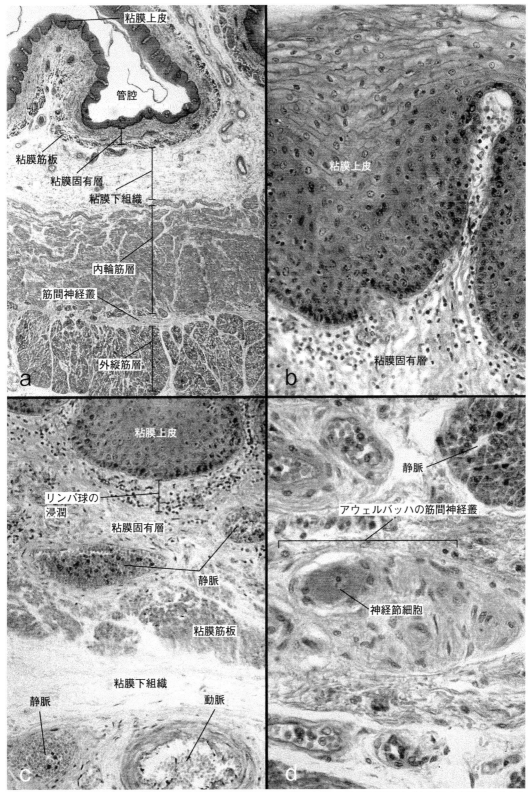

図Ⅱ-3-1 (a)食道の管壁を横断した組織像 (b)食道の粘膜上皮(非角化重層扁平上皮)の拡大組織像 (c)食道の粘膜固有層,粘膜筋板,粘膜下組織の組織像. (d)内輪筋層と外縦筋層の間におけるアウエルバッハの筋間神経叢の拡大組織像.

161

織には，粘液腺である(固有)食道腺があり，導管で管腔内面の上皮と連絡している．食道腺からの粘液分泌は，粘膜の保護に与るとともに，食物の滑りを良くしている．ただし消化酵素は含まれていない．また粘膜下組織には太い血管，静脈叢，リンパ管，リンパ小節，粘膜下神経叢 submucosal nerve plexus がある(図Ⅱ-3-1c)．

筋層は管腔全体の上半部が横紋筋で，下半部が平滑筋である．両者の境界部には，横紋筋と平滑筋が混在するという特徴がある．ただし横紋筋は不随意筋で自律神経支配を受け，運動終板は形成しない．筋層は，内輪筋層と外縦筋層の2層からなる．筋層の間には，筋運動を調節するアウエルバッハの筋間神経叢が存在する(図Ⅱ-3-1d)．

筋層の外側を包む外膜は疎性結合組織で，食道を周囲の器官に結合している．食道の腹部では腹膜 peritoneum に覆われているので，外膜と呼ばずに漿膜という．

C. 胃

胃 stomach は上腹部を占める拡張した消化管で，噴門 cardia で食道と繋がり，幽門 pylorus で十二指腸に続く．噴門部と幽門部の間の主体部分を胃体 gastric corpus という．胃体のうち，噴門の左上方にふくれ，横隔膜の下に接する部分を胃底 gastric fundus という．胃体と胃底には，消化酵素と塩酸を含む胃液を分泌する胃底腺 fundic gland が粘膜固有層にある．食道を通過して胃に入った食物は，胃壁の運動と胃液の消化作用によって分解・消化されて粥状になり，幽門弁の開閉により少量ずつ小腸に送られる．胃は，粘膜，筋層，漿膜の3層構造からなる(図Ⅱ-3-2a)．

粘膜内面(管腔面)は，単層円柱上皮である表層粘液細胞 surface mucous cell に覆われ，中性粘液を分泌する．上皮細胞間には，接着複合体がみられる．表層粘液細胞から分泌される中性粘液は，胃底腺(固有胃腺 gastric glands proper)から分泌される酸性の胃液によって粘膜が溶かされないよう表面を保護している．表層粘液細胞は粘膜固有層の中に管状に落ちこんで，胃小窩 gastric pit を形成し，その底部に胃底腺が開く．胃の表面に見える小さな穴は，胃小窩の開口部である．

胃体と胃底の粘膜固有層は，上皮が粘膜固有層に落ち込んで形成した腺組織である胃底腺と，それを支持する少量の結合組織で満たされる．胃底腺 fundic gland は単一分枝管状腺で，消化酵素を含む胃液を分泌する．胃底腺は，開口部である胃小窩の側から，胃小窩に続く腺頸部 glandular neck，腺体部 glandular body，腺底部 glandular base の3部分に分けられるが，これらに明瞭な境界はない．胃底腺の腺細胞には，主細胞 chief cell，壁細胞 parietal cell，副細胞 mucous neck cell の3種類があって胃液を産生している(図Ⅱ-3-2)．このほか，腺上皮には幹細胞(腺頸部に多い)や内分泌細胞(基底顆粒細胞)がみられる．

主細胞は，タンパク分解酵素であるペプシン pepsin の前駆物質であるペプシノーゲン pepsinogen を分泌する細胞で，腺体部から腺底部にかけて分布する．主細胞はタンパク合成・分泌型の細胞であり，粗面小胞体，ゴルジ装置が発達し，明瞭な分泌顆粒を形成する．分泌顆粒は，開口分泌によって内容物を腺腔に放出する．分泌されたペプシノーゲンは，胃液中の塩酸の作用で活性化され，ペプシンへとなり，タンパクをペプチドに分解する．ペプシンの至適pHは1.5から2.0の範囲で，塩酸が形成する酸性環境下で酵素活性を発揮する．

壁細胞あるいは塩酸分泌細胞 oxyntic cells は，腺頸から腺体にかけて多く分布する．壁細胞は塩酸の産生を担う細胞で，これにより胃液はpH2の酸性になる．壁細胞は大型の細胞体を持ち，細胞内はミトコンドリアに富み，形質膜が細胞内に深く落ち込んだ特徴的な細

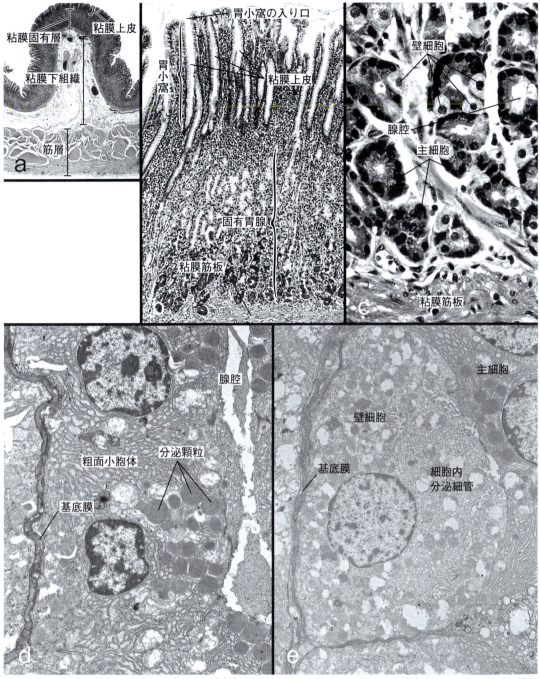

図Ⅱ-3-2　(a)胃の管壁を縦断した全体像　(b)表層粘液細胞で内腔表面を覆われる胃小窩と，それに続く粘膜固有層中の固有胃腺(胃底腺)の組織像　(c)固有胃腺底部　(d)主細胞の微細構造　(e)壁細胞の微細構造（d, e×4,000）

胞内分泌細管 intracellular secretory canaliculi を豊富に有する．ゴルジ装置はあるが，分泌顆粒は形成しない．壁細胞は細胞質に炭酸脱水酵素 carbonic anhydrase を持ち，細胞内分泌細管の形質膜にプロトンポンプ(H^+-K^+-ATPase)を持つ．炭酸脱水酵素は，水(H_2O)と二酸化炭素(CO_2)を触媒して，水素イオン(H^+)と重炭酸イオン(HCO_3^-)に解離させる

($H_2O + CO_2 \rightarrow H^+ + HCO_3^-$)．$HCO_3^-$には，生成された水素イオンによる細胞質内の酸性化を防ぐ作用がある．水素イオンは，細胞内分泌細管のプロトンポンプによって細胞外に能動輸送される．塩素イオン(Cl^-)はHCO_3^-との交換によって血中から壁細胞内に入り，水素イオンが能動輸送によって細胞外に排出されるときに，共役によって細胞外に出る．従って塩酸が細胞内で産生されるのではなく，水素イオンと塩素イオンが別々に分泌され，細胞外で生成されるのである．塩酸は胃液を酸性に保ち，また主細胞が分泌したペプシノーゲンをペプシンへと活性化する．

副細胞(頸部粘液細胞 mucous neck cell)は円柱状の粘液産生細胞で，グリコサミノグリカンなどを多く含む中性粘液を産生し，粘膜を保護している．副細胞は，腺頸部に多く分布する．粘液の性質は，表層粘液細胞が産生する中性粘液に類似する．

噴門部には，噴門腺 cardiac gland という単純管状の粘液腺がある．幽門部には幽門腺 pyloric gland という分枝管状の粘液腺がある．この腺に特徴的なことは，上皮層内にG細胞 G cell という内分泌細胞があることで，この細胞が血中に分泌するガストリン gastrin というホルモンは，壁細胞による塩酸分泌を促進する．

胃の粘膜固有層は，毛細血管やリンパ管を含み，線維芽細胞，リンパ球，形質細胞などの細胞要素に富む．

粘膜筋板は，輪走する内層と縦走する外層の2層の平滑筋層からなり，粘膜面の運動を調節している．

粘膜下組織は疎性結合組織からなり，胃粘膜の運動にともなう粘膜と筋層の間の"ずれ"を可能にしている．粘膜下組織には，マイスナーの粘膜下神経叢がある．

筋層はよく発達しており，内輪筋層，外縦筋層のほかに，斜走する筋層が最内層にある．これらの筋層の収縮運動が，胃の蠕動運動を起こしている．内輪筋層は幽門部で肥厚し，幽門括約筋となる．

筋層の外側は，漿膜(漿膜上皮とその直下の疎性結合組織の薄層からなる)に覆われる．

D．小 腸

小腸 small intestine は，胃の幽門に続く十二指腸 duodenum，空腸 jejunum，そして回腸 ileum の3部分からなる．小腸は腹腔の中を迂曲する消化管で，全体では6〜7mもの長さに達する．十二指腸は後腹壁に埋め込まれており，空腸と回腸は腸間膜によって後腹壁に吊り下げられている．

小腸粘膜で特徴的なことは，管腔の長軸方向に直交するように，内腔に向けて粘膜下組織とその上部構造による輪状の規則的な突起が形成されていることである．これを輪状ヒダ plicae circulares という(図Ⅱ-3-3c)．さらに粘膜表面には，長さ約1mmの小突起である腸絨毛 intestinal villi が無数に突出し，輪状ヒダとともに粘膜表面を拡げ，吸収面積を著しく拡大している(図Ⅱ-3-3)．また，粘膜上皮の管腔面の細胞膜には，多数の微絨毛が密集して形成される刷子縁(小皮縁) brush border があり，吸収面積はさらに拡大する．

小腸は，粘膜，筋層，漿膜あるいは外膜の3層からなる(図Ⅱ-3-3a)．

十二指腸の管腔に分泌される消化液には，小腸で産生される腸液の他に，膵臓で産生され膵管を通じて分泌される膵液，そして肝臓で産生され胆管を通じて分泌される胆汁が含まれる．これらすべての消化液の作用によって食物の様々な成分の分解が行われる．なお，主膵管と総胆管は合して十二指腸乳頭に開く．

粘膜上皮には，所々に杯細胞 goblet cell と呼ばれる粘液産生細胞が混在しており，分泌された粘液は粘膜表面を保護している．粘液を含む分泌顆粒は開口分泌で放出されるが，

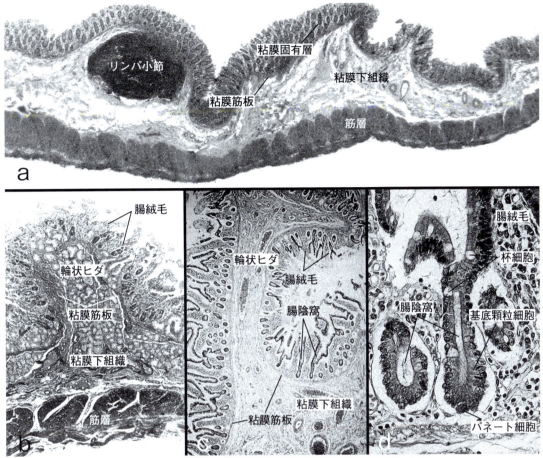

図Ⅱ-3-3 (a)小腸の管壁を縦断した全体的な組織像 (b)十二指腸の管壁を縦断した全体的な組織像．中央の輪状ヒダは，粘膜下組織とその上部構造が管腔側に突出したものである．粘膜下組織に十二指腸腺の腺体が多数みられる．アザン染色像 (c)空腸の輪状ヒダを縦断した組織像 (d)腸絨毛と腸陰窩の縦断組織像

細胞質の一部も剝離するので，分泌様式は離出分泌（アポクリン分泌）に類似している（図Ⅱ-3-4, 図Ⅰ-2-20）．

粘膜固有層は粘膜上皮を伴って内腔に向けて突出し，無数の腸絨毛を形成している．腸絨毛の結合組織は，線維芽細胞のほかにリンパ球，形質細胞，好酸球などが多く分布する．また有窓型毛細血管，リンパ管，神経線維が走行する．

腸絨毛の基部には多数の腸陰窩 intestinal crypt（リーベルキューン陰窩 crypt of Lieberkühn）がある（図Ⅱ-3-3c, d）．腸陰窩内面の上皮は腸絨毛の上皮に連続しているが，刷子縁は不明瞭である．腸陰窩底部には，腸クロム親和性細胞 enterochromaffin cell（EC 細胞）である基底顆粒細胞（内分泌細胞）が散在し，セロトニン serotonin を分泌する．セロトニンは，平滑筋細胞の収縮によって血管の活動を調節している．腸陰窩底部の最深部には，エオジンに好染する顆粒を持つパネート細胞 Paneth cell が位置する．パネート細胞は，溶菌作用を示すリゾチームや抗菌ペプチドを分泌するほか細菌の貪食・分解を行い，腸内細菌叢の調節に与ると考えられている（図Ⅱ-3-3d）．このほか，幹細胞は腸腺（腸陰窩）の腺底付近に存在する．

粘膜固有層の陰窩は腸腺 intestinal gland（リーベルキューン腺 Lieberkühn gland とも

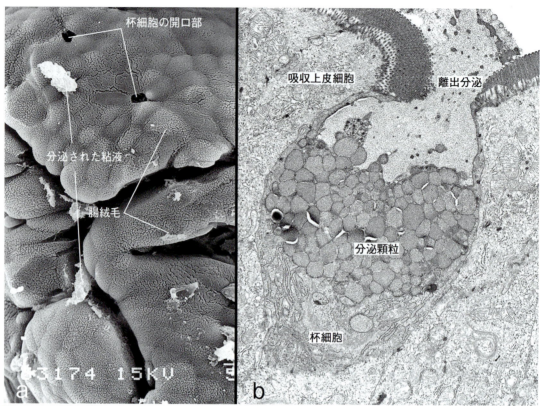

図Ⅱ-3-4 （a）腸微絨の走査電顕像　杯細胞の開口部と分泌された粘液が観察される．（b）杯細胞からの離出分泌を示す透過電顕像　（a×1,200；b×5,000）

いう）の腺腔をなし，この腸腺の分泌上皮細胞からペプチダーゼpeptidaseとマルターゼmaltaseが分泌される．ペプチダーゼは，胃で分解されたタンパク質から生じたペプチドをアミノ酸にまで分解する．マルターゼは，口腔で分解された糖質を単糖にまで分解する．また膵臓からはリパーゼlipase，アミラーゼamylase，トリプシンtrypsinなどを含む膵液が分泌される．アミラーゼは炭水化物を分解し，トリプシンはタンパク質を分解する．またリパーゼは脂肪を脂肪酸とモノグリセリドに分解する．肝臓で産生された胆汁は脂肪を乳化し，膵液中のリパーゼの作用を助ける．また胆汁は脂肪酸とも結合し，その吸収を助ける．さらに胆汁酸によってタンパク質が凝固するため，タンパク質が分解されやすくなる．こうして食物は最終的な消化産物にまで分解され，それらは小腸の粘膜上皮細胞によって吸収される．

粘膜上皮細胞は単層円柱上皮細胞で，吸収上皮細胞absorptive epithelial cellと呼ばれる．吸収上皮細胞の核は基底側にあり，核上部にはゴルジ装置が位置する．ミトコンドリア，粗面小胞体，ライソゾームは細胞質全体に散在する．吸収上皮細胞は，自由面に微絨毛microvilliを持ち，これは光顕的に刷子縁brush borderまたは小皮縁cuticular borderと呼ばれる．微絨毛は長さ1μm，径80nm〜0.1μmで，細胞1個あたり約1000本が密に配列している．微絨毛の表面は，糖衣glycocalyxが被覆している．微絨毛は腸内細菌の侵入を阻害し，その基部では飲小胞による栄養素の吸収を行っている．微絨毛の内部には，アクチンフィラメントが長軸方向に密に分布し微絨毛の構造を支持している（図Ⅱ-3-5）．アクチンフィラメントの束は，微絨毛

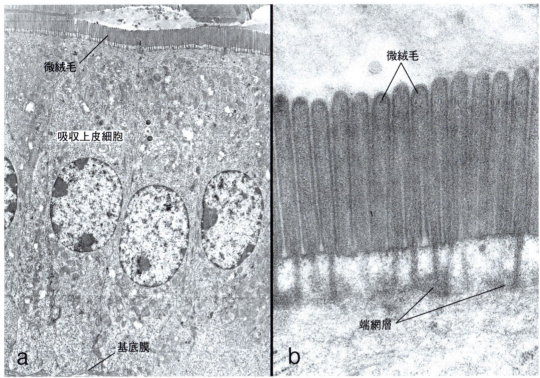

図Ⅱ-3-5 (a)小腸の吸収上皮細胞(単層円柱上皮細胞)の微細構造 (b)吸収上皮細胞の微絨毛の内部 アクチンフィラメントに満たされ,アクチンフィラメントの束は微絨毛基部の端網層に結合する. (a×3,000; b×30,000)

の基部で中間径フィラメントからなる端網層 terminal web に収束する. さらに微絨毛の細胞膜には終末消化酵素があり, ペプチドと糖質を分解している. 吸収上皮細胞の自由面直下の細胞体側面には, 接着複合体 junctional complex があり, 隣接する細胞相互を緊密に結合している. この接着複合体は, 光顕的に閉鎖堤 terminal bar と呼ばれる.

吸収上皮細胞では, アミノ酸, 単糖, そして脂肪酸とモノグリセリドが細胞内に吸収される. またカルシウムも吸収され, 細胞質のカルシウム結合タンパク Ca^{2+}-binding protein に結合する. このため粘膜上皮細胞は, 細胞膜に強い Ca^{2+}-ATPase 活性とアルカリホスファターゼ活性を示す. 吸収上皮細胞内に取り込まれた栄養素は, 粘膜固有層の有窓型毛細血管に送られるが, 脂肪酸とモノグリセリドは滑面小胞体の作用で脂肪滴(脂肪顆粒)に再合成され, リンパ管(中心リンパ管 central lymphatic vessel または中心乳び腔 central lacteal)に向けて分泌される.

粘膜固有層には, リンパ球の集合による孤立リンパ小節 solitary lymphatic nodule が形成されている(図Ⅱ-3-3a). また回腸には多数のリンパ小節が集合する集合リンパ小節 aggregated lymphatic nodule があり, これらはパイエル板 Peyer patch と呼ばれる. リンパ小節では, 腸の内腔を通過する外来物質に対する抗体が産生される.

粘膜筋板は, 粘膜固有層の腸陰窩と粘膜下組織の境界部に存在する. 粘膜下組織は弾性線維に富む疎性結合組織で, 太い血管とリンパ管網が発達している. またマイスナーの粘膜下神経叢が分布する. 粘膜下組織は粘膜固有層と筋層の間の"ずれ"を可能にし, またこの層の突出が「輪状ヒダ plicae circulares」

を形成している(図Ⅱ-3-3b, c).

胃に続く十二指腸には，腸陰窩の底部に十二指腸腺あるいはブルンネル腺 Brunner gland と呼ばれる粘液腺が開口する．十二指腸腺の腺体は粘膜下組織にあり，導管は粘膜筋板を貫通して，腸陰窩の底部に開口する．十二指腸腺が産生するアルカリ性粘液には酸性の胃液を中和し，腸粘膜を保護する作用がある．

筋層は内輪筋層と外縦筋層の2層からなり，その間にアウエルバッハの筋間神経叢が分布する．

筋層の外側は漿膜に覆われる．空腸と回腸の漿膜は，腸の後面で腸間膜となり腹膜に連続する．

E. 大 腸

大腸 large intestine は，小腸後半の回腸に続く約1.5mの消化管で，管腔は小腸より太い．大腸は，盲腸 cecum（虫垂 appendix vermiformis を含む），大腸の大部分を占める結腸 colon（上行結腸，横行結腸，下行結腸，S状結腸），最後部で肛門 anus に終わる直腸 rectum からなり，盲腸と上行結腸の境界部に回腸が接続する．

粘膜の構造は小腸に似ており，粘膜，筋層，漿膜あるいは外膜の3層構造からなるが，小腸と異なり輪状ヒダと腸絨毛を形成しない．腸絨毛がないため，大腸粘膜の表面は平滑である(図Ⅱ-3-6a).

大腸の粘膜上皮細胞は，腸内容物の栄養素を吸収せず，水分と電解質を吸収することによって固形の糞便を形成する．粘膜上皮細胞は単層円柱の吸収上皮細胞で，水分のほか電解質（Na^+，K^+，Cl^-，HCO_3^- など）を吸収する．このため粘膜上皮細胞の側面は Na^+-K^+-ATPase 活性を示す．小腸の吸収上皮細胞と異なり，刷子縁の発達は悪い．この上皮細胞層には粘液分泌細胞である杯細胞が豊富に存在する(図Ⅱ-3-6b).杯細胞によって分泌された粘液は粘膜表面を潤滑化し，糞便を滑らかに通過させる．腺底部には幹細胞がみられる．

直腸の下端部では，糞便の通過による機械的刺激に耐えるよう，単層円柱上皮に代わって重層扁平上皮が粘膜表面を覆っている．

粘膜固有層では，吸収上皮細胞が結合組織に落ち込み，深い腸腺（陰窩）を形成する．腸腺には杯細胞が多く分布するが，パネート細胞はない．腸腺の上皮には，基底顆粒細胞（セロトニンを分泌する腸クロム親和性細胞）が多く存在する．また粘膜固有層には，孤立リンパ小節が非常に多く分布する．リンパ小節は虫垂で特に発達が良く，集合リンパ小節を形成する．

粘膜筋板は，粘膜固有層の腸陰窩と粘膜下組織の境界に存在する．

粘膜下組織と筋層の構造は小腸と基本的に変わらないが，筋層は小腸より厚く内輪筋層と外縦筋層の2層からなる．外縦筋が発達した結腸ヒモにより，大腸外面には結腸膨起，内腔面には半月ヒダがみられる．結腸と盲腸の表面は漿膜に覆われるが，直腸の大部分は外膜に覆われる(図Ⅱ-3-6).

F. 肝 臓

肝臓 liver は，胆囊，膵臓とともに十二指腸に開口する消化腺で，これらを肝胆管膵系という．そのうち肝臓は，腺としては人体で最大の実質性器官である．肝臓の上後面は横隔膜に接し（横隔面），上前面から前面にかけては腹壁に接し，下面（臓側面）は胃，横行結腸，腎臓，脾臓などに接する．臓側面の中央には，肝門 porta hepatis と呼ばれる血管と胆管の出入り口がある．横隔膜に接する面と肝門を除く肝臓表面は，漿膜（腹膜）に覆われている．

肝臓実質の細胞は消化管上皮に由来する．

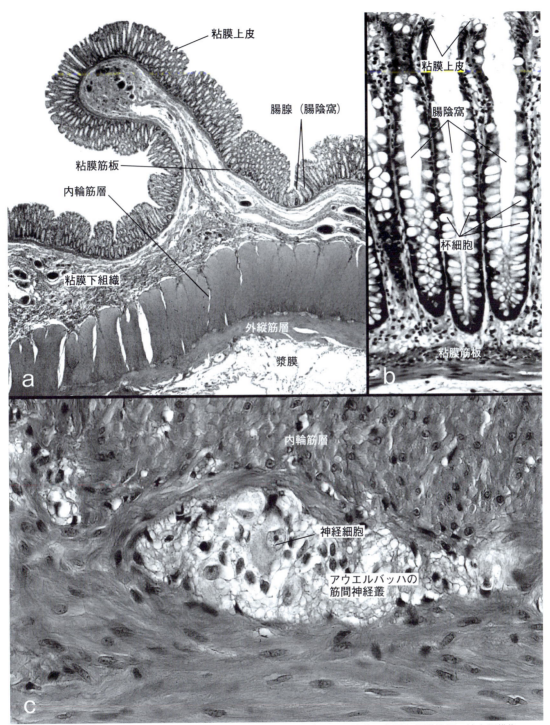

図Ⅱ-3-6 (a)大腸(結腸)の管壁を縦断した全体的な組織像 (b)大腸の粘膜固有層と粘膜筋板の拡大組織像
(c)内輪筋層と外縦筋層の間にあるアウエルバッハの筋間神経叢の拡大組織像

すなわち，消化管上皮が特殊に分化した肝細胞 hepatocyte (liver cell) は胆汁 bile (胆液) を分泌し，胆汁は導管である胆管 bile duct によって十二指腸に運ばれるため，肝臓は一種の外分泌腺と考えられる．しかし肝臓は，外分泌腺として以外の様々な機能を果たしている．肝臓は，オルニチン回路によってアンモニアから尿素を合成する．タンパク質，糖質，脂質，ビタミン (A, B, D, K) などの栄養物質を貯蔵する貯蔵庫でもある．糖質はグリコーゲン顆粒として肝細胞内に蓄えられる．肝臓は生体の防御機構に関与し，有害物質を代謝し，解毒している．また発熱による体温調節にも関与する．

肝臓全体はコラーゲン線維，弾性線維を豊富に含む結合組織性のグリソン被膜 Glisson capsule に包まれている．肝臓の実質は，グリソン被膜に連続する結合組織であるグリソン鞘 Glisson sheath (小葉間結合組織 interlobular connective tissue) によって，(古典的) 肝小葉 (classic) hepatic lobule という小区画に分けられている (図Ⅱ-3-7a)．グリソン鞘の結合組織内には，小葉間動脈 interlobular artery と小葉間静脈 interlobular vein そして小葉間胆管 interlobular bile duct という3つの管が通っている．この3つの管は，多角形を呈

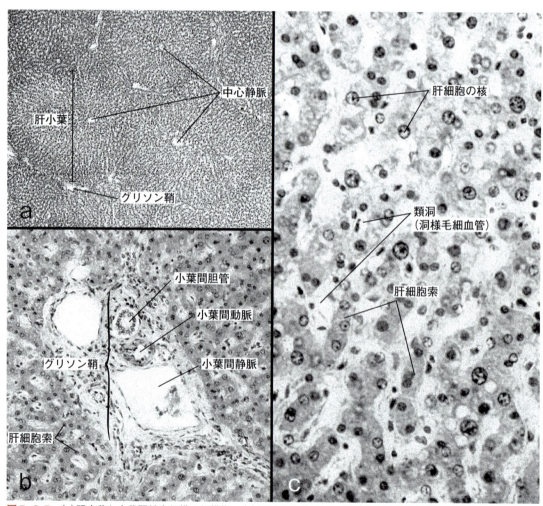

図Ⅱ-3-7 (a) 肝小葉と小葉間結合組織の組織像 (b) 門脈索のグリソン鞘 (小葉間結合組織) の組織像．小葉間の三つ組が見られる． (c) 肝細胞索の拡大組織像

する肝小葉の頂点に当たる門脈索 portal tract（門脈域 portal space）にまとまっており，これを「小葉間の三つ組 interlobular trias（肝三つ組 hepatic triad，門脈三つ組 porral triad）」という（図Ⅱ-3-7b）．小葉間動脈は管壁が比較的に厚く管腔が狭いが，小葉間静脈は管壁が薄く管腔が広く，どちらも内腔が単層扁平上皮の内皮細胞で覆われる．一方，小葉間胆管は単層立方上皮で形成される．

　肝小葉は肝細胞の集合体で，径は0.5～2mm程度である．肝小葉のほぼ中心を，中心静脈 central vein が貫通している（図Ⅱ-3-7a）．肝細胞は中心静脈を中心として，グリソン鞘に向かい放射状に配列している．この肝細胞の列を肝細胞索 liver cell cord という．隣接する肝細胞索の間を洞様毛細血管 sinusoidal capillary が走行している（図Ⅱ-3-7c）．肝臓の洞様毛細血管を，類洞 sinusoid あるいは肝類洞 liver sinusoid ともいう．類洞の内皮細胞の窓は大きく，径100nmの小孔の他に径1-3μmの大きな窓がある．

　類洞には，2種類の血液が流れ込む．流れ込む血液の約30％は固有肝動脈（肝臓の栄養血管）に由来し，この動脈血は酸素を多く含むため肝細胞に栄養を与える．これに対し，小腸で吸収された栄養物質は腸間膜静脈に入り，門脈 portal vein として肝臓に入る．門脈（肝臓の機能血管）は肝臓内でグリソン鞘に向かって分岐し，グリソン鞘で小葉間静脈となって類洞に注ぐ．門脈に由来する静脈血は肝臓に流入する血液量の約70％を占め，その栄養物質を肝小葉の細胞（多くは肝細胞）に運ぶ．従って，小葉間動脈と小葉間静脈の血液は共に類洞に注がれ，中心静脈に向かって流れる．各小葉の中心静脈は合流し，その後，小葉下静脈を経て，肝静脈として肝臓を出る．

　門脈から，小葉間静脈，類洞，中心静脈，肝静脈に至る血管系を特に，「肝門脈系」という．「小葉間の三つ組」を含むグリソン鞘は，肝小葉に栄養素や酸素を供給する部分で代謝活性が高い．また病変に対する反応性も高く，反応中心 reaction center とも言われる．そこで中心静脈を中心とする肝小葉に対し，1つのグリソン鞘を中心とし，隣り合う3つの肝小葉の中心静脈を繋いで作られる3角形の小葉を門脈小葉 portal lobule という．

　肝臓の実質は，肝小葉という小区画の集合体からなる．肝細胞で産生された胆汁は，肝細胞索の中を網目状に走る毛細胆管 bile canaliculus を流れ，グリソン鞘の小葉間胆管に注がれる．毛細胆管は，名称としては「管」であるが，管を形成する構造は隣接する肝細胞の間の狭い「細胞間隙」（タイト結合で閉鎖されている）にすぎない．これに対し，小葉間胆管は「管」の構造を持っており，その上皮細胞は，毛細胆管がグリソン鞘に達する直前に出現する．毛細胆管と小葉間胆管をつなぐ管は肝臓を外分泌腺とした場合の介在部に相当し，ヘリング管 canal of Hering（細胆管 bile ductule, cholangiole）と呼ばれる．小葉間胆管は，肝臓の右葉と左葉に1本づつある肝管に注いだ後，1本の総肝管に合流する．総肝管は肝臓を出て，胆嚢に続く胆嚢管と合して総胆管に移行する．その後，主膵管と合して胆膵管膨大部（ファーター膨大部）を経て，大十二指腸乳頭に注ぐ．

　肝細胞の列である肝細胞索の組織構造に着目すると，ここには肝細胞，伊東細胞 Ito cell（肝星細胞 hepatic stellate cell，脂肪摂取細胞 fat-storing cell），類洞の内皮細胞，そしてクッパー細胞 Kupffer cell という重要な細胞が存在する．

　1本の肝細胞索と，隣接する肝細胞索の間を走る類洞の内皮細胞との間には，ディッセ腔 space of Disse（類洞周囲腔 perisinusoidal space）という間隙があり，ここに伊東細胞が分布する．伊東細胞は一種の線維芽細胞で，細胞質に脂肪滴を含む特徴があるため，脂肪摂取細胞 fat-storing cell とも呼ばれる．伊東細胞には，ビタミンAを摂取し細胞内に蓄

える特徴もある．

　類洞の内腔，すなわち内皮細胞の内側にはクッパー細胞が存在する．クッパー細胞は肝臓に常在する定住マクロファージであり，貪食作用に優れる．また，ピット細胞 pit cell と呼ばれる肝臓特異的な NK 細胞 natural killer cell もみられる．

　肝細胞は多面体の細胞で，一つの肝細胞索内で，隣接する肝細胞の間に細胞間接着装置(特にタイト結合)でディッセ腔と境された毛細胆管を形成する．タイト結合が障害されると胆汁の成分が毛細胆管から漏れ出してディッセ腔，類洞を経て全身の血管系に入り，皮膚が黄色く見える黄疸となる．肝細胞の微細構造を見ると，核を1ないし2個含み，粗面小胞体，滑面小胞体，ミトコンドリアに富む(図Ⅱ-3-8)．またグリコーゲン顆粒を多く含む．

　肝細胞には，①代謝機能，②解毒作用，そして③胆汁分泌という3つの主要な機能がある[1]．肝細胞の代謝機能には，アミノ酸，糖質，脂質の代謝がある．アミノ酸は，肝細胞の粗面小胞体でアルブミン albumin，フィブリノーゲン fibrinogen，プロトロンビン prothrombin などのタンパク質に合成され，分泌顆粒の内容物は，類洞の内腔すなわち血中に向けて放出される．糖質はグリコーゲン顆粒として細胞質に蓄えられる．グリコーゲン顆粒は必要

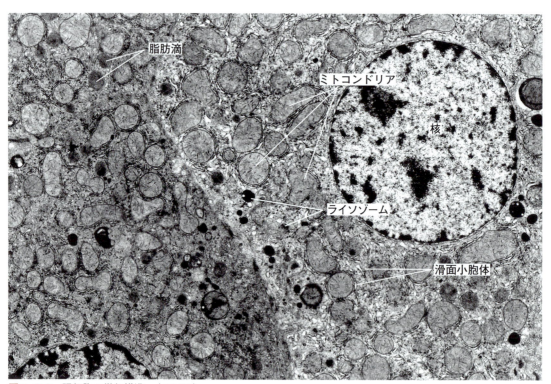

図Ⅱ-3-8　肝細胞の微細構造　（×9,000）

---

1) 肝臓は平時でも種々の機能を営む．すなわち，腸管から吸収された栄養の貯蔵(グリコーゲン顆粒)，解毒作用，胆汁産生である．また，炎症の急性期には，本来の機能をストップし，急性期蛋白の合成・分泌を行う．このように極めて多くの機能を営む器官を，それぞれの機能を工場としたらどのくらい大きな設備が必要であろう．経口投与される薬剤は腸管から吸収され門脈を通って肝臓に至る．そこで，全身に薬剤が回る前に肝臓で P450 という酵素によって解毒される．当然のこととして，すべてが解毒されては効果がないので，通常は分解量以上の濃度の薬剤が投与される．この解毒作用は種々の食品に影響されることがわかってきた．例えば，キャベツ等のアブラ菜科の野菜は解毒作用を増強し，一方，グレープフルーツは解毒作用を減弱し，薬剤の作用と副作用を増強することがある．今日，歯科に通院する患者の多くは全身的疾患を有し，薬剤を服用している．肝臓の機能を知ることは歯科医療にとって重要なことである．

に応じグルコースに分解され，血中に向けて放出される．脂質は，滑面小胞体の酵素の作用で脂肪滴（リポプロテイン lipoprotein）に合成され，細胞質に蓄えられる．

肝細胞の第2の機能である解毒作用は滑面小胞体によるもので，生体にとって有害な物質を加水分解酵素の作用で分解し，胆汁中に排泄する．

肝細胞の第3の重要な機能である胆汁の産生と分泌は，1日に約1ℓにも及ぶ．胆汁は，腸管から再吸収した胆汁酸と，老化赤血球を分解して生じた血色素（ビリルビン）を素材として肝細胞内で産生され，毛細胆管に放出される．胆汁の主要な機能は，小腸での消化・吸収作用を助けることであるが，消化酵素は含まない．胆汁は脂肪を乳化し，膵液中のリパーゼの作用を助ける．胆汁は脂肪酸とも結合し，その吸収を助ける．さらに胆汁酸によってタンパク質が凝固するため，タンパク質が分解されやすくなる．

毛細胆管に放出された胆汁は小葉間胆管に注ぎ，肝管（右葉と左葉に計2本）を経て総肝管（1本）に合流する．総肝管は肝臓を出て，胆嚢管に合流し，総胆管となり，主膵管と合して大十二指腸乳頭にて十二指腸に注ぐ．

G. 膵　臓

膵臓 pancreas は腹腔内にある細長い実質性の消化腺で，後腹壁を横に走り上胃部と左下肋部に位置する．膵臓は，膵頭 caput，膵体 corpus，膵尾 cauda からなり，膵頭は十二指腸の彎曲部に入り，膵体は胃の背面を走向し，そして膵尾は細くなって脾臓に達する．

膵臓は外分泌部と内分泌部からなる．実質の大部分は外分泌部であり，内分泌部はランゲルハンス島 islet of Langerhans（膵島 pancreatic islet）として散在する（図Ⅱ-3-9）．膵臓の外分泌部が産生する消化酵素は3種に大別できる．①タンパクを分解する酵素の前駆体であるトリプシノーゲン trypsinogen とキモトリプシノーゲン chymotrypsinogen，②脂肪を分解するリパーゼ lipase，③炭水化物を分解するアミラーゼ amylase である．

1．膵外分泌部

膵臓の外分泌腺は複合管状胞状腺で，膵液と呼ばれる上記の消化酵素を含む分泌液を産生する腺房（終末部，主部）と，それを十二指腸に注ぐ導管系（介在部，導管，主膵管，副膵管）からなる．外分泌部は小葉に分けられ，各小葉に多くの腺房が存在する．腺細胞は典型的なタンパク分泌型の漿液性腺細胞としての微細構造を示す．すなわち，細胞質には，粗面小胞体，ゴルジ装置，分泌顆粒（酵素原顆粒 zymogen granule）が豊富にあり，分泌顆粒は開口分泌によって内容物を腺腔に放出される．ヘマトキシン・エオジン染色標本の光学顕微鏡観察では，腺細胞上部は多数のエオジン好性の分泌顆粒で満たされ，基底部は粗面小胞体に富み，ヘマトキシリン好性となる．この基底部細胞質はエルガストプラズム ergastoplasm とも呼ばれる．腺房の周囲には筋上皮細胞はなく，腺房は基底膜に包まれ，その周囲に疎性結合組織を伴う有窓型毛細血管が分布する．腺房の中央部分には腺房中心細胞 centroacinar cell があるが，これは腺細胞ではなく，介在部の上皮細胞が腺房中に入り込んだものである（図Ⅱ-3-9b, 図Ⅱ-3-10）．

導管系には，終末部に続く介在部があるが，耳下腺と異なり，線条部は存在しない．導管の上皮は単層の立方ないし円柱上皮細胞からなり，複数の導管が合流して膵管になっても上皮は重層化しない．介在部の導管は，小葉内導管，小葉間導管を経て主導管に入る．主導管はさらに，膵臓の部位により主膵管あるいは副膵管に入り，それぞれ，大十二指腸乳頭あるいは小十二指腸乳頭で十二指腸に開口する．導管の上皮が重層化しないのは，膵管が十二指腸の単層円柱上皮に合流するからで

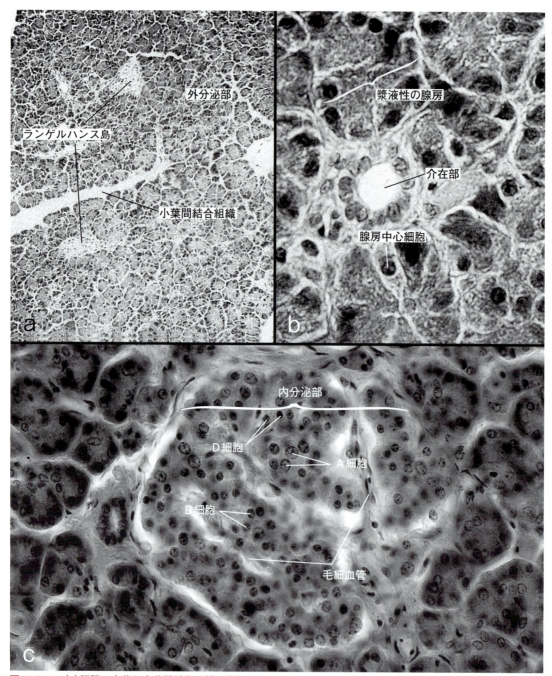

図Ⅱ-3-9　(a)膵臓の小葉と小葉間結合組織　(b)膵臓の外分泌部　(c)膵臓の内分泌部

ある．
　腺細胞の分泌顆粒(酵素原顆粒)には，①タンパクを分解する酵素の前駆体であるトリプシノーゲンとキモトリプシノーゲン，②脂肪を分解するリパーゼ，③炭水化物を分解するアミラーゼが含まれているため，膵液は最も重要な消化酵素を分泌していることになる．これらの消化酵素は，膵管によって十二指腸に運ばれる．従って膵臓には，十二指腸に入った食物を消化する役割がある．十二指腸

に運ばれた消化酵素は，小腸で分泌されるエンテロキナーゼ enterokinase の作用によって活性化される．十二指腸には，胃である程度分解された食物が酸性の胃液とともに入って来るが，十二指腸腺がアルカリ性粘液を産生すること，また膵液自体も導管で産生される重炭酸塩のためアルカリ性になっていることから，胃液が中和される．

食物と胃液が十二指腸に入ると，十二指腸の内分泌細胞からコレシストキニン cholecystokinin（パンクレオザイミン pancreozymin）とセクレチン secretin が血中に分泌される．コレシストキニンは膵臓の腺房からの消化酵素の分泌を促進し，セクレチンには介在部からの重炭酸 HCO_3^- と水の分泌を促進する作用がある．

2．膵内分泌部

内分泌部であるランゲルハンス島（膵島）は，膵臓全体に50万から150万個も散在する．ランゲルハンス島は内分泌細胞の小集団で，膵体と膵尾に多く分布する．ランゲルハンス島には，細網線維に囲まれた洞様毛細血管が侵入し，ランゲルハンス島を不完全な細胞索に分けている．ランゲルハンス島の内分泌細胞は，互いに拮抗する作用を持つ2種類のホルモン（ペプチド）を産生する．内分泌細胞にはA（α）細胞 A cell, B（β）細胞 B cell, D（δ）細胞 D cell の3種があるが，いずれもペプチドを産生する細胞であるため，タンパク分泌型細胞としての微細構造を示す（図Ⅱ-3-9c）．すなわち，細胞質には粗面小胞体，ゴルジ装置，分泌顆粒が豊富にあり，分泌顆粒は開口分泌によって内容物を腺腔に放出する（図Ⅱ-3-10）．

A細胞は酸性色素に好染する大型の内分泌細胞で，全内分泌細胞の約20%を占める．A細胞はグルカゴン glucagon を分泌し，このホルモンは肝のグリコーゲンを分解し（グリコゲノリシス glycogenolysis），血糖値を高める

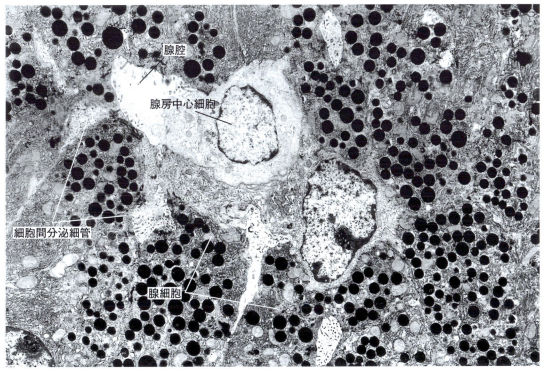

図Ⅱ-3-10　膵臓の外分泌部の漿液腺房の微細構造　（×5,000）

作用がある．すなわち，グルカゴンは血糖上昇因子である．

　B 細胞は特殊な塩基性色素（アルデヒドフクシンなど）に染色される小型の細胞で，全内分泌細胞の約 60-70% を占める．B 細胞はインスリン insulin を分泌する．インスリンは肝と骨格筋でのグリコーゲンの合成と貯蔵を促進するため，血糖値を下げる作用がある．インスリンはまた，骨芽細胞や線維芽細胞の活性化因子でもある．B 細胞の変性によるインスリンの欠乏は，高血糖，多尿，糖尿，代謝異常を主たる症状とするインスリン欠乏型糖尿病 insulin-deficient diabetes mellitus を来たす．糖尿病の症状が長期化すると，骨量減少症 osteopenia ないし骨粗鬆症 osteoporosis を生じる．

　D 細胞は少数の散在性の細胞で，ソマトスタチン somatostatin を産生する．ソマトスタチンには，グルカゴンとインスリンの産生を抑制する作用がある．すなわちソマトスタチンは，傍分泌 paracrine によって周囲の内分泌細胞に作用する局所的な抑制ホルモンである．

到達目標

1) 消化管壁の基本的な組織構造を図示し，3 層構造を説明できる．
2) 食道の組織構造と機能を図示し説明できる．
3) 胃の組織構造，胃底腺における腺細胞の微細構造と機能を図示し説明できる．
4) 小腸の組織構造，粘膜上皮細胞，腸陰窩，腸絨毛と輪状ひだの構造を図示し説明できる．
5) 小腸の基底顆粒細胞とパネート細胞の細胞学的特徴と機能が説明できる．
6) 小腸における糖質，タンパク質，脂質の代謝を組織学的に説明できる．
7) 大腸の組織構造と機能を図示し説明できる．
8) 肝小葉と門脈小葉の相違が説明できる．
9) 肝小葉とグリソン鞘の組織構造と機能が説明できる．
10) 肝小葉とグリソン鞘における血液と胆汁の流れが説明できる．
11) 肝細胞と類洞（洞様毛細血管）の微細構造と機能が説明できる．
12) ディッセ腔の微細構造が説明できる．
13) 膵臓・外分泌部の腺房と導管の組織学的特徴および分泌物が説明できる．
14) 膵臓の外分泌部の構造と機能，およびその調節ホルモンとの関連が説明できる．
15) 膵臓・内分泌部の組織構造と機能が説明できる．

4 呼吸器系

A. 概説

　呼吸作用とは，生体組織と外界との間でガス交換 gas exchange を行うことである．細胞がエネルギーを得るには栄養素を燃焼するための酸素 O_2 が必要であり，その結果として二酸化炭素 CO_2 が発生する．そこで呼吸では，O_2 を多く含む吸気の摂取と，CO_2 を多く含む呼気の排出が間断なく行われている．

　呼吸には外呼吸と内呼吸がある．外呼吸は，肺胞内の空気と肺胞毛細血管内の血液（静脈血）との間のガス交換で，O_2 を血液（赤血球）に取り入れ，血液中（赤血球と血漿）の CO_2 を吸気中に放出することである．内呼吸とは，局所組織における毛細血管内の血液（動脈血）と組織の細胞との間のガス交換である．

　外呼吸の過程で，空気中の O_2 は赤血球のヘモグロビン（血色素）・鉄分子と結合し，HbO_2 を形成して全身の組織に運ばれる．また組織で発生した老廃産物のうち，CO_2 は血液によって肺に運ばれ，空気中に排出される．CO_2 は以下の状態で血液中に存在している．①CO_2 は血液に取り込まれた後の化学反応によって重炭酸イオン（HCO_3^-）に変換され，赤血球と血漿中に存在する．赤血球から CO_2 が解離する時には，炭酸脱水酵素 carbonic anhydrase の作用によって H_2CO_3 から CO_2 が解離する．②CO_2 の一部は，赤血球のヘモグロビン分子と結合し，$HbCO_2$ を形成する．③CO_2 は，血漿中に物理的に溶存している．

　呼吸器系 respiratory system は，生体の代謝に必要な O_2 を空気中から摂取し，代謝産物としての CO_2 を外界に排出する一連の器官系である．呼吸器系の臓器は，鼻腔，咽頭，喉頭，気管，気管支，肺である．鼻腔は，口腔の上背面にあり，喉頭は食道の前面にある．そのため咽頭は消化器系と呼吸器系の交叉部分にあって，2つの器官系に共通した組織である．喉頭の上部には喉頭蓋という蓋があり，口腔から喉頭への飲食物の誤嚥を防いでいる．しかし老人や乳幼児に多い飲食物の誤嚥は，消化器系と呼吸器系が咽頭で交叉することが一因となっている．

　呼吸器系は，呼吸部である肺の呼吸組織と，導管部である気道からなる[1]．呼吸組織は肺の肺胞で，ここがガス交換の場である．これに対し気道は，鼻腔から始まり，咽頭，喉頭，気管を経て気管支から肺に入り，細気管支，終末細気管支，呼吸細気管支に至る空気の通り道である．これらの気道を通る間に，清浄の度合いや温度・湿度など空気の状態が整えられ，また気管支と細気管支は分岐を繰り返し，空気の有効拡散面積を著しく拡大する．気道の管壁には，以下の5つの構造的特徴がある．

　①上皮は多列線毛上皮もしくは線毛円柱上皮である．これは空気の塵埃を取り除き，吸気を清浄にする．ただし気道の終末部に向か

---

1) 呼吸器系の機能分担
　　①気道 conducting system：空気を取り入れる導管（O_2 交換するためのコンディショニング，すなわち準備が行われている）
　　　吸気の経路：外気→鼻腔→咽頭→喉頭→気管→主気管支→葉気管支→区域気管支→細気管支→終末細気管支→呼吸細気管支→肺胞管→肺胞嚢（肺胞）
　　②肺 respiratory portion：呼吸をする部分（呼吸は肺胞でのみ行われる）

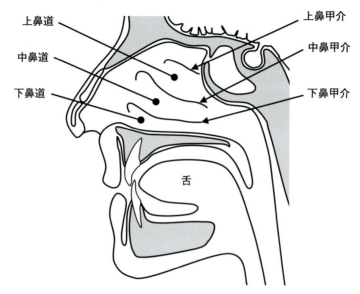

図Ⅱ-4-1　鼻咽腔の矢状断面模式図

うに従い，上皮は偽重層の多列上皮から単層上皮に変わり，線毛も消失する．②粘膜筋板を欠く．気道の粘膜には消化管のような蠕動運動がなく，粘膜筋板もない．③軟骨ないし軟骨片が分布する．呼吸運動の過程で気道が閉鎖するのを防ぐため，硝子軟骨が気道の形態を一定に保っている．しかし軟骨片は，気道の終末部に向かうに従い，空気圧の低下にともなって消失する．④平滑筋層を持つ．これも気道の終末部分で消失する．⑤粘膜固有層に，弾性線維が多く含まれる．

B. 鼻腔

1. 鼻腔

鼻腔 nasal cavity は気道の一番初めの部分であり，鼻腔粘膜は皮膚部，呼吸部と嗅部に分類される．顔面皮膚部から外鼻孔を経て鼻腔粘膜に連なる．外鼻孔から入ったところは鼻前庭 nasal vesibule といわれ，軟骨を鼻粘膜で覆った部分である．外皮と同様に重層扁平上皮で覆われていて鼻毛が存在し，脂腺 sebaceous gland やアポクリン汗腺 apocrine sweat gland が存在する．この部分を皮膚部と呼ぶ．この鼻毛は奥に行くに従い短くなり数が減少し，消失する．

鼻腔の呼吸部は上鼻甲介 superior nasal concha の下部，中鼻甲介 middle nasal concha，下鼻甲介 inferior nasal concha，鼻中隔 nasal septum，鼻腔外側面に面している（図Ⅱ-4-1）．この呼吸部粘膜上皮は，豊富な杯細胞を含む多列線毛上皮でできている．線毛運動は感染防御や異物排除に役立っている．上皮下の粘膜固有層は細胞に富み，弾性線維を含む疎性結合組織でできている．ここに存在する鼻腺 nasal gland は，混合腺である．

この層には，好酸球，形質細胞，マクロファージ，リンパ球などの細胞が存在し[2]，時にリンパ小節も観察される．リンパ球，好酸球などは上皮を通過して，鼻腔内に浸潤す

---

[2] 鼻腔の粘膜固有層に存在するリンパ球や形質細胞は，IgA，IgE，IgG などの免疫グロブリンを産生し，外界から侵入した細菌などに対して防御を行う．

ることがある．また粘膜固有層は血管，神経に富み，上皮下や腺周囲で毛細血管網をつくる[3]．中鼻甲介，下鼻甲介には，鼻甲介海綿静脈叢が存在する．粘膜固有層の下は，粘膜下組織を欠き，骨膜を経て骨組織になる（図Ⅱ-4-2）．嗅部は鼻腔の上部を占め，感覚器である嗅細胞が分布する．

鼻腔の機能は，吸気の清浄化，加湿，加温である．清浄化とは，鼻毛により粗大塵埃粒子の侵入を防ぎ，粘膜表面の粘液層によって塵埃小粒子を捕捉する働きである．鼻腔における加湿は，粘膜固有層の鼻腺と多列線毛上皮の杯細胞の分泌物による湿度保持による．加温は，粘膜固有層の静脈叢からの放熱によって鼻腔内を温めることによる．

2．副鼻腔

鼻腔につづく空洞を副鼻腔 paranasal sinus と呼ぶ．これには，前頭洞，上顎洞，蝶形骨洞，前後篩骨洞に分類され，前頭洞，上顎洞，前篩骨洞は中鼻道に，蝶形骨洞，後篩骨洞は上鼻道に通じる．外気が低温で，顔面が温度変化を受けるとき，頭蓋内部の温度変化に対する緩衝帯として働く．（**第 3 編第 13 章**）

C．喉　頭

喉頭 larynx は，咽頭と気管との間の円筒状の器官である．気道であるとともに発声器でもあるため，管腔（喉頭腔）内面の形態は複雑である．

咽頭に続く上部は，喉頭蓋 epiglottis によって境される．喉頭蓋は喉頭の前縁から咽頭側に突出し，気道への飲食物の誤嚥（飲食物が気管に流入すること）を防いでいる．喉頭蓋の支柱となるのは，喉頭蓋軟骨 epiglottis cartilage という弾性軟骨である．喉頭蓋の粘膜は重層扁平上皮で覆われ，粘膜固有層に混

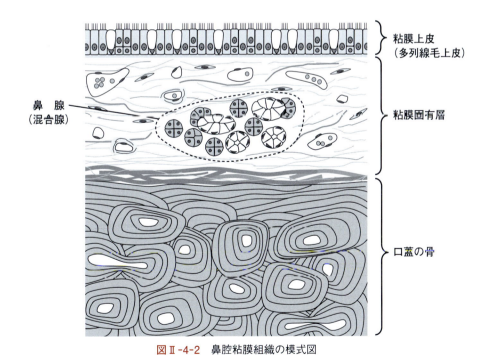

図Ⅱ-4-2　鼻腔粘膜組織の模式図

---

[3] 鼻血が出やすい理由：鼻中隔前部に存在する皮膚から粘膜の移行部分は，血管が多く，外力が加わると損傷して鼻出血する．この部位を，キーゼルバッハ部位 Kiesselbach area と呼ぶ．下鼻甲介の粘膜固有層も静脈叢が発達している．部屋が暑い時，静脈叢を循環する血液は充血し，放熱が促進される．よってのぼせたときは鼻血を出しやすい．

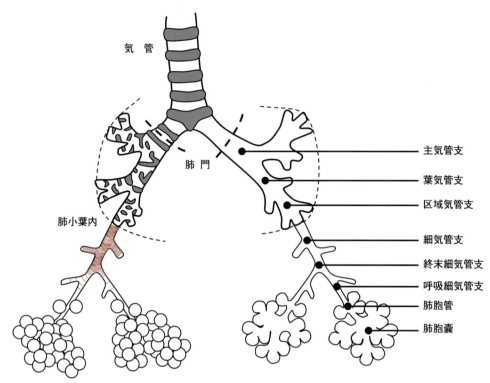

図Ⅱ-4-3　肺胞へ至る気道系の模式図　赤は平滑筋，グレーは軟骨を表す．

合腺を有する．

喉頭の枠組みを作り，喉頭の形態を維持しているのは軟骨性の支柱である．これを喉頭軟骨 laryngeal cartilage といい，組織学的には硝子軟骨からなる．喉頭軟骨には，甲状軟骨，輪状軟骨，披裂軟骨，喉頭蓋軟骨（弾性軟骨）などの種類がある．喉頭軟骨は，喉頭の構造を支持し，空気の流れを制御するのに必要な弾力性と伸展性を喉頭に付与している．

喉頭の壁は，粘膜上皮，粘膜固有層，粘膜下組織の3層からなり，粘膜筋板を欠く．粘膜上皮は多列線毛上皮であるが，管腔（喉頭腔）に向かって突出する声帯ヒダと室ヒダの一部の粘膜表面では，重層扁平上皮である．これは発声にともない，声帯ヒダ vocal fold と室ヒダ ventricular fold の部分に強い空気圧の負荷による摩擦や振動が生じるためである．粘膜固有層は，全体としては弾性線維に富む疎性結合組織である．しかし声帯ヒダの粘膜固有層は，声帯靱帯 vocal ligament と

いう弾性線維が凝集した密性結合組織からなる．粘膜固有層には混合腺があり，粘膜表面を湿潤に保って保護している．この混合腺を，喉頭腺 laryngeal gland という．

粘膜筋板はなく，粘膜下組織は疎性結合組織からなる．粘膜の下には発達した横紋筋（骨格筋）が分布する．この横紋筋は喉頭筋 laryngeal muscle および声帯筋 vocal muscle と呼ばれ，発声器として声帯の運動性を制御している．横紋筋の下には，喉頭軟骨（硝子軟骨あるいは弾性軟骨）が分布する（図Ⅱ-4-4）．

D. 気　管

気管 trachea は，喉頭から左右の気管支に分岐するまでの，長さ約10 cm，太さ約1.5〜2.5 cmの半円筒状の管である．気管は第7頸椎の位置に始まり，頸部前面正中部の皮下を食道の前に沿って下り，胸腔に入った後，心臓の後方で左右の気管支に分かれる．ここを

第4章 呼吸器系

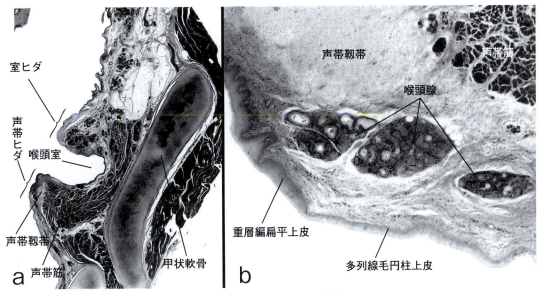

図Ⅱ-4-4 (a)喉頭を矢状断した全体的な組織像 (b)声帯ヒダの組織像

気管分岐部という．気管の内面は粘膜が覆っている．

粘膜上皮は多列線毛上皮で，部分的に粘液細胞である杯細胞が介在する．多列線毛上皮は，その線毛運動で，空気中の塵埃を喉頭に向け排出している．杯細胞（粘液細胞）の産生する糖タンパクからなる粘液は，塵埃を捕捉する．

粘膜固有層は弾性線維に富む疎性結合組織で，血管が豊富に分布し，リンパ球の浸潤も多い．粘膜筋板がないため，粘膜固有層は明瞭な境なく粘膜下組織に移行し，両者は区別できない．粘膜固有層下部には気管腺 tracheal gland があり，その導管は気管腔に開く．気管腺は混合腺であり，分泌された粘液は粘膜表面を湿潤に保ち保護するほか，吸気を清浄化し，加湿，保温する効果がある．

管壁の構成は，皮膚に続く腹側と，食道に隣接する背側で一部異なっている．粘膜固有層のさらに下部には気管軟骨 tracheal cartilage がある．気管軟骨は，後部（食道側）が欠如するC字型ないしU字型の硝子軟骨で，16〜20個ある．気管軟骨は，呼吸運動などの過程で気管が圧迫され，気道の閉鎖を防いでいる．

隣り合う気管軟骨は，結合組織の靱帯で繋がれている．この靱帯を輪状靱帯 tracheal ligament といい，外膜（疎性結合組織）に連続している．気管軟骨が覆う側を，気管の軟骨性壁 cartilagenous partition という．これに対し，食道側の管壁は軟骨を欠いており，代わりに横走する平滑筋（気管筋）の層がある．この部分を膜性壁 membranous partition という．平滑筋層は，膜性壁と軟骨性壁の移行部で軟骨膜に連続する．膜性壁の存在は，食道内部を食物が通過する際に管腔が拡張することを考えると良く理解できる（図Ⅱ-4-5）．

E．肺

肺 lung は左右の胸腔の大部分を占める実質臓器で，左葉（上葉と下葉）と右葉（上葉，中葉，下葉）に分かれる．肺の組織は，気道と呼吸組織から構成され，呼吸組織でガス交換（外呼吸）が行われている．

肺の実質は，結合組織によって多数の小葉（肺小葉）lobule という小区画に分けられている．肺小葉はピラミッド型をしており，先端は主気管支の入る肺門を向き，基底面を肺の

第2編　組織学各論

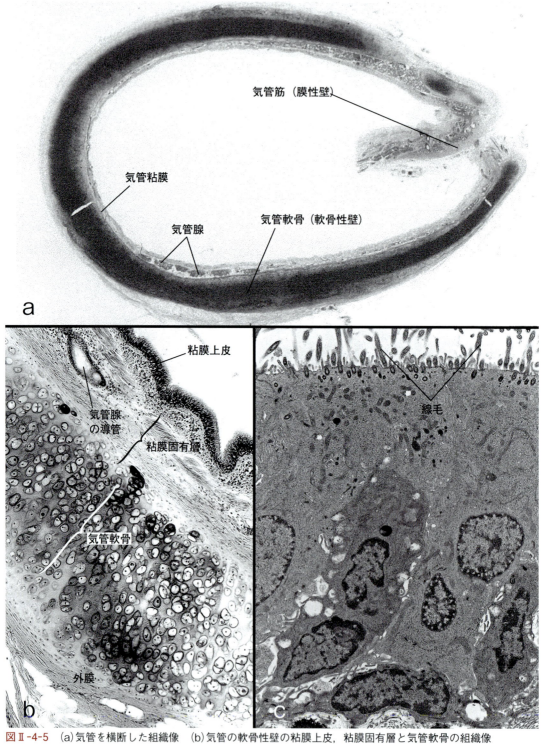

図Ⅱ-4-5　(a)気管を横断した組織像　(b)気管の軟骨性壁の粘膜上皮，粘膜固有層と気管軟骨の組織像
(c)気管の粘膜上皮である多列線毛上皮細胞の微細構造

表面に向けている．肺小葉の基底面の直径は0.5～2 cm 程度で，一個の肺小葉の体積は0.3～3.0 ml である．肺小葉を分けているのは，弾性線維を含む薄い線維性結合組織である．

左右の主気管支 principal bronchi[4]は，脈管（肺動脈，肺静脈，気管支動脈，気管支静脈，リンパ管）とともに肺門 hilum pulmonis から肺に入ると，各葉に入ってそれに対応した葉気管支 lobar bronchi となる．葉気管支は2ないし4本に分岐し区域気管支 segmental bronchi となる．これらの気管支は肺小葉の外にあるので，小葉間気管支と呼ばれる．小葉間気管支の粘膜の組織構造は，基本的には気管や気管支に共通している．すなわち，粘膜上皮は多列線毛上皮で，部分的に粘液細胞である杯細胞が介在する．粘膜固有層は弾性線維に富む疎性結合組織であるが，リンパ球の浸潤が多く，部分的にリンパ小節を作る．粘膜固有層には，動脈・静脈のほか気管支腺 brachial gland があり，その導管は管腔に開く．気管支腺には混合腺と粘液腺が含まれるが，主として粘液腺である．また少量の平滑筋層がある．粘膜固有層の下部には軟骨片（硝子軟骨）があるが，小さく，形態も不規則である．

粘膜固有層と粘膜下組織は区別できない．管壁に軟骨片があるのは，呼気による虚脱状態を防ぐためである（図Ⅱ-4-6）．

小葉間気管支がさらに分岐を繰り返して多くなり，また細くなって肺小葉に入ると，小葉内細気管支 intralobular bronchiole と呼ばれる．小葉内細気管支の管腔の直径は，約1 mm である．小葉内細気管支の構造が小葉間気管支と異なる点は，細気管支腔の大きさのみならず，小葉内細気管支が①気管腺と軟骨片を持たず，②上皮が多列線毛上皮から単層線毛上皮に変わる点である（表Ⅱ-4-1）．線毛上皮も，円柱形から立方形にしだいに背丈を低く変える．線毛上皮には，杯細胞が混在する．粘膜固有層は弾性線維に富む疎性結合組織で，少量の平滑筋線維が含まれる．粘膜下組織は区別できない．

小葉内細気管支はさらに，4～6本の終末細気管支 terminal bronchiole に分岐する．終末細気管支の管腔の直径は約0.5 mm と細い．上皮は円柱ないし立方形の単層線毛上皮で，杯細胞はほとんど無く，表面活性物質を分泌するクララ細胞 Clara cell がみられる．

終末細気管支はさらに，2本の呼吸細気管

	鼻腔	咽頭	気管	葉気管支	終末細気管支	呼吸細気管支
上皮	多列線毛上皮				単層円柱～立方 線毛有	単層立方～扁平 線毛欠如
杯細胞	多い				存在しない	
腺組織	多い			少ない	存在しない	
軟骨	ある		C字状	O字状	存在しない	
平滑筋			平滑筋がある		平滑筋発達	ほとんどない

表Ⅱ-4-1 気道系各部の組織学的特徴

---

4) 気管は第Ⅳ～Ⅴ胸椎の高さで左右に二分して，気管支となる．気管支はやがて肺門から肺実質の中に入り，右側で3本に，左側で2本に枝分かれをして，葉気管支と呼ばれるものになる．さらに多数の枝分かれを起こし肺実質に向かうものを，区域気管支と呼ぶ．右肺は3葉，左肺は2葉になるが，最初の気管支の走行する傾きが，左右で異なる．右の方が急傾斜であり，左の方がそれに比べ緩傾斜である．歯科医療中あってはならないことだが，インレーやクラウンのセット時にこれらを誤って誤飲させてしまったとする．食道に入ればまだよいが，気管に落ちたとするとすぐにレントゲン写真を撮って対処を考えねばならない．このとき異物は上記の左右気管支の傾斜から考えて，右側へ行くことが多い．

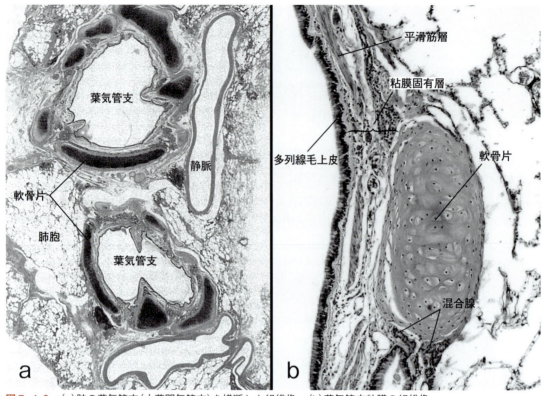

図Ⅱ-4-6　(a)肺の葉気管支(小葉間気管支)を横断した組織像　(b)葉気管支粘膜の組織像

支 respiratory bronchiole に分岐する．呼吸細気管支の管腔の直径は約 0.5 mm 以下である．呼吸細気管支の上皮は，単層の立方ないし扁平上皮で，ところどころにガス交換を行う肺胞 alveoli が見られる．呼吸細気管支は数本の肺胞管 alveolar duct に開口し，それが 2〜5 個の肺胞嚢 alveolar sac に続く．肺胞管と肺胞嚢の壁(肺胞壁)は，肺胞中隔 alveolar septa によって仕切られ，個々の肺胞が区別される．上皮下の結合組織には，弾性線維と毛細血管が多く含まれる(図Ⅱ-4-3, 図Ⅱ-4-7a, 7b)．

肺胞は，呼吸細気管支，肺胞管，肺胞嚢に見られる径 200〜250 μm の袋状の膨出部で，外呼吸のガス交換の場である．肺胞は血液空気関門 blood-air barrier を構成する．血液空気関門を介して，O_2 と CO_2 が，血液と空気の間で交換される．血液空気関門を構成する構造は，肺胞側から順に，①扁平肺胞上皮細胞 squamous alveolar cell(Ⅰ型肺胞上皮細胞 type-Ⅰ alveolar epithelial cell)または大肺胞上皮細胞 great alveolar cell(Ⅱ型肺胞上皮細胞 type-Ⅱ alveolar epithelial cell)，②肺胞上皮細胞の基底膜，③毛細血管内皮細胞の基底膜，そして④連続型毛細血管の内皮細胞である．

扁平肺胞上皮細胞の細胞質の径は 0.2〜0.5 μm と非常に薄い．肺胞表面の約 90% は扁平肺胞上皮細胞に覆われ，残り 5〜10% を大肺胞上皮細胞が覆う．扁平肺胞上皮細胞はデスモゾームとタイト結合によって結合しており，組織液が肺胞に漏れるのを防いでいる．大肺胞上皮細胞は扁平肺胞上皮細胞の層の中に介在するが，これらもデスモゾームとタイト結合によって連結している．ガス交換が行われるには，O_2 と CO_2 がこれらの細胞層を通過しなければならない(図Ⅱ-4-7c)．

大肺胞上皮細胞は，層板小体 lamellar bodies(径 1〜2 μm)と分泌性の多胞体を有し，リン脂質，粘液多糖体，タンパク質を肺

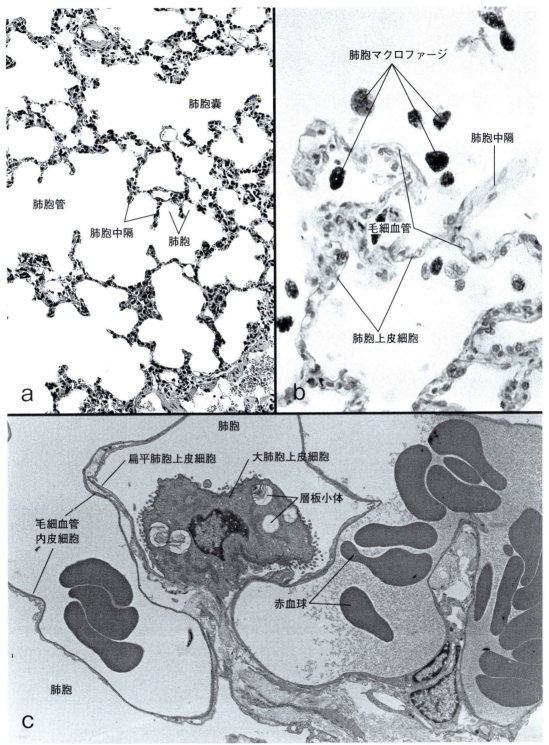

図Ⅱ-4-7 (a)肺胞の組織像 (b)喫煙者の肺の肺胞上皮と肺胞マクロファージの拡大組織像 肺胞マクロファージに取り込まれたタールが顕著に観られる．(c)肺胞上皮細胞と毛細血管の微細構造 (c×5,000)

胞に向けて分泌する．これらは表面活性物質 surfactant であるため，肺胞上皮表面に被覆層が形成され，表面張力が低下する．このため肺胞が吸気によってふくらみ易くなり，酸素が肺の表面によく行きわたるようになる．この他に，肺胞には肺胞マクロファージ alveolar macrophage（肺胞大食細胞 alveolar phagocyte あるいは塵埃細胞 dust cell という）があり，肺胞内に侵入した異物や塵埃を貪食している．

毛細血管（連続型毛細血管）は肺動脈の枝であり，中には静脈血が流れている．従って，O_2 と CO_2 はガス分圧差に従い，受動的拡散によって肺胞上皮と毛細血管内皮細胞さらにその基底膜を通過し，血液と空気の間を移動する．すなわち，O_2 は肺胞内の空気から毛細血管内の赤血球へ，そして CO_2 は血液（赤血球と血漿）から空気へと移動する（表Ⅱ-4-2）．

このガス交換が正常に行われるには，次の3つの条件が必要である．①換気：肺胞への空気の出入りが正しく行われること．②拡散：肺胞内の空気と肺胞毛細血管内の血液との間で，ガス交換が正しく行われること[5]．これは，空気と血液の間での O_2 分圧と CO_2 分圧の差によって受動的に行われる．③循環：血液の体内循環が正しく行われることである．

	O_2	CO_2
吸気	21	0.03
呼気	16	4.5
動脈血	20	50
静脈血	13	55

表Ⅱ-4-2　呼吸ガスの濃度（体積％）

到達目標

1) 呼吸器系は気道と呼吸組織からなることが説明できる．
2) 気道粘膜の基本的な組織構造が説明できる．
3) 鼻腔の粘膜の組織構造と機能が説明できる．
4) 喉頭の粘膜と管壁の組織構造と機能が説明できる．
5) 気管の粘膜と管壁の組織構造と機能が説明できる．
6) 肺の組織構造が説明できる．
7) 呼吸組織でのガス交換のメカニズムと，肺胞の組織構造との関連が説明できる．
8) 肺胞を構成する細胞の微細構造と機能が説明できる．
9) 血液空気関門の微細構造と機能が説明できる．

---

[5] 肺のガス交換比率は，右：左＝4：3．両肺合わせて3億個くらい肺胞がある．拡げると55 m² になる．

5 泌尿・生殖器系

A. 概説

　泌尿器系 urinary system は，血液を濾過して尿 urine を産生する器官である腎臓 kidney と，尿を排出する尿路 excretory passage of urine からなる．尿路には腎臓側から，尿を膀胱 urinary bladder へ運搬する尿管 ureter，尿をためる膀胱，尿を体外へ排泄する尿道 urethra がある．腎臓において，血液を濾過して産生された直後の尿を原尿という．原尿は，後に組成調節が行われるため，体外に排泄されるときの尿と組成が著しく異なる．

　泌尿器系の機能の第1は，過剰のイオンや不要な代謝産物（例えばタンパク質代謝に伴って生じる尿素やクレアチニンなどの窒素化合物）の体外への排泄である．これによって，血液が浄化され，不要産物あるいは有害物質は除かれる．第2の機能は，水と電解質の選択的取捨（再吸収 resorption）による体液量と体液組成の調節である．これによって，生体内の水と電解質の平衡が保たれ，体液の恒常性 homeostasis が維持される．原尿電解質の再吸収は，副腎皮質・球状帯から分泌されるアルドステロン aldosterone（電解質コルチコイド mineral corticoid）によって促進され，水分の再吸収は下垂体後葉から分泌されるバソプレシン vasopressin（抗利尿ホルモン antidiuretic hormone）の作用によって促進される．そして第3の機能は，腎臓自身による内分泌物質（レニン renin）の分泌で，これは副腎皮質でのアルドステロンの分泌を刺激することによって原尿の再吸収を促進させる．また赤血球の産生を促進する因子であるエリスロポエチン erythropoietin を腎尿細管の間質

細胞が産生する．さらに腎臓では，皮膚で生成されたステロイドプロホルモンのビタミン D_3 が水酸化され，活性型ビタミン D_3 というホルモンに変換される．活性型ビタミン D_3 は，骨代謝調節機構において重要なホルモンである（第1編第3章2）．

　腎臓は腹腔の後壁に位置する．左右一対のそら豆形の器官である．大きさは，長径11 cm，短径5〜6 cm である．腎臓の割断面を観察すると，実質は外側の皮質 cortex と内側の髄質 medulla からなり，そら豆形にへこんだ髄質の中央部分（腎門 hilum renale）にある腎盤 pelvis renalis（腎盂）から，1本の尿管が出る．尿管は膀胱に連続する．腎臓皮質の表面は，密性結合組織からなる被膜に覆われている．

　生殖器系 genital system は，性差が著しい．男性生殖器においては精巣で精子がつくられ，精管を経て尿管に運ばれる．精巣は，精子を生産する腺であり表面は白膜で被われる．付属腺として，前立腺や精嚢腺，さらに陰茎には海綿体が存在する．女性生殖器においては卵巣で卵子がつくられ卵管を経て，子宮内膜に運ばれる．子宮は受精卵を育てる．その他の女性生殖器として重層扁平上皮の粘膜上皮と二つの筋層からなる腟が存在する．

B. 腎臓

1. 腎単位

　腎単位 renal unit（ネフロン nephron）は，尿を産生する構造・機能上の単位である．すなわち原尿を産生し，尿として排泄する機能単位である．

腎単位は，腎小体 renal corpuscle とそれに続く尿細管 urinary tubule からなる．腎小体は原尿を産生する部位であり，尿細管は原尿成分の再吸収を行いながら尿を排出する．腎小体は，腎皮質に分布する．髄質では直線的に走行する尿細管などが分布し，その小束が皮質に進入して多くの髄放線を形成している（図Ⅱ-5-1a, b）．

1）腎小体

腎小体はマルピギー小体 Malpighian corpuscle とも呼ばれ，血液から原尿 primary urine を産生する．腎小体は，腎1側あたり100万個から200万個あり，1個の直径は約0.2 mm である．腎小体全体では，1日に170リットルから200リットルの血液を濾過し，この原尿の僅か100分の1にあたる約1.5リットルの尿が排泄される．

腎小体は，有窓型毛細血管 fenestrated capillary の集合体である糸球体 glomerulus と，この糸球体を包む袋であるボウマン嚢 Bowman capsule（または糸球体嚢 glomerular capsule）からなる．有窓型毛細血管の窓の径は，50～100 nm である．通常，毛細血管は動脈と静脈の間に介在する血管であるが，糸球体の特徴は，有窓型毛細血管が輸入細動脈 afferent arteriole と輸出細動脈 efferent arteriole の間に介在することである．つまり，糸球体の機能は毛細血管が動脈と動脈の間に介在することにより，動脈血を濾過することにある．糸球体の毛細血管網は，メサンギウム細胞 mesangial cell とメサンギウム基質 mesangial matrix からなるメサンギウム（血管間膜）mesangium によって支持されている．

糸球体に移行する輸入細動脈はボウマン嚢の一側から入るため，この部位をボウマン嚢の血管極 vascular pole という．血管極は，輸入細動脈と輸出細動脈の出入り口である（図Ⅱ-5-1c）．

ボウマン嚢は単層扁平上皮とその基底膜からなる袋状の構造物である．ボウマン嚢は，糸球体を包む内葉と，ボウマン腔 Bowman space（嚢腔 capsular space）を造る外側の外葉からなる．ボウマン嚢の内葉と外葉に包まれる腔をボウマン腔といい，ここに血液を濾過した原尿が濾し出される．外葉は単層扁平上皮（嚢上皮 capsular epithelium）とその基底膜からなり，血管極の反対側で近位尿細管に連続し，この移行部位を尿管極 urinary pole という．

一方，ボウマン嚢の内葉は，糸球体の毛細血管を密に包む特殊な形態のタコ足細胞 podocyte（糸球体上皮 glomerular epithelium）とその基底膜からなる．タコ足細胞は有窓型毛細血管の被蓋細胞 epicyte であり，多くの細胞突起で毛細血管内皮細胞を包んでいる．この細胞突起をタコ足細胞の終足 end-feet という．終足は長さ $1\mu m$，太さ 100 nm の細胞質突起で，この終足の間の狭い間隙（約 25 nm の幅の濾過細隙 filtration slit）に約 6 nm の厚さのスリット膜 slit diaphragm が張られている（図Ⅱ-5-1d）．

血液を濾過し原尿を生成するのは，毛細血管内皮細胞とタコ足細胞の終足，そしてその間にある糸球体基底膜 glomerular basement membrane であり，この構造を血液尿関門 blood-urine barrier という（図Ⅱ-5-2）．

2）血液尿関門

血液尿関門は，糸球体濾過装置（濾過膜 glomerular filtration membrane）とも言われ，次の3つの構造物から構成される．すなわち，①糸球体毛細血管内皮細胞の窓（径 50-100 nm の小孔），②内皮細胞とタコ足細胞の間の糸球体基底膜（200～400 nm の厚さ），③ボウマン嚢内葉のタコ足細胞の終足間のスリット膜（6 nm の厚さ）から構成される．このフィルターを通って，血漿成分のうち径 3 nm 以下のコロイド分子と水分が毛細血管内の血液からボウマン腔に濾し出され，原尿が産生され

第 5 章 泌尿・生殖器系

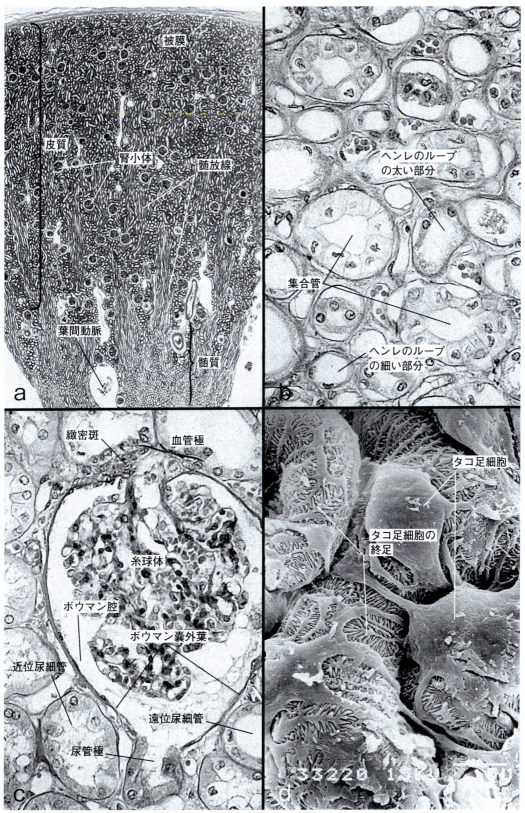

図Ⅱ-5-1 (a)腎臓の皮質と髄質の全体的な組織像 (b)髄質にあるヘンレのループと集合管の組織像
(c)腎小体と尿細管の組織像 (d)糸球体を覆うタコ足細胞の走査電顕像

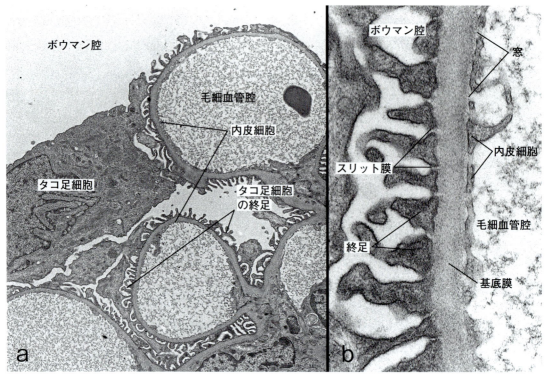

図Ⅱ-5-2 (a)糸球体の有窓型毛細血管内皮細胞とタコ足細胞の微細構造 (b)血液尿関門を構成するタコ足細胞の終足，基底膜，毛細血管内皮細胞の微細構造 (a×4,000；b×30,000)

る．径3nm以上の大分子（血漿タンパク質の大部分）と血液細胞はこのフィルターを通過できない．こうしてタンパク質を含まない原尿が産生されるが，これは単純な限外濾過作用である．すなわち，糸球体毛細血管血圧 glomerular blood pressure（50〜75 mmHg）から，血漿の膠質浸透圧（25〜30 mmHg）とボウマン嚢内圧（約17〜20 mmHg）を差し引いた約8〜25 mmHgが糸球体濾過圧 glomerular filtration pressureとなり，原尿成分が濾過される．

2．尿細管

ボウマン嚢の尿管極に始まる尿細管 urinary tubule は，腎皮質から髄質に至る長い経路を経て，腎乳頭にある乳頭管に注ぐ．その経路を，ボウマン嚢の尿管極から順に追うと，①近位尿細管曲部 convoluted part of proximal tubule→②近位尿細管直部 straight part of proximal tubule（ヘンレのルー プの太い部分，下行脚 thick descending limb of Henle loop）→③ヘンレのループの細い部分 thin limb of Henle loop（下行脚→上行脚）→④遠位尿細管直部 straight part of distal tubule（ヘンレのループの太い部分，上行脚 thick ascending limb of Henle loop）→⑤遠位尿細管曲部 convoluted part of distal tubule→⑥集合管 collecting tube→⑦乳頭管 papillary duct となる．尿細管は，集合管に合流するまでは，合流も分岐もしない．

このうち近位尿細管曲部と遠位尿細管曲部は腎皮質の範囲にあり，ヘンレのループの細い部分は腎髄質内にある．近位尿細管直部と遠位尿細管直部そして集合管は，皮質と髄質に渡って走行する．乳頭管は髄質の最深部の腎乳頭にある．

尿細管は，単に原尿を運ぶ輸送管ではない．1本の尿細管の長さは10〜20 cmに達するが，この長い尿細管の経過中に，それぞれの部位

で原尿の成分が選択的に再吸収される．原尿の成分はその99％が再吸収され，最終的に僅か1％の尿が体外に排泄される．

1）近位尿細管

ボウマン嚢の尿管極に始まる近位尿細管は，腎小体付近で蛇行する曲部と，髄質に向けて直線的に下行する直部に分けられる．いずれの部位でも，近位尿細管上皮細胞の微細構造は共通している．

近位尿細管上皮は，径40〜60μmの単層立方上皮細胞である．近位尿細管上皮細胞には，次のような微細構造上の特徴がある．

①原尿が通る管腔に面する自由面には，発達した微絨毛 microvilli がある．このため光学顕微鏡で近位尿細管を観察すると，自由面の輪郭が不明瞭で毛羽立ったように見られる．光顕的にはこれらの部分を刷子縁 brush border という．②自由面直下の細胞体側面では，隣接する上皮細胞が接着複合体 junctional complex によって結合し，細胞間隙が閉鎖される．③微絨毛の基部には被覆陥凹 coated pit があり，これが細胞質に落ち込むと被覆小胞 coated vesicle（飲小胞 pinocytotic vesicle）となる．被覆陥凹と被覆小胞は，タンパクやペプチド，糖質を飲作用によって細胞内に取り込む構造である．④細胞内には多くのライソゾームが分布し，取り込んだ物質の細胞内分解を行っている．タンパクがアミノ酸に分解されると，上皮細胞の基底面から近接する毛細血管に向けて排出される．⑤近位尿細管上皮細胞の基底面には，形質膜の細胞質側への深い陥入による基底陥入 basal infolding がある．⑥基底陥入を形成する部分の細胞質には，ミトコンドリアが縦に配列する．ヘマトキシリン・エオジン染色標本の光学顕微鏡観察では，ミトコンドリアの配列部分がエオジンに強く染色された線条構造として観察されるため，これを基底線条 basal striation と呼んでいる．

原尿中のNa^+は，濃度勾配に従って自由面から細胞質に入り，基底面から近接する毛細血管側に排出される．基底陥入の形質膜にはNa^+-K^+-ATPase が存在し，Na^+を毛細血管側に能動的に排出している．能動輸送のための化学エネルギーの産生に必須なATPは，ミトコンドリアで産生される．この能動輸送に伴って，水分も基底面から近接する毛細血管側に排出される．近位尿細管では，原尿中の水分と電解質（Na^+，Cl^-など）の75％が再吸収され，血中に戻される（図Ⅱ-5-3a, b）．

2）ヘンレのループ（細い部分）

ヘンレのループの細い部分は，径15〜30μmの単層扁平上皮からなる．細胞質は薄く，少数のミトコンドリアが散在する．従って，細胞質のエオジンに対する染色性も低い．微絨毛や基底陥入はない．ヘンレのループの細い部分では，主として下行脚の部分で原尿中の水分が再吸収され，上行脚で電解質（Na^+，Cl^-など）が再吸収される．ここで再吸収されるのは原尿の約5％である（図Ⅱ-5-1b）．

3）遠位尿細管

遠位尿細管は径約40μmの単層立方上皮細胞からなる．ミトコンドリアの分布が少ないことを反映して，細胞質のエオジン染色性は近位尿細管上皮より低い．自由面に微絨毛はなく，基底陥入はあるが，その数は近位尿細管上皮より少ない．このため光学顕微鏡で遠位尿細管を観察すると，自由面の輪郭が大変明瞭である（図Ⅱ-5-1c, 3c）．

遠位尿細管では，原尿中の水分の約15％が再吸収され，電解質（Na^+など）も再吸収される．水分の再吸収は，下垂体後葉から分泌されるバソプレシン（抗利尿ホルモン）の作用で促進される．またNa^+の再吸収は，副腎皮質・球状帯から分泌されるアルドステロン aldosterone（電解質コルチコイド）の作用で促進される．

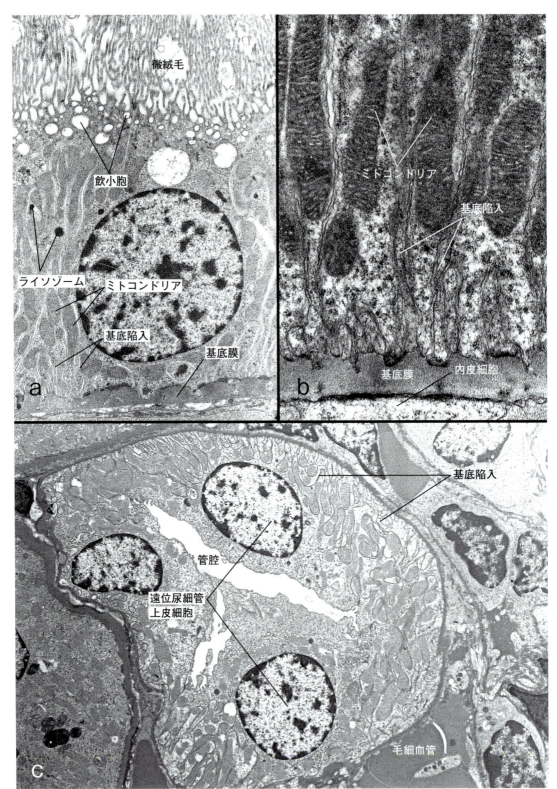

図Ⅱ-5-3 （a）近位尿細管上皮細胞の微細構造 （b）近位尿細管上皮細胞の基底陥入 （c）遠位尿細管の微細構造
(a×7,000；b×20,000；c×3,700)

遠位尿細管曲部は，腎小体の血管極に近接すると，糸球体に接して円柱上皮となり，細胞が密に配列する緻密斑 macula densa を形成する．緻密斑の細胞は，尿細管内の原尿の水分量とイオン組成に反応し，傍糸球体細胞にレニンを分泌させる分子シグナルを送る．

4）集合管

複数の遠位尿細管が合流する集合管 collecting tube は管腔が広く，単層立方上皮ないし単層円柱上皮から構成される．集合管では，水分を主として原尿の約 4％ が再吸収される（図Ⅱ-5-1b）．

3．腎臓の血管分布

腎臓の機能の第 1 は，血液を濾過し不要な代謝産物を体外に排泄することであるから，血管分布が重要な意味を持つ．腎臓には血管が豊富に分布する．

腎門から入った腎動脈 renal artery は，髄質内で分岐し，放射状に分散する葉間動脈 interlobar artery となる．葉間動脈は，髄質と皮質の境界部分で数本の弓状動脈 arcuata artery へと分岐する．弓状動脈からは，髄質に向け多くの直細動脈 vasa recta が派生し，皮質に向けては多くの小葉間動脈 interlobular artery が派生する．小葉間動脈がさらに分岐した小葉内動脈 intralobular artery は，輸入細動脈 afferent artery となって腎小体に注ぎ，糸球体を形成した後に，輸出細動脈 efferent artery として腎小体から出る．糸球体では有窓型毛細血管となって血液を濾過する．腎小体を出た輸出細動脈は，皮質内で腎小体の周囲に，再び毛細血管網を形成する．尿細管と集合管に分布する毛細血管は有窓型毛細血管で，尿細管上皮で再吸収された原尿の成分を受け取るとともに，腎実質に酸素と栄養素を送っている．

毛細血管網は，皮質内で小葉間静脈 interlobular vein に注ぐ．この後，静脈は動脈とほぼ同じ経路をたどり，小葉間静脈は，髄質と皮質の境界部分で弓状静脈 arcuate vein に注ぐ．弓状静脈には，髄質から多くの直細静脈が合流する．弓状静脈は髄質の葉間静脈 interlobar vein に注ぎ，腎静脈 renal vein となって腎門を出る．

1）傍糸球体装置

輸入細動脈の管壁を構成する平滑筋細胞は，特殊化して上皮様細胞 epitheloid cell となり，内分泌様物質であるレニン renin を産生するようになる．この細胞を傍糸球体細胞 juxtaglomerular cell という．傍糸球体細胞，遠位尿細管の緻密斑，糸球体外メサンギウム細胞 extraglomerular mesangial cell（糸球体，遠位尿細管，輸入及び輸出細動脈の間にある細胞）を合わせて，傍糸球体装置 juxtaglomerular apparatus という．

レニンは，アンギオテンシノーゲン angiotensinogen に作用して，これをアンギオテンシン angiotensin に転換させる．アンギオテンシンは副腎皮質の球状帯に作用し，アルドステロン aldosterone（電解質コルチコイド mineralocorticoids）の分泌を促進する．アルドステロンは，腎臓の尿細管上皮細胞に作用し，原尿から Na^+ の再吸収を促進する．つまり血管極からの血液の流入が刺激となり，輸入細動脈の傍糸球体細胞が産生するホルモンの作用によって原尿の再吸収が促進されるのである．レニンには，間接的に血圧を上昇させる作用がある．レニンは直接の標的細胞をもたないが，このテキストでは広義のホルモン（第 2 編第 6 章 A 概説の組織ホルモンを参照）として扱う．

C．生殖器系

1．精巣

精巣 testis は陰嚢の中にあり，一対の長円体形の器官である．精巣は精子を産生する組

織であり，表面は白膜で覆われている．この白膜は厚い線維性結合組織であり，精巣後縁中央部で精巣縦隔をつくる．実質は縦隔から放射状に広がる精巣中隔によって区分される．

精巣小葉の各小葉は，1-4本の迂曲する精細管からなり，その精細管を曲精細管と呼ぶ．この曲精細管で精子形成を行う．この細管は精巣縦隔付近では直行し直線状になるため直精細管と呼ぶ．疎性結合組織の間質がこの精細管の周囲を取り囲む．

1）曲精細管 convoluted seminiferous tubule：

太さ0.2 mmの曲がりくねった管で一つの小葉に1-4本含まれる．組織標本では，曲がりくねった同一の管が何度も切れた像が観察され，これらは厚い基底膜で包まれている．この曲精細管の内面は，精上皮 seminiferous epithelium が占める．精上皮は，精子形成をする精細胞 spermatogenic cell と支持細胞であるセルトリ細胞 Sertoli cell からなる．このセルトリ細胞は，基底膜上に存在する柱状の細胞であり，精細胞間に介在している．核は直径9-12μmの卵円形であり，中央に位置する．大きい核小体は染色質に乏しく，核膜は明瞭である．

精上皮層における各精細胞の特徴（精子発生）：①精祖細胞 spermatogonia：最も初期の精細胞であり，基底膜に接して存在する．直径10-12μmの小型球形細胞．核は円形で，ヘマトキシリンに濃染する粗い塊状または細い糸状の染色質をもつ．②精母細胞 primary spermatocyte（一次精母細胞）：精上皮層の中間帯に存在する．直径20-25μmの大型球形細胞．核は円形，細胞質は明瞭で，ヘマトキシリンに淡染する．③精娘細胞 secondary spermatocyte（二次精母細胞）：精母細胞の減数分裂により生じる．小型細胞で染色質に富み，核小体は認められない．分裂間期が短いために，細織標本中でこの細胞を見つけることは難しい．④精子細胞 spermatid：精上皮層の表層付近に存在する．直径9-11μmの小型細胞であり，核はヘマトキシリンに濃染する．⑤精子 sperm：精子細胞が分裂することなく，特殊な変態を遂げて生じたものである[1]．変態により，ほとんどの細胞質を捨て去り，鞭毛が形成される．頭部と尾部が区別され，全体の長さは50-70μmである．頭部は，核が大部分を占めるので全体にヘマトキシリンに濃染する．先端部には核を覆うように先体 acrosome とよぶエオジン好性のゴルジ装置由来の構造がある．

2）直精細管 straight seminiferous tubule：

基底膜は薄い．さらに精上皮は支持細胞のみであるので，精子形成機能はない．

3）間質 interstitium：

間質細胞，血管，神経などが存在する．ライディッヒ細胞 Leydig cell（間質細胞 interstitial cell）は，直径14-21μmの多角形細胞で，大型球形の核を持ち，細胞質は酸好性を示す．1-5個ずつ集合して存在する．男性ホルモンであるテストステロン[2]やエリスロポエチンなどの産生機能を持つ．

2．卵巣

卵巣 ovary は，卵胞ホルモンや黄体ホルモンなどの女性ホルモンを分泌する内分泌腺であると共に，卵細胞を形成し，成熟させる器官である．最表面は胚上皮（腹膜上皮）で覆

---

[1] 約300年前の精子発見当時に存在した精子学派は，ホムンクルスと呼ばれる小さな人間が精子の中に入っていると考えていた．
[2] ヒトの脳は，テストステロンに依存して性分化する．胎児期終わりのマウスにテストステロンを投与すると，雌胎児脳に雄型分化が起こる．テストステロンの作用がなければ，雌型性行動が発達する．

われ，実質は皮質と髄質に分かれる．
1）髄質：
疎性結合組織により構成され，太い血管，神経が存在する．
2）皮質：
細胞に富む密性結合組織で構成され，卵胞を成熟させる部位である．
（1）白膜：
皮質の最表層であり，線維が密に配列する層．
（2）卵胞：
白膜の下にはさまざまな成熟段階の卵胞とそれが変化して生じた黄体や白体が存在する．

①原始卵胞 primordial follicle：
未発達段階の卵母細胞 oocyte（一次卵母細胞）が，1個ずつ単層扁平上皮である卵胞上皮細胞 follicular epitherial cell に包まれたもの．

②一次卵胞 primary follicle：
卵胞の成熟が進み，卵胞上皮細胞が分裂増加して単層立方上皮から単層円柱上皮となり，単層性の一次卵胞となる．卵母細胞と卵胞上皮細胞の間に透明帯と呼ばれるエオジン好性（酸好性色素）の膜が現れ，これは PAS 染色陽性でもある．卵胞上皮細胞はやがて重層化し，顆粒層細胞となる（重層性の一次卵胞）．卵胞の外側には結合組織性の卵胞膜が出現する．

③二次卵胞 secondary follicle：
卵胞上皮細胞間に卵胞液が貯留して卵胞腔が生じ，二次卵胞となる．卵胞表面の結合組織性の卵胞膜が内卵胞膜と外卵胞膜の二層となる．

④成熟卵胞（グラーフ卵胞 Graafian follicle）：
卵胞が成熟するにつれて卵胞腔が拡大し，卵母細胞はその片隅に押しやられ，表層の顆粒層細胞で覆われて卵丘 cumulus をなして卵胞腔に突出する．卵母細胞の表面は透明帯，放射冠 corona radiata（卵母細胞を覆う顆粒層細胞）で覆われる．内卵胞膜は大型の細胞からなり，エストロゲン estrogen を分泌する．

⑤排卵 ovulation：
排卵直前に第一減数分裂を完了して二次卵母細胞となる．成熟卵胞が破裂すると，卵胞液とともに卵子 ovum が放射冠をつけたまま放出（排卵）される[3]．排卵後，卵管膨大部で精子と受精後に第二減数分裂が完了する．

⑥黄体 corpus luteum：
排卵後に残った顆粒層，内卵胞膜の細胞は内腔に肥厚し，各層の細胞はそれぞれ顆粒体黄体細胞，卵胞膜黄体細胞となって黄体が形成される．

⑦白体 corpus albicans：
黄体が退化し，硝子様変性したもの．

（3）胚上皮 germinal epithelium：
単層立方上皮でできた腹膜上皮．

3．子宮
1）卵管 oviduct
卵管は解剖学的に大きく4つに分けると，房状の卵管漏斗 infundibulum，卵管膨大部 ampulla，卵管峡部 isthmus，子宮腔に開口する子宮部（間質部）intramural portion に分かれる．卵管漏斗は，卵管采 fimbriae（卵管ヒダ）と呼ばれる卵巣に向かって突出する粘膜組織の指状突起から成り立っている．卵管采は排卵の間際には血液で膨れあがり，排卵した卵子を腹腔内に落ちないようにしている．卵管膨大部と峡部は，卵管内腔表面が粘膜ヒダによって覆われている．膨大部は特にこの粘膜ヒダが多く，長くて壁が薄いのに対して，峡

---

[3] 排卵時，卵管の先端である卵管采が排卵部位に密着してその部分を覆ってしまう．よって卵子は卵管腔に取り込まれていく．残念なことにまれに腹腔内に着床することがあり，腹膜妊娠（異所性妊娠）となる危険性を持つ．

部は短くて壁が厚い．峡部での収縮は精子の卵子への接近，卵子の子宮への移動を助ける．子宮間質部は短い．

　卵管壁の組織構造は，固有層に裏打ちされた粘膜，筋層，漿膜層の3層に分けられる．粘膜上皮は単層円柱上皮で，2種の細胞から構成されている．線毛細胞 ciliated cell と非線毛分泌細胞 nonciliated secretory cell である．線毛細胞はエストロゲン産生が進んでいる時期に大きくなり，線毛形成をする．非線毛分泌細胞もエストロゲン制御下にある．受精卵は子宮に向かって，線毛細胞の線毛運動と筋層の蠕動性収縮によって運ばれる．

2）子宮 uterus

　子宮は，子宮体 copus と頸部 cervix に分けられる．子宮体は，内側から子宮内膜 endometrium，子宮筋層 myometrium，外膜 adventitia（漿膜 serosa）の三層からなる．子宮内膜は，表層の単層円柱上皮と粘膜固有層からなり，上皮部分は子宮腺につながり，粘膜固有層は子宮内膜間質と呼ばれる．機能的分類では，機能層（緻密層および海綿層）と基底層の二層から構成され，機能層は月経中に剥離するが，基底層は月経中も残り，月経後の再生源として働く．機能層は，エストロゲンとプロゲステロン progesterone の血中レベル変化と動脈からの血液供給に影響されるが，基底層はエストロゲンとプロゲステロンの血中濃度に影響されない．子宮筋層は，3つの平滑筋層からなり，中層は厚く血管層と呼ばれる．妊娠中は平滑筋が肥大し，筋線維数が増える．妊娠中の筋収縮抑制は，卵巣，胎盤で産生されるリラキシン relaxin によりコントロールされ，分娩中の筋収縮は神経下垂体ホルモンのオキシトシン oxytocin により

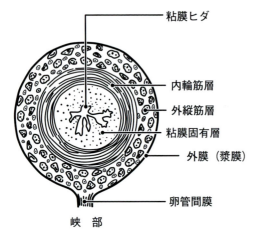

図Ⅱ-5-4　卵管の横断像

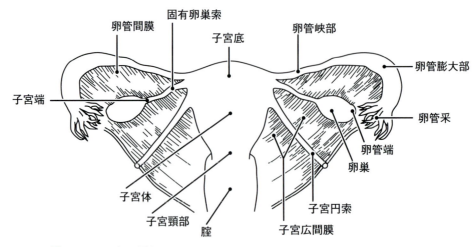

図Ⅱ-5-5　子宮と卵管

コントロールされる．

　機能層の月経周期中の組織学的特徴は，月経最初の月経期(4-5日間)，エストロゲン刺激により機能層の厚さを増す時期である増殖期(9日間)，排卵後の13日間続く黄体期 progestational phase(分泌期)，黄体退縮が起こる虚血期(1日間)により変化する．増殖期初期は緻密な粘膜固有層を持ち，増殖期中・後期の上皮は活発な有糸分裂をする．黄体期中期ではグリコーゲンが腺上皮細胞基底部に集まり．性周期の最後はグリコーゲンが腺上皮先端部に移動する．虚血期では，内膜機能層が脱落膜としてはがれ落ちる．

3) 腟 vagina

　線維筋性の管であり，3層からなる．内層の粘膜層は，重層扁平上皮とその下に白血球が浸潤している粘膜固有層を持つ．中間層の筋層は，輪状，縦走の平滑筋層からなっている．さらに外層の外膜層は，密性結合組織で構成されている．粘膜表面は，子宮腺と前庭のバルトリン腺 Bartholin gland により粘液が出され湿っているが，腟壁には腺が存在しない．生殖器系については，**第4編第1章**も参照のこと．

到達目標

1) 腎臓の全体的な組織構造を図示し概説できる．
2) 腎臓におけるネフロン(腎単位)の構造と，原尿の生成過程が説明できる．
3) 糸球体における濾過装置(血液尿関門)の微細構造と機能が説明できる．
4) 尿細管の経路と，各部位における原尿の再吸収が説明できる．
5) 近位および遠位尿細管上皮細胞の微細構造と機能が説明できる．
6) 糸球体傍細胞の微細構造と機能が説明できる．
7) 腎臓における血管分布が説明できる．
8) 精巣の全体的な組織構造と機能が概説できる．
9) 卵巣・子宮の全体的な組織構造と機能が概説できる．
10) 卵巣における卵胞形成が説明できる．
11) 子宮，卵巣，卵管の位置関係を説明できる．
12) 月経周期における子宮内膜の変化を説明できる．

6 内分泌系

A. 概説

　内分泌物質（ホルモン）hormone は，内分泌系 endocrine system の内分泌細胞 endocrine cell で産生・分泌された後，血行を介して離れた部位にある他の器官あるいは組織・細胞に運ばれ，その機能を促進あるいは抑制する作用を示す化学的情報伝達物質である．内分泌物質は体表や消化管などの管腔臓器の内腔に導管を介して分泌される外分泌と異なり，体内に分泌されるので内分泌 endocrine という．作用するホルモンを特異的に認識する受容体 receptor を持つ細胞を標的細胞 target cell という．標的細胞から構成され，主要な機能を果たす組織・器官を，標的組織 target tissue あるいは標的器官 target organ という．ホルモンを産生する内分泌細胞が集合して腺組織を造ったものを，内分泌腺 endocrine gland（内分泌器官 endocrine organ）という．ただし，消化管ホルモンの一種であるガストリンを分泌する G 細胞のように，胃や腸の消化管の粘膜上皮中に，内分泌細胞が単独で散在する場合もある．消化管ホルモンを分泌する消化管内分泌細胞は，細胞の基底部（管腔の反対側の基底膜側）にホルモンを蓄えた分泌顆粒をもつことから基底顆粒細胞 basal-granulated cerll ともよばれる．消化管内分泌細胞とランゲルハンス島細胞を合わせて胃腸膵内分泌系 gastro-entero-pancreatic（GEP）endocrine system という．ホルモンは体内の様々な生理状態を調節し，ヒトの成長，行動や感情にも影響を及ぼす．よってホルモンとは「標的細胞を刺激する活性物質」と定義されている．内分泌腺を有する器官には，下垂体 hypophysis，視床下部 hypothalamus，松果体 pineal body，甲状腺 thyroid gland，上皮小体（副甲状腺）parathyroid gland，副腎 adrenal gland，膵臓のランゲルハンス島 islets of Langerhans（第3章 G. 2），卵巣 ovary，精巣 testis（第5章 C）がある（図Ⅱ-6-1）．

　内分泌腺で産生されたホルモンは周囲の毛細血管，リンパ管，あるいは組織液に入るため，ホルモンを運ぶ導管系を必要としない．これは，導管系が発達する外分泌腺との決定的な組織構造上の違いである．内分泌腺の構造上の特徴は，内分泌細胞が索状の小集団を形成し，その間にホルモンを吸収する毛細血管や毛細リンパ管が豊富に分布し，これらを支持する結合組織が網目を作ることである．特殊な例では，内分泌細胞が上皮様に配列し，分泌物を蓄積・貯留する内腔（小腔あるいは濾胞という）を形成する．このような例には，甲状腺，下垂体中間部，卵胞がある．

　内分泌細胞で産生されたホルモンは，血行を介さずに組織液によって周囲の細胞に作用する場合がある．これを傍分泌 paracrine という．膵臓のランゲルハンス島の D 細胞が分泌するソマトスタチンが傍分泌の好例である．また内分泌細胞で産生されたホルモンが，その細胞自身に作用する場合もあり，これを自己分泌 autocrine という．上皮細胞が産生する上皮細胞成長因子 epidermal growth factor は自己分泌の例である．また神経細胞がシナプスを介して他の神経細胞や筋細胞に情報を伝達する現象をシナプス synapse 伝達という．

　内分泌系は神経系と相互に密接に関連している．ホルモンは神経系に作用を及ぼすことが多く，ホルモンが神経伝達物質そのもので

あることもある．また内分泌器官の多くは神経系の制御を受ける．このように内分泌系の生物現象の多くは2つの系の重複支配を受けるため，内分泌系と神経系は神経内分泌系 neuroendocrine system を構成していると言える．

神経内分泌系における情報伝達には，分泌側と受容側の関係から，①内分泌，②傍分泌，③自己分泌，④神経細胞がシナプスを介して情報を伝達するシナプス伝達（**第1編第5章**）の4タイプに分けられる．

ホルモンは内分泌腺以外の組織でも産生され，それらを組織ホルモンという．また消化管でも多種の消化管ホルモンが産生される．従って神経伝達物質や神経ペプチドを含め，ホルモンの定義は曖昧になってきている．代表的なものに以下のホルモンがある．

①エリスロポエチン erythropoietin：
　腎臓で産生され，赤血球の新生を促進する．
②レニン renin：
　腎臓の傍糸球体装置 juxtaglomerular apparatus の傍糸球体細胞 juxtaglomerular cell で産生され，尿細管での原尿の再吸収を促進する．
③ガストリン gastrin：
　胃の幽門腺にあるG細胞 G cell から分泌され，胃酸の分泌を促進する．
④セクレチン secretin：
　十二指腸粘膜から分泌され，膵液と胆汁の分泌を促進し，胃酸の分泌を抑制する．
⑤セロトニン serotonin：
　胃と腸のEC細胞 EC cell から分泌され，粘液分泌を促進し，平滑筋を収縮させて消化管の運動を増強させる．
⑥ソマトスタチン somatostatin：
　胃と腸のD細胞 D cell から分泌されるものは，ガストリンとセクレチンの分泌を抑制する．膵臓のランゲルハンス島（内分泌部）のD細胞 D cell で分泌されるものは，同じくランゲルハンス島で分泌されるグルカゴンとインシュリンの分泌を抑制する．また視床下部で分泌されるものは成長ホルモンの分泌を抑制する．

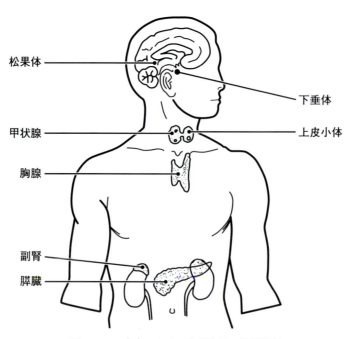

図Ⅱ-6-1　全身における内分泌腺の位置関係

多くのホルモンには種特異性がないので，加齢や疾患によるヒトのホルモン不足は，他の動物のホルモンを投与することによって補うことができる．これをホルモン補充療法という．

分泌物の性状による内分泌器系の分類
①ペプチド・アミン（アミノ酸誘導体）分泌系
大部分の内分泌器官はこのタイプである．内分泌物質は，内分泌細胞の粗面小胞体とゴルジ装置で産生され，分泌顆粒は開口分泌によって内容物を放出する．ペプチドやアミンは親水性で体液（血液の血漿，組織液）に溶け拡散するが，形質膜を透過できない．しかし標的細胞の形質膜には内分泌物質の受容体があり，これと結合することによって細胞内に作用を及ぼす．

このような内分泌器官には，視床下部（オキシトシン，バソプレッシン），下垂体前葉（成長ホルモンなど），副腎髄質（アドレナリン，ノルアドレナリン），甲状腺の傍濾胞細胞（カルシトニン），上皮小体（副甲状腺）（パラトルモン），膵臓のランゲルハンス島（インスリン）がある．

②ステロイド分泌系
ステロイドは脂肪滴のコレステロールを素材とするため，ステロイド分泌細胞には，脂肪滴が多い特徴がある．このタイプの内分泌細胞では，ミトコンドリアと滑面小胞体でステロイドホルモンが合成される．ステロイドホルモンは透出分泌によって形質膜を透過して細胞外に出るため，内分泌細胞に明瞭な分泌顆粒形成がみられない．ステロイドホルモンは疎水性で水に溶けず，特有のタンパクに結合して血中を運ばれる．しかし脂質には溶けやすく，標的細胞の形質膜を通過して細胞質内の受容体に結合する．このような例には，副腎皮質から分泌される皮質ステロイド（糖質コルチコイドと電解質コルチコイド）と，男性および女性生殖器の性腺から分泌される性ホルモンがある．

③ヨード化アミノ酸誘導体分泌系
これは甲状腺である．甲状腺の濾胞上皮細胞は，高分子糖タンパクであるサイログロブリンを分泌する．この過程には，濾胞上皮細胞による分泌顆粒形成が見られる．分泌されたサイログロブリンは濾胞腔に貯留し，ここでサイログロブリンのヨード化が行われる．ヨード化サイログロブリンが濾胞上皮細胞に再吸収されると，細胞内でサイロキシンに分解され，分泌顆粒を形成することなく，血中に透出分泌される．サイロキシンは疎水性で水に溶けないが，脂質には溶けやすく，標的細胞の形質膜を通過して細胞質内の受容体に結合する．

B．下垂体

下垂体 hypophysis は頭蓋底のトルコ鞍に位置する内分泌器官で，前後径8～9mm，幅10～14mm，高さ約8mmの楕円体の器官である．下垂体は多種類のホルモンを産生し，内分泌器官全体の機能を制御することによって，生体全体のホルモンバランスの調節に中心的な役割を果たしている．下垂体は発生学的に異なる2つの部分から構成される．すなわち，外胚葉性の原始口腔上皮（ラトケ嚢 pouch of Rathke）に由来する腺性下垂体 adenohypophysis と，間脳の視床下部 hypothalamus に属する神経組織から発生する神経性下垂体 neurohypophysis に分けられる（図Ⅱ-6-2a）．

1．腺性下垂体
腺性下垂体は，前葉 anterior lobe（主部 pars distalis ともいう），隆起部 pars tuberalis，中間部 pars intermedia の3部分からなるが，中心となるのは前葉である．腺性下垂体前葉では，数種類の腺細胞（内分泌細胞）が索状に分布し，その間を洞様毛細血管を含む疎性結合

第2編　組織学各論

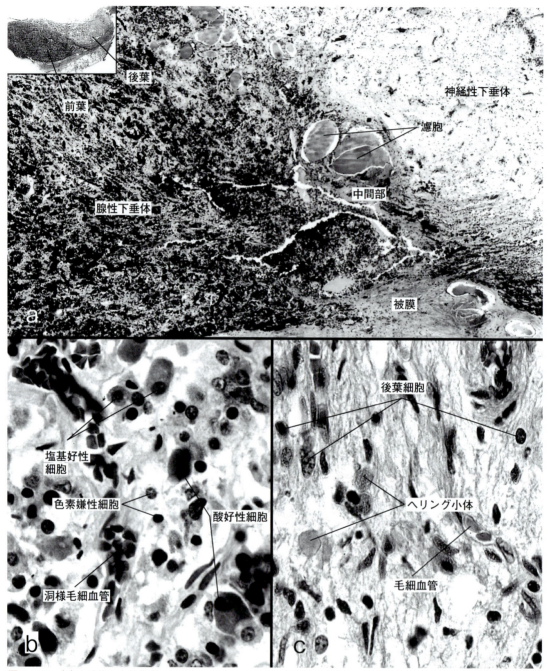

図Ⅱ-6-2　(a)下垂体の全体像（挿入図）と，前葉，中間部，後葉の組織像　(b)腺性下垂体（前葉）拡大組織像
(c)神経性下垂体（後葉）の拡大組織像

組織が満たしている．

　前葉の腺細胞はペプチド合成系の内分泌細胞なので，ペプチドホルモンは粗面小胞体とゴルジ装置で産生され，分泌顆粒は開口分泌によって放出される．前葉の腺細胞は，分泌顆粒の染色性から以下の3つに分類されているが，どの腺細胞がどのホルモンを出しているかは完全には解明されていない．また前葉での，これら3種の腺細胞の分布は一定していない．

①通常の組織標本を光学顕微鏡で観察した時に，酸性色素に染色される分泌顆粒（酸好性顆粒）を持つ腺細胞を，酸好性細胞 acidophilic cell（α細胞 α cell，ε細胞 ε cell）といい，前葉の腺細胞全体の約40％ある．②塩基性色素に染色される分泌顆粒（塩基好性顆粒）を持つ腺細胞を塩基好性細胞 basophilic cell（β細胞 β cell，δ細胞 δ cell）といい，腺細胞全体の約10％ある．③色素嫌性細胞 chromophobic cell（γ細胞 γ cell）（腺細胞全体の約50％）という名称は，通常の組織標本作製では分泌顆粒が染色されないために名付けられている．色素嫌性細胞の一部は未分化な腺細胞であるが，大部分は分泌顆粒を放出した後の腺細胞で，分泌顆粒が染色されない状態にあると考えられている（図Ⅱ-6-2b）．

前葉で産生されるホルモン（前葉ホルモン）はポリペプチドか糖タンパクであり，以下の種類がある．

①成長ホルモン：

成長ホルモン growth hormone（GH）は，細胞分裂やタンパク合成の促進によって生体の成長を促進するホルモンで，特に長管骨の骨端成長軟骨板の増殖と成長を促進している．成長ホルモンは，酸好性細胞（α細胞）から分泌される．成長ホルモンの分泌過剰は巨人症を引き起こし，不足は小人症を引き起こす．また成人後の成長ホルモンの分泌過剰は，末端肥大症 acromegaly を引き起こす．

②乳腺刺激ホルモン：

乳腺刺激ホルモン lactotrophic hormone（LTH）またはプロラクチン prolactin（PRL）は，乳腺の発達を促進し，出産後に乳汁の分泌を促すホルモンである．乳腺刺激ホルモンは，酸好性細胞（ε細胞）から分泌される．

③副腎皮質刺激ホルモン：

副腎皮質刺激ホルモン adrenocorticotrophic hormone（ACTH）は，副腎皮質でのステロイドホルモンと性ホルモンの分泌を促進する．副腎皮質刺激ホルモンは塩基好性細胞（β細胞）から分泌される．この塩基好性細胞は，顆粒が少ないので色素嫌性細胞（γ細胞）に分類されることもある．

④甲状腺刺激ホルモン：

甲状腺刺激ホルモン thyroid-stimulating hormone（TSH）は，甲状腺の濾胞上皮細胞を刺激し，サイロキシンの合成と分泌を促進するホルモンである．塩基好性細胞（β細胞）から分泌される．

⑤性腺刺激ホルモン（卵胞刺激ホルモンと黄体形成ホルモン）：

卵胞刺激ホルモン follicle-stimulating hormone（FSH）は女性の卵巣に作用し，初期の卵胞形成を刺激する．また女性ホルモンであるエストロゲン estrogen の分泌を促進する．FSH は男性の精子発生を促進する．

黄体形成ホルモン luteinizing hormone（LH）は卵巣で卵胞の成熟を促し，排卵，黄体の形成，プロゲストロン progesteron の産生を刺激する．また卵胞刺激ホルモンの分泌を促進する．LH は男性ホルモン（アンドロゲン androgens）の分泌を促進する．

卵胞刺激ホルモン，黄体形成ホルモンともに塩基好性細胞（δ細胞）から分泌される．

2．神経性下垂体

神経性下垂体は，漏斗 infundibulum（正中隆起と漏斗基）と後葉 posterior lobe（神経葉 neural lobe）に分けられる．漏斗は，後葉と視床下部を結ぶ組織である．神経性下垂体は，神経分泌細胞 secretory nerve cell に由来する無髄神経線維（軸索突起）からなる．神経細胞の細胞体は，下垂体ではなく，視床下部の神経核（視索上核 supraoptic nucleus と室傍核 paraventricular nucleus）にある．視床下部・神経核の神経細胞から出た軸索突起（無髄神経線維）は視床下部－下垂体系 hypothalamo-hypophyseal system を下行し，漏斗柄（漏斗茎）を通って，神経終末は後葉の有窓型毛細血管

付近に終わる．神経細胞体の粗面小胞体とゴルジ装置で合成された神経分泌物質（後葉ホルモン）は，軸索末端から毛細血管に向けて放出されるが，これを神経分泌 neurosecretion という．毛細血管に密接した軸索末端に蓄積した神経分泌物質を，ヘリング小体 Herring corpuscle という．従って神経性下垂体は視床下部の一部で，神経ホルモンを貯蔵する部位であり，内分泌腺そのものではない．

漏斗と後葉は中枢神経に類似した組織構造を示し，無数の無髄神経線維とその間に分布する後葉細胞 pituicyte（神経膠細胞あるいはグリア細胞）から構成される（図Ⅱ-6-2c）．

神経性下垂体で分泌される後葉ホルモンは，視床下部にある神経核の神経細胞で合成され，軸索輸送を経て神経終末から血中に向けて神経分泌される．後葉ホルモンには，バソプレシン vasopressin とオキシトシン oxytocin がある．

バソプレシンは，その名のごとく小動脈や細動脈の平滑筋細胞を収縮させて血圧を上昇させる．また腎臓の尿細管での水分の再吸収を促進し，尿を高張にして利尿を抑制する．そこでバソプレシンを抗利尿ホルモン antidiuretic hormone（ADH）ともいう．このようにバソプレシンは，体液の浸透圧バランスを調節している．

オキシトシンは，分娩時に妊婦の子宮筋（子宮壁平滑筋）を収縮させて陣痛を起こし，また乳腺の筋上皮細胞を収縮させて射乳を起こす．

3．視床下部－下垂体系

間脳の視床下部は下垂体での後葉ホルモン（バソプレシンとオキシトシン）の産生に預かるほか，下垂体門脈系 hypophyseal portal system という血管系（漏斗の毛細血管と腺性下垂体前葉の毛細血管をつなぐ血管であり，門脈に属する）を介して，下垂体前葉でのホルモン産生を調節している．これを視床下部－下垂体系という．下垂体前葉でのホルモン産生を促進あるいは抑制する視床下部ホルモン（促進ホルモン releasing hormone と抑制ホルモン inhibiting hormone）には次のものがある．

①成長ホルモン放出ホルモン growth hormone-releasing hormone（GHRH）：
成長ホルモンの分泌を促進する．
②性腺刺激ホルモン放出ホルモン gonadotropin-releasing hormone（GnRH）：
卵胞刺激ホルモンと黄体形成ホルモンの分泌を促進する．
③副腎皮質刺激ホルモン放出ホルモン corticotropin-releasing hormone（CRH）：
副腎皮質刺激ホルモンの分泌を促進する．
④甲状腺刺激ホルモン放出ホルモン thyrotropin-releasing hormone（TRH）：
甲状腺刺激ホルモンの分泌を促進する．
⑤成長ホルモン放出抑制ホルモン growth hormone-inhibiting hormone（GHIH）またはソマトスタチン somatostatin（SS）：
成長ホルモンの分泌を抑制する．
⑥プロラクチン放出抑制ホルモン prolactin-inhibiting hormone（PIH）またはドーパミン dopamine（DA）：
プロラクチンの分泌を抑制する．

C．副　腎

副腎 adrenal gland は，左右の腎臓の上部に帽子状に位置する一対の内分泌器官で，長さ4〜6cm，幅1〜2cm，厚さ4〜6cm，総重量は10〜15gである．

副腎の表面は密性結合組織の被膜に覆われている．副腎の実質は同心円状の2層，すなわち表層にある副腎皮質 adrenal cortex と中心部にある副腎髄質 adrenal medulla から構成される（図Ⅱ-6-3a）．皮質と髄質は，発生，組織構造と機能が全く異なる．すなわち，皮質が中胚葉性でステロイドホルモンを産生するのに対し，髄質は神経外胚葉性でアミノ酸

誘導体であるカテコールアミンを産生する．神経堤 neural crest は神経外胚葉から生じ，神経堤の細胞は，中胚葉の領域に遊走して外胚葉性間葉となり，さまざまな場所に移動して神経節，副腎髄質，シュワン細胞，メラニン産生細胞など，種々の細胞を生じる．副腎髄質は，交感神経節細胞と同様に神経堤に由来しており，軸索突起を持たない交感神経節後ニューロンとも考えられる．

1．副腎の組織構造と産生ホルモン
1）副腎皮質

副腎皮質は，腺細胞の配列状態をもとに，表層から髄質に向かって，球状帯 glomerular zone，束状帯 fascicular zone，網状帯 reticular zone の3層に分けられる（図Ⅱ-6-3a, b）．各帯の境界は明瞭ではない．腺細胞の微細構造は，どの帯でもステロイド合成系の細胞としての特徴を示している．すわわち腺細胞は，クリステの発達したミトコンドリアと滑面小胞体に富み，発達したゴルジ装置と多数の脂肪滴を含んでいる（図Ⅱ-6-3c）．ステロイドホルモンの素材となるコレステロールは脂肪滴の中にあり，ホルモン合成は，ミトコンドリア内膜と滑面小胞体の限界膜にある酵素によって行われる．ライソゾームも見られるが，明瞭な分泌顆粒の形成は認められない．合成されたステロイドホルモンは脂溶性分子なため，細胞膜を透出分泌によって拡散する．

被膜直下の球状帯では，腺細胞は球状に集合し，その間に毛細血管が分布する．副腎皮質および髄質に分布する毛細血管は内腔が広く，洞様毛細血管と考えられている．球状帯では，電解質コルチコイド mineralocorticoids が合成・分泌される．電解質コルチコイドは腎臓の遠位尿細管に作用し，Na^+ と水の再吸収を促進する．また尿中へのカリウムの排泄を高める．その結果，血液のナトリウム濃度が上昇し，カリウム濃度が低下する．電解質コルチコイドのうち，最も強力なのはアルドステロン aldosterone である．

束状帯は皮質の中央部分を占める厚い層で，腺細胞は束状かつ柱状に配列する．腺細胞の間に洞様毛細血管が分布する．束状帯では，糖質コルチコイド glucocorticoids が合成・分泌される．コルチゾール cortisol，コルチゾン cortisone，コルチコステロン corticosterone などが代表的な糖質コルチコイドである．

糖質コルチコイドの機能は，①肝臓での脂肪酸（エネルギー源），アミノ酸（酵素合成），糖（グルコース合成）の摂取と，これらの物質による糖新生 glyconeogenesis とグリコーゲン合成 glycogenesis の促進である．グルコースが合成されるために，血糖値は上昇する．②糖質コルチコイドは，骨格筋，皮膚，脂肪組織などの末梢組織でのタンパク質や脂質の分解を促進し，分解産物として遊離したアミノ酸や脂肪酸は血中から肝細胞に吸収される．③糖質コルチコイドは，免疫反応や炎症性反応の抑制にも関与する．すなわち，創傷部における炎症反応の抑制（抗炎症作用），リンパ球やマクロファージの機能抑制による免疫反応の抑制（免疫抑制作用），過剰な抗原抗体反応の抑制（抗アレルギー作用）がある．そこで糖質コルチコイドは，アレルギー，慢性炎症，自己免疫疾患などの治療に用いられる．これをステロイド療法という．

網状帯は皮質の深層で，網状に不規則に配列する腺細胞の集団である．腺細胞の間に毛細血管が分布する．腺細胞は黄褐色のリポフスチン顆粒 lipofuscin granule を多く含んでいる．網状帯では，性ホルモンである男性ホルモン（アンドロゲン androgen）が産生される．また，少量だが女性ホルモン（黄体ホルモンであるプロゲステロン progesteron）も産生する．

皮質細胞の過形成や腫瘍による副腎皮質の機能亢進は，電解質コルチコイドの過剰分泌によって原発性アルドステロン症 primary aldosteronism（Conn syndrome）となり，高血圧，低カリウム血症，アルカリ血症，多尿，

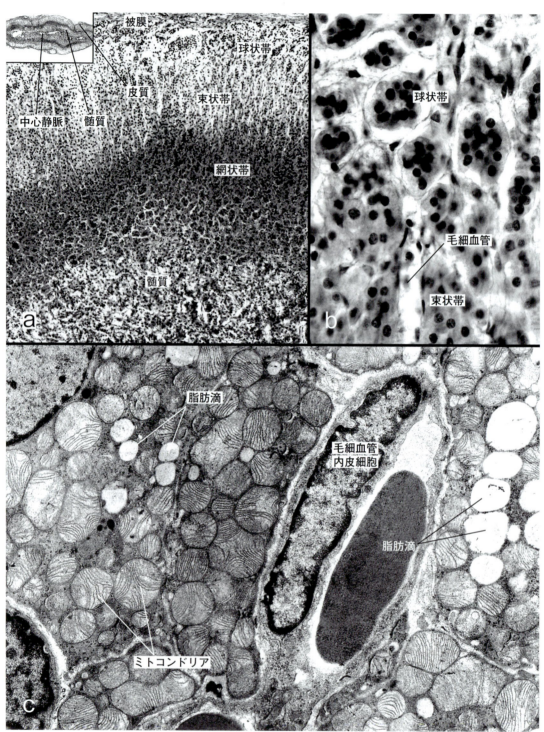

図Ⅱ-6-3 (a)副腎の全体像(挿入図)と，皮質と髄質の組織像 (b)副腎皮質の球状帯から束状帯にかけての拡大組織像 (c)皮質の腺細胞と毛細血管の微細構造 (c×9,500)

筋力低下などの臨床症状を示す．また糖質コルチコイドの過剰分泌はクッシング症候群（Cushing syndrome）を引き起こし，これは満月様顔貌，多毛，中心性肥満，骨粗鬆症，糖尿，高血圧，低カリウム血症，筋力低下，精神障害などの臨床症状を示す．

2）副腎髄質

副腎の中央部にある副腎髄質は，索状に入り組んだ腺細胞の集団と，その間に分布する毛細血管を含む結合組織からなる．髄質の腺細胞である髄質細胞 medullary cell は，カテコールアミンであるアドレナリン adrenaline およびノルアドレナリン noradrenaline を産生する．それぞれの分泌細胞は，アドレナリン分泌細胞 adrenaline-secreting cell およびノルアドレナリン分泌細胞 noradrenaline-secreting cell と呼ばれ，小型の分泌顆粒を形成し，内容物を血中に向けて分泌する．これらはペプチド合成系の分泌細胞である．これらのホルモンは神経伝達物質の一種で，心拍数を増し，血圧を上昇させる作用がある．またアドレナリンは，血糖値を上昇させる（図Ⅱ-6-3a）．

髄質細胞はエンケファリン enkephalin などのペプチドも産生し，カテコールアミンと共に開口分泌によって放出する．髄質細胞の分泌顆粒は，重クロム酸カリウムを含む固定液によってクロム親和反応 chromaffin reaction を生じ，黒褐色に染色される．このような髄質細胞は，同様の反応を示す交感神経節細胞などと共にクロム親和性細胞 chromaffin cell と呼ばれる．

髄質の中央部を大型の静脈（中心静脈 central vein）が走行する．中心静脈の外膜内の一側には縦走する平滑筋が見られ，その収縮によって洞様毛細血管に鬱血を起こさせ，血中のホルモン濃度を高めると考えられている．

D．甲状腺

甲状腺 thyroid gland は，喉頭下部から気管上部にかけて甲状軟骨の両側に位置する内分泌器官である．第2～第4気管軟骨にかかる峡部 isthmus を挟み，右葉と左葉に分けられ，H型またはU型をなす．左右の両葉はそれぞれ高さ約5cm，幅3～4cm，厚さ約2cm，重量15～25gである．

甲状腺は，胎生期の消化管（咽頭）の内胚葉性上皮が索状に結合組織へ伸び出して甲状舌管 thyroglossal tube を形成し，それが頸部正中部を下降し，気管前部に到達し，その先端が膨らんで甲状腺を形成する．甲状舌管はのちに消失するが，残存すると頸部正中部に正中頸嚢胞（甲状舌管嚢胞）を形成する．舌の分界溝のすぐ後方にある舌盲孔は，甲状舌管形成の痕跡である．

甲状腺からは2種のホルモンが産生される．濾胞上皮細胞は，ヨード化したアミノ酸誘導体であるサイロキシン thyroxine，傍濾胞細胞（濾胞傍細胞）は，ポリペプチドホルモンであるカルシトニン calcitonin を分泌する．濾胞上皮細胞は咽頭底の内胚葉性上皮，傍濾胞細胞は神経堤に由来する外胚葉性間葉からそれぞれ発生する．

1．甲状腺の組織構造

甲状腺は，濾胞上皮 follicle epithelium が作る球状の濾胞 follicle の集合体から成る臓器で，表面は密性結合組織の被膜に覆われる．実質は，被膜から侵入した結合組織（小葉間結合組織）によって小葉に分けられる．各小葉には，大小様々な濾胞が存在し，濾胞間には有窓型毛細血管に富む結合組織があって，そこに傍濾胞細胞 parafollicular cell（C細胞，clear cell）の集塊が見られる．傍濾胞細胞は，カルシトニン calcitonin を産生する．

濾胞は，単層の扁平ないし立方上皮である濾胞上皮が内部に濾胞腔を作ったもので

ある．濾胞と濾胞上皮細胞の形態は部位および濾胞上皮細胞の機能状態によって異なる．濾胞腔には，濾胞上皮細胞が産生した液状のコロイド colloid であるサイログロブリン thyroglobrin が均一に貯留している（図Ⅱ-6-4）．

2．甲状腺ホルモン

甲状腺ホルモン thyroid hormone の一つは，濾胞上皮細胞 follicle epithelial cells が産生するヨード化した特殊アミノ酸誘導体（ペプチドではない）であるサイロキシンで，これは新陳代謝を亢進し，成長に関与する．サイロキシン thyroxin は，テトラヨードサイロニン tetraiodothyronine（T_4）である．サイロキシンには，基礎代謝 basal metabolism を高め，心機能を亢進させ，神経系の活動を活発にし，さらに身体の成長と脳（知能）の発達を促進する作用がある．

サイロキシンの分泌が過多になる甲状腺機能亢進症 hyperthyroidism（バセドー Basedow 病）では，甲状腺腫大，眼球突出，基礎代謝亢進，体重減少，体温の上昇，心機能亢進（心悸亢進），頻脈，神経過敏，不眠，不安，手指の振るえ（振戦）などの症状が生じる．逆に，甲状腺機能低下症 hypothyroidism では基礎代謝の低下を来たし，体重増加，精神鈍麻，疲労などの症状を来す．小児での甲状腺ホルモンの不足は，劣成長によるクレチン病 cretinism を生じる．成人型の甲状腺ホルモン不全症には粘液水腫 myxoedema がある．

1）サイログロブリンとサイロキシンの合成と分泌

甲状腺ホルモンの産生は，視床下部－下垂体系の調節を受けている．血中の甲状腺ホルモンが減少すると，視床下部から甲状腺刺激ホルモン放出ホルモン thyrotropin releasing

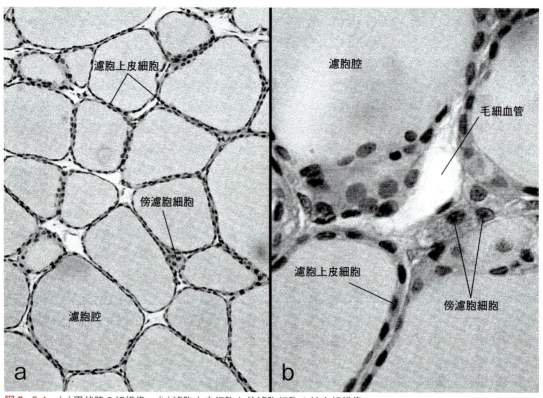

図Ⅱ-6-4　(a)甲状腺の組織像　(b)濾胞上皮細胞と傍濾胞細胞の拡大組織像

hormone（TRH）が分泌される．これによって下垂体前葉から甲状腺刺激ホルモン thyroid-stimulating hormone（TSH）の分泌が刺激され，TSHが甲状腺の濾胞上皮細胞の機能を促進する．逆に血中の甲状腺ホルモンが増加するとTRHとTSHの分泌が抑制され，甲状腺ホルモンの産生が減少する．

　甲状腺の濾胞上皮細胞は，高分子糖タンパクであるサイログロブリンを合成・分泌する．サイログロブリンは，濾胞上皮細胞の粗面小胞体で合成され，ゴルジ装置で分泌顆粒に詰め込まれたあとに細胞膜へ輸送されて開口分泌により濾胞腔に分泌される．濾胞腔内のサイログロブリンのチロシン残基がヨードと結合し，ヨード化される．濾胞上皮細胞の基底側の細胞膜にあるヨードポンプ（Na/I共輸送体）によって，血中から濾胞腔内に汲み上げられたヨードは，サイログロブリン中のサイロニンに結合する．サイロニン1分子あたり4個ないし3個のヨードと結合し，それぞれテトラヨードサイロニン（サイロキシン，T_4）およびトリヨードサイロニン triiodothyronine（T_3）となる．

　ヨード化されたサイログロブリンは濾胞腔に貯留するが，下垂体から分泌されるTSHの作用を受けると，濾胞上皮細胞に再吸収される．濾胞上皮細胞は飲小胞によって，ヨード化サイログロブリンを吸収する．ヨード化サイログロブリンが濾胞上皮細胞に再吸収されると，細胞内のライソゾームによって加水分解され，サイロキシンT_4とトリヨードサイロニンT_3が遊離する．これらのホルモンは，分泌顆粒を形成することなく，濾胞上皮細胞の基底面から血中に向けて透出分泌される．分泌される量はT_4がT_3を上回るが，ホルモンとしての作用はT_3がT_4より強い．

　このように濾胞上皮細胞には，高分子糖タンパクを合成・分泌する細胞内構造（粗面小胞体，ゴルジ装置，微小管，分泌顆粒），そしてそれを再吸収し分解する細胞内構造（微絨毛，ライソゾーム，ゴルジ装置，ミトコンドリア）が備わっている．

2）カルシトニンの合成と分泌

　2つ目の甲状腺ホルモンは，濾胞周囲の結合組織中に存在する傍濾胞細胞が産生するポリペプチドホルモンである（サイロ）カルシトニンである．カルシトニンは，傍濾胞細胞の粗面小胞体で合成され，ゴルジ装置で多数の小型の分泌顆粒（径約200nm）に詰め込まれた後，開口分泌によって血中に放出される．カルシトニンには血中カルシウム値を低下させる作用があるが，これはカルシトニンが破骨細胞の分化と吸収機能の両方を抑制することによって骨吸収が阻害され，結果として血中へのカルシウムの放出が減少するためである．破骨細胞は形質膜にカルシトニン受容体 calcitonin receptorを持つが，カルシトニンの作用は一過性で，受容体に結合したカルシトニンが破骨細胞内に取り込まれると，抑制作用が消失するエスケープ現象 escape phenomenonが起きる．カルシトニンの分泌は，血中カルシウム値の変動によって調節されると考えられている．

　カルシトニンとは反対に，血中カルシウム値を上昇させるホルモンに，上皮小体（副甲状腺）parathyroid glandの主細胞 chief cellが分泌するパラトルモン parathormone（PTH）がある．パラトルモンは骨芽細胞に作用し，骨芽細胞の破骨細胞支持機能の活性化を介して，破骨細胞による骨吸収を促進させる．骨芽細胞はパラトルモン受容体 parathormone receptorを持つが，破骨細胞はこの受容体を持たない．パラトルモンによる間接的な骨吸収亢進の結果，血中カルシウム値が上昇する．

E．上皮小体（副甲状腺）

　上皮小体（副甲状腺）parathyroid glandは，甲状腺の左右両葉の背面に存在し，上下2対

の計4個の米粒大の器官である．ここからパラトルモン（parathormone, PTH）を分泌する．このホルモンは破骨細胞の機能を亢進し，血中カルシウム濃度を上昇させる（但し，PTH受容体をもつ骨芽細胞を介する間接的作用である）．上皮小体を全摘すると，血中カルシウムが低下し筋肉の強縮性痙攣 tetany を引き起こす．

上皮小体は，内胚葉性の器官であり，鰓弓と鰓弓の間の内側面の凹みである咽頭嚢（鰓嚢）のうち第三，第四咽頭嚢から形成される[1]．発生過程で上下が入れ替わり，第三咽頭嚢から生じたものが甲状腺背面の下端，第四咽頭嚢から生じたものが甲状腺背面の上端近くに位置するようになり，それぞれを上上皮小体，下上皮小体という．

腺細胞は，不規則な形で索状に繋がり，その間に血管を伴った少量の結合組織が存在する．腺細胞には主細胞 chief cell と酸好性細胞 oxyphilc cell がある．

主細胞は小型の明るい細胞で，電子顕微鏡像では，粗面小胞体，遊離リボゾーム，ゴルジ装置と共にパラソルモンを含む分泌顆粒が認められる．酸好性細胞は，大型でミトコンドリアが多く，ヒトやサルなどに特有であり，他の動物では認められない．

加齢により，酸好性細胞と脂肪細胞が増加する．

F．松果体

松果体 pineal gland は，長さ約1cmの卵形の器官であり，第三脳室の後上方正中部が後方に突出した部位に存在する．ここからメラトニン melatonin を分泌する．メラトニンの発見は，ウシの松果体を食べさせたオタマジャクシの体色が30分後に明化するという発見に端を発する．メラトニンは，メラノサイト刺激ホルモン（MSH）と拮抗して皮膚のメラノサイト（メラニン産生細胞）melanocyte に働き，体色を白くすることからメラトニンと命名された．また，視床下部下垂体に働き，黄体形成ホルモン放出ホルモン luteinizing hormone-releasing hormone（LHRH）の分泌を抑えて性腺機能を抑制する作用もある．

メラトニンはセロトニンを原料に作られ，覚醒と睡眠を切り替える睡眠ホルモンとして働くことが最近注目されている．朝日を浴びるとメラトニンの分泌が抑えられ，その後約15時間で再び分泌量が増えて眠気を誘うという日内変動が起こる．メラトニンは、季節のリズム，睡眠・覚醒リズム，ホルモン分泌リズムといった概日リズム（サーカディアンリズム）を調整し，その分泌は環境光と体内時計で制御される．体内時計の中枢は，間脳の視床下部の視交叉上核にある．光の情報は，視神経を介して視交叉上核に伝わり，松果体でのメラトニンの分泌が制御されて睡眠の概日リズムが調整される．

松果体の細胞は，松果体細胞，神経膠細胞などがあり，その間に結合組織性の間質がある．松果体細胞は分泌顆粒を持ち，その中にメラトニンを含んでいる．間質には，老化にともなって Ca，P，Mg を主体とする結晶が生じて石灰化し，レントゲン検査で明瞭に見えるようになり，これを脳砂 acervulus（brain sand）とよぶ[2]．

---

[1] 咽頭嚢（鰓嚢）に由来する器官や構造物は，次のとおりである．第一咽頭嚢：中耳（鼓室と耳管），第二咽頭嚢：口蓋扁桃，第三咽頭嚢：胸腺，下上皮小体，第四咽頭嚢：上上皮小体．
[2] 石灰沈着物である脳砂は，表面に凹凸を持つ金平糖状を示し，細胞間隙に散在している．この脳砂はヒトに特有である．

第6章 内分泌系

到達目標

1) 内分泌系の腺組織の構造的な特徴を，外分泌系と比較して説明できる．
2) 内分泌，傍分泌，自己分泌，シナプス伝達が説明できる．
3) ホルモンの性状に基づく内分泌系の分類と，分泌細胞の微細構造上の特徴が説明できる．
4) 内分泌腺①〜⑤の組織構造と分泌されるホルモンの産生細胞，種類，作用および標的臓器・細胞について説明できる．①下垂体（腺性，神経性），②副腎（皮質，髄質），③甲状腺，④上皮小体，⑤松果体
5) 神経分泌を説明できる．
6) 甲状腺の組織構造と分泌されるホルモンの種類，産生過程，作用および標的臓器・細胞について説明できる．

内面側の外葉とクモ膜側の内葉がある．脳硬膜の外葉は，頭蓋骨内面を覆う骨膜に移行し，内葉と密着するが，一部で両葉の間に硬膜静脈洞がある．脊髄硬膜では，外葉と内葉の間に，静脈叢や脂肪組織を含む明瞭な硬膜上腔がみられ，硬膜外注射はこの腔に薬剤を注入する．硬膜とクモ膜の間を硬膜下腔とよび，中皮に覆われてリンパ液が流れる．

脳には左右の側脳室 lateral ventricle，第3脳室 third ventricle，第4脳室 fourth ventricle があり，その内部を脳脊髄液 cerebrospinal fluid が満たしている．脳脊髄液は，脈絡叢 choroid plexus の上皮細胞によって分泌される．脳脊髄液は，脳と脊髄周囲の圧を一定に保持し，外的ショックを緩衝する役割を持つ．脳脊髄液の組成は，水分，無機塩類，グルコース，血漿タンパク（アルブミン，グロブリン），少量のクレアチニンと尿素からなる．

中枢神経系の組織の1/4から1/2は神経膠細胞からなり，神経細胞を支持している．中枢性神経膠細胞には，星状膠細胞（アストロサイト）astrocyte，稀突起膠細胞 oligodendrocyte，上衣細胞 ependymal cell，小膠細胞 microglia の4種がある．

星状膠細胞は中枢神経系で最も主要な支持細胞で，分岐した多くの細胞突起を有する．星状膠細胞の細胞突起は，連続型毛細血管の内皮細胞周囲を取り囲み，血液脳関門 blood-brain barrier を形成する．この血液脳関門によって，血液から神経組織への有害となる物質（抗生物質などの化学物質や細菌毒素など）の拡散が防がれている．しかし，酸素，二酸化炭素，アルコール，グルコース，脂溶性物質などはこの関門を越え速やかに脳に入る．

稀突起膠細胞は，星状膠細胞より小型の細胞で，灰白質の神経細胞周囲また有髄神経線維の全長に沿って分布する．稀突起膠細胞は髄鞘（ミエリン鞘）myelin sheath を形成し，末梢神経のシュワン細胞 Schwann cell に相当する中枢神経系の髄鞘形成細胞である．1つの稀突起膠細胞は，細胞体から数本の突起を伸ばし，同時に数本の軸索に髄鞘を形成する．一方，シュワン細胞は細胞全体が軸索を囲い込み，1つの細胞が1つの髄鞘とシュワン鞘（髄鞘の外側の細胞質による鞘）を形成する．

小膠細胞は造血幹細胞に由来し，特殊化したマクロファージである．小膠細胞は，食作用と抗原提示の機能を持つ免疫細胞である．たとえば，中枢神経系に損傷が起こって神経細胞が変性した場合，その残骸を貪食したり，ウイルスや細菌などから中枢神経を保護し，炎症反応と修復に関与する．

また脳室や脊髄の中心管内面を覆う上衣細胞 ependymal cell は上皮性の細胞であるが，機能的には一種の神経膠細胞である．

末梢神経系 peripheral nervous system（脳神経と脊髄神経）には体性神経系（感覚神経と運動神経）および自律神経系の神経線維が含まれ，1本の神経を作るため多くの神経線維が集合した神経線維束を形成する．末梢神経系内を走行する神経線維の細胞体は，末梢神経系内の神経細胞体の集合部である神経節か，中枢神経系内の神経細胞体の集合部である神経核に存在する．末梢神経は，神経線維束，シュワン細胞，それらを包む線維性結合組織の被膜から構成される．この結合組織の被膜には，神経内膜 endoneurium，神経周膜 perineurium，神経上膜 epineurium の3種がある．結合組織の線維は主にコラーゲンだが，神経内膜ではマイクロフィブリル（微細線維）も多い．神経上膜は，神経線維束全体を束ねる厚い密性結合組織である．神経周膜は，線維性結合組織で線維芽細胞層を有する．この線維芽細胞は，基底膜で覆われ，細胞間にタイト結合を形成して神経周膜の内部と外部を隔てる境界を形成することから，神経内膜や神経上膜の線維芽細胞とは明確な違いがある．神経内膜は少数の毛細血管と線維芽細胞からなる薄い疎性結合組織で，神経線維束内

の1本1本の有髄・無髄神経線維を包む（図Ⅱ-5-4）．

末梢神経は，受容器となる感覚器官および効果器となる種々の細胞（筋や腺）と中枢との間を連絡する．神経線維には，中枢に対して求心性の神経線維と遠心性の神経線維がある．求心性神経線維は，生体の内外からの種々の情報を中枢神経系に伝える．特に受容器からの感覚を中枢に伝える求心性神経線維を感覚神経 sensory nerve という．一方，遠心性神経線維のうち中枢神経系からのインパルスを効果器に伝える神経線維を運動神経 motor nerve という．

B．中枢神経系

1．脊髄

脊髄は椎孔 foramen vertebrale が縦に積み重なってできた脊柱管 canalis vertebralis の中にある中枢神経で，頸部 pars cervicalis（頸髄 cervical segment），胸部 pars thoracica（胸髄 thoracic segment），腰部 pars lumbalis（腰髄 lumbar segment），仙骨部 pars sacralis（仙髄 sacral segment）の4部分からなる．脊髄の太さは一様ではなく，上肢と下肢に分布する神経が出入りする部位は太くなり膨大部を形成し，それぞれを頸膨大，腰膨大という．脊髄は，環椎の椎孔と後頭骨の大後頭孔との境界の位置で延髄に移行する．

脊髄は発生学的に神経管 neural tube に由来し，神経管内腔の痕跡が中心管 central canal として脊髄を貫通している．中心管内部は，脳脊髄液で満たされている．中心管内面は，単層立方の上衣細胞 ependymal cell に覆われる．上衣細胞は一種のグリア細胞で，自由面の一部に線毛と微絨毛を有し，脳脊髄液の循環を促進している．

脊髄表面は3層の髄膜に覆われている．脊髄外面に接する①脊髄軟膜，②脊髄クモ膜，そして脊柱管内面の内張りである③脊髄硬膜の3つが脊髄髄膜で，これらはいずれもコラーゲン線維を主体とする結合組織性の被膜である．脊髄硬膜と脊髄クモ膜の間には硬膜下腔があり，脊髄クモ膜と脊髄軟膜の間には広いクモ膜下腔がある．クモ膜下腔で脳軟膜上には，脳に出入りする皮質枝や貫通枝の本幹となる動脈・静脈が存在する．

脊髄は中央部分に中心管があり，それを囲んで神経細胞が主体をなすH字状の髄質 medulla あるいは灰白質がある．灰白質の周りを，神経線維が主体の皮質 cortex あるいは白質が囲んでいる．灰白質が前方に突出した部分を前角（前柱）anterior horn，側方に突出した部分を側角（側柱）lateral horn，後方に突出した部分を後角（後柱）posterior horn という．脊髄は，前面の正中線に一致して前正中裂 anterior median fissure があり，後面の正中線に一致して後正中溝（後正中中隔）posterior median sulcus がある．前正中裂と後正中溝を被う結合組織は灰白質の中心付近にまで達しており，このため外観上，脊髄は左右両半に分けられる．さらに左右の各半に前外側溝 anterolateral sulcus と後外側溝 posterolateral sulcus という溝があるため，脊髄白質は前索 anterior funiculus，側索 lateral funiculus，後索 posterior funiculus という3つの索に分けられる．

脊髄の髄質である灰白質をなすのは，主として神経細胞体である．脊髄からは，脊髄神経が左右両側に向かって出ている．その神経線維束である根 radix は，前外側溝と後外側溝から，それぞれ前根 ventral root および後根 dorsal root として脊髄を出入りする（図Ⅱ-7-1a, b）．

脊髄灰白質の神経細胞体には，①身体の末梢からインパルスを伝える感覚ニューロン sensory neuron（一般体性感覚性）とシナプスする知覚性神経細胞（索細胞），②骨格筋にインパルスを送る運動ニューロン motor neuron（一般体性運動性），③感覚ニューロン

第2編　組織学各論

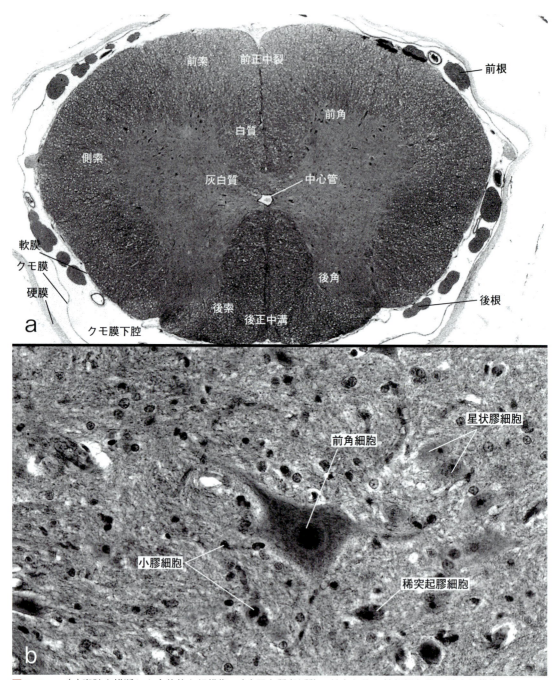

図Ⅱ-7-1　(a)脊髄を横断した全体的な組織像　(b)灰白質(髄質)の前角細胞と神経膠細胞の拡大組織像

と運動ニューロンを連結する介在ニューロン interneuron がある．介在ニューロンは，脊髄の反射弓 reflex arc をつくる．これを脊髄反射 spinal reflex という．脊髄反射の多くは，感覚ニューロン，脊髄の介在ニューロン，そして運動ニューロンの3要素によって行われる．この脊髄反射は，脳の活動に対して独立している．ただし膝蓋腱反射(伸張反射 stretch reflex)は介在ニューロンを介さず，感覚ニューロンからの刺激が直接，運動ニュー

ロンに伝えられる特殊な伝導路である．

　脊髄の前角にある多極神経細胞を脊髄前角細胞 anterior horn cell という．この細胞の特徴として，①大型多極細胞であること，②丸い明るい核が胞体の中心にあること，③はっきりした核小体が存在すること，④多数のニッスル小体が細胞質中に一様に分布することが挙げられる．前角細胞は運動伝導路の第1ニューロン（体運動性多極神経細胞 multipolar motor neuron）で，この細胞から出る遠心性神経線維は前根として脊髄を出て，骨格筋（随意筋）に分布し，神経筋接合部（運動終板）を形成する．これらを下位運動ニューロンという．

　下位運動ニューロンは，大脳からの上位運動ニューロンの軸索あるいは反射弓の介在ニューロンからの刺激を受ける．

　側角にあるのは交感神経系の自律神経細胞（節前ニューロンの細胞体）で，その軸索である遠心性神経線維（節前線維）は前根を通って脊髄を出た後，交感神経幹の交感神経節にて節後ニューロンに接続する．

　後角にある神経細胞体は，索細胞 fasciculus cell と呼ばれる知覚性多極神経細胞 multipolar sensory cell であるが，この神経細胞の突起は脊髄外の末梢に伸びていない．末梢の受容器に至る突起を伸ばしているのは脊髄（中枢神経）外の脊髄神経節（後根神経節）にある感覚ニューロン sensory neuron である．脊髄前角の運動ニューロンに対しての感覚ニューロンといえば，この脊髄神経節の感覚ニューロンを指す．脊髄神経節の感覚ニューロンの突起は偽単極性で，一方の突起（樹状突起に相当する）が末梢の受容器に，もう一方の突起（軸索に相当する）が脊髄後角の索細胞に達している．つまり，脊髄神経節の神経細胞は末梢神経系，索細胞は中枢神経系に属す．

　脊髄を経由する感覚には，皮膚からの知覚（痛覚，温度感覚，圧覚，触覚など）のほか，腱・筋からの知覚（伸張刺激）などがある．

　中心管 central canal は灰白質の中央に位置し，単層立方上皮の上皮細胞で覆われる管であり，中に脳脊髄液を入れている．

　脊髄の皮質あるいは白質の主体は縦走する神経線維であり，ここには神経線維（軸索）と髄鞘，神経膠細胞が密に分布している．脊髄から出る神経線維を脊髄神経といい，末梢神経系に属する．脊髄には上行性および下行性神経線維が走向しており，大脳から脊髄神経へ，またその逆方向に興奮を伝達している．脊髄皮質の前索と側索の重要な下行性伝導路には，錐体路系と錐体外路系がある．前索と側索の上行性伝導路は，圧覚，痛覚，温度覚を大脳に伝達する．また後索の上行性伝導路は，皮膚，筋肉，腱，関節からの情報を大脳に伝達する．

2．小　脳

　小脳 cerebellum は，第4脳室を隔て，延髄 medulla oblongata と橋 pons の背面にある膨隆部である．小脳は，延髄，橋とともに後頭蓋窩 fossa cranii posterior を充たし，大脳後部の直下に位置している．小脳は，大脳と脊髄の間をつなぐ伝導路の途中に介在して錐体外路系の中枢に位置する．小脳は全身の不随意筋の運動と緊張，体位および平衡を調節する中枢で，その機能障害は構音障害や運動失調として表れる．また小脳は，筋・腱・関節からの深部感覚，そして目と耳からの感覚を受け入れている．これらの感覚入力をもとに，小脳は頭の位置，体位や身体全体のバランスを保持するよう全身の運動性を制御している．小脳の活動は随意的には統御されていない．

　小脳断面の組織像を観察すると，外側は大脳と共通して脳髄膜（硬膜，クモ膜，軟膜）に覆われ，内部の実質は皮質と髄質に分けられる．小脳表層の皮質（小脳皮質 cerebellar cortex）は5種類の神経細胞が分布する灰白質からなり，内層の髄質（小脳髄質 cerebellar medulla）は有髄神経線維（髄鞘で被覆された

神経突起 neurite あるいは軸索突起）が集合する白質からなる．つまり神経細胞体と神経線維の分布が，脊髄と逆転しているのである（図Ⅱ-7-2a）．

小脳皮質は 3 つの細胞層からなる．すなわち表層から順に，①分子層 molecular layer，②神経細胞層 ganglionic layer（プルキンエ細胞層 Purkinje cell layer），そして③顆粒層 granular layer である．この 3 細胞層に，①星細胞 stellate cell，②籠細胞 basket cell，③プルキンエ細胞 Purkinje cell，④小顆粒細胞 small granular cell，⑤大顆粒細胞 large granular cell の 5 種類の神経細胞が分布する．星細胞と籠細胞は分子層，プルキンエ細胞は神経細胞層，小顆粒細胞と大顆粒細胞は顆粒層に分布する．

小脳皮質の分子層には神経膠細胞と無髄神経線維が多い．神経細胞は少ないが，表層には星細胞が，深層にはやや大型（径 10〜20 μm）の籠細胞が分布する．籠細胞の複雑に分岐する樹状突起は，（小顆粒細胞からの）平行線維とシナプス結合し，軸索突起はプルキンエ細胞とシナプス結合している．つまり，（顆粒層に存在する）小顆粒細胞からの興奮は，籠細胞や星細胞によってプルキンエ細胞に伝えられる（図Ⅱ-7-2b）．

プルキンエ細胞層には，大型（径 50〜70 μm）のプルキンエ細胞が一列に並ぶ．プルキンエ細胞の樹状突起は，極めて複雑に分岐して面状に広がり，この面を貫くように走行する（小顆粒細胞からの）平行線維とシナプス結合する．一方，プルキンエ細胞の軸索突起は，細胞体の顆粒層側から伸びて小脳皮質から髄質へ向かい，小脳基底核に達する（図Ⅱ-7-2c, 2d）．

顆粒層には小型（径 5〜8 μm）の小顆粒細胞が密集し，少数の大顆粒細胞が混在する．小顆粒細胞の軸索突起は分子層に達して T 字型に分かれ小脳回表面に並走する平行線維となる．この平行線維はプルキンエ細胞や籠細胞の樹状突起とシナプス結合している．なお，大顆粒細胞の樹状突起も平行線維からの刺激を受けるが，その軸索突起は小顆粒細胞にシナプス結合し，小顆粒細胞の働きを抑制するフィードバックを担っている．

なお，小脳外から小脳皮質への入力は，顆粒細胞にシナプス結合する苔状線維 mossy fiber，プルキンエ細胞にシナプス結合する登上線維 climbing fiber による．

3．大　脳

大脳 cerebrum は脳髄膜（硬膜，クモ膜，軟膜）に覆われ，その内部に，表層の皮質 cortex（灰白質）と内層の髄質 medulla（白質）がある[1]．大脳皮質 cerebral cortex は神経細胞と神経膠細胞からなり，髄質は有髄神経線維と神経膠細胞からなる．皮質では，神経細胞は 6 つの細胞層を形成する．発生過程で一度はこれら 6 層の形成を行う皮質を等皮質 isocortex といい，6 層構造を一度もとらないものを不等皮質 allocortex という．等皮質は系統発生的に新しく，新皮質 neocortex ともよばれる．不等皮質は系統発生的に古い部分で，古皮質 paleocortex と原皮質 archicortex に分類される．等皮質と不等皮質の中間的性質を持つ皮質を中間皮質 mesocortex といい，両者の移行部に存在する．神経細胞の 6 層の境界は必ずしも明瞭ではないことがあり，層が減少している領域があったり，神経細胞の種類と分布も一様ではないことがある．しかし皮質の

---

1) 側頭葉にある大脳辺縁系の海馬領域 hippocampus（海馬及び歯状回）は，形態学的に極めて特異な構造を示す部位である．歯状回顆粒細胞の軸索突起は苔状線維 mossy fiber とも呼ばれ，海馬の放射状層に向かって伸びている．錐体細胞の樹状突起と苔状線維の終末（特に CA3, 4）は多量の亜鉛を含んでいる．海馬は側頭葉新皮質と共に記憶を司る．海馬を刺激すると過去の体験を想起させたり，海馬破壊によって学習能力や新しく記銘する能力が阻害される．

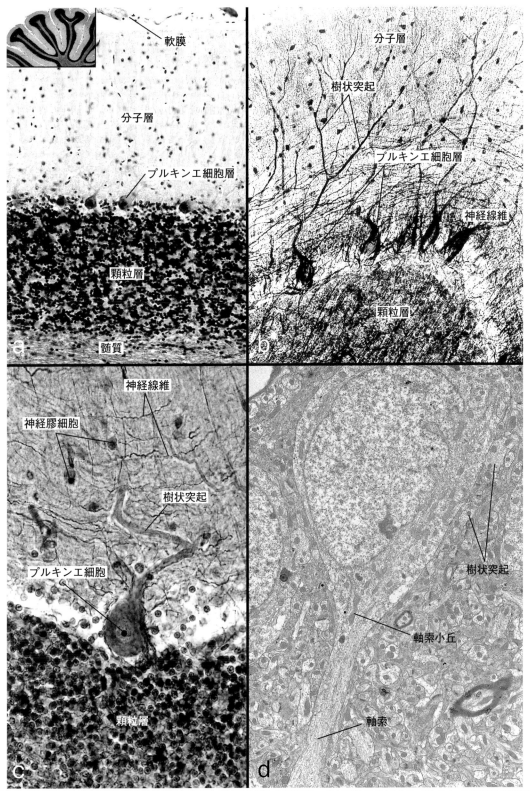

図Ⅱ-7-2 (a)小脳断面の全体像(挿入図)と皮質(灰白質)の組織像 (b)鍍銀染色によるプルキンエ細胞の樹状突起と神経線維の分布 (c)皮質表層に向かうプルキンエ細胞の樹状突起と籠細胞の神経線維の拡大組織像 (d)プルキンエ細胞の細胞体,樹状突起,軸索の微細構造 (d×5,000)

表層から深層に向かって，おおよそ次の6層に分けられている．大脳皮質を構成する主な神経細胞は，錐体細胞 pyramidal cell，顆粒細胞 granular cell，紡錘細胞 spindle cell であるが，このほかに水平細胞 horizontal cell，マルチノッティ細胞 Martinotti cell，大顆粒細胞 large granular cell などがある．

①分子層（第Ⅰ層）molecular layer：

分子層は皮質の最表層にあり，神経細胞はほとんど存在せず，神経膠細胞が多く分布する．少数の小顆粒細胞 small granular cell と水平細胞 horizontal cell が散在する．また深部の錐体細胞の樹状突起が皮質表面に併走する．これを切線線維 tangential fiber といい，上行して来た知覚性神経線維の末端に相当する．

②外顆粒層（第Ⅱ層）outer granular layer：

径10〜20μmの小型の顆粒細胞 granular cell が密集する層で，神経線維の分布は少ない．顆粒細胞は知覚性神経細胞と考えられている．顆粒細胞の樹状突起は分子層に向かい，軸索突起は，深層の神経細胞に向かう．

③外錐体細胞層（第Ⅲ層）outer pyramidal layer：

径20〜30μmの中型の錐体細胞 pyramidal cell が分布し，神経線維は皮質表面の切線方向に走向する．錐体細胞の尖端から出る長い突起は樹状突起である．軸索突起は，細胞の底の中央から髄質に向かって下行する．

④内顆粒層（第Ⅳ層）inner granular layer：

この層には，様々な多角形を示す小型の神経細胞（顆粒細胞）が密集する．内顆粒層の発育は運動領域で悪く，知覚領域で良好である．

⑤内錐体細胞層（第Ⅴ層）inner pyramidal layer：

中型ないし大型の錐体細胞から成る層である．中心前回の一次運動野では，径60〜120μmの大型の錐体細胞（ベッツの巨大錐体細胞 giant pyramidal cell of Betz）がみられる．錐体細胞の底・中央から出る軸索突起は，集合して下行神経路（錐体路）に入り，白質を通って脳神経運動核や脊髄の前角細胞に達する．

⑥多形細胞層（第Ⅵ層）multiform layer：

多様な外形を示す中型ないし小型の神経細胞（紡錘細胞）が存在する．その切線線維は少ないが，樹状突起は分子層や内顆粒層に達するものがある．神経細胞の軸索突起は下行して髄質へ入る（図Ⅱ-7-3a, b）．

大脳皮質の下方には大脳髄質 cerebral medulla がある．髄質は有髄神経線維の集合体であるが，これには皮質に向かう上行性伝導路を通る神経線維束と，皮質から出る下行性伝導路を通る神経線維束とがある．

C. 末梢神経系

1. シナプスと神経筋接合

末梢神経系では，神経伝達物質としてアセチルコリン（運動神経末端，交感神経と副交感神経の節前線維末端，副交感神経の節後線維末端）とアドレナリン，ノルアドレナリン（交感神経の節後線維末端）が知られている．このような化学的シナプスのほかに，ギャップ結合を通じてのイオンの細胞間移動による電気的シナプスも存在する．

運動終板は基本的にはシナプスと同様の構造を示すが，1本の軸索の末端部が幾つにも分枝して多くの骨格筋細胞に結合しその運動性を支配する．運動終板では軸索は髄鞘を失い，大きく球状に膨んだ終末突起を作る．骨格筋細胞との接合部分では末端部がヒダ状の突起に膨らみ，骨格筋細胞の形質膜と凹凸で嵌合する．この突起内には多くのシナプス小胞が集積し，ここで骨格筋細胞に対するシナプス伝達が行われる．終末突起に相対する骨格筋細胞の形質膜には，接合部ヒダ junctional folds と呼ばれる櫛状のヒダが形成される．運動終板のシナプス小胞から神経伝達物質の一つであるアセチルコリンが放出されると，骨格筋細胞の形質膜の透過性が亢進し，Na^+ が筋細胞内に流入して形質膜の脱分

第7章 神経系

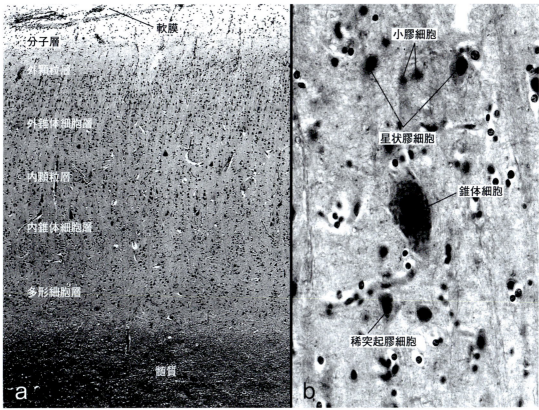

図Ⅱ-7-3 （a）脳軟膜，大脳皮質，髄質の一部を縦断した組織像　（b）大脳皮質の錐体細胞と神経膠細胞の拡大組織像

極が起こる．これが筋細胞T細管の形質膜を介してL系（筋小胞体）に伝えられ，L系のCa^{2+}チャンネルが開放すると筋収縮の引き金となるCa^{2+}が細胞質内に放出され，骨格筋細胞の収縮が始まる（図Ⅰ-5-6）．

2．神経終末

神経終末は，末梢の組織から中枢へ，あるいは中枢から末梢の効果器に刺激を伝達する．それぞれを求心性神経終末 afferent nerve ending あるいは遠心性神経終末 efferent nerve ending という．

求心性神経終末は，生体の内外からの刺激あるいは情報を中枢神経系に伝える．この刺激あるいは情報には，化学的刺激（味，血液のガス分圧，pH），物理的刺激（触，圧，音，光），そして温熱的刺激がある．これらの刺激は神経終末部分で膜電位に変換され，活動電位として神経線維を伝わり，その情報は最終的に中枢で統合される．このように求心性神経終末には受容器あるいは生物学的変換器としての機能がある．遠心性神経終末は，筋細胞，脈管，腺細胞などに分布し，その活動を調節する．

末梢神経の終末装置の分類

1）求心性神経終末：

①自由神経終末 free nerve ending：

歯髄の象牙芽細胞間や口腔粘膜上皮内に分布する．皮膚にも広く分布している．

②知覚装置：

筋紡錘 muscle spindle のほか，マイスナー小体 Meissner corpuscle，ファーター・パチニ小体 Vater-Pacini corpuscle，ルフィニ小

体 Ruffini corpuscle などの被覆性神経終末 encapsulated nerve ending が皮膚，口腔底，唾液腺導管，歯根膜などに分布する．

2）遠心性神経終末
①体運動神経終末：
　運動終板が骨格筋細胞に分布する．
②自律神経終末：
　自律神経終末が平滑筋細胞や腺房に分布する．腺に分布して分泌を支配するものを分泌神経 secretory nerve という．

1）求心性神経終末
　求心性神経終末には，受容器あるいは生物学的変換器としての機能があり，生体の内外からの刺激あるいは情報を中枢神経系に伝える．この刺激あるいは情報には，化学的刺激（味，血液のガス分圧，pH），物理的刺激（触，圧，痛，音，光），浸透圧刺激，そして温熱的刺激がある．これらの刺激は神経終末で膜電位に変換され，活動電位として神経線維を伝わり中枢で一定の情報に統合される．

　これらの受容器は神経節細胞の樹状突起が広がったもので，特殊な結合組織の被覆構造の有無によって被覆性神経終末と自由神経終末に分類される．これに対し，特殊化した感覚上皮細胞が末梢神経とシナプス結合するものがある[2]．口腔粘膜に存在するメルケル触覚小体（メルケル細胞 Merkel cell）（図 I -5-8）や味蕾の味細胞 taste cell がその例で，感覚上皮細胞である味細胞は化学シナプスを介して，受けた化学的刺激を神経終末に伝える．

①自由神経終末
　自由神経終末 free nerve ending は，痛覚を受容する．自由神経終末の突起は，樹状突起の末端においてシュワン細胞や髄鞘を失って分枝して，結合組織中あるいは上皮細胞間に終わる．終末部にはミトコンドリアの集合があり，口腔粘膜上皮や歯肉，歯髄の象牙芽細胞間などに存在する．（図 I -5-7）

②メルケル（Merkel）細胞
　重層扁平上皮の深層（基底層）に存在し，神経細胞がシナプスを形成する．線維中にはミトコンドリアと小胞が多数存在する．機能として触覚を司る．存在部位として，口腔粘膜，舌縁，表皮，毛根の鞘が挙げられる．

③マイスナー（Meissner）小体
　神経軸索の周囲を多層化したシュワン細胞が覆っている．触覚を司るものであり，存在部位は歯肉粘膜固有層の乳頭内，手掌，指先，足底，口唇皮膚部の真皮乳頭が挙げられる．

④クラウゼ（Krause）棍状小体
　知覚神経が糸球をなして終わる．薄い結合組織の鞘が包んでいる．機能は触覚を司り，存在部位は，口唇の結合組織や舌粘膜の結合組織である．

⑤ファーター・パチニ（Vater-Pacini）層板小体
　速順応性機械受容器であり，触覚を司る．存在部位として，歯肉の粘膜固有層の深部，皮下，靱帯，関節の結合組織が挙げられる．

　パチニ小体の有髄神経線維は，終末部分で髄鞘を失って無髄の軸索となる．この軸索部分を，上皮様の線維芽細胞が同心円状あるいは層板状に多層化して覆う．多層化の程度は各小体で異なり，その大きさも直径が 0.5～3mm とさまざまである．大きいものは米粒大で肉眼でも観察できる．パチニ小体は厚い被覆層を持ち，層板は内棍と外棍とに分けられる．外棍の層板を作る薄板細胞の細胞間隙には，少量のコラーゲン線維が散在する．層板を構成する薄板細胞には細胞小器官が少なく，細胞膜に多くの小陥凹 caveolae がある．

---

[2] 神経終末は，触覚性の感覚細胞であるメルケル細胞や味刺激を受容する味蕾の味細胞とシナプス結合するとされる．しかし，味細胞が受容した味刺激は，味刺激受容能のない別の細胞を介して神経終末に伝わるという報告もある．

これらの薄板細胞は軸索に圧刺激を伝達すると考えられる．内棍の薄板細胞はシュワン細胞に由来し，外棍の薄板細胞は結合組織細胞に由来すると考えられている．パチニ小体は，真皮の深層，腸間膜，男性および女性の外生殖器，唾液腺の分泌導管周囲などさまざまな組織に分布する（図Ⅰ-5-9）．

⑥ゴルジ・マッツオニ（Golgi-Mazzoni）小体

速順応性機械的受容器であり，触覚を司る．存在部位として，真皮，皮下組織が挙げられる．

⑦ルフィニ（Ruffini）小体

ルフィニ小体の構造は単純で，シュワン細胞および髄鞘を失った軸索の周囲をコラーゲン線維の被覆層が取り巻き軸索は線維上に終わる．

神経線維が網目を構成し，多量の結合組織に包まれている．圧覚を司り，皮下組織に存在する．歯根膜にも類似の神経終末がみられる．

⑧感覚上皮細胞

ニューロンに類似した構造と機能を持ちながら，ニューロンとは区別される細胞群をパラニューロン paraneuron という．パラニューロンには内分泌細胞の一部と感覚細胞があり，味刺激（味覚）の受容に関わる味蕾の味細胞や表皮で触刺激を受容するメルケル触覚小体もパラニューロンの一種と考えられる（第3編第10章, 11章）．

なお，③〜⑦の神経終末は，被覆性知覚神経終末である．

2）遠心性神経終末

遠心性神経終末には，体運動神経終末と自律神経終末がある．体運動神経終末は骨格筋細胞に分布し，筋細胞との間に運動終板 motor end plate を作る．自律神経終末は，全身の内蔵の平滑筋，心筋，脈管，腺に分布する．自律神経終末はシュワン細胞を伴う無髄の神経線維で，効果器となる組織に自由神経終末として接し，シナプスを形成するが，骨格筋の運動終板のような緊密なものではない．

自律神経終末は，平滑筋細胞や心筋細胞の運動性，脈管の拡張と収縮，そして腺の分泌を調節する（図Ⅰ-5-6）．

到達目標

1）中枢神経系と末梢神経系の相違が説明できる．
2）神経膠細胞の種類と機能が説明できる．
3）髄膜の種類と組織構造が説明できる．
4）脊髄髄質（灰白質）を構成する神経細胞の種類と機能が説明できる．
5）脊髄反射を構成する神経細胞の種類と機能が説明できる．
6）小脳皮質（灰白質）を構成する細胞層，神経細胞の種類と機能および神経線維の構築が説明できる．
7）大脳皮質（灰白質）を構成する細胞層，神経細胞の種類と機能および神経線維の構築が説明できる．
8）末梢神経の一般的な組織構造が説明できる．
9）運動終板の構造を図示し，興奮伝達のメカニズムが説明できる．
10）自由神経終末と被覆性神経終末の種類，構造と機能が説明できる．

第3編 口腔組織学

第1章	歯の発生	227
第2章	歯の萌出と乳歯の脱落	255
第3章	エナメル質	265
第4章	象牙質	277
第5章	歯髄	289
第6章	セメント質	299
第7章	歯根膜	309
第8章	歯槽骨	321
第9章	口腔粘膜	327
第10章	歯肉	333
第11章	舌粘膜	347
第12章	唾液腺	353
第13章	上顎洞（副鼻腔）	363
第14章	顎関節	365

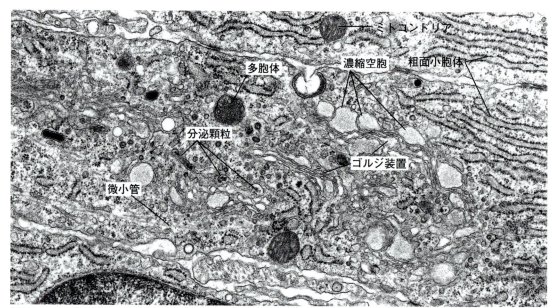

図Ⅲ-1-7 象牙芽細胞の細胞体中央部　層板状の粗面小胞体，ゴルジ層板，ゴルジ小胞，濃縮空胞からなるゴルジ装置と分泌顆粒の形成がみられる．（×16,000）

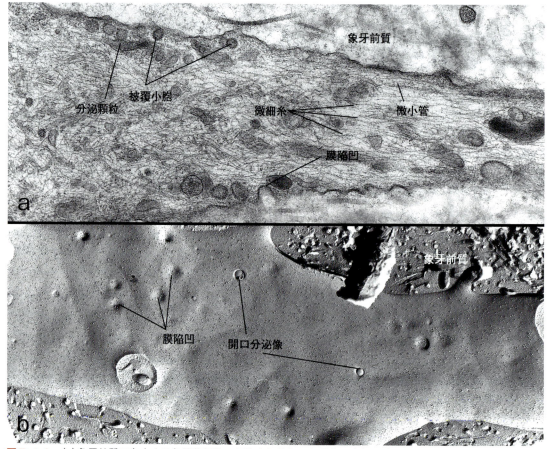

図Ⅲ-1-8 （a）象牙前質に存在する象牙芽細胞の細胞突起基部の切片像　（b）レプリカ像　（a）突起内には微細糸と微小管が長軸方向に走行し，被覆小胞や分泌顆粒が分布する．（b）細胞突起の形質膜には分泌顆粒の開口分泌像や，飲小胞を形成する膜陥凹が観察される．（a×25,000；b×20,000）

第1章 歯の発生

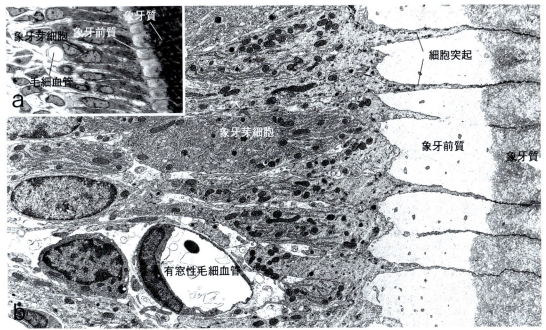

図Ⅲ-1-9 (a, b)成熟した象牙芽細胞の全体像 象牙芽細胞は高円柱状を呈し，細胞体の遠位端から1本の細胞突起を象牙前質と象牙質の象牙細管に向けて派生する．象牙芽細胞層には有窓性の終末毛細血管が分布する．（a トルイジンブルー染色，×600；b ×2,400）

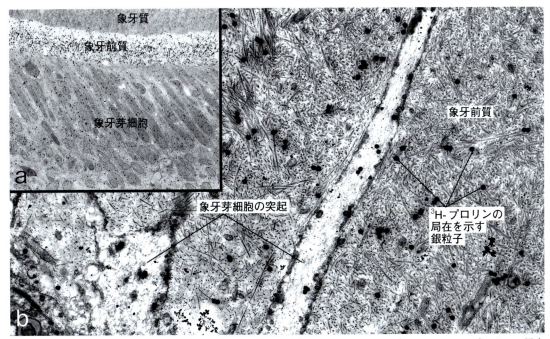

図Ⅲ-1-10 (a)³H-プロリン投与後1時間における光顕 (b)電顕オートラジオグラフィー ³H-プロリンの局在を示す銀粒子は象牙芽細胞内のほか象牙前質に密に観察される．銀粒子の分布はプロリンを含むプロコラーゲンの合成と分泌の過程を示している．
（a トルイジンブルー染色，×400；b ×8,000）

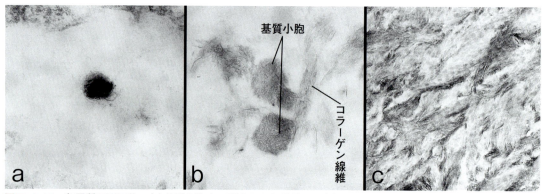

図Ⅲ-1-11 象牙質の石灰化 (a)基質小胞内で形成された結晶が,(b)周囲のコラーゲン線維に沈着を開始している.(c)は結晶がコラーゲン線維の縞模様に沿って沈着しているのがわかる.(非脱灰, a×63,000 ; b×55,000 ; c×75,000)

は，コラーゲン線維の周期的な縞模様（64 nm間隔の横紋構造）に沿って，線維の長軸方向に配列する（図Ⅲ-1-11）．

象牙芽細胞は，まず未石灰化の象牙前質 predentin（10〜30μm の幅）を産生するため，象牙質と象牙芽細胞の間には，常に象牙前質が介在する．象牙芽細胞は象牙質形成中に，細胞突起を象牙質の中に残しつつ後退する．この細胞突起はトームス線維あるいは象牙線維とも呼ばれる．細胞突起を入れるスペースを象牙細管 dentinal tubule という．象牙芽細胞の突起を入れる象牙細管の壁は，コラーゲン線維が少なく石灰化度が高い．これを管周基質 peritubular matrix（管周象牙質 peritubular dentin）といい，他の象牙質基質を管間基質 intertubular matrix（管間象牙質 intertubular dentin）という．

象牙質形成の初期には，象牙芽細胞直下の歯乳頭細胞が産生したコラーゲン線維束が，象牙芽細胞間に分布する．これをコルフ線維 Korff fiber という．

歯根形成は，歯冠形成後に始まる．まずエナメル器の細胞層のうち，内・外エナメル上皮のみが歯根方向に増殖し，ヘルトヴィッヒ上皮鞘 Hertwig's epithelial root sheath（HERS）となる．ヘルトヴィッヒ上皮鞘の内エナメル上皮は，エナメルタンパク（タフテリン）を歯乳頭側に向けて分泌し，隣接する歯乳頭細胞を象牙芽細胞に分化させる．歯乳頭の未分化間葉細胞から象牙芽細胞への分化の誘導には，エナメル上皮とエナメルタンパクの存在が必須であると考えられる．しかし象牙質形成そのものは，あくまでも象牙芽細胞によって行われる現象である．

分化した象牙芽細胞は，直ちに歯根象牙質の形成を開始する．同時に歯乳頭には，豊富な血管新生が始まる．歯根象牙質が形成されると，歯小囊からセメント芽細胞が分化し，象牙質上にセメント質を添加する．セメント質形成が始まると，ヘルトヴィッヒ上皮鞘は歯根表面から分離・断裂し，マラッセ上皮遺残となってセメント質側の歯根膜中に残存する．象牙質形成は初期に急速に進行するため，部分的に未石灰化基質が象牙質の表層に残存する．これをトームス顆粒層（歯根部）という．象牙質は日に約 4μm の厚さに形成されるが，象牙芽細胞の活性には周期的なリズムがあるため，象牙質には1日毎の周期的な成長線 incremental line が生じる．これをエブネ線 lines of von Ebner という．この他，象牙質の成長線には，アンドレーゼン線 lines of Andresen，新産線 neonatal line，オウエンの外形線 contour lines of Owen がある．

歯が萌出した段階では，歯根は 1/2 から 2/3

程度しか形成されていない．従って象牙質形成は，歯の萌出開始後も引き続いて行われる．原生象牙質の形成後，すなわち歯冠および歯根形成が完了した後も，象牙芽細胞は基質形成能を維持する．このため象牙質は，生涯にわたって少しずつ形成される．なお，根尖孔が成立した後に形成される象牙質を第二象牙質という．また種々の刺激に反応して形成される象牙質を，第三象牙質（補綴象牙質または修復象牙質）という．

F．歯髄の発生

歯髄 dental pulp の発生は，胎生 8 週の蕾状期に歯胚上皮部に接して間葉性の組織・細胞が集合して形成される歯乳頭に始まる．これらの間葉細胞は，基底膜によって上皮細胞の基底側と隔てられる．帽状期および鐘状期では，エナメル器の内エナメル上皮に面する部分に，神経堤 neural crest 由来の歯乳頭細胞が集合し，これらが象牙芽細胞に分化して歯冠象牙質および歯根象牙質を形成する．

象牙芽細胞の分化は，切縁あるいは咬頭頂に始まり，歯頸部へと向い，さらに根尖側に向けて進行する．象牙芽細胞は歯冠および歯根形成が完了した後も象牙質の形成能を有するため，歯の萌出開始後も生涯にわたって第二象牙質が少しずつ形成される．さらに種々の刺激に反応して第三象牙質（補綴象牙質または修復象牙質）が形成される．

歯冠および歯根形成が完了すると，歯乳頭は根尖孔を除いて周囲を象牙質に囲まれる．これを歯髄といい，この領域を歯髄腔 pulp cavity という．従って，歯髄の最表層には象牙芽細胞層が位置する．歯髄の内層には未分化間葉細胞や線維芽細胞（これらを歯髄細胞と総称する）が分布し，細胞外はマトリックス成分で満たされる．歯髄へは根尖孔を通じて，血管とその運動性を支配する自律神経，知覚神経，およびリンパ管が進入し，歯冠方向に向けて走行する．これらの血管・神経は分枝を繰り返し，最終的には象牙芽細胞層ならびにその付近に分布する．

G．エナメル質形成

エナメル質 enamel は，生体内で唯一の上皮性石灰化組織である．エナメル質は，エナメル器の最内層に位置する内エナメル上皮から分化したエナメル芽細胞 ameloblast によって産生される．内エナメル上皮は，エナメル質の形成以前にエナメリン enamelin／タフテリン tuftelin というエナメルタンパク enamel protein を歯乳頭側に分泌し，歯乳頭細胞から象牙芽細胞への分化を誘導する．象牙質の形成が始まると，直ちに内エナメル上皮はエナメル芽細胞に分化し，切縁あるいは咬頭頂の位置から歯頸部に向けてエナメル質形成を行う．つまりエナメル質形成は，象牙質形成が開始した直後に始まるのである．

エナメル芽細胞は，エナメルタンパク（アメロゲニン amelogenin，エナメリン／タフテリン）を分泌し，これがエナメル質の有機性基質となる．エナメルタンパクの分泌と同時に，エナメル芽細胞は Ca^{2+} と PO_4^- を基質に向けて能動輸送し，アパタイト結晶の沈着と成長を起こす．エナメル質の有機性基質は，歯の萌出前に，エナメル芽細胞によって分解・脱却される．このためエナメル質は無機結晶の含有量が高くなり，人体で最も高度に石灰化した組織となる．エナメル芽細胞は細胞体の遠位端に 1 つの細胞突起（トームス突起 Tomes process）を有し，これがエナメル質の内部構造を決定する．

エナメル質形成が終了すると，エナメル器は退縮エナメル上皮となり，さらに歯が萌出すると退縮エナメル上皮は口腔粘膜上皮と融合する．口腔粘膜上皮と融合した退縮エナメル上皮の大部分は，歯の萌出と咬合によって剥離・消失するが，萌出後のエナメル質の歯

頸部に残存した退縮エナメル上皮は，接合上皮となる．接合上皮は歯肉上皮の一部となり，ヘミデスモゾームによってエナメル質表面に結合する．接合上皮はエナメル器に由来するため，非角化重層扁平上皮である．

エナメル質は，有機性基質と無機結晶（ハイドロキシアパタイト），そして水分から構成される．形成直後のエナメル質には20〜30％の有機質が含まれ，無機質量は15〜30％に過ぎず，残りは水分である．このような状態を幼若エナメル質という．エナメル質の有機性基質の分泌後，直ちに無機結晶が沈着し，エナメル質は石灰化する．このためエナメル質には，骨や象牙質のような未石灰化基質の層が存在しない．

エナメル質の形成過程は，主として有機性基質が産生される基質形成期 secretory stage と，基質形成後にそれらが脱却され，エナメル質の石灰化度が上昇して結晶化が進行する成熟期 maturation stage の2段階に分けられる．

エナメル質の有機性基質の成分となる糖タンパクやリンタンパクを，エナメルタンパクという．エナメルタンパクには，アメロゲニン（アミノ酸組成でプロリンが多い）とエナメリン（最近ではタフテリンとも呼ばれ，アミノ酸組成でグリシンとセリンが多い）が知られる．アメロゲニンの分子量は約25 kDaで，約55 kDaのエナメリンより小さいが，量的には19：1の割合で多い．エナメル質の石灰化は，基質へのハイドロキシアパタイトの沈着によって起こるが，エナメルタンパクの存在と，ハイドロキシアパタイトの形成・成長は互いに密接な関係にある．すなわちエナメリン／タフテリンは，アパタイト結晶の沈着以前に分泌され，結晶沈着のための核形成にあずかる．一方，アメロゲニンは個々のアパタイト結晶の間に分布し，過度の結晶成長を抑制する．アメロゲニンは結晶成長とともに急速に分解され，基質中から取り除かれる．その他にアメロブラスチン（シースリン）があるが，生理機能は不明である．

エナメルタンパクは，分泌後間もなくエナメル質中で分解され，エナメル芽細胞自身によってエナメル質から脱却される．すなわちエナメルタンパクを分解するマトリックス金属プロテアーゼ matrix metalloproteinase（エナメライシン enamelysin, MMP-20），セリンプロテアーゼ serine protease がエナメル芽細胞から分泌される．エナメルタンパクの分解による低分子化と再吸収による減少は，エナメル質の形成期と成熟期を通じて起こる．最終的には，エナメル叢やエナメル葉などの特定の領域を除き，エナメル質には有機成分がほとんど存在しなくなる．

エナメルタンパクの再吸収には選択性があり，結晶成長に伴うアメロゲニンの脱却が先行し，わずかのエナメリンが結晶表面に残存する．このエナメルタンパクの再吸収に際し，水分もエナメル質から除去され，無機結晶だけがエナメル質に残る．アパタイト結晶の規則的な成長は，エナメルタンパクの量的な減少によって可能となる．この現象をエナメル質の成熟といい，エナメル象牙境からエナメル質表面に向かって徐々に進行する．こうしてエナメル質は，生体内で最も高度に石灰化した組織となる．

エナメル質の形成は，鐘状期後期の歯胚でエナメル器の分化が進み，象牙質形成が開始した直後に始まる．エナメル質の形成過程において，エナメル芽細胞には顕著な構造と機能の変化が起こる．エナメル質の形成過程は，主として有機性基質が産生される基質形成期と，有機性基質が脱却されエナメル質の石灰化度が上昇する成熟期の2段階に分けられる．この形成過程において，エナメル芽細胞の分化過程は，未分化期，分化期，基質形成期，移行期，成熟期，退縮期に分けられる（図Ⅲ-1-11）．

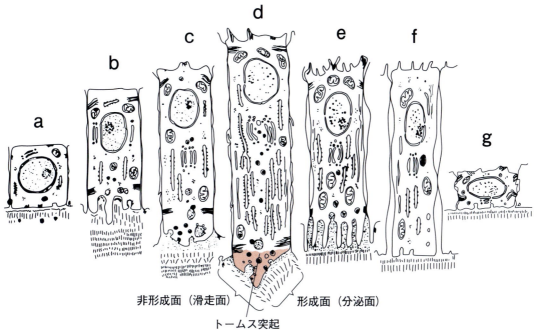

図Ⅲ-1-12　エナメル質形成にともなう内エナメル上皮の分化
　　　　　a：未分化期エナメル芽細胞　b,c：分化期エナメル芽細胞　d：基質形成期(分泌期)エナメル芽細胞
　　　　　e,f：成熟期エナメル芽細胞．eは粗面期エナメル芽細胞，fは平滑期エナメル芽細胞
　　　　　g：退縮エナメル芽細胞

1．未分化期

　歯胚が鐘状期の後期に至ると，エナメル器の最内層に位置する細胞は連続的に分化し，エナメル質を形成する．分化を開始する以前を未分化期といい，この時期の細胞を内エナメル上皮 inner enamel epithelium という（図Ⅲ-1-12a）．

　この細胞はほぼ立方形の形態を示し，核は細胞質の中央部もしくはやや歯乳頭側に位置し，ゴルジ装置は中間層寄りに配置されている．細胞小器官は乏しく，わずかのリボゾーム，粗面小胞体，ライソゾーム等が存在する．歯乳頭側に存在する基底膜（基底板）とはヘミデスモゾームによって接着している．

2．分化期

　切縁もしくは咬頭に相当するエナメル象牙境から象牙質の形成が開始すると，それよりやや遅れて内エナメル上皮が分化を開始する．この時期を分化期という．内エナメル上皮は次第に背丈を増して短円柱状となる（約40μm）．この時期の細胞を分化期エナメル芽細胞 differentiating ameloblast という（図Ⅲ-1-12b, c）．

　核は細胞体の中央部から基底側（近位）に位置し，核下部の細胞質の中央部分を発達したゴルジ装置が占め，その周囲にこれも発達した層板状の粗面小胞体が配列する．エナメルタンパクを含む分泌顆粒はゴルジ装置で形成され，開口分泌によって歯乳頭側（機能側，もしくは遠位）に放出される．分泌されたエナメルタンパクは，象牙前質内や象牙芽細胞の細胞体遠心あるいは細胞突起に沿って分布する（図Ⅲ-1-5）．エナメルタンパクの分泌は分化期のかなり早い時期から行われ，これが上皮間葉相互作用に関係し，歯乳頭細胞から象牙芽細胞への分化が促進され，象牙前質と象牙質が形成される．また，エナメルタン

パクが分泌された領域では既に石灰化を開始した象牙質結晶を核としてエナメル質の極めて初期の石灰化が開始する．この時期，エナメル芽細胞には後述するトームス突起が形成されていないため，形成されたエナメル質は無小柱のエナメル質となる．

分化期エナメル芽細胞間には大型のギャップ結合が存在し，隣接する細胞相互を結合するとともに，情報伝達を可能にしている．細胞全体を完全に閉鎖するタイト結合(閉鎖帯)は分化期の初期では形成が不十分で，これが完成するのは分化期がかなり進んだ段階になってからである．歯乳頭側(基底側)に存在していた基底膜はこの時期不明瞭となり，やがて吸収されて消失する．分化期エナメル芽細胞のエナメル髄側(近位)には立方形の中間層細胞が1～2層出現し，両者はよく発達したギャップ結合とデスモゾームで結合する．

3．基質形成期

分化期エナメル芽細胞は，さらに背丈を増して高円柱状($50～70\mu m$)の細胞外形を呈し，細胞内構造には明らかな形態的極性がみられる．この時期を基質形成期 matrix formation stage(分泌期 secretory stage)といい，この時期の細胞を基質形成期(分泌期)エナメル芽細胞，もしくは単にエナメル芽細胞という(図Ⅲ-1-12d)．核は細胞体の基底側(近位)に位置し，核下部の細胞質の中央部分を複数のゴルジ装置が占め，その周囲に粗面小胞体が密に配列する．細胞質全体に，ポリゾーム配列をとるリボゾームが散在する．エナメルタンパクを含む分泌顆粒はゴルジ装置で形成された後，分泌面に輸送されて開口分泌によって象牙質側に放出される．免疫組織化学による研究では，アメロゲニンとエナメリンは同じ分泌顆粒内にパッケージされ，基質内に分泌される(図Ⅲ-1-17a)．エナメルタンパクは粗面小胞体のリボゾームで約5分で産生される．10分後にはゴルジ装置で糖が添加され，30分後にはエナメル質に分泌される(図Ⅲ-1-13, 14)．

エナメル質形成は，外套象牙質の初期石灰化に引き続いて行われるが，この時期はエナメル芽細胞の遠心面が平滑なため，分泌期と同様，均質無構造な無柱エナメル質 rodless enamel が形成される(図Ⅲ-1-15)．無柱エナメル質の厚さは$5～10\mu m$である．無柱エナメル質では，すべての結晶の長軸がエナメル芽細胞の遠心面の形質膜に垂直に配列する．無柱エナメル質の形成後，エナメル芽細胞はその遠心端に1本の円錐状の細胞突起(トームス突起 Tomes process)を形成する．トームス突起の形態は，エナメル質のアパタイト結晶の配列様式を制御している．これはアパタイト結晶が細胞膜に垂直に配列する性質があるからである．その結果，トームス突起の先端部から基部にかけて細胞表面の傾斜が緩やかになるため，結晶の配列方向が異なる．

トームス突起の表面は，形成面 formative surface(分泌面 secretory surface)と非形成面 non-formative surface(滑走面 sliding surface)に分けられる．形成面は分泌顆粒の開口分泌の場であると同時に，後述する基質成分の再吸収の場でもある．従って形成面の形質膜と細胞質には，被覆陥凹や被覆小胞，形質膜の深い陥凹，そしてライソゾームが多く観察される．1本のエナメル小柱は，1個のエナメル芽細胞のトームス突起から形成される(図Ⅲ-1-16)．非形成面の形質膜には多数の小窩が存在し，この面に沿って小柱鞘が形成される．小柱鞘 rod sheath は比較的エナメルタンパクの豊富な領域であるが，これはエナメルタンパクの再吸収が非形成面では起きないことに関係すると考えられる．

分泌されたエナメルタンパクは，エナメル質の形成中にエナメル芽細胞自身によって分解され，さらに再吸収される．この再吸収は基質形成期エナメル芽細胞によっても行われるが，大部分は成熟期エナメル芽細胞の波状

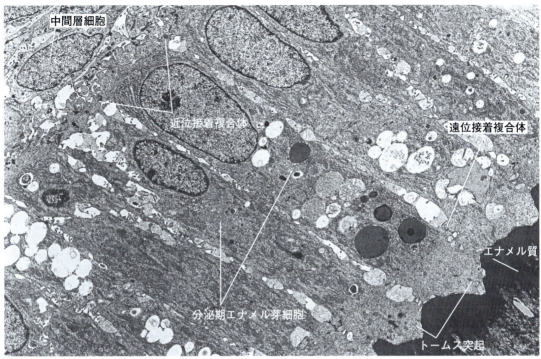

図Ⅲ-1-13　高円柱状のエナメル芽細胞の全体像　（×4,800）

縁を介して行なわれる．その結果，エナメル質の結晶成長が進み，エナメル質の石灰化度が増す．エナメル芽細胞のトームス突起には，細胞外物質を細胞内に取り込む被覆陥凹や被覆小胞が多く観察される．エナメル芽細胞には，ゴルジ野からトームス突起にかけて多くのライソゾームが分布し，ライソゾームの一部にエナメルタンパクの取り込み像もみられる．

　エナメル芽細胞は，細胞内のミトコンドリアやゴルジ装置にCa^{2+}を貯蔵する．また細胞質に遊離するCa^{2+}は，細胞内のカルシウム結合タンパク calcium-binding proteins と結合している．エナメル芽細胞におけるCa^{2+}輸送は，形質膜に局在するCa^{2+}-ATPaseの能動輸送による．Ca^{2+}-ATPaseはトームス突起の形質膜に強く発現し，ここでCa^{2+}は細胞外に汲み上げられ，アパタイト結晶の形成と成長が可能になる．エナメル芽細胞は，エナメル質の基質形成と石灰化を調節しつつ後退する．アパタイト結晶がトームス突起の形成面に垂直に配列するのは，エナメル芽細胞の後退運動によるものと考えられる（図Ⅲ-1-16）．

　基質形成期エナメル芽細胞 secretory ameloblast は，細胞体の近位端と遠位端に2組の接着複合体 junctional complex を持ち，隣接するエナメル芽細胞相互が結合する．細胞の近位端に認められるものを外閉鎖堤 proximal terminal bar，遠位端に認められるものを内閉鎖堤 distal terminal bar という．この接着複合体はともにタイト結合，アドヘレンス結合そしてデスモゾームから構成される．エナメル芽細胞は，中間層細胞とギャップ結合とデスモゾームで結合する．エナメル芽細胞の接着複合体は，分泌したエナメルタンパクをエナメル質の形成面に留める機能がある．エナメル基質の分泌期間は，歯冠外形が規定されるまで続く．エナメル芽細胞のギャップ結合は，エナメル芽細胞が全体としての細胞活性を維持するための細胞間連絡を可能にする（図Ⅲ-1-18）．

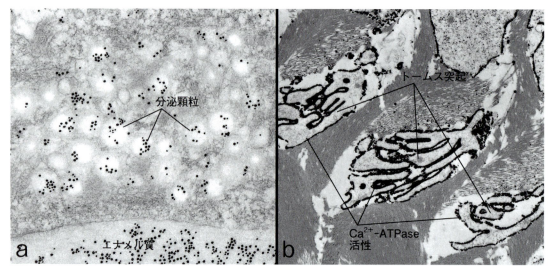

図Ⅲ-1-17 （a）トームス突起内の分泌顆粒と産生直後のエナメル基質におけるアメロゲニン（10 nm 金粒子）とエナメリン（5 nm 金粒子）の局在を示す免疫電顕　（b）トームス突起の形質膜における Ca^{2+}-ATPase 活性の局在を示す酵素組織化学　酵素活性は，黒いリン酸鉛の沈着物として観察される．
（a×35,000；b×12,700）

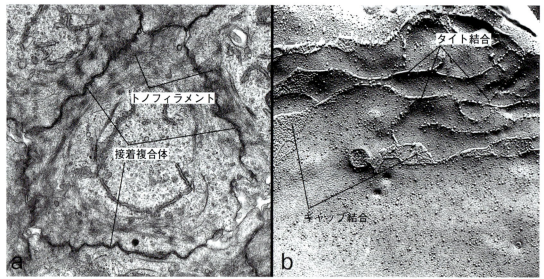

図Ⅲ-1-18 （a）エナメル芽細胞近位端の横断像　タイト結合による隣接エナメル芽細胞の結合と細胞間隙の閉鎖がみられる．（b）レプリカ像　タイト結合とギャップ結合の存在が確認される．
（a×11,000；b×37,500）

5．成熟期

　エナメル質の全層が形成されると，エナメル質は成熟期 maturation stage に移る．この時期に有機性基質が急激に減少し，同時にアパタイト結晶の成長が進み，高度に石灰化した組織となる．成熟期のエナメル芽細胞は丈が低くなり（約40μm），成熟期エナメル芽細胞 maturation ameloblast と呼ばれる（図Ⅲ-1-12e, f）．成熟期エナメル芽細胞は，エナメル質上に基底膜を産生する．これまでの分化段階にはみられない特徴であるが，成熟期エナメル芽細胞には2つの細胞型があり，エナメル質上で周期的な形態的・機能的変化を交互に繰り返す．2型の細胞の一つは，細胞体の

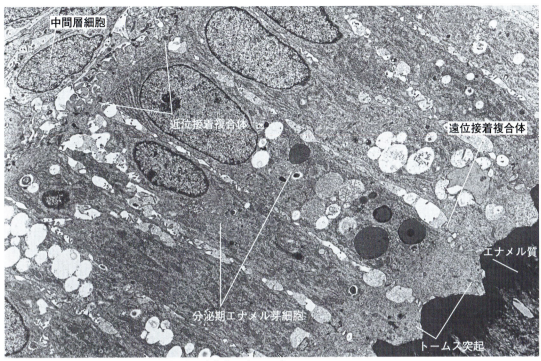

図Ⅲ-1-13　高円柱状のエナメル芽細胞の全体像　(×4,800)

縁を介して行なわれる．その結果，エナメル質の結晶成長が進み，エナメル質の石灰化度が増す．エナメル芽細胞のトームス突起には，細胞外物質を細胞内に取り込む被覆陥凹や被覆小胞が多く観察される．エナメル芽細胞には，ゴルジ野からトームス突起にかけて多くのライソゾームが分布し，ライソゾームの一部にエナメルタンパクの取り込み像もみられる．

エナメル芽細胞は，細胞内のミトコンドリアやゴルジ装置にCa^{2+}を貯蔵する．また細胞質に遊離するCa^{2+}は，細胞内のカルシウム結合タンパク calcium-binding proteins と結合している．エナメル芽細胞におけるCa^{2+}輸送は，形質膜に局在するCa^{2+}-ATPase の能動輸送による．Ca^{2+}-ATPase はトームス突起の形質膜に強く発現し，ここでCa^{2+}は細胞外に汲み上げられ，アパタイト結晶の形成と成長が可能になる．エナメル芽細胞は，エナメル質の基質形成と石灰化を調節しつつ後退する．アパタイト結晶がトームス突起の形成面に垂直に配列するのは，エナメル芽細胞の後退運動によるものと考えられる（図Ⅲ-1-16）．

基質形成期エナメル芽細胞 secretory ameloblast は，細胞体の近位端と遠位端に2組の接着複合体 junctional complex を持ち，隣接するエナメル芽細胞相互が結合する．細胞の近位端に認められるものを外閉鎖堤 proximal terminal bar，遠位端に認められるものを内閉鎖堤 distal terminal bar という．この接着複合体はともにタイト結合，アドヘレンス結合そしてデスモゾームから構成される．エナメル芽細胞は，中間層細胞とギャップ結合とデスモゾームで結合する．エナメル芽細胞の接着複合体は，分泌したエナメルタンパクをエナメル質の形成面に留める機能がある．エナメル基質の分泌期間は，歯冠外形が規定されるまで続く．エナメル芽細胞のギャップ結合は，エナメル芽細胞が全体としての細胞活性を維持するための細胞間連絡を可能にする（図Ⅲ-1-18）．

第3編 口腔組織学

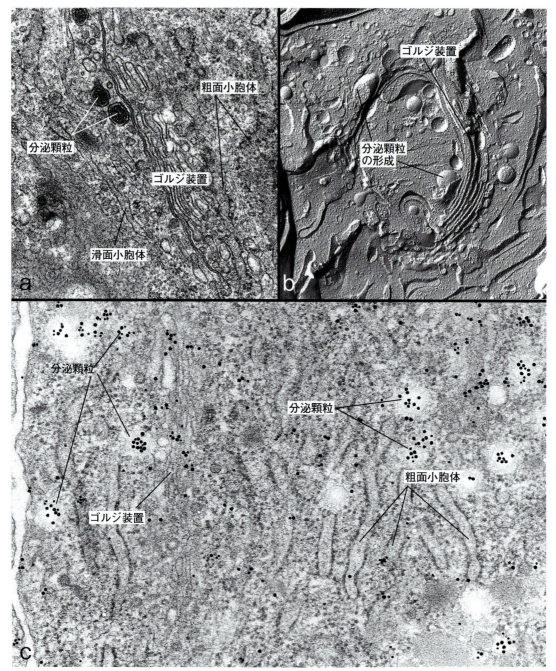

図Ⅲ-1-14 (a)エナメル芽細胞のゴルジ野の微細構造 ゴルジ層板からの分泌顆粒の形成，粗面小胞体と滑面小胞体の分布がみられる．(b)レプリカ像 細胞体中央に位置するゴルジ層板辺縁からの分泌顆粒形成が明瞭である．(c)エナメルタンパクの局在を示す免疫電顕 アメロゲニンを示す10 nmの金粒子とエナメリンを示す5 nmの金粒子が粗面小胞体，ゴルジ層板，分泌顆粒内に観察される．(a×35,000；b×25,000；c×35,000)

4．移行期

エナメル質の基質形成が終りに近づくと，トームス突起は退縮し，エナメル芽細胞の遠心面は再び平滑になる．分泌顆粒は細胞体の遠位端から分泌されるが，細胞表面が平端なため，小柱構造を欠く厚さ10～15μmのエ

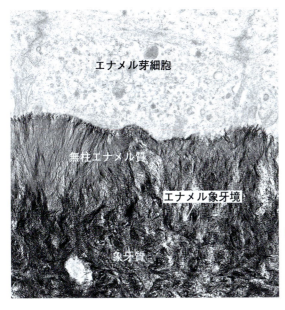

図Ⅲ-1-15
内エナメル上皮細胞から分化した直後で、まだトームス突起を持たないエナメル芽細胞による無柱エナメル質の形成　（非脱灰切片，a×8,000）

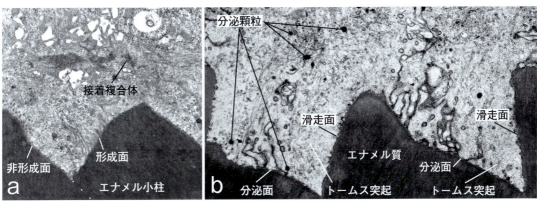

図Ⅲ-1-16　三角錐状のトームス突起　(a)トームス突起の表面は，エナメル質を形成する形成面と，非形成面に区別される．(a×6,000；b×12,000)

ナメル質（無柱エナメル質）が形成される．無柱エナメル質は，永久歯よりも乳歯の方がやや厚い．エナメル質の基質形成が終了し，次の成熟期に移るこの時期を移行期 transitional stage という．またこの時期のエナメル芽細胞を移行期エナメル芽細胞 transitional ameloblast という．

移行期では，エナメル芽細胞の20～30％が死滅する．変性・死滅したエナメル芽細胞は，隣接するエナメル芽細胞や遊走したマクロファージによって貪食される．そのためエナメル芽細胞の細胞間隙が拡大するが，残った細胞遠位端部の接着複合体は保存される．さらに移行期エナメル芽細胞の細胞内にはライソゾーム，特に貪食胞 phagosome と自己融解小体（自家食胞）autophagosome が多く，細胞小器官や過剰に産生した分泌顆粒の分解・消化が行われるとともに，次の成熟期に向けての細胞内構造の再構築が行われる．特に細胞体の丈の縮小（30～45μm），細胞間隙の拡大，粗面小胞体の減少とライソゾームの増加が顕著で，加水分解酵素の活性も高い（図Ⅲ-1-19）．

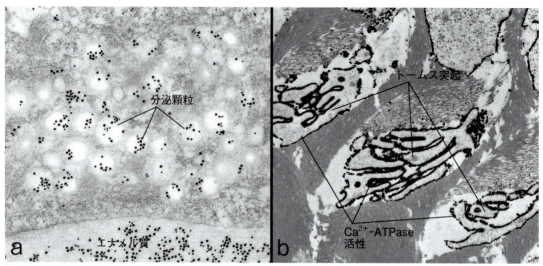

図Ⅲ-1-17 (a)トームス突起内の分泌顆粒と産生直後のエナメル基質におけるアメロゲニン(10 nm 金粒子)とエナメリン(5 nm 金粒子)の局在を示す免疫電顕 (b)トームス突起の形質膜における Ca^{2+}-ATPase 活性の局在を示す酵素組織化学 酵素活性は，黒いリン酸鉛の沈着物として観察される．
(a×35,000；b×12,700)

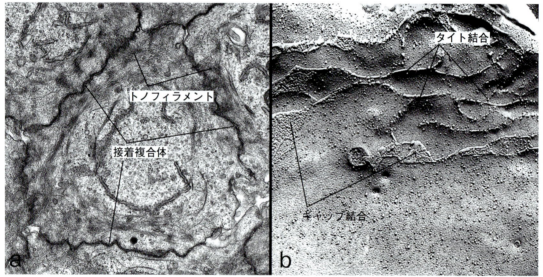

図Ⅲ-1-18 (a)エナメル芽細胞近位端の横断像 タイト結合による隣接エナメル芽細胞の結合と細胞間隙の閉鎖がみられる．(b)レプリカ像 タイト結合とギャップ結合の存在が確認される．
(a×11,000；b×37,500)

5．成熟期

エナメル質の全層が形成されると，エナメル質は成熟期 maturation stage に移る．この時期に有機性基質が急激に減少し，同時にアパタイト結晶の成長が進み，高度に石灰化した組織となる．成熟期のエナメル芽細胞は丈が低くなり（約 40 μm），成熟期エナメル芽細胞 maturation ameloblast と呼ばれる（図Ⅲ-1-12e, f）．成熟期エナメル芽細胞は，エナメル質上に基底膜を産生する．これまでの分化段階にはみられない特徴であるが，成熟期エナメル芽細胞には2つの細胞型があり，エナメル質上で周期的な形態的・機能的変化を交互に繰り返す．2型の細胞の一つは，細胞体の

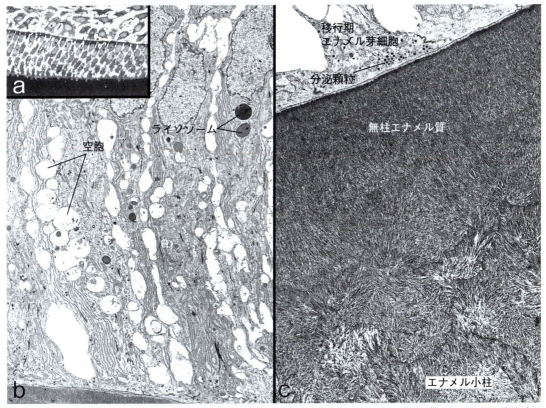

図Ⅲ-1-19 (a), (b)移行期エナメル芽細胞の全体像 細胞内にはライソゾームと空胞が多く，細胞体の遠位端には分泌顆粒が集積する．(c)移行期エナメル芽細胞下部 エナメル小柱に続いて無柱エナメル質が形成されている．(a トルイジンブルー染色，×200；b ×3,000；c ×5,000)

遠位端部に波状縁 ruffled border を有する成熟期エナメル芽細胞で，これを粗面期エナメル芽細胞 ruffle-ended ameloblast という（図Ⅲ-1-12e）．もう一つはこの波状縁を欠き，平坦な細胞表面でエナメル質に接する細胞で，これを平滑期エナメル芽細胞 smooth-ended ameloblast という（図Ⅲ-1-12f）．これら2種の成熟期エナメル芽細胞は，それぞれが集団を作り，歯軸の長軸に対して横走ないし斜走するように配列する．また波状縁を有するエナメル芽細胞は，約4〜5：1の割合で波状縁を欠くエナメル芽細胞よりも多い．波状縁を欠くエナメル芽細胞の領域は，150〜300μmの幅である．いずれのタイプのエナメル芽細胞でも，細胞間隙は広く開いている（図Ⅲ-1-20, 21）．

成熟期エナメル芽細胞の細胞内構造は，2つの点を除いて共通する．核は細胞体の中央からやや近位側に位置し，ミトコンドリアが細胞体の近位側と遠位側に凝集する．粗面小胞体は少ない．細胞体の中央からやや遠位側には，よく発達したゴルジ装置と多くのライソゾームや多胞体が局在する．分泌顆粒は存在しない．このように成熟期エナメル芽細胞は，吸収型の細胞構造を示す．構造が異なるのは，波状縁の有無と接着複合体の位置である．波状縁を有する成熟期エナメル芽細胞は，細胞体の遠位端の形質膜が細胞内に深く陥入し，重層化したヒダを形成する．この膜構造は細胞の表面積を著しく拡大している．ヒダが最も落ち込んだ部分に袋状の膜陥入が生じ，ここから貪食胞が形成される．波状縁は

有機性基質の吸収の場と考えられ，免疫細胞化学的にも，波状縁からライソゾームへのエナメルタンパクの吸収像が確認されている．この波状縁の位置に一致して接着複合体が存在し，緊密な透過性関門を形成する．しかし細胞体の近位端には接着複合体がない（図Ⅲ-1-22）．

これに対し，波状縁を欠く成熟期エナメル芽細胞の遠位面は，平滑な細胞膜でエナメル質に接する．この部位には接着複合体はない．

しかし細胞体の近位端には良く発達した接着複合体が存在し，特にタイト結合（密着帯）が細胞体周囲を完全に閉鎖する．

成熟期エナメル芽細胞の細胞機能の一つが，有機性基質の吸収にあることは明らかである．アパタイト結晶の成長は，基質の脱却によって可能となる．成熟期エナメル芽細胞には，Na^+-K^+-ATPase，H^+-K^+-ATPase，Ca^{2+}-ATPase が存在し，カルシウムの能動輸送による結晶成長に関与する．

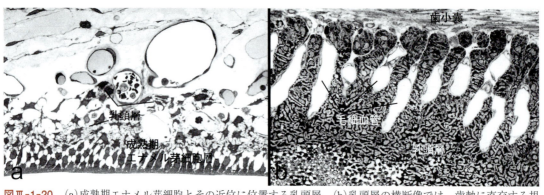

図Ⅲ-1-20 （a）成熟期エナメル芽細胞とその近位に位置する乳頭層．（b）乳頭層の横断像では，歯軸に直交する規則的な毛細血管の配列がみられる．（トルイジンブルー染色，×200）

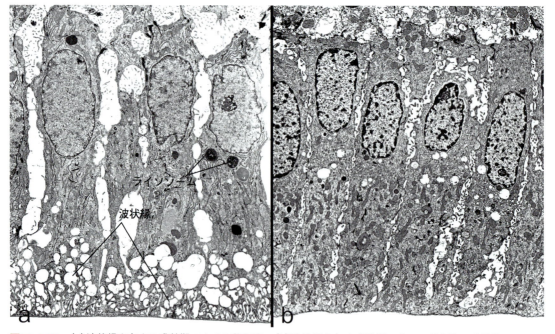

図Ⅲ-1-21 （a）波状縁を有する成熟期エナメル芽細胞　（b）波状縁を欠く成熟期エナメル芽細胞の全体像
（a×3,000；b×2,400）

移行期と成熟期では，エナメル器全体（特にエナメル髄）が退縮し，エナメル芽細胞の基底側から外エナメル上皮にかけては，中間層やエナメル髄（星状網）に代わって乳頭層細胞 papillary layer cell が占めるようになる．乳頭層細胞は構造的には中間層細胞に類似し，楕円形の細胞外形で無数の長い微絨毛を有する．乳頭層細胞相互とエナメル芽細胞は，ギャップ結合とデスモゾームで緊密に結合する．乳頭層細胞には特にミトコンドリアが多く，チトクロム C オキシダーゼ活性が高い．乳頭層細胞は形質膜に Na^+-K^+-ATPase，H^+-K^+-ATPase，Ca^{2+}-ATPase などの能動輸送に関与する酵素活性を有する．乳頭層細胞が作る乳頭の間には，有窓型毛細血管が密に分布し，エナメル芽細胞の基底側に近接する．毛細血管内皮細胞の有窓領域はエナメル芽細胞側にあり，エナメル器との物質代謝に適した細胞構造を示す（図Ⅲ-1-23, 24）．

6．退縮期

エナメル質形成が終了するとエナメル芽細胞は丈が急速に低くなり，退縮エナメル上皮 reduced enamel epithelium となる（図Ⅲ-1-12g）．この時期を退縮期（縮合期）reduced stage という．退縮エナメル上皮は成熟期エナメル芽細胞にあった波状縁を失い，その遠心面の形質膜に存在するヘミデスモゾーム hemidesmosome によってエナメル質と結合し，エナメル質の保護層として歯の萌出までエナメル質上に残る．歯の萌出に際し，退縮エナメル上皮は口腔粘膜上皮と融合する．これに先立ち，退縮エナメル上皮はエナメル質上に基底膜を産生する．歯が萌出すると，退縮エナメル上皮はその大半が剥離するが，歯頸部以下に残った上皮は接合上皮（付着上皮）

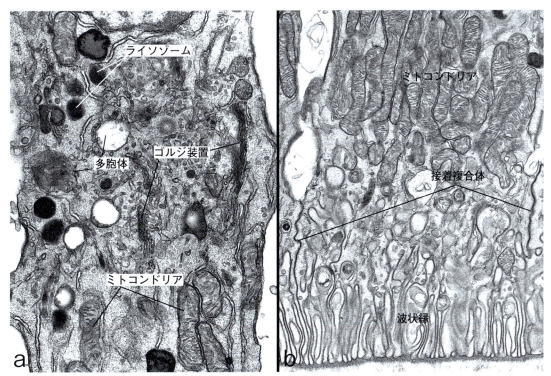

図Ⅲ-1-22 （a）成熟期エナメル芽細胞の細胞体中央部　良く発達したゴルジ装置のほか，多くのライソゾーム，多胞体が分布する．（b）成熟期エナメル芽細胞　波状縁は形質膜の深い陥入からなり，その基部に接着複合体がある．またミトコンドリアが密に集積する．（a×16,000；b×12,500）

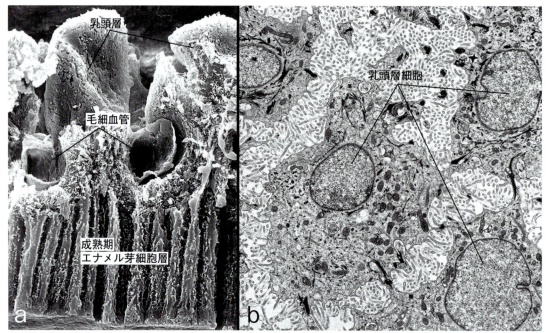

図Ⅲ-1-23　(a)成熟期エナメル芽細胞層とその基部の乳頭層の立体像　(b)乳頭層　陥凹部分には毛細血管が侵入する．乳頭層細胞はミトコンドリアに富み，多くの微絨毛を派生する．（a×1,400；b×5,000）

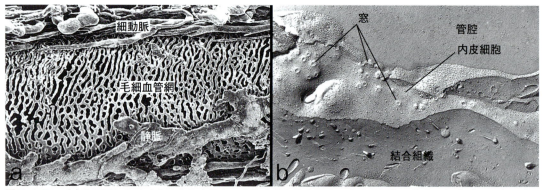

図Ⅲ-1-24　(a)乳頭層における血管分布を示す，血管内樹脂注入標本の走査電顕像　終末の細動脈から密な毛細血管網が続き，エナメル器辺縁の静脈叢に移行する．(b)これら終末の有窓性毛細血管のレプリカ像　内皮細胞の形質膜に多くの窓が観察される．（a×150；b×18,000）

junctional epithelium としてエナメル質上に残り，歯周組織としての上皮組織となる．「歯肉」（第10章）を参照のこと．

7. 歯根形成におけるエナメル器：ヘルトヴィッヒ上皮鞘

歯根形成は，歯冠の形成後に始まる．エナメル器の辺縁部，すなわち歯頸ループ（歯頸彎曲）cervical loop の部分では，内・外エナメル上皮が増殖してヘルトヴィッヒ上皮鞘 Hertwig epithelial root sheath（HERS）を形成する．ヘルトヴィッヒ上皮鞘は，エナメル器に連続する内・外エナメル上皮のみからなり，歯乳頭細胞から象牙芽細胞を分化させて歯根象牙質の形成を誘導する．ヘルトヴィッヒ上皮鞘はセメント象牙境の外形を規定し，さらに将来の歯根の外形と大きさを規定する役割を持つ（図Ⅲ-1-25）．

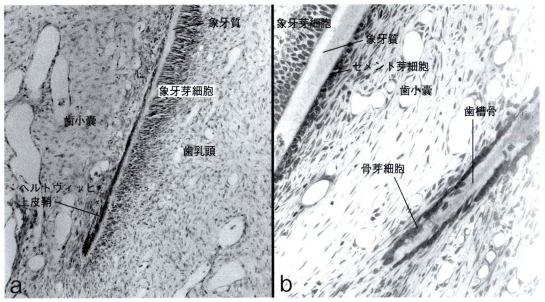

図Ⅲ-1-25 (a)ヘルトヴィッヒ上皮鞘の伸長に続く，象牙芽細胞の分化と歯根象牙質の形成 (b)歯小嚢からのセメント芽細胞の分化と歯槽骨形成 （a HE染色,×190，b トルイジンブルー染色,×380）

歯根象牙質が形成されると，歯小嚢からセメント芽細胞が分化し，歯根象牙質上にセメント質を形成する．セメント質形成が始まると，ヘルトヴィッヒ上皮鞘は分離・断裂し，マラッセ上皮遺残 Malassez epithelial rest という上皮巣になり，セメント質側の歯根膜中に残存する．ヘルトヴィッヒ上皮鞘の細胞は，歯根象牙質上にアメリン amelin というエナメルタンパクを産生する．アメリンは，アメロゲニンやエナメリン／タフテリンとは異なるタイプのエナメルタンパクで，アミノ酸組成では，プロリン，ロイシン，グリシンが多い．アメリンはアメロブラスチン ameloblastin あるいはシースリン sheathlin とも呼ばれ，これまで無細胞性無線維性セメント質 acellular afibrillar cementum と呼ばれてきた細胞外基質に相当する可能性があり，無細胞性および細胞性セメント質の形成に関係すると考えられている．アメリンを基質とする組織を中間セメント質 intermediate cementum という．

H. セメント質形成

歯胚の発生過程において，ヘルトヴィッヒ上皮鞘によって歯根象牙質の形成が誘導される．いったん，象牙質形成が開始すると，ヘルトヴィッヒ上皮鞘は断裂・崩壊し，歯小嚢中に遊離する．このため歯小嚢は，露出した象牙質に接し，歯小嚢中の未分化間葉細胞からセメント芽細胞が分化する．セメント質形成には，3種の細胞，すなわちセメント芽細胞，セメント細胞，そして歯根膜線維芽細胞が関与する．

セメント芽細胞は，直径 10μm 程度のタンパク分泌型の細胞で，微細構造的には骨芽細胞に類似する．しかし骨芽細胞のような明瞭な一層の細胞層を形成しない．セメント芽細胞は，象牙質上にセメント基質を分泌し，その石灰化を誘導する．セメント質形成は骨形成に類似し，径 3〜8μm の未石灰化基質の層（類セメント質 cementoid またはセメント前質 precementum）が，石灰化セメント質とセメン

ト芽細胞の間に介在する．セメント芽細胞は，セメント基質のコラーゲン線維を形成する．この線維はセメント質表面に平行に分泌され，セメント基質の層板を形成する．歯根膜線維芽細胞はセメント質シャーピー線維となるコラーゲン線維束をセメント質表面と直交するように分泌する．この線維束は，セメント基質に埋入されるが，一部のシャーピー線維は石灰化しないものもある．セメント質が形成される過程で，セメント芽細胞の一部は基質中に埋入し，セメント細胞となる．セメント質基質中にセメント細胞が埋入されたものを有細胞セメント質 cellular cementum（細胞セメント質）といい，埋入されていないものを無細胞セメント質 acellular cementum という．セメント質は，解剖学的な歯根象牙質の全表面を覆うが，無細胞セメント質は歯根の歯頸側 1/2～2/3 に分布し，有細胞セメント質は根尖側 1/2～1/3 から根尖までに分布する．

I. 歯周組織の発生

歯根象牙質が形成されると，ヘルトヴィッヒ上皮鞘は断裂，崩壊する．このため形成された歯根象牙質面に接する歯小嚢内層の血管層の未分化間葉細胞からセメント芽細胞と歯根膜線維芽細胞が，また外層の線維層の未分化間葉細胞から骨芽細胞が分化して，セメント質（前項参照），歯根膜，歯槽骨の歯周組織の形成が開始する．

歯根膜はセメント質および歯槽骨の形成と密接な関係がある．歯根膜の線維芽細胞が作る歯根膜の主線維はまずセメント質側に出現し，次いで歯槽骨側に出現する．セメント質側のものはその一端をセメント芽細胞が作るセメント質中に，歯槽骨側のものはその一端を骨芽細胞の形成する歯槽骨中にそれぞれ埋入され，シャーピー線維 Sharpey fiber となる．これら主線維の他端は歯根膜中央に向かって伸び，歯根膜の形成が進むにつれてその末端同士が中央で互いに接合する．歯根膜の形成は歯の萌出に伴ってまず歯頸側に現れ，その後，萌出の進行につれて根尖側でも認められるようになる．

歯槽骨の形成は，上・下顎骨の基底骨 basal bone の延長として開始する．歯胚が鐘状期になる頃，基底骨の形成は歯胚の基底部にまで達しており，そこから骨板が形成される．この骨板が初期の歯槽骨（支持歯槽骨 supporting alveolar bone）であるが，この骨板に歯小嚢外層の線維層が近接しており，そこの未分化間葉細胞から骨芽細胞が分化し，骨を添加していく．この骨が固有歯槽骨 alveolar bone proper で，その形成に際し，歯根膜のシャーピー線維を埋入し歯を直接支持するようになる．

第 1 章 歯の発生

到達目標

1) 胎生期の歯の発生過程を歯堤の形成, 蕾状期歯胚, 帽状期歯胚, 鐘状期歯胚の4期に分け, それぞれの形成開始時期と組織構造を図示し説明できる.
2) 代生歯歯胚と加生歯歯胚の形成過程が説明できる.
3) 帽状期歯胚, 鐘状期歯胚のエナメル器の分化と細胞構成, エナメル質形成の過程が説明できる.
4) 基質形成期エナメル芽細胞の細胞構造とトームス突起の構造, エナメル小柱および小柱間質の形成との関連が説明できる.
5) エナメル質の2段階形成過程, および基質形成期エナメル芽細胞と成熟期エナメル芽細胞の細胞構造と機能が説明できる.
6) アメロゲニンとエナメリンの分布と機能が説明できる.
7) エナメルタンパクの脱却と結晶成長との関連が説明できる.
8) エナメル質のアパタイト結晶の構造と大きさを, 骨, 象牙質と比較して説明できる.
9) 歯乳頭での象牙芽細胞の分化と象牙質形成過程が説明できる.
10) 象牙芽細胞の細胞構造, 象牙質基質の分泌, アパタイト結晶の沈着過程が説明できる.
11) 象牙質の基質小胞性石灰化とコラーゲン性石灰化の違いが説明できる.
12) 歯根形成におけるヘルトヴィッヒ上皮鞘の伸長過程と, ヘルトヴィッヒ上皮鞘による歯根象牙質の形成誘導過程が説明できる.
13) ヘルトヴィッヒ上皮鞘がマラッセ上皮遺残に断裂する過程が説明できる.
14) 歯小嚢からセメント質, 歯根膜, 固有歯槽骨が形成される過程が説明できる.

2 歯の萌出と乳歯の脱落

A. 概説

　歯は顎骨内で発生するため，咬合機能を営むには，歯が口腔内に出現し，対合する歯列弓にある歯と接触する咬合平面の位置にまで移動しなければならない．顎骨内での歯の発生あるいは形成部位から，顎骨内を移動し，口腔内で咬合機能を営む位置に至るまでの歯の移動を，歯の萌出 eruption of teeth という．しかし歯の萌出は単に歯の位置的移動にとどまらず，(1)歯根形成，(2)歯根膜形成，(3)固有歯槽骨形成，(4)歯肉と歯肉溝の形成，(5)エナメル上皮の退縮などの組織変化を伴う．さらに後継永久歯の萌出に際しては，永久歯の移動とともに先行する乳歯の歯根吸収と脱落が起こる(図Ⅲ-2-1)．

　歯の萌出過程では，萌出の進路にある歯冠側の歯槽骨が吸収され，逆に歯根の形成端の部位では歯槽骨が形成される．歯根周囲の歯根膜形成や歯根形成端での歯槽骨形成は，歯を萌出させる推進力になると考えられる．

　また萌出進路にある口腔粘膜は，歯の萌出によってエナメル質を覆う退縮エナメル上皮と癒合し，癒合部位から穿孔される．この時，口腔粘膜は歯冠に強く圧迫されるため，穿孔部周囲の口腔粘膜からは粘膜下組織が排除され，粘膜上皮と粘膜固有層のみからなる歯肉が生じる．また萌出歯の先端(切縁または咬頭頂)が口腔粘膜上皮を貫通するときには，口腔粘膜上皮と退縮エナメル上皮が癒合するが，その大部分は咬合の開始とともに剥離・消失する．しかし歯頸部のエナメル質上の退

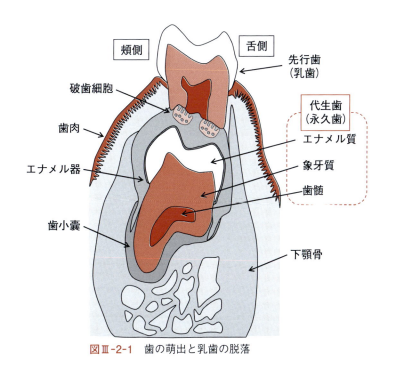

図Ⅲ-2-1　歯の萌出と乳歯の脱落

縮エナメル上皮は残存し，接合上皮となって歯頸部のエナメル質に結合する．この結合を，上皮性付着 epithelial attachment という．口腔内に萌出した歯は咬合接触を始めた後も，顎の成長や咬合による消耗を補いながら緩やかな萌出を継続する．

歯が口腔粘膜を破って萌出する時，一つの重要な出来事が起きる．それはエナメル質上にある退縮エナメル上皮と口腔粘膜上皮との癒合である．この2種の上皮の癒合によって口腔粘膜上皮は穿孔され，歯冠周囲の粘膜上皮は3種に分けられるようになる．

まず退縮エナメル上皮は，接合上皮として歯頸部のエナメル質表面に結合する．これは基底層の上皮細胞のヘミデスモゾームとエナメル質上の歯小皮との機械的な結合である．この接合上皮に接し，歯冠に面する上皮を歯肉溝上皮という．歯肉溝上皮はエナメル質には結合せず，この上皮の高さ（高径）の分だけエナメル質と歯肉溝上皮の間に，歯肉溝という浅い溝ができる．接合上皮と歯肉溝上皮に相対する部分の口腔粘膜上皮を歯肉上皮といい，これは口腔内に露出している．これら3種の上皮の下の結合組織は密性結合組織の粘膜固有層からなり，粘膜下組織を欠く．このため粘膜固有層のコラーゲン線維束は直接歯槽骨縁またはセメント質に結合し，力学的に極めて安定な組織となる．これが歯の萌出に伴う歯肉の形成である．

B. 歯の萌出のメカニズム

歯の萌出運動を引き起こすには幾つかの要因がある．第1の要因は，歯根と歯根膜線維の形成による歯の牽引である．歯根膜のコラーゲン線維自体には，収縮力はない．しかし歯根膜線維は歯根のセメント質と固有歯槽骨を結合するため，歯根膜線維の形成は歯の牽引力として作用する．この歯根膜線維は，歯根の側方から根尖部位に向かって連続的に形成される．歯根は根尖方向に形成されるが，根尖部位では歯槽骨が添加されるため，結果的に歯は咬合方向に移動する．実験的に薬物によってコラーゲン線維の合成を阻害すると，歯の萌出運動が遅延もしくは停止することが知られている．

歯根膜の線維芽細胞は，基質のコラーゲン線維との結合性を示し，また細胞内のアクチンフィラメントによる収縮性も有する．アクチンフィラメントは，フィブロネクサス fibronexus という細胞膜の裏打ち構造によって細胞膜に結合している．さらにフィブロネクサスは，細胞外マトリックス中のフィブロネクチン fibronectin という接着分子（細胞接着性の糖タンパク）に結合する．これらの一連の構造物によって細胞の収縮が細胞外線維系に伝えられ，歯を萌出させる牽引力が発現すると考えられる．さらに歯根膜の線維芽細胞にはコラーゲン線維の合成・分泌能とともにその貪食・分解能があり，常に新しいコラーゲン線維を供給している．

第2の要因は，歯根の形成端領域における歯槽骨形成である．これは歯の萌出に伴う歯槽基底部および歯槽中隔での骨形成である．歯小囊周囲の歯槽骨は，特に歯根の形成端で骨芽細胞によって活発に形成され，結果的にこれが歯を押し上げる萌出力として作用する．実験的に顎骨中の歯胚を取り出し，代わりに同じ大きさのスチール板を入れておくと，歯槽骨形成によってスチール板が口腔内に排除される事が報告されている．しかし，この領域での骨形成は，歯の萌出に伴う代償的な現象であるとの考えもある．歯根の形成が完了するのは歯が萌出を開始してから乳歯で1～2年，永久歯で2～3年を要する．

第3の要因は，歯冠周囲での歯槽骨吸収である．歯冠周囲の歯槽骨は，歯の萌出方向に一致して吸収される．この歯槽骨吸収は，歯小囊中で分化・増殖した破骨細胞によって行われる．骨吸収が進行すると歯胚を入れてい

る骨小窩に穿孔が生じ，歯の萌出をガイドする萌出路が顎骨中に形成される．

これらの要因が相まって，歯の萌出運動が引き起こされる．なお歯根形成端部分の脈管の圧力が歯の萌出を促すという説もあったが，現在では実験的に否定されている．

歯冠の先端が口腔内に現われた段階では，歯根はまだ1/2から3/4しか形成されていない．従って萌出直後の歯では，歯根端はまだ全くの開放状態にあることに留意すべきである．歯の萌出運動は，対合歯と咬合接触に至るまで続く．

C．歯の萌出運動

歯の萌出は，便宜的に3つの時期あるいは段階に分けられている[1]．(1)萌出前期，(2)萌出期，(3)機能的萌出期の3期である．萌出に至る前の歯の位置変化を，萌出前期 preeruptive phase という．これは歯胚の成長における歯冠形成と歯根形成に伴って，歯槽骨内で歯胚の位置が変化し移動する時期である．この移動には歯槽窩(骨小窩)の骨改造が関係する．歯胚の歯根形成が進むと，歯胚の中心は咬合方向に移動する．

萌出期 eruptive phase は，歯胚の形成に伴って歯が顎骨と口腔粘膜を通り，口腔内に出現して機能するまでの，主として長軸方向(咬合方向)での位置変化である．前機能的萌出期 prefunctional eruptive phase ともいう．萌出期には，歯は顎骨内から歯肉を破って口腔内に出現し，さらに咬合平面に達して対合歯と接触するまで萌出運動を続ける．この時期は，歯根の形成開始から咬合接触に至るまでの時期で，(1)歯小囊の細胞の増殖・分化による歯根形成，(2)歯根膜形成，(3)固有歯槽骨形成，(4)退縮エナメル上皮と口腔粘膜との癒合，(5)歯肉と歯肉溝の形成などの組織変化が生じる．

機能的萌出期 functional eruptive phase では，顎骨の成長と歯の咬耗・摩耗に伴って緩やかに歯が移動する．萌出後期 post-eruptive phase ともいう．しかし，このような分類は歯の萌出という現象を系統的に理解するための手段にすぎず，萌出そのものは連続的かつ持続的に起こる現象である．また咬合によって接触部分の歯冠が摩滅(咬耗)すると，それを補填するように歯の萌出運動が続く．

すでに第1章(歯の発生)で述べたように，歯胚の形成はまず歯冠部分の形成に始まり，歯冠形成後に歯根形成が開始する．歯の萌出は，この歯根形成とともに始まる．つまり歯根のセメント質形成が始まると，同時にセメント質と歯槽骨を連結する歯根膜線維が形成される．この場合，歯根の形成端の位置は変わらない．そのため歯根の形成量に相当する分だけ，歯は歯冠方向に移動することになる．

D．萌出前期

萌出前期は，乳歯冠および永久歯冠の初期形成から完成までと歯根形成の開始の期間である．萌出前期の間，発生中の歯冠は顎骨中を常に移動している．この移動は隣接歯の歯冠位置の変化，ならびに顔面の成長過程に伴う上下顎の形態変化に対応する．顎の長さが成長する間，乳歯列弓および永久歯列弓は近・遠心方向に移動する．特に8歳から12歳までの混合歯列期においては，永久歯冠は顎骨中を移動しながら，乳歯列弓の歯根吸収面に位置する．

萌出前期の初期には，永久前歯は乳歯の舌側で発生を始めるが，乳歯が萌出を開始すると，後継永久歯は乳歯根の根尖側1/3の舌側

---

[1] 歯の萌出を広義に捉えると，歯の発生から歯の喪失(脱落)に至るまでの全過程ということになる．これは人体発生学でも同様で，精子や卵子の発生，融合から個体の死までを広義の発生という．

部分に位置するようになる．永久小臼歯は，乳臼歯根に囲まれた位置に移動する．この相対的な位置変化は，乳歯の萌出と顎骨の高径の増加に起因する．先行乳歯を持たない後続永久歯(加生歯)である上顎臼歯は上顎結節内で，咬合面を遠心に傾斜させながら発生する．また下顎臼歯は下顎枝内で咬合面を近心に傾斜させながら発生する．このような傾斜は，臼歯が下顎後方の関節突起のカーブに沿った萌出角度で立ち上がるためである(図Ⅲ-2-2)．

E．萌出期

萌出期には，次のような主要な出来事が起こる．

歯根形成は，歯根が伸長するためのスペースを必要とする．歯根形成の第1段階はヘルトヴィッヒ上皮鞘の細胞増殖であり，これに伴って歯根象牙質が形成される．また歯根形成に伴い，周囲の歯小囊の線維性結合組織が増加する．

萌出歯の移動は，顎の歯槽窩内を切端または咬頭方向に，口腔粘膜に達するまで続く．次に萌出歯の歯冠を覆う退縮エナメル上皮は口腔粘膜上皮に接触し癒合する．

癒合した上皮層が歯冠の先端によって穿孔されると，歯冠エナメル質は口腔内に出現する．

萌出歯の咬合平面への移動は，対合歯との接触が起こるまで続く．歯冠は粘膜を通って移動を続け，歯肉との接着を歯頸方向に移しながら，歯冠表面を徐々に露出させる．口腔内に露出した咬頭頂から歯肉接着部分までを臨床的歯冠 clinical crown という．これに対し，解剖学的歯冠 anatomical crown は咬頭頂からセメントエナメル境までの歯冠全体を指す．

歯の萌出の間，萌出路となる組織中の線維と細胞は変性し，この変性組織領域は萌出路として知られ，歯導管 gubernacular canal お

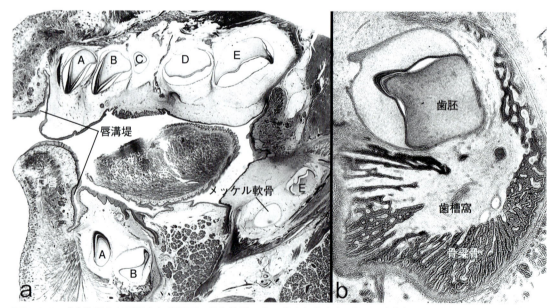

図Ⅲ-2-2　(a)胎児の上下顎の矢状断面　萌出前期にある乳中切歯(A)，乳側切歯(B)，乳犬歯(C)，第一乳臼歯(D)，第二乳臼歯(E)の歯胚形成と，それぞれの歯胚の萌出角度の相違が観察される．全ての歯胚は，歯軸方向に配列している．下顎の第二乳臼歯胚(E)は，明らかに咬合面を近心に傾斜させている．(b)萌出前期で歯槽窩に位置する鐘状期歯胚　歯胚の基部では骨梁骨が形成されている．(HE染色，実体顕微鏡写真)

よび歯導帯 gubernacular cord が存在する．

永久歯の萌出過程は乳歯のそれと同様であるが，永久前歯は乳前歯の舌側に萌出路を形成し，小臼歯は乳臼歯の根分岐部に萌出路を形成する．大臼歯は乳臼歯の後部にあたる歯槽の空隙部分に萌出する．

歯根の周囲組織は，歯根の表面に平行に配列する繊細な線維から，歯根の表面に接着し歯周組織に向かって伸展する線維束へと変化する．最初の線維束は，歯頸部の歯根形成部位に出現する．歯根の伸長に伴い線維束は歯根表面に出現し，また歯の萌出に伴い歯槽窩 bony crypt は高径を増す．歯が機能的な咬合を営むようになると，線維束は本来の配列を示すようになる．萌出する歯の周囲の歯周組織には，収縮性を持つ特異な線維芽細胞が現れる．歯の萌出の間，コラーゲン線維の合成と分解のサイクルは速く，24時間以内に行われる．歯が咬合平面に移動する間，その周囲で新たな骨形成が行われるため，線維束の接着と離脱，そして再接着が繰り返して行われる．

歯の歯冠部分が咬合平面に向けて移動すると，歯の下部に歯根の伸長を可能にするスペースが付与される．歯の基部あるいは歯根形成端の周囲での軟組織や骨の変化は，歯根の伸長を代償する．歯根形成の間，形成端の象牙質は鋭いエッジで細くなり，線維芽細胞は歯根形成端の周囲にコラーゲン線維束を産生し，これらは象牙質上に形成され始めたセメント質に接着する．線維芽細胞は基部で著しく増加し，一部の線維は歯槽骨の骨梁に侵入する線維束を形成する．これらの骨梁は，歯根形成端の周囲で網状構造を示す．その後，根尖部には密度の高い層板骨が形成され，線維束は根尖部のセメント質と隣接する歯槽骨に向けて伸展する（図Ⅲ-2-3）．

F．機能的萌出期

歯は萌出し，咬合を営むようになった後も，わずかながら萌出と移動を続け，低位咬合 occlusal overclosure を防ぐ．これを機能的萌出期 functional eruptive phase，または萌出後期 posteruptive phase という．萌出後の歯の移動には，顎骨の成長に伴うものと，咬耗を補うものとがある．顎骨の成長は成人に至るまで続き，相対的な歯槽の位置関係が変化する．つまり歯槽縁と歯槽底での新生骨の添加と下顎頭での骨成長によって上下顎の間隔が開き，歯がさらに萌出する余地が生じる．

咬合が開始したとき，歯冠の歯頸部はまだ歯肉に覆われるが，歯肉は加齢によって徐々に退縮するため，エナメル質のみならず歯根

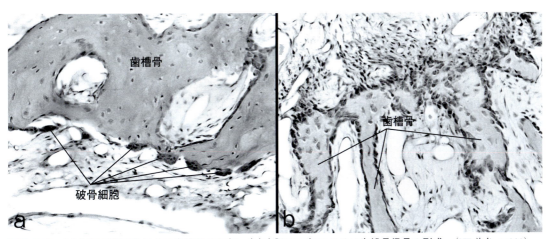

図Ⅲ-2-3　(a)歯胚の萌出路にある歯槽骨の吸収　(b)歯胚の下部における歯槽骨梁骨の形成．（HE染色，×380）

表面も口腔内に露出するようになる．

　同時に，萌出した歯は対合歯と咬合接触を生じるとともに，接触する歯冠部分が少しずつ咬耗によってすり減っていく．咬耗はエナメル質に始まり，ついで象牙質に至るが，補綴象牙質が形成されるため，歯髄が露出することはない．この咬耗に対応して歯根の根尖側 1/3 の領域には細胞性セメント質が形成され，緩やかで持続的な萌出運動が継続される．これによって，対合歯との一定の咬合関係と咬合平面が維持される．

　さらに歯は生理的に近心方向に緩やかに移動していく．つまりすべての歯は，正中に向かってわずかずつ移動するのである．これは隣接する歯との間に接触による摩滅（接触点咬耗）が生じ，その間隙を閉鎖するために起こる現象である．従ってこの移動は極めて緩やかで，歯根の近心方向での歯槽骨吸収と遠心方向での歯槽骨形成によって行われる．

G．乳歯の生理的な歯根吸収

　ヒトの歯列は，乳歯列 deciduous dentition と永久歯列 permanent dentition，および乳歯と永久歯が混在する混合歯列 mixed dentition である．幼児の顎は成人に比べて小さく咀嚼力も弱いため，小型で歯数も少ない乳歯列が適している．成人になるとともに顎骨は成長・発育し，咀嚼力も増大するが，歯はいったん形成されるとその大きさを増すことはない．従って必然的に，より大型で数の多い永久歯の歯列を必要とする．つまり顎骨の成長・発育に伴い，20 本の乳歯は，より大型の永久切歯，犬歯，小臼歯に交換されるのである．乳歯と入れかわって萌えてくるこれらの永久歯を代生歯という．これに対し，第一，第二，第三大臼歯が小臼歯の後方に萌出するが，これらの永久歯を加生歯という．

　この乳歯と永久歯の交換に際し，乳歯の歯根は徐々に吸収され，残存した乳歯冠の脱落によってやがて乳歯列は消失する．乳歯の脱落 shedding of deciduous teeth は上下顎の乳中切歯に始まり（6〜7 歳），乳側切歯（7〜8 歳），乳犬歯・乳臼歯（9〜12 歳）の順に起こる．

　乳歯の歯根は，代生歯の歯冠形成と萌出が進むとともに吸収され，歯根の大部分が消失するとやがて乳歯は脱落する．乳歯歯根と代生歯歯胚は歯槽骨によって隔てられているが，代生歯歯胚の萌出によって歯槽骨が吸収されると，引き続き乳歯歯根が吸収を受ける．この現象を乳歯根の生理的吸収 physiological root resorption という．吸収はまた歯の生理的移動や咀嚼機能の発揮によっても起こる．しかし，炎症や腫瘍による病的な歯根吸収とは区別される．

H．歯根吸収と脱落の過程

　前歯部では形成中の永久歯歯胚は，乳歯の根尖側 1/3 の舌側あるいは口蓋側に位置する．このような乳歯と永久歯歯胚との位置関係から，歯根吸収は乳切歯と乳犬歯では舌側あるいは口蓋側の根尖側に始まり，永久歯歯胚の萌出・移動に伴って切縁，尖頭および唇側方向に進行する．一方，乳臼歯では小臼歯の萌出によって歯根間の内側（すなわち根分岐部）から吸収が始まる．歯根吸収はセメント質と象牙質で生じるが，セメント質が吸収される場合，相対する歯槽骨も吸収されることが多い．歯髄も侵食され，それが歯冠にまで及ぶとエナメル質も内部から吸収されることがある[2]．

---

[2] 乳歯根の吸収が歯髄に，そしてエナメル質にまで及ぶと，歯髄内部の色（この時，歯髄は肉芽組織化しているが）が歯質を透してピンクの斑点としてみえることがある．これをピンクスポットという．吸収がさらに進行すると歯冠の穿孔をきたす．脱落寸前の乳歯にみられることがある．

歯根吸収には，歯と歯周組織を構成する硬組織の吸収と軟組織の侵食があり，それぞれ別種の細胞群によって行われる．硬組織の吸収は主として後述する破歯細胞によって行なわれ，吸収面は吸収窩（Howship窩）を作って波状を呈する．軟組織の侵食はマクロファージ（硬組織の組織残渣や変性した細胞成分の貪食・消化）や線維芽細胞（老化したコラーゲン線維の貪食・消化）によって行われる．

歯根吸収が一時的に停止すると，吸収された歯根表面はセメント質形成によって修復される．つまり乳歯の歯根吸収は，(1)活発な吸収期，(2)歯根吸収の休止期，(3)セメント質形成による修復期の3段階を繰り返しつつ進行し，最終的には乳歯根がほとんど消失して乳歯が動揺・脱落し，その位置に永久歯が萌出する．歯根吸収が進行し乳歯根がほぼ消失すると，口腔粘膜上皮が歯頸部の吸収面の下部に増殖・侵入して吸収面を覆うようになる．このため乳歯冠は口腔粘膜の血管・結合組織と徐々に分離され，特に顕著な痛みや出血を生じることなく乳歯が動揺・脱落するのである（図Ⅲ-2-4）．

Ⅰ．歯根吸収と脱落の原因

乳歯の歯根吸収をもたらす要因は未だ充分に解明されていないが，(1)後継永久歯の萌出に伴う歯根表面への圧力の増大，あるいは(2)顎・顔面の成長と筋肉の発育に伴う咀嚼力の増大による乳歯への負荷の増大が考えられる．

代生歯の萌出圧によって，代生歯歯胚と乳歯根の間の組織中に破骨細胞あるいは破歯細胞が誘導され，乳歯歯根と周囲の歯槽骨の吸収が起こる．しかし実験的には，代生歯の歯胚を取り除いても乳歯根が吸収されるため，萌出圧のみが決定的な要因になるとは言えない．咀嚼力の増大による乳歯への負荷の増大も，荷重負担による歯根膜側からの歯根吸収を促進すると考えられる．恐らくこれらの萌出圧や咀嚼力などの要因が複合したものが，

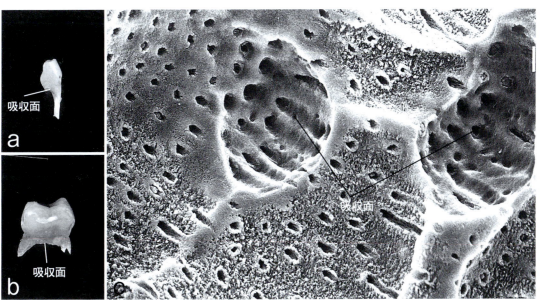

図Ⅲ-2-4　(a)下顎乳切歯の舌側からの歯根吸収　(b)下顎乳臼歯の根分岐部を中心とする歯根吸収　(c)歯根象牙質吸収面の走査電顕像　管周基質の溶解による象牙細管の拡大が観察される．(c×14,000)

乳歯の歯根吸収をもたらすのであろう．

乳歯の歯根吸収に直接関与する細胞，すなわち歯根のセメント質や象牙質を吸収する細胞を破歯細胞 odontoclast という（図Ⅲ-2-5）．破歯細胞は構造的・機能的に破骨細胞 osteoclast と何ら変わらず，現在のところ両者は同一の細胞と判断される（第1編第3章2 C.3）．歯の硬組織の吸収に伴い，吸収面には分解された硬組織の組織残渣や変性した細胞成分が残存する．これらは生体にとって異物と認識され，その除去は吸収部付近の組織中に多く含まれるマクロファージによって行われる．歯根吸収の状況によっては，白血球も浸出する（特に吸収の晩期に感染が生じた場合に顕著である）．また歯髄や歯根膜中のコラーゲン線維の吸収・分解は，線維芽細胞によって行われる．

歯根吸収は一方的に進行せず，顎骨の成長や歯根吸収などによって乳歯根に加わる圧力が緩和されると，一時的に歯根吸収が停止する．さらに吸収された歯根表面は，セメント質形成によって修復されることもある．この時には吸収部付近の組織中の間葉細胞がセメント芽細胞に分化し，歯根表面に出現する．

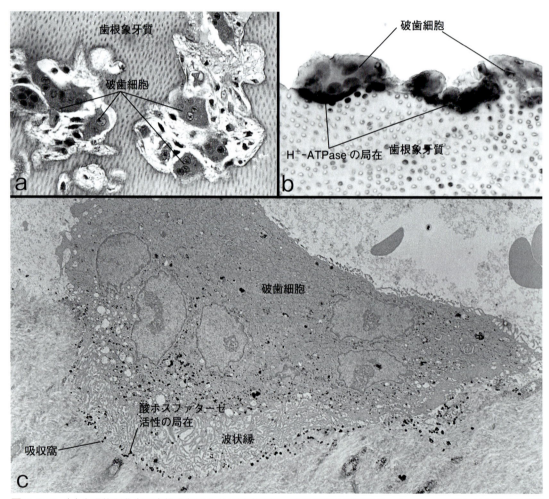

図Ⅲ-2-5 (a)生理的な乳歯の歯根吸収における破歯細胞　破歯細胞の周囲にはマクロファージなどの炎症性細胞が分布する．(b)破歯細胞における H^+-ATPase　波状縁の部分に強く認められる．(c)破歯細胞における酸性ホスファターゼの活性局在　ライソゾーム，波状縁，波状縁直下の象牙質表面に観察される．(a×300；b×600；c×2,500)

セメント芽細胞は，吸収面に細胞性セメント質を形成し，吸収面を修復する．しかしセメント質形成がある程度進行すると，再び歯根吸収が活発に始まり，最終的には乳歯の脱落に至る．

J．歯の移動

歯の移動には，矯正治療によるものと咀嚼機能の発揮によって生じる隣接面咬耗に随伴するもの（生理学的近心移動）とがある．前者は歯列不正を正常な歯列に戻すために，歯に軽度の圧力刺激を加え，歯を徐々に正常な位置に移動させる方法である．この歯の移動は，歯槽骨と歯根膜の改造によって可能となる．

歯に加圧刺激を加えると歯根は圧力を受けた方向に移動し，歯根膜は圧迫される．加圧刺激を開始すると間もなく（数時間以内に），歯根膜および隣接する歯槽骨中の血管から破骨細胞の前駆細胞が出現し，圧迫を受けた歯槽骨は前駆細胞から分化した破骨細胞によって歯根膜側から徐々に吸収される．この歯槽骨吸収のために，加圧方向にある歯根膜空隙は歯槽骨方向に拡大し，拡大した分量だけ歯が移動する．破骨細胞による歯槽骨吸収は，加圧刺激を受けた期間だけ持続する．このため矯正治療では，治療目的の位置に歯が移動するまで，継続的に圧力刺激を加え続けなければならない．これが矯正治療に長期間を要する理由である．しかし加圧刺激が強すぎる場合には，歯根膜には硝子様変性や石灰変性が生じるため，歯根膜側からの破骨細胞の誘導や歯槽骨吸収は起きにくく，代わって歯槽骨内部での急激な骨吸収や歯根吸収が起き，歯の移動が予期に反したものとなる．歯根膜に硝子様変性や石灰変性が生じると，マクロファージや白血球が出現し，変性組織を吸収・分解していく（図Ⅲ-2-6）．加圧刺激が過度である場合には，歯根膜が壊死する．

加圧刺激によって破骨細胞が局所的に誘導される理由はまだ十分に明らかにされていないが，加圧刺激によって局所に産生される炎症性サイトカインやプロスタグランジンE_2などの存在が注目されている．

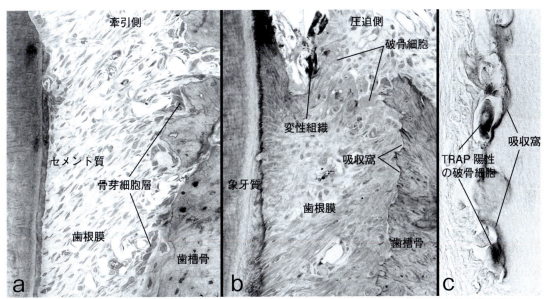

図Ⅲ-2-6 **矯正学的な歯の移動における歯根膜の組織変化** (a)牽引側では歯根膜の伸展と歯槽骨形成が観察され，(b)圧迫側では歯槽骨吸収が観察される．(c)歯槽骨吸収における破骨細胞の酒石酸抵抗性酸ホスファターゼ（TRAP）活性の染色像．(ab トルイジンブルー染色，×180，c TRAP 染色，×300)

一方，歯の移動と反対方向にある歯根膜には，加圧刺激によって牽引力が発生し，歯根膜は強く伸展される．圧迫側と異なり，この牽引側には破骨細胞はあまり誘導されない．牽引刺激によって牽引側の歯根膜空隙は拡大し，歯根膜に面する歯槽骨表面では骨芽細胞による骨形成が促進される．同時に歯根膜の線維芽細胞も活性化され，コラーゲン線維束の産生が亢進する．こうして反対側で生じた骨吸収を補填するように，歯槽骨表面での骨形成と新たな歯根膜線維の形成が行われ，歯は歯槽内に新たな位置を獲得する．

　骨形成は，加圧刺激によって促進されることが知られており，矯正治療に伴う骨形成も，歯根膜が牽引刺激を受けている期間だけ持続する．つまり矯正治療による歯の移動は，圧迫と牽引という2種の刺激による歯槽骨の吸収と形成とによって行われている．これは歯そのものの変化・移動ではなく，歯を入れている歯槽および歯槽骨の構造変化である．

　矯正治療によって歯が移動した後も，それを放置すると，歯は再び治療前の元の位置に戻ってしまうことが多い．この場合は，矯正治療を行った時とは反対方向に歯槽骨吸収と骨形成が生じ，歯が再移動する．この「歯の後戻り」を防ぐため，移動後の歯を一定期間物理的に固定し，歯が矯正治療によって移動した位置に安定するように歯を「保定」する必要がある．

　歯が咀嚼機能を発揮し出すと，歯の接触部は次第に磨滅（咬耗）し，接触点から接触面となりそれが拡大する．しかしそれぞれの歯はそれに伴って近心に移動するので，歯の間に隙間ができることはない．これを歯の生理的近心移動という．この場合の歯の移動には，歯槽骨，歯根膜，および根尖孔に変化が認められる．歯槽骨にみられる変化は添加と吸収で，歯根の近心（圧迫側）には層板骨の吸収が，また遠心側（牽引側）では束状骨の添加が行われる．束状骨は歯根膜線維を新生骨中に埋入するために形成される．

　歯根膜は，歯根の近心では幅が狭くなり歯根膜線維は根面に平行ないし斜めに配列するが，歯根の遠心では歯根膜腔が拡張し，歯根膜線維は根面とほぼ直角に走るようになる．

　根尖孔から歯髄に入る血管や神経は本来の位置を変えないので，歯の近心移動により遠心側の歯根象牙質は吸収され，近心側にはセメント質の添加が起こる．その結果，根尖孔の位置は次第に遠心に移動する．

到達目標

1）乳歯と永久歯の萌出の連続性が説明できる．
2）歯の萌出過程を，萌出前期，萌出期，機能的萌出期の3期に分けて説明できる．
3）歯の萌出の間，歯の周囲組織で起こる変化が説明できる．
4）萌出期における歯根形成，歯根膜形成，固有歯槽骨形成の過程が説明できる．
5）萌出期における退縮エナメル上皮と口腔粘膜との融合，歯肉と歯肉溝の形成過程が説明できる．
6）乳歯の生理的な歯根吸収を起こす基本的要因が説明できる．
7）生理的な乳歯の歯根吸収と代生歯の歯胚の位置関係が説明できる．
8）破骨細胞と破歯細胞の起源，細胞構造，機能が説明できる．
9）歯根吸収における硬組織と軟組織の吸収過程と，それぞれに関与する細胞が説明できる．
10）生理的な歯の近心移動が説明できる．

3 エナメル質

A. 概説

　エナメル質 enamel（dental enamel）は，歯冠象牙質の表面を覆い，人体で最も高度に石灰化した硬い組織である．エナメル質の厚さは最大でも2～3 mmに過ぎず，歯頸部ではナイフエッジ様に薄くなる．エナメル質は人体では唯一の外胚葉由来の上皮性細胞が形成する石灰化組織で，ほとんどが無機結晶から構成され，微量のタンパクと水分を含むものの細胞成分を全く含まない．完成した歯のエナメル質はモース硬度では6～7°と水晶と同程度の硬さを示す．一方で，エナメル質は硬いが衝撃に脆く，咬耗・摩耗や齲蝕によって一度実質欠損が生じると二度と回復しない．またエナメル質は，熱や電気の不良導体である．

　エナメル質は，口腔粘膜上皮が局所的に肥厚・増殖して生じるエナメル器 enamel organ由来の細胞によって形成される．エナメル質を形成する細胞をエナメル芽細胞 ameloblastという．エナメル質の発生は，骨，軟骨，象牙質，セメント質と異なり，またそのプロセスもかなり複雑で，基質形成期と成熟期という2段階を経て形成される．完成されたエナメル質は有機質をほとんど含有しないが，形成中のエナメル質には20～30%の有機質が含まれる．それらはエナメル質の成熟過程で，基質中から脱却される．さらにエナメル質の形成には象牙質の存在が必須で，これもエナメル質の形成が，骨，軟骨，象牙質，セメント質などの間葉性石灰化組織の形成と異なる特徴の一つである．

　エナメル質の主体となる構造物は，エナメル象牙境からエナメル質表面に至るエナメル小柱 enamel rod である（図Ⅲ-3-1）．エナメル小柱は，エナメル象牙境からエナメル質表面に向けて放射状に拡がり，ほぼ直線的に走行する．小柱内部はほぼ完全に無機質の結晶に

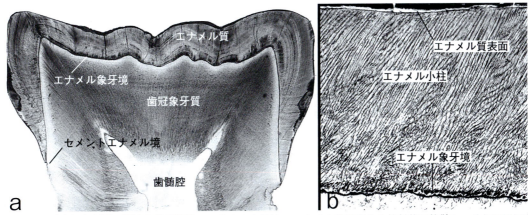

図Ⅲ-3-1　(a)臼歯歯冠の近遠心的縦断像　エナメル小柱は，エナメル象牙境から放射状に放散し，それにほぼ直交する成長線がみられる．(b)エナメル小柱　エナメル象牙境からエナメル質表面に向かい，ほぼ直線的に走行する．
（a 無染色研磨標本の実体顕微鏡写真，b リン酸エッチング研磨標本のヘマトキシリン染色，×180）

満されるが，結晶の配列方向の違いから，小柱頭部と小柱尾部に分けられる．隣接する小柱の間の部分を小柱鞘といい，ここにわずかな有機質が存在する．

　エナメル質は，血管・神経を含まず，知覚も発生しない．エナメル質には細胞性の代謝が全くなく，鉱物としての性格が強い．ただ歯の萌出後のエナメル質には，唾液や飲料水中の無機質やイオンが浸透し，加齢に伴ってエナメル質の着色や結晶性，石灰化度合などの変化が生じる．これを萌出後の成熟 posteruptive maturation というが，厳密な意味での代謝とは異なる．このようなエナメル質の特性によって，口腔内に露出した歯の表面は種々の外来刺激から保護され，歯は咬合機能を営むことができる．

B．エナメル質の基本構造

　完成したエナメル質は，有機質と水分を3～4％程度しか含まず，重量比で96～97％が結晶化した無機質で占められる．無機質は結晶化したリン酸カルシウムで，そのほとんどはハイドロキシアパタイト（水酸化アパタイト）$Ca_{10}(PO_4)_6(OH)_2$ である．エナメル質のアパタイト結晶の大きさはエナメル質表層，中層，深層で異なるが，象牙質や骨のものよりも大きく，長さは400～1,000 nm，幅は40～130 nm，厚さは30～80 nm の柱状で，その横断面（結晶 c 軸面）は扁平六角形を示す．エナメル質のアパタイト結晶の大きさは，長さにして象牙質の10～20倍であり，体積にすると，約1,000倍になる（図Ⅲ-3-2）．

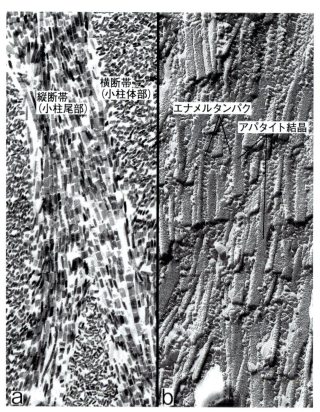

図Ⅲ-3-2　(a)エナメル小柱の頭部(体部)と尾部におけるハイドロキシアパタイト結晶の縦断像と横断像　(b)アパタイト結晶のレプリカ像　結晶周囲にエナメルタンパクが顆粒状に観察される．
(a×30,000；b×75,000)

1. エナメル小柱

エナメル小柱 enamel rod（prism）は，エナメル質の基本構造物で，直径3～6μm（平均4μm）の柱状を示す（図Ⅲ-3-3）．

エナメル質はこの小柱の集合からなる．エナメル小柱は，エナメル象牙境の無柱エナメル質の直上からエナメル質の表層に向かって放射状に走行するが，深層3/5～4/5では著しい波状走向を示し，表層1/5では直走して，表層の無柱エナメル質 rodless enamel（prismless enamel）に終わる．歯頸部での走向は乳歯と永久歯で異なる．なお，表層の無柱エナメル質は，萌出後の咬耗や摩耗により消失していることが多い．

エナメル小柱の横断面は鍵穴形を呈し，径の大きい部分を「小柱頭部 prism head（体body）」といい，径の小さい部分を「小柱尾部 prism tail」という．頭は咬頭側もしくは切縁側に向き，尾は歯頸側へ向いている．そしてこれらが1/2ずつずれて配列することが多いため，隣接する小柱の頭と頭の間に尾の部分が挟まれて隙間のない配列を示す（図Ⅲ-3-4）．かつて小柱間質と呼ばれていた構造物は小柱の尾に相当する．数は約4万本/mm^{2}で，その総数は前歯で約800万本，臼歯で約1,200万本に及ぶ．

エナメル小柱は，ハイドロキシアパタイト［$Ca_{10}(PO_4)_6(OH)_2$］結晶の集合からなる（図Ⅲ-3-5）．結晶は細長い柱状で，その断面は扁平六角形であるが，萌出後の成熟（posteruptive maturation）が進むにつれて結晶が成長し，不規則な外形を示すようになるとともに，それらがあたかも石垣を組み合わせたように密接する．結晶の配列方向はエナメル小柱の頭から尾にかけて移行的に変化する．頭の部分では結晶の長軸が小柱の長軸と平行に配列し，尾の部分ではそれが垂直である．これはエナメル小柱を形成する基質形成期エナメル芽細

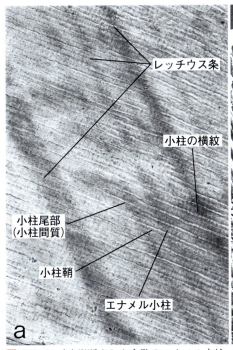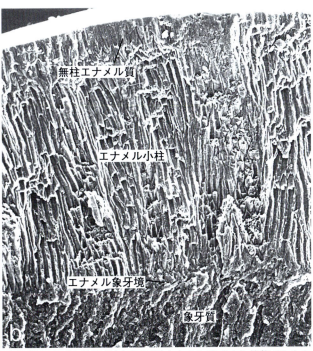

図Ⅲ-3-3 (a)縦断された多数のエナメル小柱 小柱鞘および小柱尾部（小柱間質）とともに直走する状態がみられる．(b)エナメル象牙境からエナメル質表面に達する エナメル小柱の走行と無柱エナメル質の分布．（走査電顕像a×300；b×320）

第3編　口腔組織学

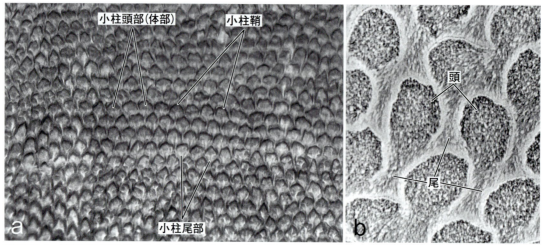

図Ⅲ-3-4　鍵穴形を呈する　エナメル小柱が1/2ずつずれて配列している　（a×700, b走査電顕像×4,600）

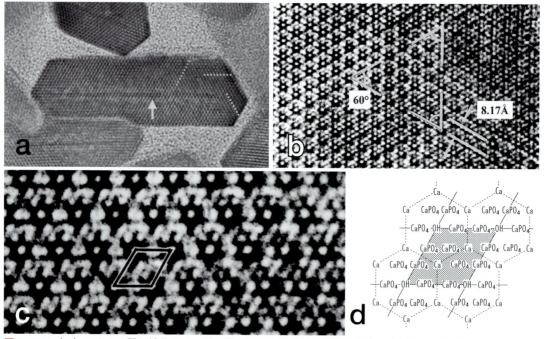

図Ⅲ-3-5　（a）エナメル質の結晶[1]の c 軸画像　扁平な六角形の外形を示し，内部には3方向に配列する結晶格子（破線）が，中央部には暗い線条（中心線条 central dark line；矢印）が認められる．（×1,100,000）
（b）結晶内部の組成像　結晶を構成する各イオンがスポットととしてみえる．これに結晶格子をあてはめてみると，それは3方向から60度で交差している．主格子の間隔は8.17Åである．（×5,000,000）
（c）さらに拡大を上げた像　菱形の枠が単位胞で，1辺が9.42Åである．（×20,000,000）
（d）cから各イオンの位置を解析した図　単位胞の各頂点にOHイオンが，各辺にCaPO₄イオンが，そして内部にCaイオンとCaPO₄イオンが位置している．

1）エナメル質の結晶は，図Ⅲ-3-5に示したハイドロキシアパタイトであるが，ヒトのエナメル質結晶には単位胞の欠落による刃状転位やラセン転位，原子の欠落による原子空孔，あるいは小角粒界など多種多様の欠陥が含まれている．これら欠陥は図Ⅲ-3-5aに示す中心線条付近に集まっており，これら異常部がエナメル質結晶のう蝕による溶解の特徴といわれている中心穿孔の初発部となっている．

胞のトームス突起の形成面と非形成面(滑走面)の影響によると考えられる．なお，1本のエナメル小柱は1個のエナメル芽細胞により形成され，その走向は隣接する複数個のエナメル芽細胞により規制される．

エナメル小柱の外周は石灰化度が低く，有機質に富む小柱鞘 rod sheath で囲まれている．小柱鞘はエナメル芽細胞の非形成面に沿って生じることから，エナメル芽細胞による有機質の分解と脱却の不全によると考えられる．小柱鞘の幅は 0.1〜0.2μm であるが，萌出後の成熟に伴い，この部にも結晶が沈着して，その幅を狭めていく．

2．無柱エナメル質

エナメル質形成の初期には，エナメル芽細胞のトームス突起の形態が完成しないうちに基質が分泌され始める．このため最内層のエナメル質は，小柱構造を欠くことが多い．反対にエナメル質形成の最後期から移行期にかけては，エナメル芽細胞のトームス突起が退縮するため，やはり小柱構造を欠くエナメル質が形成される．これらを無柱エナメル質 rodless enamel という．無柱エナメル質では，アパタイト結晶はエナメル質表面に垂直に(すなわちエナメル芽細胞の遠心面に垂直に)配列する．無柱エナメル質は，エナメル象牙境と表層の2か所に見られる．無柱エナメル質は，エナメル質内層のものは極めて薄いが，表層のものはやや厚く(約 30μm)，特に約 70％の永久歯のエナメル質の歯頸側 1/3 では光学顕微鏡で識別できる厚さのものもみられる(図Ⅲ-1-15)．

C．成長線

1．エナメル小柱の横紋

エナメル小柱には，エナメル芽細胞の活性の日周期性に基づく，約 4μm 間隔の周期的な線条がみられる．これはエナメル小柱の長軸に直交するように現れ，横紋 cross striation of enamel rod または横線と呼ばれ，エナメル質の最も基本的な成長線 incremental line である．横紋の部分では，エナメル小柱はやや太さを減じている．横紋はエナメル芽細胞の活性の周期的な変化を反映するやや石灰化の低い領域でミネラルの沈着量が少ない．横紋の形成は，血液の pH の変動に関係すると考えられる(図Ⅲ-3-6)．

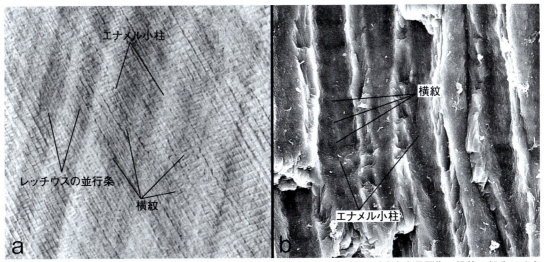

図Ⅲ-3-6　(a)エナメル小柱の縦断像における日周期性の横紋を示す光顕像　(b)走査電顕像　横紋の部分では小柱は僅かに幅径を減じる．(a 無染色研磨標本，×380；b×2,600)

2. レッチウスの並行条

エナメル芽細胞にあるエナメル小柱の形成面は，円錐状のトームス突起の一面にある．このため隣接するエナメル小柱の形成面は，常に数μmずつずれる．従って隣接する横紋を連続的に繋げると，ある特定の日の形成線が生じる．これをレッチウスの並行条（レッチウス条）Retzius striationという．歯の縦断研磨標本でこれを観察すると，エナメル象牙境から起こり反対側のエナメル象牙境に終わるものと，エナメル象牙境から起こりエナメル質表面で終わるものとがある．前者は咬頭や切縁に，後者はそれ以外の部でみられる．なお，歯の横断研磨標本では幾重にも重なった同心円状の線条として現れる．レッチウスの並行条もエナメル質の成長線の一つであるが，その発現に厳密な規則性はない（およそ7〜14日間隔で発現する）．レッチウスの並行条が出産によって生じたものを，新産線neonatal lineという．これは出産時に形成された石灰化不良の線条で，すべての乳歯と第一大臼歯にみられる．出産時には新生児の栄養状態と環境が急激に変化するため，特に顕著なレッチウスの並行条としての新産線が生じる．出産以前に形成された新産線より内側のエナメル質を出生前エナメル質 prenatal enamelといい，出生後エナメル質 postnatal enamelよりも組織的な欠陥が少ない（図Ⅲ-3-7）．

3. 周波条

エナメル質の表面は平滑であるが，萌出後間もない歯では，歯冠表面を水平方向に走行する平行な線条が観察される．これはレッチウスの並行条が，エナメル質表面に達して作られたもので，周波条 perikymataと呼ばれる．周波条は咬耗・摩耗によりやがて消失し，わずかに歯頸部のエナメル質表面に残存する（図Ⅲ-3-8）．

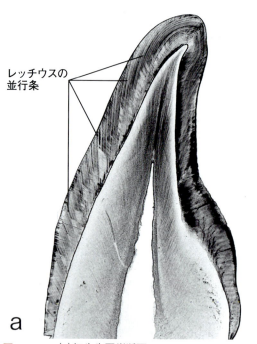
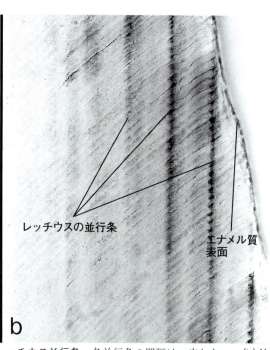

図Ⅲ-3-7 （a）切歯歯冠縦断面における，エナメル質のレッチウス並行条 各並行条の間隔は一定しない．（b）並行条のあるものはエナメル質表面に達する （a 実体顕微鏡写真；b 無染色研磨標本，×380）

D. ハンター・シュレーゲル条

ハンター・シュレーゲル条 Hunter-Schreger bands（あるいはシュレーゲル条 Schreger bands）は，エナメル小柱の走行が小柱束の領域ごとに異なるため作られる縞模様である．シュレーゲル条はエナメル象牙境から起こり，エナメル質の内層 1/3 から 1/2 の領域に観察される．エナメル質の縦断切片では，1 つの小柱群が，隣接する小柱群よりわずかに異なる角度で走行するため，エナメル小柱束の横断または斜断像（暗くみえる）と縦断像（明るくみえる）が交互にみられる．シュレーゲル条は外力に対して，力学的に適応した構造であると考えられる（図Ⅲ-3-9）．シュレーゲル条は，横紋，レッチウス条，周波条とは異なり，石灰化度の相違を反映したものではない．

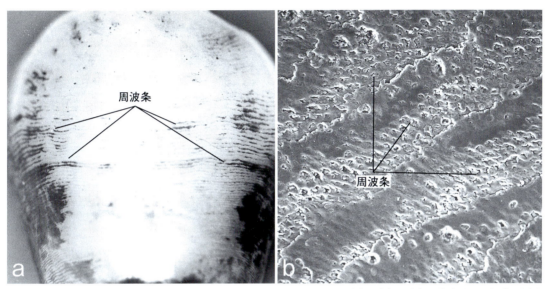

図Ⅲ-3-8　(a)歯の表面に墨汁を塗布し，拭き取った後に観察される周波条　(b)周波条の走査型電顕観察　周波条の溝の部分にエナメル小柱の断端がみられる．(b×500)

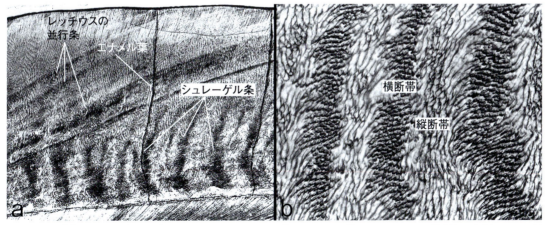

図Ⅲ-3-9　(a)エナメル質の縦断面におけるシュレーゲル条　エナメル葉，レッチウスの並行条．(b)シュレーゲル条の拡大像　小柱束の縦断帯と横断帯が交互に配列する様子が観察される．
（リン酸エッチング研磨標本のヘマトキシリン染色，a×190；b×380）

E. エナメル叢とエナメル葉

エナメル叢 enamel tufts は，歯頸部のエナメル象牙境に分布する叢状の低石灰化エナメル小柱の集団で，エナメルタンパクを多量に含有する．これは何らかの原因で，エナメルタンパクの脱却が阻害されて生じた構造で，エナメル小柱の走行に沿ってみられる．エナメル叢は歯冠の子午線方向に生じ，エナメル象牙境からエナメル質表面までの内層 1/10 から 1/5 にわたって存在し，表面に達するものはない．切縁，咬合面，咬頭部では少なく，歯冠中央で多い（図Ⅲ-3-10）．

エナメル葉 enamel lamellae は，エナメル象牙境からエナメル質表面に達する葉状の裂隙で，小柱構造を含まず，有機質に富むためエナメル質内に断層や亀裂を生じる原因となり，う蝕の侵入・進行路ともなる．エナメル葉は，エナメル象牙境から表面に向うが表面に達しないもの，エナメル象牙境を越えて象牙質に達するものなどもある．歯冠の子午線方向に生じ，肉眼でもみられる．エナメル葉の一部は，歯の萌出前あるいは萌出後に何らかの原因で生じたエナメル質の亀裂部分に，有機質や細胞成分が浸透して生じたものと考えられる．また小柱群の間の間隙もエナメル葉の一つで，衝撃や急激な温度変化などに起因する裂隙と考えられる（図Ⅲ-3-9, 10）．

F. エナメル紡錘

歯の発生の初期における象牙質形成の開始時に，象牙芽細胞の突起の一部が内エナメル上皮間に侵入することがある．象牙質形成はエナメル質形成に先行するため，エナメル象牙境と越えて侵入した象牙芽細胞の細胞突起はエナメル質形成が始まるとエナメル質内に封入されてしまう．これをエナメル紡錘 enamel spindle もしくはエナメル棍棒という．すなわちエナメル紡錘は，象牙芽細胞の突起がエナメル象牙境を越えてエナメル質内に進入したもので，エナメル象牙境での知覚（痛覚）の発生に関与する．エナメル紡錘は，前歯切縁や臼歯咬頭頂付近のエナメル象牙境（象牙質形成が最初に行われる領域）に多く観察される．エナメル紡錘の長さは約 $50\mu m$，幅は $4\sim 7\mu m$ である（図Ⅲ-3-11）．エナメル小柱とは角度をなし，歯頸側に傾斜している．

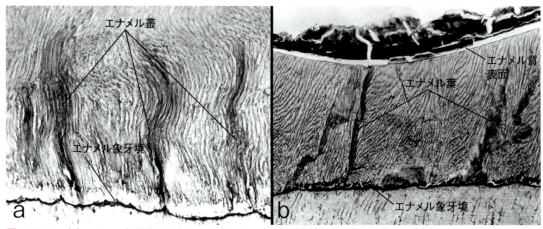

図Ⅲ-3-10 （a）エナメル象牙境から立ち上がるエナメル叢　（b）エナメル象牙境からエナメル小柱に沿ってエナメル質表面に達するエナメル葉
（リン酸エッチング研磨標本のヘマトキシリン染色，a×380；b×190）

第3章　エナメル質

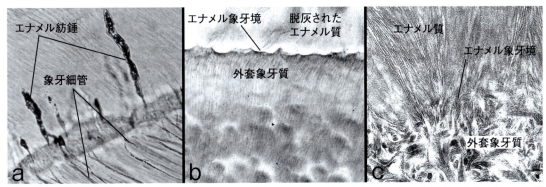

図Ⅲ-3-11　(a)象牙細管に連続するエナメル紡錘　(b)スカラップ状を呈するエナメル象牙境　(c)エナメル象牙境の透過電顕像　象牙質のコラーゲン線維とエナメル質のアパタイト結晶(実際に観察されているのは結晶周囲のエナメルタンパク)が複雑に交錯している．(aリン酸エッチング研磨標本のヘマトキシリン染色，×380；bHE染色×190；c脱灰切片のルテニウムレッド染色×10,000)

G. 歯小皮

萌出直後の咬耗や摩耗を受けていないエナメル質の表面は有機性の薄膜でおおわれている．この薄膜を歯小皮 dental membrane あるいはエナメル小皮 enamel cuticle，ナスミス膜 Nasmyth's cuticle と呼ぶ．歯小皮は内外2層に分けられており，内層は歯小皮第1膜(第1エナメル小皮)primary dental cuticle ともいわれ，厚さは約1μmである．エナメル質形成の成熟期の最終段階にあるエナメル芽細胞によって分泌された有機質であるが，後に石灰化し，エナメル質表層の無柱エナメル質の一部となる．外層は歯小皮第2膜(第2エナメル小皮)secondary dental cuticle ともいわれ，退縮エナメル上皮が角質化したもので，厚さ約1〜10μmの未石灰化層である．

歯小皮は，萌出後に加わる咀嚼等によって，剥離する．しかし，エナメル質が剥き出しになることはなく，歯小皮が消失した後は唾液中の糖タンパクに由来する獲得被膜 acquired pellicle によりおおわれるようになる．獲得被膜の厚さは約0.1〜0.2μm程度である．

H. エナメル象牙境

エナメル質は歯冠部で象牙質との境界をも

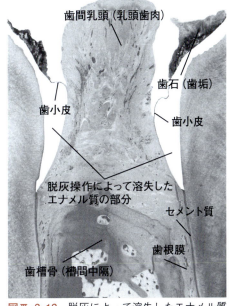

図Ⅲ-3-12　脱灰によって溶失したエナメル質の部分をおおうように歯小皮がみられる

つ．この境界をエナメル象牙境 enamel-dentin junction, dentinoenamel junction という．エナメル象牙境における象牙質表面は，三次元的にはエナメル質に向かってスカラップ状に波打つ陥凹を，二次元的には円弧の連続として観察される．咬頭部で最も著しく，歯冠中央から歯頸部に行くに従ってより平坦な構造を示すようになる．この陥凹はエナメル小柱を

支え，エナメル質と象牙質の接着性を高めると考えられる．エナメル象牙境の陥凹は，咬頭（切縁）部分で深く，歯頸部では浅い（図Ⅲ-3-10, 11）．

I．セメントエナメル境

エナメル質は歯頸部でセメント質との境界をもつ．これをセメントエナメル境 cementoenamel junction, enamel-cement junction という．これには3つの異なるタイプがある（図Ⅲ-6-4）．最初のタイプは，歯頸部でエナメル質とセメント質の会合部が一致するもので，約30％がこれに相当する．2番目のタイプは，エナメル質とセメント質が会合せず，歯根象牙質の一部が露出するもので，約10％の割合でみられる．3番目のタイプは，セメント質の一部がエナメル質を覆う場合で，これが最も多く約60％がこのタイプである．エナメル質を覆うセメント質をセメント小舌 cementum spur という．エナメル質がセメント質を覆う可能性はない．それは，発生学的にみて明らかで，エナメル質の発生はセメント質の発生に先行するためである．

J．加齢変化

エナメル質は不活性の組織で代謝はない．しかし加齢によって，エナメル質には若干の形態的，組織的な変化が生じる．形態的には，咬合面や隣接面で咬耗が，歯頸部で摩耗が生じる．また組織的には，エナメル質の表面全体が摩耗によってすり減り，周波条が消失してエナメル質表面はさらに平滑になる．エナメル質の表層では唾液や飲料水中のフッ素などのイオンが浸透し，ハイドロキシアパタイトの結晶性が高まると同時に結晶の成長が起こり，萌出直後には広かった結晶間隙が狭ばまり，あたかも石垣のように結晶が密接する．さらにエナメル小柱鞘部にも新たな結晶が出現する．これら変化を総称して萌出後の成熟 posteruptive maturation という．歯の表面は，極めてわずかではあるが，食事のたびに脱灰され，次の食事までの間に唾液による修復（再石灰化）がなされている．修復時の再結晶化に際しフッ素イオンがハイドロキシアパタイトの水酸基と交換してフルオロアパタイト fluoroapatite $Ca_{10}(PO_4)_6F_2$ を生じることもある．この結晶が生じると，エナメル質の耐酸性が増し，う蝕に罹りにくくなる．またエナメル質表面の亀裂などに有機質などが浸透し，エナメル質はしだいに暗調を呈するようになる．

到達目標

1) エナメル質の化学組成と石灰化度，モース硬度が説明できる．
2) ハイドロキシアパタイトの大きさ，結晶構造の特徴が説明できる．
3) 萌出後のエナメル質の成熟が説明できる
4) エナメル小柱と小柱間質の走行，形態，大きさ，結晶配列を図示し，説明できる．
5) 小柱鞘の成因と構造が説明できる．
6) 無柱エナメル質の成因，分布，構造が説明できる．
7) エナメル小柱の横紋，レッチウスの並行条，周波条の成因とそれぞれの関連を図示し，説明できる．
8) 新産線の成因と構造，分布が説明できる．
9) エナメル葉とエナメル叢の成因，構造，組成，出現部位が説明できる．
10) エナメル紡錘の成因，構造，出現部位が説明できる．
11) シュレーゲル条の分布と構造を図示し，説明できる．
12) エナメル質の加齢変化が説明できる．

4 象牙質

A. 概説

　象牙質は神経堤あるいは外胚葉性間葉に由来する細胞によって形成される石灰化組織で，歯冠と歯根を通じて歯の外形を決め，歯の主体を成す硬組織である．動物界を通じてエナメル質あるいはセメント質を欠く歯はあっても，象牙質の無い歯は存在しない．従って象牙質の存在は，ヒトの歯としての必須条件である（真歯）．象牙質はその形成時期と組織構造をもとに，原生象牙質（第一象牙質），第二象牙質，第三象牙質（修復象牙質，補綴象牙質）に分けられる．原生象牙質は，歯冠・歯根象牙質の主体となり，外套象牙質と髄周象牙質からなる．

　象牙質は，歯胚の歯乳頭 dental papilla で分化した象牙芽細胞 odontoblast によって形成される．象牙質の形成後，歯乳頭は歯髄 dental pulp となって象牙質の内部に位置し，象牙質と一体の組織として存在する．従って象牙質と歯髄は，発生学的・機能的に密接な関係にあり，一つの器官と見なされる．象牙質と歯髄は，量的，位置的，そして機能的に歯の中心となる組織である．象牙質の代謝の多くは歯髄組織と密接に関連した現象であり，象牙質は歯髄に対する知覚装置であるとともに，歯髄を保護し，咀嚼や種々の傷害，臨床治療に反応する生きた組織である．このため，これらを象牙質・歯髄複合体 dentin-pulp complex と呼ぶ．

　象牙質の外表面は，歯冠部ではエナメル質に，また歯根部ではセメント質に覆われ，歯頸部のセメントエナメル境や咬耗・磨耗による以外は，象牙質そのものは口腔内に露出しない．これは象牙質形成が，歯冠部ではエナメル器，歯根部ではヘルトヴィッヒ上皮鞘によって誘導されるためである．また象牙質の存在は，エナメル質形成を誘導する必須条件でもある（図Ⅲ-1-5）．

　象牙質の最内層には，未石灰化基質の象牙前質 predentin の層が存在する．象牙前質は5〜30μmの幅であるが，歯の形成時には厚く，咬合機能の開始とともに薄くなり，1.0〜1.5μmとなる．象牙前質と象牙質の境界を石灰化前線 calcification front という．石灰化前線では添加性石灰化が行われ，後述する板状石灰化と球状石灰化が見られる．石灰化前線の部位にはリンタンパク質であるホスホフォリン phosphophoryn が密に局在する．ホスホフォリンは象牙質に特有のタンパクで，Ca^{2+} との結合性が高く添加性石灰化の核となる．

　象牙質は(1)細胞，(2)線維性マトリックス，(3)非線維性マトリックス，(4)アパタイト結晶から構成される．象牙質の化学組成は，重量比で有機質が約20％，無機質が約70％，そして約10％が水分である．有機質成分の90％以上は，Ⅰ型コラーゲンである．非線維性の有機性基質には少量のプロテオグリカン，グリコサミノグリカン，リンタンパク質，グラタンパク，糖タンパク質，極めて少量の脂質などがある．無機質はエナメル質と同様にハイドロキシアパタイトであるが，有機性基質の含有量が多いために，個々の結晶の大きさはエナメル質よりもはるかに小さい（0.04×0.1μm）．また水分は結晶に吸着している．細胞外マトリックスの成分や化学組成は骨にやや類似するが，組織構造は象牙質に特有である（図Ⅲ-4-1）．

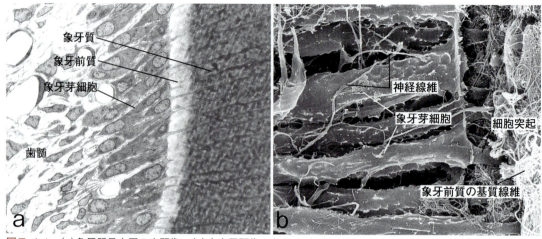

図Ⅲ-4-1 (a)象牙質最内層の光顕像 (b)走査電顕像 (a トルイジンブルー染色, ×600 ; b ×2,000)

　象牙質を形成した象牙芽細胞は歯髄の最表層に位置し，象牙質中には細胞突起のみを派生する．象牙質には，この細胞突起を収容する細い管の象牙細管 dentinal tubule があり，それらは象牙質表面に直交するように象牙質の全層を貫く．この細管は歯髄に連絡し，種々の外来刺激や知覚の受容，そして象牙質への栄養供給に不可欠な構造である．細管周囲の基質（管周基質）は，さらにその周りの基質（管間基質）よりも線維の含有量が少なく，逆に石灰化度は高い．象牙細管の内部は石灰塩の沈着によって徐々に閉鎖され，細管周囲の高石灰化基質と同様の構造に変化する（図Ⅲ-4-2～5）．

　象牙質には外来刺激に応答した象牙質形成能があるが，いったん形成された象牙質の組織改造はなく，血清 Ca 値の維持にも関与しない．しかし象牙質と歯髄には緩やかな加齢変化（第二象牙質や硬化象牙質の形成など）があり，また外来刺激に対する防御的な象牙質形成（第三象牙質の形成）がある．このように象牙質は，受動的な代謝・活性を有する石灰化組織である．象牙質の硬さはエナメル質よりやや劣るが，逆に弾性は高く，咬合圧に耐えうる粘り強い組織である．象牙質の硬さはモース Mohs 硬度で 5～6°で，エナメル質より硬さは低いが，コラーゲン線維を含むため弾力性がある．このため組織としては脆弱なエナメル質を支え，歯の実体を構成するのに適する．なおヒトの象牙質には血管は存在しないが，歯髄組織から伸長した知覚性の神経線維が部分的に分布する．

B. 原生象牙質

　ヒトの象牙質は，原生象牙質（第一象牙質）primary dentin，第二象牙質 secondary dentin，第三象牙質 tertiary dentin に分類される．原生象牙質は歯の大部分を占める組織で，歯胚の発生時から萌出後の歯根形成の完了までに形成された象牙質である．原生象牙質はさらに，外套象牙質（外表象牙質）mantle dentin と髄周象牙質 circumpulpal dentin とに分けられる．これに対し，第二象牙質は歯の萌出後に緩やかに形成され，また第三象牙質は原生象牙質の実質欠損を補填するように急速に形成される．

1. 象牙細管

　原生象牙質の基本構造は，(1) 石灰化した象牙質基質と，(2) 象牙前質からエナメル象牙境までその全層を貫く無数の象牙細管であ

第4章 象牙質

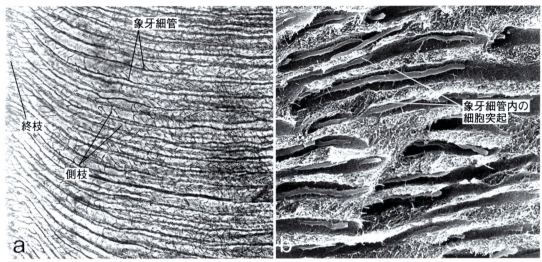

図Ⅲ-4-2 (a)象牙細管とその側枝および終枝 (b)象牙細管とその内部の象牙芽細胞の細胞突起の走査電顕像
(a シュモール染色, ×190；b×2,700)

る. 象牙細管は歯髄に連絡しており, 歯髄から象牙質に栄養を供給している. また象牙細管は, 種々の外来刺激や知覚の受容に重要な構造である.

象牙細管の中には, 象牙芽細胞の細胞突起が入っている. この細胞突起は, かつてはトームス線維 Tomes fiber(エナメル芽細胞のトームス突起と混同しないこと)あるいは象牙線維とも呼ばれていた. 象牙線維とはいっても, これは細胞質の一部であり, 細胞外線維とは全く異なる. 象牙芽細胞の細胞突起は, 象牙前質から象牙細管内に入り, エナメル象牙境にまで達する. 象牙芽細胞は象牙質を形成しつつ, 細胞突起を細管内に派生し, 歯髄側に後退するからである. しかし象牙細管内の細胞突起は加齢とともに後退し, 老齢者の象牙質では歯髄付近の象牙細管にのみ存在すると考えられる(図Ⅲ-4-2).

単位面積あたりの象牙細管数は, エナメル象牙境よりも歯髄腔付近で多くなる(約1:4〜1:5の割合). これは1本の象牙細管が, 基本的には1個の象牙芽細胞から作られ, この象牙芽細胞が配列する象牙質表面の面積が, エナメル象牙境よりも歯髄側で狭くなる ためである. 歯髄腔付近では, $1 mm^2$ あたり 70,000〜80,000本の象牙細管が分布する. 象牙細管の太さは, エナメル象牙境付近で細く (約$1 \mu m$), 歯髄腔付近で太くなる($3〜4 \mu m$). 象牙質の形成後, 経時的に象牙細管内には石灰塩類が沈着する. このため象牙細管の内腔は, 外層から徐々に狭くなる. 従って歯髄腔付近の新しい象牙細管は, エナメル象牙境付近の象牙細管よりも内径が広い.

象牙細管は, 象牙前質からエナメル象牙境まで緩やかなS字状の湾曲を描くように走行する. 象牙細管がある部分で強く屈曲したために生じる線条を, 象牙質のシュレーゲル条 Schreger's lines という(エナメル質のシュレーゲル条と混同しないこと). 象牙細管からは, さらに細い側枝が派生する. この側枝 lateral branch は外套象牙質付近の表層部で数多く分枝する. 象牙細管の末端では終枝 terminal branch がみられる. 象牙細管の側枝は, 表層から内層にかけて減少し, 歯髄付近ではほとんど観察されなくなる(図Ⅲ-4-3).

2. 管周象牙質と管間象牙質

象牙質基質の有機性成分の主体はⅠ型コ

279

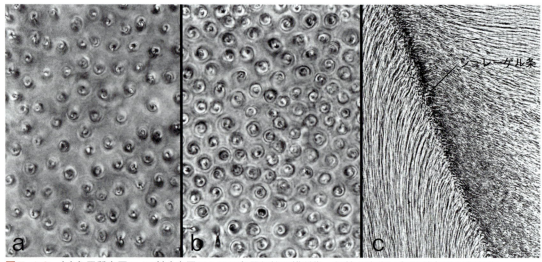

図Ⅲ-4-3　(a)象牙質表層および(b)内層における象牙細管の横断像　細管の密度は象牙質内層の方が高い．
　　　　　(c)象牙細管の急激な屈曲によるシュレーゲル条　（無染色研磨標本，ab×460；c×190)

ラーゲンで，これにハイドロキシアパタイトの結晶が沈着している．この象牙質基質は，象牙細管周囲の管周基質 peritubular matrix と，それ以外の管間基質 intertubular matrix とに分けられる．これらの基質からなる象牙質部分をそれぞれ管周象牙質 peritubular dentin および管間象牙質 intertubular dentin という．

　管間象牙質では，基質のコラーゲン線維は象牙細管の管壁を接線方向に取り巻くように配列する．管周象牙質は管間象牙質に比べてコラーゲン線維の含有量がはるかに少なく，そのため管間象牙質よりも石灰化度が高い．管周象牙質では，アパタイト結晶が均一に沈着しており，エナメル質に似ている．管周象牙質の厚さは部位によって，また個々の細管によって異なる（0.75～1μm）．管周象牙質は，球間象牙質には存在しない．管周象牙質は，象牙質形成の初期から管間象牙質とともに産生される．しかし加齢によって細管内に石灰塩が沈着すると，結果的に管周象牙質は管腔内に向かって厚みを増し，ついには象牙細管の閉鎖に至る（図Ⅲ-4-4, 5）．

　管周象牙質を管内象牙質 intratubular dentin と呼ぶ意見もあるが，これは硬化象牙質の形成における象牙細管内への石灰沈着と管周象牙質の存在を混同している．管周象牙質は象牙質の発生において，象牙細管周囲の構造物として象牙芽細胞によって形成されるものである．

3．外套象牙質と髄周象牙質

　原生象牙質の最表層（20～150μm）を外套象牙質（外表象牙質）mantle dentin という．この層は歯乳頭から分化した初期の幼若な象牙芽細胞によって，産生された象牙質層である．外套象牙質のコラーゲン線維のコルフ線維は，エナメル象牙境に対して垂直に配列する．コラーゲン線維の径は0.1～0.2μmであり，髄周象牙質のコラーゲン線維の0.05μmよりかなり太い．その結果，基質の石灰化度は髄周象牙質に比べやや低い．外套象牙質は，エナメル象牙境ではスカラップ状の陥凹構造を示し，下方は球間象牙質が出現部付近で髄周象牙質と境される．

　外套象牙質以外の原生象牙質を，髄周象牙質 circumpulpal dentin という．髄周象牙質では，より細い基質線維が，エナメル象牙境と

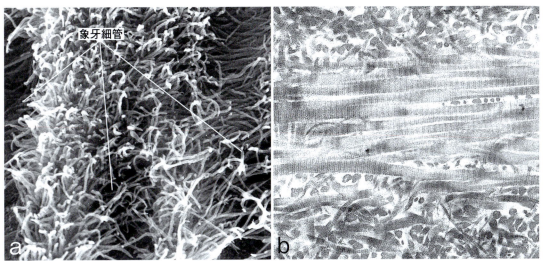

図Ⅲ-4-4 (a)象牙細管周囲の管間基質を構成するコラーゲン線維束の走査電顕像 (b)透過電顕像
(a×1,600；b×25,000)

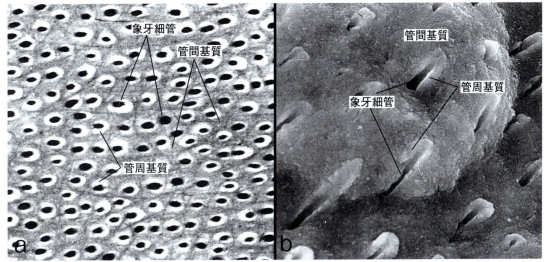

図Ⅲ-4-5 (a)象牙質の横断面の反射電子像 象牙細管周囲の管周基質は管間基質よりも石灰化度が高いため，電子線を反射し白く観察される．(b)象牙質形成面(球状石灰化面)における管間基質と管周基質の走査電顕像 管周基質が象牙質形成時より産生される構造物であることが分かる．
(a×1,100；b次亜塩素酸処理標本，×2,200)

平行に(すなわち象牙細管と直交して)配列する．髄周象牙質には基質小胞性石灰化はなく，後述する板状石灰化によって石灰化する．

髄周象牙質には，形成時の記録が特有の構造として観察される．それは象牙質の未石灰化(低石灰化)領域と，象牙質基質の成長線である．象牙質の石灰化様式には，球状石灰化 globular calcification と板状石灰化 lamellar calcification の 2 種がある．球状石灰化は，石灰化球 calcospherite の形成と融合によって進行するもので，形成速度が速い部位に生じる．球状石灰化の周辺部分は石灰化度が高く，光顕的にはヘマトキシリンに濃染する連続的な網状構造を示し，球間網 interglobular net と呼ばれる．これに対し板状石灰化は薄い石灰化層を形成しつつ進行し，形成速度の緩やか

な部位に生じる(図Ⅲ-4-6).

4．球間象牙質と顆粒層

象牙質の未石灰化(低石灰化)領域には，球間象牙質(球間区)interglobular dentin とトームス顆粒層 Tomes granular layer がある．球間象牙質は，歯冠部のエナメル象牙境付近に生じる未石灰化領域である．象牙質の形成面が多い歯冠部では，形成初期に球状の石灰化が急速に進行する．石灰化球の大きさは一定しないが，それらが互いに融合しつつ大型化する．この時，融合した石灰化球の間隙部分が，未石灰化(または低石灰化)状態のまま残存したものを球間象牙質という．石灰化が不完全なこと以外は，球間象牙質の基質形成や象牙細管の分布は正常である．大型の球間象牙質が歯冠部の表層に連なって発現したものを，オウエンの外形線 contour line of Owen と

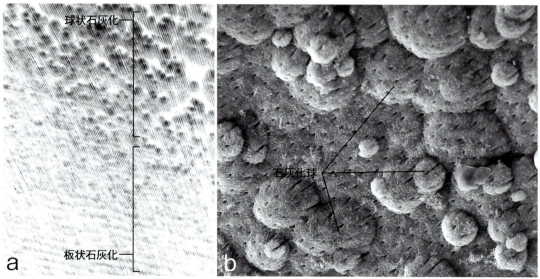

図Ⅲ-4-6 (a)象牙質の球状石灰化とそれに続く板状石灰化　(b)球状石灰化における石灰化球の形成と融合を示す走査電顕像　(a HE 染色, ×190；b トリプシン処理標本, ×520)

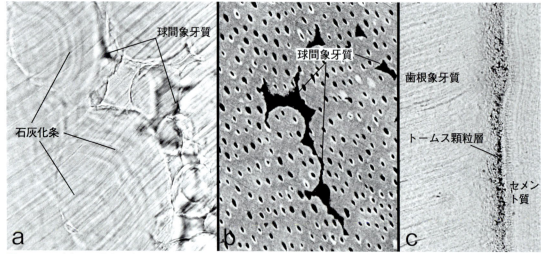

図Ⅲ-4-7 (a)石灰化条を含む石灰化球と球間象牙質の形成　(b)球間象牙質の反射電子像　球間象牙質は未石灰化のため電子線を吸収し，黒く観察される．(c)歯根象牙質最表層のトームス顆粒層
(a 無染色研磨標本, ×460；b ×450；c 無染色研磨標本, ×380)

いう．これは象牙質の成長線 incremental lines の一つである．

　球間象牙質と同様な構造物であるが，歯根部のセメント象牙境付近に発現するものを，トームス顆粒層という．これは本質的には，球間象牙質と同様な構造物である．歯根部では，歯冠部に比べて象牙質の形成面が少ないため，象牙質の石灰化球が小型で，すぐに平坦な板状石灰化に移行する．このため石灰化球の融合に伴う未石灰化の間隙部分も小型になる．この未石灰化部分をトームス顆粒層という．またトームス顆粒層は，象牙細管の終末部分の融合あるいはループ形成によって生じるという説もある（図Ⅲ-4-7）．

5．成長線

　象牙質は象牙芽細胞によって形成される．象牙芽細胞の活性には，全身の代謝に伴う変化が生じるため，象牙質形成は均一には進行せず，形成面や基質の石灰化度に変化が生じる．象牙芽細胞の細胞活動の変化は，象牙質に種々の成長線として記録される．象牙芽細胞による象牙質の形成量は，1日に約 $4\mu m$ 程度である．成長線は，象牙細管に直交するように生じる．

　象牙質形成においては，基質形成や石灰化の変化によって，1日毎の成長線が生じる．この成長線は，昼と夜とで血液の pH が変化するために生じる低石灰化領域である．この日周性の変化による約 $4\mu m$ 間隔の規則的な成長線を，エブネル線 lines of von Ebner（またはエブネルの象牙層板）という．エブネル線の中で，特に組織切片上で顕著な線条をアンドレーゼン線 lines of Andresen という．これは約 $20\mu m$ の間隔で発現する．従って，エブネル線とアンドレーゼン線は，エナメル質における小柱の横紋とレッチウス条に相当すると考えられる．

　また前述のように，球間象牙質が層状に連なったものをオウエンの外形線という．しかしオウエンの外形線は，成長線というよりは石灰化障害の領域とする方が理に適っている．また出生時の急激な環境と栄養の変化に伴って生じた低石灰化条を新産線 neonatal line あるいは新生児線といい，歯の外形にほぼ一致して発現する（図Ⅲ-4-8, 9）．

6．エナメル象牙境とエナメル紡錘

　エナメル質と象牙質の境界部をエナメル象牙境といい，切片像では象牙質側に凸面を向けた波状を呈する．この嵌合構造は，組織構造を異にするエナメル質と象牙質の機能的結合を強める．波状の度合は，切端や咬頭頂で顕著である（図Ⅲ-3-11）．

　象牙細管内の細胞突起の一部はエナメル象牙境を越え，エナメル質内に侵入するものがある．これをエナメル紡錘 enamel spindle といい，歯冠部の切縁や咬頭頂に相当する部位に多く見られる．これは歯胚の発生の最初期の上皮間葉相互作用の時期において，一部の象牙芽細胞の細胞突起がエナメル器側に伸長したために生じた構造である．エナメル紡錘は一種の知覚装置として働き，その存在は，エナメル象牙境付近の知覚の鋭敏さを良く説明している（本章D）．

7．透明象牙質

　象牙細管内で石灰塩類の沈着が進むと，ついには象牙細管は閉鎖する．象牙細管の閉鎖が一定の領域で起こると，周囲の象牙質基質と細管内部の屈折率が等しくなり，研磨標本を透過光で観察したときに透明に見られる．これを透明象牙質 translucent dentin といい，根尖部の象牙質に多く生じる．透明象牙質の出現は，象牙質の加齢変化の一つである．透明象牙質は標本観察に基づく名称であるが，その性質から硬化象牙質 sclerotic dentin とも呼ばれる．また，この現象を象牙質硬化 dentin sclerosis という．

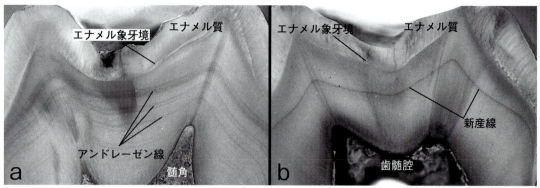

図Ⅲ-4-8 (a)臼歯断面を研磨し,オスミウム酸染色を行った乾燥標本　象牙質の外形にほぼ一致した,アンドレーゼン線および(b)新産線が明瞭に見られる.

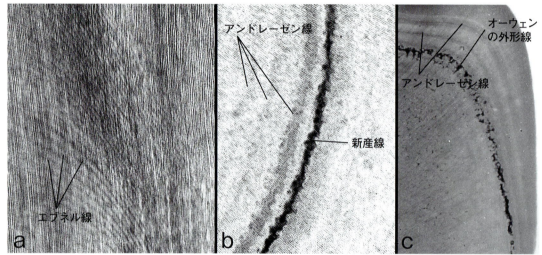

図Ⅲ-4-9 (a)エブネル線　(b)新産線　(c)オウエンの外形線　オウエンの外形線は,未石灰化の球間象牙質の集合体として観察される.
(a HE染色,×190；b カルボールフクシン染色,×190；c 軟X線写真,×45)

C. 第二象牙質と第三象牙質

象牙質形成は歯の発生時のみならず,緩やかではあるが生涯に渡って継続する.歯が萌出し歯根形成が完了した後も,歯髄側では既存の象牙芽細胞,あるいは歯髄細胞(特に未分化間葉細胞)から分化した新たな象牙芽細胞による象牙質形成が続く.こうして形成された象牙質を,第二象牙質という.第二象牙質は歯冠と歯根の完成後に持続的に形成される象牙質で,原生象牙質に比べると象牙細管数が減少し,細管の配列や走行もやや不規則である.しかし第二象牙質の石灰化状態は,原生象牙質に比べ必ずしも悪くない.第二象牙質は象牙質の歯髄側の全面に渡って形成され,その結果歯髄腔の容積は徐々に減少する.第二象牙質が歯の萌出後に緩やかに形成されるのに対し,第三象牙質は原生象牙質の実質欠損を補填するように急速に形成される[1].第三象牙質は補綴象牙質または修復象牙質

---

[1] 象牙質齲蝕になると生体防御反応として,修復象牙質が形成されるが,齲蝕罹患領域でもミクロの単位で生体防御機能が営まれている.齲蝕象牙質をみると,細菌の集団の下の象牙質は細菌が分泌する酸によって脱灰され,柔らかくなっているが,その直下の象牙質は石灰化度を増し,脱灰に対して抵抗性を示すようになる.この反応に象牙芽細胞が積極的に関与しているという報告はなく,単なる有機質と無機質による反応なのかもしれないが,生体の巧妙さをここにみることが出来る.

reparative dentin ともいい，咬耗，磨耗，齲蝕，破折などの象牙質の実質欠損に対して歯髄細胞(特に未分化間葉細胞から分化した象牙芽細胞)が反応し，防御的に形成される象牙質である．第三象牙質は，実質欠損を生じた原生象牙質に対応する部位に限局的に形成される．原生象牙質に比べると，第三象牙質は象牙細管数が減少し，細管の配列や走行が明らかに不規則である．第三象牙質には，象牙芽細胞や線維芽細胞が基質中に埋入されることもある．埋入された細胞は死滅することもあるが，骨細胞のように細管構造を介して生存するものもある．このような第三象牙質を，骨様象牙質 osteodentin という．象牙質の外形と歯髄腔の外形は，当初は相似的であるが，第二象牙質と第三象牙質の形成によって次第に異なったものとなる(図Ⅲ-4-10, 11)．

D. 象牙質の神経分布と知覚

象牙細管の中には，象牙芽細胞の細胞突起が入っている．これは象牙芽細胞が象牙質を形成しつつ，細胞突起を細管内に派生し，歯髄側に後退するためである．象牙芽細胞の細胞突起は，象牙前質から象牙細管内に入り，エナメル象牙境にまで達すると推測されている．しかし象牙細管内の細胞突起は加齢とともに後退し，老齢者の象牙質では歯髄付近の象牙細管にのみ存在する．

象牙質と歯髄の境界には液性物質の透過性関門が存在しない．従って歯髄内の組織液は，象牙細管内への栄養の供給源となる．歯髄の知覚性神経終末は，象牙芽細胞の細胞体あるいは象牙細管内の細胞突起にシナプス結合する．ただし知覚性神経線維の象牙質内での分

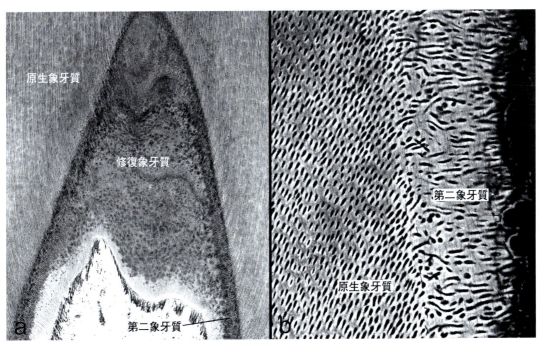

図Ⅲ-4-10　(a)切歯切縁直下の歯髄腔表層に形成された修復象牙質と第二象牙質　(b)原生象牙質に続く，第二象牙質の反射電子像　第二象牙質には象牙細管の減少と走向の変化が観察されるが，石灰化度には大きな変化がないことが分かる．第二象牙質の象牙細管の一部は，原生象牙質の象牙細管に連絡している．また第二象牙質の象牙細管壁には，管周基質が認められる．
(a HE 染色，×190；b×400)

第3編　口腔組織学

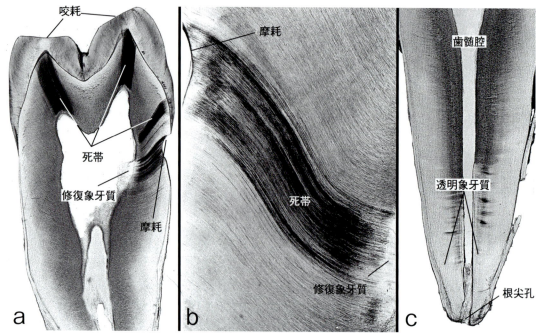

図Ⅲ-4-11　(a, b)咬頭部の咬耗および歯頸部の摩耗に一致して形成された死帯と修復象牙質　(c)根尖近くの歯根象牙質に生じた透明象牙質　（無染色研磨標本，a．c 実体顕微鏡写真；b×190）

布は，象牙前質から100～150μm程度までの象牙質内層の象牙細管内にとどまり，エナメル象牙境には達しない．つまり知覚性神経終末は，象牙芽細胞層から象牙質の内層約100～150μmの範囲に分布しているのである．

これらの事実から，象牙質・歯髄複合体における知覚刺激の受容メカニズムは次のように考えられている．

象牙質への刺激は，象牙細管がう蝕や咬耗・磨耗などの何らかの原因によって開放することに始まる．象牙細管の開放によって，象牙芽細胞が直接的に傷害を受けた場合は，象牙芽細胞の細胞死をもたらし，これが神経終末を機械的に刺激する．また象牙芽細胞が直接的に傷害を受けなくても，象牙細管の開放は，象牙細管内の組織液の①浸透圧の変化，②乾燥，あるいは③対流を引き起こす．これらの変化はそれぞれ，①甘味水や薬剤などの化学的刺激，②空気乾燥，③温熱・冷刺激などによって生じ，いずれも象牙芽細胞の形態変化や移動（特に細管内への吸引）そして

細管内組織液の流動をもたらす．これが象牙芽細胞の細胞体あるいは細胞突起にシナプス結合している神経終末を機械的に刺激し，歯髄の知覚すなわち痛覚が発現する．このような知覚刺激の受容メカニズムを，動水力学説 hydrodynamic theory という．

E．象牙質の加齢変化

象牙質には，加齢に伴ういくつかの組織変化が生じる．まず第二象牙質や第三象牙質の形成による，歯髄腔の形態の不整と容積の減少がある．これには歯髄結石の形成を伴うこともある．特に歯頸部での第三象牙質の形成は，根管孔の極端な狭窄を引き起こす．

加齢に伴って象牙細管内への石灰塩類の沈着が進むと，象牙細管は閉鎖する．この現象は，根尖部付近の象牙質に生じることが多い．象牙細管の閉鎖が一定の領域で起こると，周囲の象牙質基質と細管内部の屈折率が等しくなり，研磨標本を透過光で観察したときに透

明に見られる．これを透明象牙質 translucent dentin あるいは硬化象牙質 sclerotic dentin という．透明象牙質（硬化象牙質）には，象牙細管を通じての組織液の浸透による栄養供給はないか乏しい．また透明象牙質は周囲の象牙質と硬さが異なることもあり，しばしば歯根破折の原因となる．

咬頭頂の部分などでは，第三象牙質の形成に伴い，刺激を受けた部位の原生象牙質の細管中の細胞突起が退縮あるいは消滅し，中空性の象牙細管を生じることがある．この構造を死帯 dead tract という．死帯の象牙細管は浸透性が高いが，第三象牙質の象牙細管が死帯の象牙細管と連絡しないため，歯髄への外来刺激の浸透が遮断され，歯髄が保護される（図Ⅲ-4-11）．

到達目標

1) 原生象牙質の全体的な構造を図示し説明できる．
2) 象牙質の化学組成，石灰化度，主要な基質要素，モース硬度が説明できる．
3) 外套象牙質と髄周象牙質の位置と構造の相違が説明できる．
4) 象牙細管の走行，構造，幅径，密度が説明できる．
5) 管周基質と管間基質の違いが説明できる．
6) 象牙質の成長線の種類と成因が説明できる．
7) 象牙質のシュレーゲル条が説明できる．
8) 球間象牙質の成因，分布，構造が説明できる．
9) トームス顆粒層の成因，分布，構造が説明できる．
10) エナメル象牙境の構造が説明できる．
11) 第二象牙質の成因と構造が説明できる．
12) 第三象牙質（補綴・修復象牙質）の成因と構造が説明できる．
13) 透明象牙質（硬化象牙質）と死帯の成因と構造が説明できる．
14) 象牙質の神経分布が説明できる．
15) 象牙質の構造と神経分布をもとに，動水力学説が説明できる．
16) 象牙質の加齢変化が説明できる．

5 歯髄

A. 概説

歯髄 dental pulp は，神経堤由来の細胞を含む間葉組織である歯乳頭 dental papilla から生じる線維性結合組織であり，歯髄腔 pulp cavity を満たす．歯乳頭の最表層では，象牙芽細胞 odontoblast が分化し，象牙質が形成される（図Ⅲ-1-2）．象牙芽細胞は，未石灰化基質である象牙前質 predentin を形成し，次に象牙前質の基質が石灰化して象牙質 dentin となる．象牙質形成が進むと，歯乳頭は自らが産生した象牙質内に閉じ込められ，歯髄と呼ばれる交織性の線維性結合組織になる．

歯髄組織の線維密度は比較的疎であるが，疎性結合組織とは明らかに異なる．一般の疎性結合組織は組織・細胞の密度が低いばかりでなく，脂肪細胞やマクロファージそして弾性線維が豊富に存在するのに対し，歯髄ではその数は少ない．歯髄には，血管と神経が豊富にあるが全体としては代謝が低く，線維芽細胞は不活性な状態にあり，遊走細胞もあまり観察されない．

歯髄は根尖孔 apical foramen を除いて象牙質に囲まれ，根尖孔で歯根膜と連絡する．根尖部分には副根管 accessory canal も存在する．歯髄の最表層には象牙質形成を行う象牙芽細胞が分布し，その細胞突起を象牙質の象牙細管内に派生する．つまり象牙細管と歯髄は交通しており，歯髄は象牙質に栄養を供給するとともに，象牙質側からの刺激を受容して応答する．従って象牙質と歯髄は一体の組織として機能し，これを象牙質・歯髄複合体 dentin-pulp complex という．

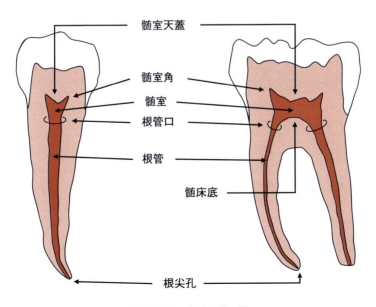

図Ⅲ-5-1 歯髄の断面図

B. 歯髄の解剖

歯髄は周囲を象牙質に囲まれ，根尖孔（または根端孔）によって歯根膜と連絡する（図Ⅲ-1-1）．歯髄を収容するスペースを歯髄腔という．歯髄あるいは歯髄腔の外形は，象牙質の外形にほぼ一致する．歯髄は形態的に，歯冠部分に存在する冠部歯髄（歯冠歯髄）coronal pulp と，歯根部分に存在する根部歯髄（歯根歯髄）radicular (root) pulp に分けられる．その境界部分を歯頸部という．冠部歯髄には，咬頭頂（臼歯の場合）または切縁（切歯の場合）の部分に一致して，歯髄が象牙質方向に長く伸びた部分がある．これを髄角 pulp horn という．乳歯では髄角の突出が特に著しいため，臨床的にこの部位の窩洞形成では，露髄に注意する必要がある．

根部歯髄を収容するスペースを根管 root canal という．冠部歯髄から根管への入り口を根管口という．また根管の先端に位置する根尖孔の径は，上顎で約 0.4 mm，下顎で約 0.3 mm である．根尖孔付近には，根管の側枝（副根管 accessory canal）もあり，これは根尖側 1/3 の部分に多い．歯髄には中央帯と辺縁帯があり，中央帯では根尖孔から侵入した動・静脈と神経線維束が，冠部歯髄に向けて上昇する．辺縁帯には，象牙芽細胞層，細胞稀薄層，細胞稠密層があり，ここに神経叢と終末毛細血管網が分布する．

歯髄および歯髄腔の外形は，加齢によって次第に狭窄し，容積が縮小する．これは後述するように，(1)第二象牙質の持続的形成，(2)修復象牙質の形成，(3)象牙質粒（歯髄結石）の形成などによる．特に歯質の磨耗が起きやすい歯頸部では，修復象牙質の形成によって根管口が狭窄し，歯内療法における根管口の明示を困難にすることがある．

C. 歯髄の組織構造

歯髄は，大部分が線維芽細胞とⅠ型およびⅢ型コラーゲンの線維を主体とする基質で占められる．線維芽細胞とコラーゲン線維の分布密度は均一で，冠部歯髄と根部歯髄とで差異を認めない．歯髄の最表層（すなわち象牙前質との境界部）には，象牙芽細胞の層が位置する（図Ⅲ-5-2）．血管と神経は，根尖孔から歯髄に出入りする．血管・神経ともに根尖孔から歯髄に入り，歯髄の長軸に沿って冠部歯髄に向かって上行する．この過程で分枝を繰り返し，終末毛細血管（有窓型毛細血管）と求心性神経終末の多くは歯髄の最表層（象牙芽細胞層）に分布する．

D. 歯髄の細胞

血管と神経を除いた歯髄の大部分に散在性に分布する細胞を，歯髄細胞 pulp cell あるいは歯髄固有細胞という（図Ⅲ-5-3）．これは線維芽細胞 fibroblast あるいは未分化間葉細胞 undifferentiated mesenchymal cell に相当する[1]．歯髄の線維芽細胞の構造と機能は，一般の線維芽細胞と変わらない．なお不活性な状態にある成熟した線維芽細胞を，線維細胞 fibrocyte ということもある．

歯髄には，最表層に象牙芽細胞層が位置する．未分化間葉細胞は，線維芽細胞のみならず象牙芽細胞にも分化し，第二象牙質や修復象牙質（第三象牙質）を形成する．象牙芽細胞は細胞体を歯髄中に置き，細胞突起を象牙前

---

[1] 昨今，幹細胞が注目されている．幹細胞は，一個の細胞が分裂の結果2種類以上の細胞系統に分化可能であると同時に，幹細胞自体も分裂可能であり（self renewal：自己複製），結果として幹細胞が絶えることなく生体内の状況に応じて分化，自己複製を調整し必要な細胞を供給している．歯髄幹細胞は骨芽細胞，軟骨細胞，象牙芽細胞，神経細胞等に分化する能力を有しているということが近年の研究で明らかにされてきた．また，歯髄バンクも設立され，歯髄幹細胞を用いた再生医療が本格化する日もそう遠くはないかもしれない．

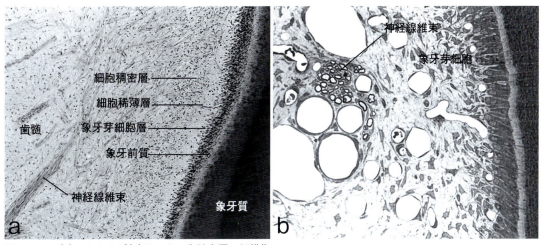

図Ⅲ-5-2　(a)ヒトおよび(b)ラットの歯髄表層の組織像
　　　　（a HE染色，×100；b トルイジンブルー染色，×300）

質と象牙質の象牙細管中に伸ばす特異な細胞である．象牙芽細胞は，径5～7μm，長さ25～40μmの細胞体を有し，象牙前質側の細胞体遠位部に接着複合体 junctional complex（第1編第1章C）を持ち，緊密な細胞層を形成する．象牙芽細胞は，細胞体の基底側（歯髄側）で，前象牙芽細胞様の歯髄細胞とギャップ結合でも連絡する．

　この他に歯髄には，生体の防御に関与する細胞が常在する．すなわち少数のマクロファージや白血球などが存在する（図Ⅲ-5-3）．白血球としては，顆粒白血球，リンパ球，形質細胞などがあるが，量的には少ない．また乳歯の歯根吸収では，破歯細胞（破骨細胞）も出現し，象牙質を歯髄側から吸収することがある．しかし通常は，歯髄内には破歯細胞は観察されない．

E．歯髄の細胞外マトリックス

　歯髄の細胞外マトリックス成分は，線維性および非線維性のマトリックスそして組織液である．線維の多くはⅠ型およびⅢ型のコラーゲン線維で，ほぼ同じ比率で存在している．これらのコラーゲン線維は歯髄細胞（線維芽細胞）によって産生される（図Ⅲ-5-3）．

　非線維性マトリックスの多くは，ヒアルロン酸やコンドロイチン硫酸などのグリコサミノグリカンと，フィブロネクチンやオステオネクチンなどの糖タンパク質から構成され，歯髄細胞を構造的に支持するほか，諸々の細胞機能の制御にも関わる．

F．象牙質・歯髄複合体

　歯髄の最表層には，象牙芽細胞が位置している．象牙芽細胞は，その長い細胞突起を象牙細管中に派生しており，少なくともその一部はエナメル象牙境あるいはセメント象牙境にまで到達すると考えられている．象牙細管内は，組織液に満たされている．象牙芽細胞は象牙質と歯髄の境界に位置し，両者の局所的な微小環境を形成するが，実際にはむしろ両者を生物学的に統合する役割を果たす．象牙芽細胞を軸とする象牙質と歯髄の機能的な構造単位を，象牙質・歯髄複合体 dentin-pulp complex という．象牙質・歯髄複合体は，①持続的刺激あるいは外来刺激に応じた象牙質形成による歯髄保護や，②知覚の受容に重要な機能を果たす．

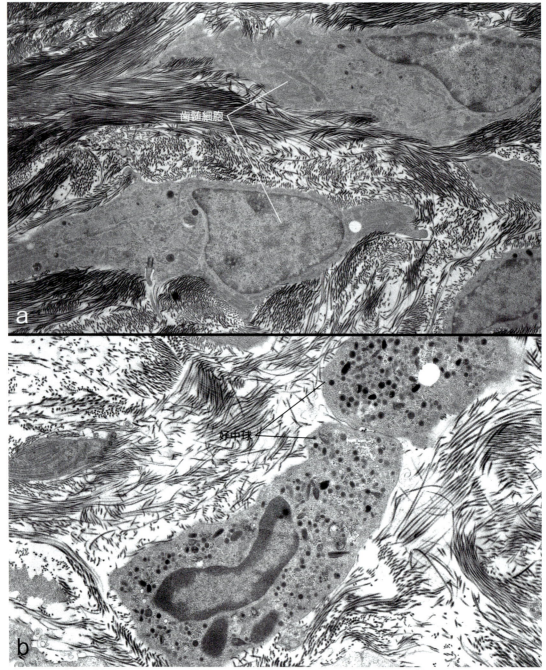

図Ⅲ-5-3 (a)歯髄細胞と,コラーゲン線維からなる歯髄マトリックス　歯髄細胞は,線維芽細胞の典型像を示す.
(b)歯髄中の顆粒白血球(好中球)　(a×7,000；b×8,700)

　象牙芽細胞層は緊密な細胞層を形成するため,原生象牙質の内側に均一な第二象牙質を形成したり,局所的な刺激に応じて修復象牙質を形成するのに都合が良い.しかし,象牙質と歯髄の境界には液性物質の透過性関門が存在しない.従って歯髄内の組織液は,象牙細管内への栄養の供給源となる.

　さらに歯髄の知覚性神経終末は,象牙芽細

胞の細胞体あるいは象牙細管内の細胞突起にシナプス結合している．ただし知覚性神経線維の象牙質内での分布は，象牙前質から象牙質の内層約100～150μmの範囲の象牙細管内にとどまり，エナメル象牙境には達しない．これらの事実から，象牙質・歯髄複合体における知覚刺激の受容メカニズムは次のように考えられる．

象牙質への刺激は，象牙細管が齲蝕や咬・磨耗などの何らかの原因によって開放することに始まる．象牙細管の開放によって，象牙芽細胞が直接的に傷害を受けた場合は，象牙芽細胞の細胞死をもたらし，これが神経終末を機械的に刺激することになる．また象牙芽細胞が直接的に傷害を受けなくても，象牙細管の開放は，象牙細管内の組織液の①浸透圧の変化，②乾燥，あるいは③対流を引き起こす．これらの変化はそれぞれ，①甘味水や薬剤などの化学的刺激，②空気乾燥，③温熱・冷刺激などによって生じ，いずれも象牙芽細胞の形態変化や移動（特に細管内への吸引）そして細管内組織液の移動を起こす．これが象牙芽細胞の細胞体あるいは象牙細管内の細胞突起にシナプス結合している神経終末を機械的に刺激し，歯髄の知覚すなわち痛覚が発現する．このような知覚刺激の受容メカニズムを，動水力学説 hydrodynamic theory という．

G. 歯髄表層の3層構造

歯髄の表層には，3層の細胞層が区別される．象牙前質に接して，第1層の象牙芽細胞層 odontoblastic layer，第2層の細胞稀薄層 cell-free zone あるいはワイル層 Weil layer，そして第3層の細胞稠密層 cell-rich zone である（図Ⅲ-5-2）．細胞稀薄層から細胞稠密層にかけては，ラシュコフの神経叢 Raschkow nerve plexus が存在する．象牙芽細胞層は，象牙芽細胞が整然と一層に配列するもので，原生象牙質，第二象牙質，第三象牙質の形成に必須の細胞層である．また象牙質からの知覚の受容はこの細胞層で行われる．象牙芽細胞層には，分化した象牙芽細胞のほかに，前象牙芽細胞が，象牙芽細胞の基底側に分布する．象牙芽細胞層に続き，細胞密度の低い約30μmの幅の層がある．これを細胞稀薄層という．細胞稀薄層に隣接して，歯髄細胞が凝集する40～50μmの細胞層があり，これを細胞稠密層という．ここには，将来象牙芽細胞に分化する未分化間葉細胞や線維芽細胞が分布する．これら3層を歯髄表層の3層構造といい，歯髄の機能上最も重要な領域となっている．3層構造のうち，細胞稀薄層と細胞稠密層は発生中の歯胚には明瞭に観察されず，成人の歯髄で区別できる．

根尖孔から歯髄に入った動脈から派生した毛細血管の多くは，細胞稠密層に達して，最も代謝活性の高い象牙芽細胞に，酸素ほかの代謝物質を供給する．またこれらの終末毛細血管は，象牙細管を介した象牙質への栄養供給にも寄与する．歯髄に入った求心性知覚性神経は，細胞稠密層付近で神経叢を形成し，そこから派生した神経終末が象牙芽細胞層に分布する．これらの神経終末は，象牙芽細胞を介する知覚を受容する．このように歯髄表層の3層構造は，象牙質形成，象牙質への栄養供給，知覚の受容などの歯髄機能に最も密接に関連する構造である．

H. 歯髄の血管分布

歯髄に分布する血管はすべて，歯根膜から根尖孔または副根管を経て歯髄内に入る．歯髄には，上・下顎ともに顎動脈の枝が分布する．すなわち後上歯槽動脈や前上歯動脈は歯槽管中を，また下顎動脈の枝は下顎孔より顎骨に入って下顎管中を下歯槽動脈として走行し，根尖部で分枝して歯髄あるいは歯根膜に分布する．

これらの血管は冠部歯髄で分枝を繰り返

し，象牙芽細胞層下に終末毛細血管網を作って，象牙芽細胞ならびに象牙質に栄養を供給する（図Ⅲ-5-4a）．象牙芽細胞層下に分布する終末毛細血管は径8～10μmの有窓型毛細血管で，象牙質形成時には象牙前質に達することもある．終末毛細血管は，続いて静脈性毛細血管となり，さらに細静脈・小静脈を経て根尖より歯根膜に出て，最終的には動脈と同名の静脈に合流する．

歯髄の血管壁の特徴は，血管の内径に対して管壁が薄いことである．つまり細動脈の管壁の構造を見ると，内膜は内皮細胞と基底膜から成り，中膜は1～3層の平滑筋層，そして外膜は少量のコラーゲン線維から成るに過ぎない．

歯髄内の血管の血流は速く，細動脈では0.3～1 mm/秒，細静脈では約0.5 mm/秒，毛細血管では約0.08 mm/秒である．このように歯髄の血管の血流が速いのは，歯髄組織の内圧が体組織のなかでも高いためである．歯髄炎などの炎症によって血管から歯髄中に血漿成分が浸出するとさらに歯髄の内圧が高まり，疼痛が著しく亢進する．歯髄内には，リンパ管および毛細リンパ管も存在する．

Ⅰ．歯髄の神経分布

歯髄には三叉神経の枝が分布する．上顎の歯の歯髄には，知覚性の上顎神経の枝である上歯槽神経の前上歯槽枝・中上歯槽枝・後上歯槽枝が分布する．また下顎には，下顎神経の枝である下歯槽神経が分布する．これらの神経線維は，血管壁に分布する自律神経を除いて知覚性の神経線維であり，その終末装置は求心性の自由神経終末となる（図Ⅲ-5-4b）．根尖孔から歯髄内に入った有髄神経線維は歯冠に向けて上行し，その過程で無髄有鞘の神経線維となって自由神経終末に終わる．

これらの神経線維は，象牙芽細胞層下の細胞稀薄層から細胞稠密層にかけてラシュコフの神経叢 Raschkow nerve plexus あるいは象牙芽細胞層下神経叢 subodontoblastic plexus を形成する．ラシュコフの神経叢から伸びた一部の神経線維は，象牙芽細胞間を貫き，象牙前質の表層に達して再び神経叢を作り，また象牙細管内にも侵入し，象牙質に分布する辺縁神経叢 marginal plexus を形成する．最終的には象牙芽細胞あるいはその細胞突起に結合する．象牙芽細胞に結合する自由神経終末は

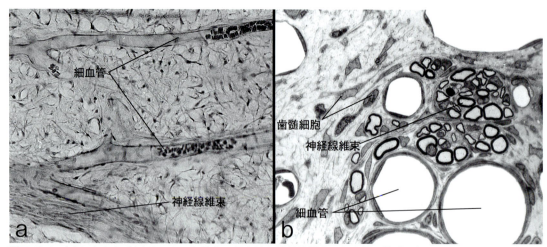

図Ⅲ-5-4　(a)ヒトおよび(b)ラットの歯髄中の細血管と神経線維束　細血管の管壁は極めて薄くほとんど内皮細胞のみからなる．(a HE染色，×380；b トルイジンブルー染色，×600)

象牙芽細胞とは化学的シナプスを形成する．自由神経終末は，髄角部分に多い．外部刺激に対する歯髄の自由神経終末の知覚反応は痛覚のみで，温熱，圧力，接触，そして化学的刺激を区別する受容器を持たない．機能的には知覚に関係する有髄神経線維は，伝導速度の速いＡδ線維とＡβ線維であり，無髄神経線維はＣ線維である．量的にはＡδ線維が最も多く，Ａβ線維が少ない．

血管壁に分布するのは交感性の無髄神経線維で，血管壁中膜の平滑筋細胞に神経終末を持ち，血管収縮を調節する．

J．歯髄の機能

歯髄にはさまざまな機能・役割がある．また歯髄の機能には，歯乳頭の機能に引き続くものもある．歯髄になる以前に，歯乳頭の細胞，特に象牙芽細胞には(1)象牙前質と象牙質の形成，(2)上皮・間葉相互作用，(3)エナメル芽細胞によるエナメル質形成の誘導などの機能がある．

歯髄の機能の第1は，象牙芽細胞による象牙質形成である．歯乳頭が歯髄となった後も，歯髄では持続的な第二象牙質の形成が行われる．また萌出直後の歯根未完成歯では，歯根の原生象牙質が象牙芽細胞によって形成される．また小児歯科治療や保存修復治療では，齲蝕などで細菌感染した乳歯や幼若永久歯の冠部歯髄を切断・除去する治療方法がある(生活歯髄切断法)．この場合，創面には歯髄細胞(特に未分化間葉細胞)から分化した象牙芽細胞によって象牙質の保護層が作られる．これを象牙質橋 dentin bridge という．象牙芽細胞による原生象牙質，第二象牙質，第三象牙質そして象牙質橋の形成は，歯髄の最も重要な機能である(図Ⅲ-5-5, 6)．

歯髄の機能の第2は，知覚性の神経線維による知覚の受容と伝導である．これらを整理すると，歯髄の機能は次のようにまとめられる．

①象牙質形成：原生象牙質，第二象牙質，第三象牙質，象牙質橋の形成．
②求心性神経終末による知覚の受容．
③象牙細管を通じての組織液の栄養供給．
④第三象牙質の形成による外来刺激からの歯の防御．
⑤マクロファージ・白血球による防御機能．

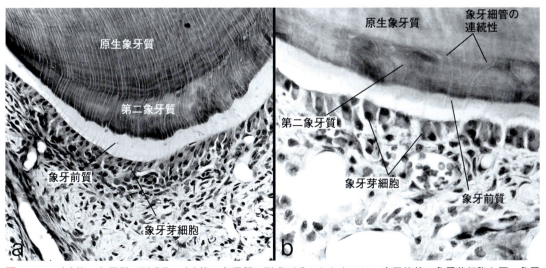

図Ⅲ-5-5　(a)第二象牙質の形成像　(b)第二象牙質の形成が盛んなときには，高円柱状の象牙芽細胞と厚い象牙前質が観察される　(HE染色, a×190；b×380)

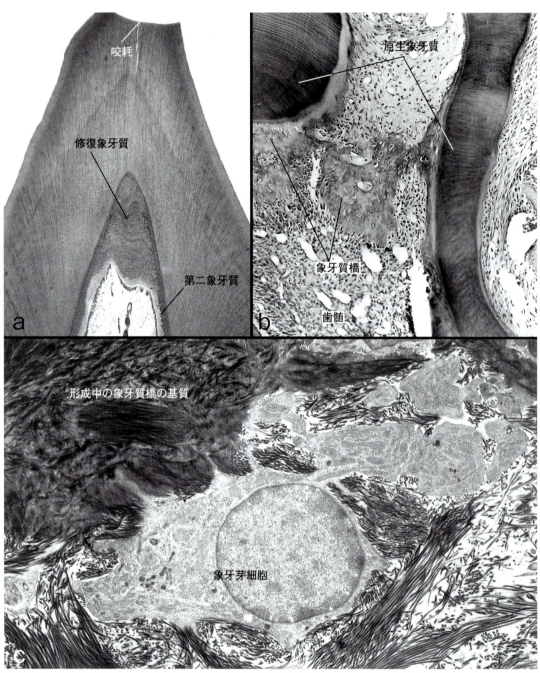

図Ⅲ-5-6 (a)切縁に咬耗を生じた原生象牙質の歯髄側に形成された修復象牙質　(b)実験的にラット臼歯の生活歯髄切断を行った後に形成された象牙質橋　(c)象牙質橋を形成する象牙芽細胞の微細構造　(a HE染色, ×45；b HE染色, ×100；c×7,500)

K．歯髄の加齢変化

　歯髄には，加齢によってさまざまな構造的・機能的変化が生じる．これは歯髄の細胞の代謝あるいは活性の変化によるもので，これを歯髄の加齢（増齢）変化という．この組織変化は，主として象牙質・歯髄複合体付近に生じる硬組織形成である．

　歯髄の加齢変化の第1は，象牙芽細胞による象牙質形成である．これには既存の象牙芽細胞による緩徐で持続的な第二象牙質形成と，歯髄細胞（未分化間葉細胞）から新たに分化した象牙芽細胞による第三象牙質（補綴象牙質あるいは修復象牙質）の急速な形成がある．歯の萌出後も象牙芽細胞の活性は持続されるため，第二象牙質の形成が歯髄全体で起こる．このため歯髄腔全体の容積が減少する．これに対し第三象牙質の形成は，齲蝕や咬耗・磨耗によって歯冠部と歯頸部で起き，局所的な歯髄腔の減少が生じる．いずれの場合でも，これらの象牙質形成によって歯髄腔の容積は徐々に減少する．特に歯頸部付近での第二象牙質と第三象牙質の形成は，根管口の狭窄を招く原因となる．歯髄の加齢変化の第2は，歯髄結石 pulp stone あるいは象牙質粒 denticle の形成である．象牙質粒には，象牙質組織からなる真性象牙質粒 true denticle と，骨様組織からなる仮性象牙質粒 false denticle がある．これらの象牙質粒は歯髄の中央部分に形成されることもあるが，既存の象牙質壁に接して形成されることが多い．

　歯髄の加齢変化の第3は，病的な退行性変化で，歯髄組織全体に生じる瀰漫性の石灰化（石灰変性）である．これは歯髄中の血管壁やコラーゲン線維上に，リン酸カルシウムの結晶が沈着するもので，根管内に生じることが多い．石灰変性によって，歯髄は循環障害をきたすことがある．

　歯髄の加齢変化の第4は，歯髄細胞の網様萎縮と細胞数の減少に伴う，歯髄組織全体の線維化である．これは歯髄腔容積の減少や石灰変性にも関連する．加齢によって線維芽細胞の活性は低下し，コラーゲン線維の合成能と吸収能が低下する．このためコラーゲン線維の新生や改造が起きず，歯髄全体が線維化する．

到達目標

1）歯髄の細胞成分と細胞外マトリックスが説明できる．
2）正常歯髄に見られる細胞の種類と機能が説明できる．
3）歯髄で最も豊富な細胞が説明できる．
4）歯髄表層の3層構造の組織学的な特徴と機能が説明できる．
5）象牙芽細胞の構造と接着複合体が説明できる．
6）歯髄の血管の構造と機能の特性が説明できる．
7）歯髄の神経終末の分布が説明できる．
8）歯髄の主要な機能が説明できる．
9）動水力学説をもとに知覚発生のメカニズムが説明できる．
10）象牙質粒のタイプが説明できる．
11）歯髄の加齢変化が説明できる．

6 セメント質

A. 歯周組織の概説

歯周組織 periodontal tissue, periodontium は，歯を顎骨に固定する支持機能を果たす．歯周組織には，歯肉，歯根膜，固有歯槽骨およびセメント質が含まれる（図Ⅲ-6-1）．発生学的には，歯根膜，固有歯槽骨，セメント質が歯小囊に由来し，歯肉の粘膜固有層の一部のみが歯小囊に由来する．固有歯槽骨とセメント質は石灰化した組織である．このように歯周組織という用語は多分に臨床歯学に基づくもので，組織学的には厳密に定義できない．歯周組織という臨床的な概念は，①歯を顎骨に植立（歯の支持）させ，歯列を維持するには4種の歯周組織のいずれもが不可欠なこと，②歯の萌出運動，生理的移動，矯正治療に伴う移動に関わること，③歯の喪失によって歯周組織が消失すること，そして④歯周組織を破壊する歯周病に罹患した場合にはすべての歯周組織が同一の炎症に陥ることになる．

すなわち歯周組織は生物学的な機能単位を意味し，次のような役割がある．

(1) 歯と顎骨の線維性結合

歯が顎骨中の歯槽窩に位置することによって，歯槽骨の存在が成立する．なぜなら，歯槽骨は歯槽を構成するのみならず，歯を直接支持するシャーピー線維を含む組織だからである．この線維性結合は，歯槽骨，歯根膜，およびセメント質があることによって成立する．また歯根膜の主線維は，歯周組織に加わ

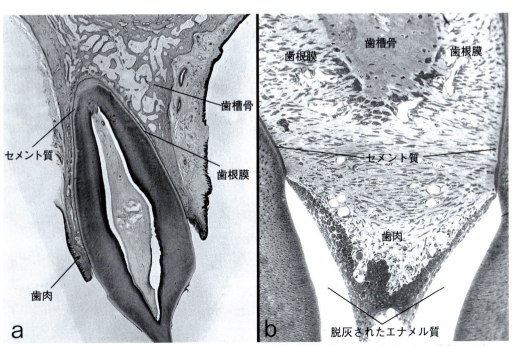

図Ⅲ-6-1 上顎切歯の歯周組織の4要素．(a HE染色標本の実体顕微鏡写真；b トルイジンブルー染色，×100)

る咬合圧を緩衝する．
(2) セメント質と固有歯槽骨の恒常性の維持

　これは結果的に，歯と歯槽骨の位置関係を維持することを意味する．歯根膜の幅は部位によって一定であるが，これは歯根膜中の細胞がセメント質や固有歯槽骨の代謝を担うからである．

(3) 防御

　マクロファージ(大食細胞)や好中球による異物の処理，形質細胞やリンパ球による抗体産生，細胞外マトリックス中のヒアルロン酸の粘性による細菌の侵入・拡散の阻害が行われる．

(4) 修復

　炎症，外傷後の瘢痕形成や線維性被膜の形成，骨折や抜歯後の骨・軟骨の形成が行われる．

(5) 知覚の受容

　自由神経終末や被覆性神経終末による触・圧覚の受容が行われる．

B．セメント質の概説

　セメント質 cementum は解剖学的な歯根を覆う石灰化した組織で，歯小囊に由来する．セメント質の物理・化学的性質および構造は，緻密骨に類似する．しかし血管と神経を含まず，そのため骨と異なる点は，組織改造や吸収などの代謝が低いことである．

　セメント質は，コラーゲン線維束(シャーピー線維 Sharpey fiber)によって歯根膜と歯槽骨に結合し，歯の支持機能を果たす．セメント質の役割の第1は，これらのコラーゲン線維の付着・結合の場を提供することである．

　セメント質は，細胞と細胞外基質(細胞外マトリックス)から構成される．細胞外マトリックスは，線維成分(Ⅰ型コラーゲン線維およびオキシタラン線維)，非線維性の成分と無機結晶からなる．セメント質の化学組成は，無機質が体積比で45〜50％を占め，有機質と水分が35〜50％を占める．重量比では，無機質が63％，有機質が23％，水分が12％となる．無機質は結晶化したハイドロキシアパタイトとして存在する．セメント質の色調は，黄白色で光沢はない．

　セメント質の結晶構造は，骨や象牙質のものと同様であるが，組織の硬さは象牙質よりやや柔らかい(モース Mohs 硬度：4〜5°)．有機質の80〜90％はⅠ型コラーゲンであり，他にオキシタラン線維や少量の糖タンパク質が含まれる[1]．非コラーゲン性タンパクとしては，フィブロネクチン，オステオポンチン，骨シアロタンパクなどがあり骨基質の組成に近い．セメント質の無機質には，他の硬組織よりも多量のフッ素(F^-)が検出される．フッ素濃度は特に表層で高く，0.5〜0.6％に達する．これは飲料水や口腔内の唾液，血液などからフッ素を摂取しやすいことと，セメント質自身の構造的な多孔性による．

C．セメント質形成

　歯胚の発生過程において，エナメル器のヘルトヴィッヒ上皮鞘が，歯根象牙質の形成を誘導する．歯根象牙質の形成が開始すると，ヘルトヴィッヒ上皮鞘は断裂・崩壊し，歯小囊中に遊離する．このため歯小囊の細胞が露出した象牙質に接し，歯小囊中の未分化間葉細胞はセメント芽細胞 cementoblast に分化する(図Ⅲ-6-2)．セメント質形成 cementogenesis には3種の細胞が関与する．セメント芽細胞，セメント細胞 cementocyte，そして歯根膜の線維芽細胞 fibroblast である．

　セメント芽細胞は，直径10μm程度のタ

---

[1] オキシタラン線維の一部は確かにセメント質表層に嵌入しているが，通常はこの線維をセメント質の構成成分とは考えない．

ンパク分泌型の細胞で，微細構造的には骨芽細胞に類似する．セメント芽細胞の細胞質には，豊富な粗面小胞体，発達したゴルジ装置，分泌顆粒，ミトコンドリアなどが存在する．ただし休止期のセメント芽細胞は扁平化し，細胞小器官も減少する．セメント芽細胞は，象牙質上にセメント基質を分泌し，その石灰化を誘導する．セメント質形成は骨形成に類似し，まず径3〜8μmの未石灰化基質の層（セメント前質 precementum または類セメント質 cementoid）が産生される．セメント前質は，主としてコラーゲン線維から構成される．セメント前質がコラーゲン性石灰化を起こすと，セメント質となる．セメント質には，基質小胞性石灰化が起きている可能性もある．セメント芽細胞が産生するコラーゲン線維は，セメント質表面に平行に配列し，セメント基質の層板を形成する．このセメント芽細胞由来のコラーゲン線維を，セメント質の固有線維という．

一方，歯根膜線維芽細胞は，セメント質表面とほぼ直交するようにセメント質シャーピー線維を産生する．このコラーゲン線維束はセメント基質に埋入されるが，石灰化は線維束の周辺部でのみ起き，セメント質シャーピー線維の内部は石灰化していない．セメント質シャーピー線維には，セメント質（あるいは歯根そのもの）を歯根膜に結合する機能がある．このセメント質シャーピー線維を，セメント質の非固有線維，または，外来線維という（図Ⅲ-6-2, 3）．

セメント質形成は，歯頸部から根尖側に向けて厚みを増しながら進行する．セメント質は，歯の萌出中はゆっくりと形成されるため，セメント芽細胞はセメント質を分泌しつつ歯根膜側に後退する．従ってセメント質中に，セメント芽細胞は含まれない．このようなセメント質を，原生セメント質（第一セメント質）primary cementum または無細胞セメント質 acellular cementum という（図Ⅲ-6-2b）．従っ

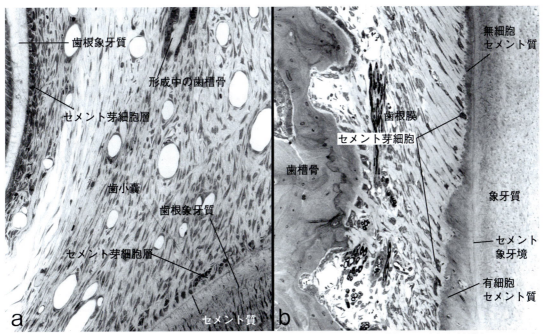

図Ⅲ-6-2 (a)鐘状期後期の歯胚における歯小嚢からのセメント質形成　上方の歯胚では歯根象牙質上にセメント芽細胞が配列し，下方の歯胚では象牙質上に一層の無細胞セメント質が形成されている．(b)完成した歯のセメント質上のセメント芽細胞の分布　（トルイジンブルー染色, ×180）

て原生セメント質は，歯根象牙質の全表面に均一に分布する．

しかし歯が萌出し，咬合機能を営むようになると，根尖部を中心としたセメント質形成が急速に進み，セメント芽細胞は分泌したセメント質中に埋入されるようになる．このようなセメント質を，第二セメント質 secondary cementum または有細胞セメント質

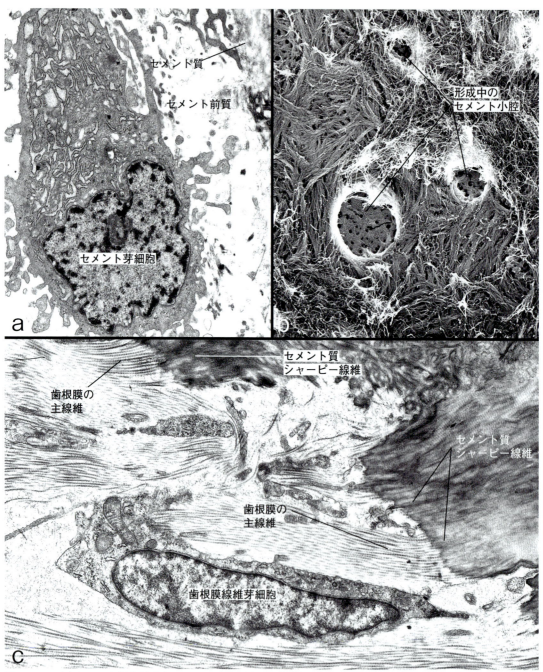

図Ⅲ-6-3 （a）セメント質を形成するセメント芽細胞と（b）形成中のセメント質表面　形成中のセメント小腔と，その周囲を接線方向に囲む基質線維の束が観察される．（c）セメント質シャーピー線維とそれに連続する歯根膜主線維　（a×8,000；b×1,200；c×10,000）

（細胞セメント質）cellular cementum という（図Ⅲ-6-2b）．また急速なセメント質形成の過程で，基質中に埋入した細胞をセメント細胞という．有細胞セメント質の基質には，固有線維と非固有線維（シャーピー線維）が混在する．有細胞セメント質は，根尖側 1/3〜1/2 の歯根象牙質表面に分布する．

D．セメント質の分布と分類

セメント質は，解剖学的な歯根象牙質の全表面を覆う．セメント質の範囲は，上方はセメントエナメル境 cementoenamel junction で境され，内方はセメント象牙境 dentinocementum junction で境される．セメント質の厚さは，最も薄いセメントエナメル境で 20〜50 μm 程度，また最も厚い根尖部分で 150〜200 μm である（11〜20 歳）．加齢によってセメント質は肥厚するため，70 歳代では根尖部のセメント質の厚さは若年者の 3 倍にもなる．歯頸部でのエナメル質とセメント質の会合，すなわちセメントエナメル境の形態には 3 つのパターンがある（図Ⅲ-6-4）．ただし，1 本の歯にこれらが混在することもある．

① セメント質がエナメル質の歯頸端に重なる．これは歯の発生中に，歯頸端のエナメル上皮が何らかの原因でエナメル質上から剥離し，歯小囊の結合組織が，直接エナメル質に接したため，セメント質が歯頸端のエナメル質を覆うものである．全体の約 60％がこのタイプで，最も多い例である．セメント質がエナメル質を大きく覆ったものを，セメント小舌という．このようなセメント質の過形成を，外セメント症 excementosis という．歯頸端のエナメル質表面には，セメント質様の石灰化組織（無線維性セメント質 afibrillar cementum）が形成されることもある．
② セメント質がエナメル質の歯頸端と明瞭な線で接する．これは一般的な解釈どおりの歯の組織の発生過程を反映するもので，全体の約 30％がこのタイプである．
③ セメント質とエナメル質が接することはなく，象牙質が歯根膜に露出する．これは象牙質上からのヘルトヴィッヒ上皮鞘の剥離が遅延したために，その部分にセメント質が添加されずに生じたものである．全体の約 10％がこのタイプで，最も少ない例である．

セメント象牙境では，セメント質と象牙

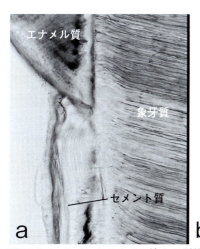
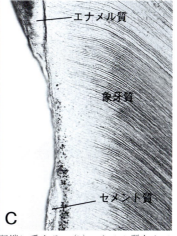

図Ⅲ-6-4　セメントエナメル境の 3 形態　(a)セメント質がエナメル質の歯頸端に重なる．(b)エナメル質とセメント質が明瞭な線で会合する．(c)エナメル質とセメント質が会合しない．
（無染色研磨標本，a-c×100）

質のコラーゲン線維は対向する面で複雑に交錯し，互いに強固に結合する．セメント象牙境 cement-dentin junction のセメント質と象牙質の間には，中間セメント質 intermediate cementum という高度に石灰化した層が介在することがある．中間セメント質は，象牙質のトームス顆粒層と原生セメント質の間に出現することが多く，コラーゲン線維や細胞成分を含まない均質無構造な組織である．中間セメント質の本質はまだ十分に解明されていないが，ヘルトヴィッヒ上皮鞘によって産生された上皮性の石灰化基質の可能性がある．

セメント質には，2つの種類がある．無細胞セメント質（原生セメント質または第一セメント質）と有細胞セメント質（第二セメント質）である（図Ⅲ-6-5）．

無細胞セメント質は，セメント質中に細胞を含まないもので，歯根象牙質の全体を薄く覆うように分布する．ただし根尖側 1/3 では，欠如する例もある．無細胞セメント質では，成長線が不明瞭である．歯頸部でエナメル質を覆うセメント質には，コラーゲン線維もセメント細胞も含まれないので，無線維性セメント質 afibrillar cementum と呼ばれる[2]．これに対し有細胞セメント質は，セメント質中にセメント細胞を含有するもので，主に根尖側 1/3〜1/2 の象牙質上に分布する．加齢や非機能歯におけるセメント質の肥厚は，有細胞セメント質の増生によるもので，成長線も明瞭に観察される．加齢によるセメント質の肥厚は，歯頸部や歯根中央部で顕著である．また非機能歯でのセメント質の肥厚は，根尖側で顕著である．セメント質の肥厚は埋伏歯でも起こるため，加齢変化の一つと考えられる．

E．セメント質の構造

有細胞セメント質の構造は，血管と神経を欠くこと以外は緻密骨と類似性がある．基質中にはセメント小腔 cement lacuna があり，内部にセメント細胞が存在する．セメント小腔からは多くのセメント細管 cement canaliculi

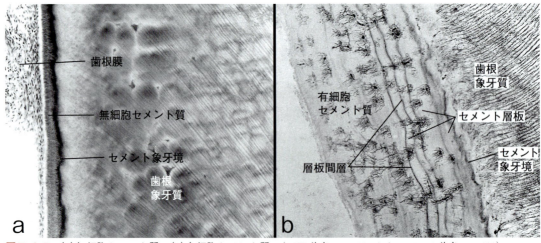

図Ⅲ-6-5 (a)無細胞セメント質 (b)有細胞セメント質 (a HE 染色，×100；b シュモール染色，×100)

---

2) セメント質は無細胞セメント質と有細胞セメント質に分類されるが，実は歯根象牙質と無細胞セメント質のあいだに無線維性セメント質(afibrillar cementum)が存在する．これは上皮細胞由来の基質と歯小囊細胞由来の基質の両者からなると考えられている．エナメルタンパクに対する抗体を用いた免疫染色では，エナメルタンパクがこの部位に存在することが示されている（J. Periodontal Res. 4：28-40, 1989）．近年，エナメルタンパクにセメント質誘導能があることが示された．現在使用されているエムドゲイン®はエナメルタンパク複合体であり，歯周組織再生の効果を期待して開発された．

が派生し，その内部にセメント細胞の突起を入れる(図Ⅲ-6-6)．このセメント細胞の突起は，隣接するセメント細胞の突起とギャップ結合によって結合する．この細胞間結合は，セメント芽細胞とセメント細胞との間にもあり，立体的な細胞性網工を形成する．セメント細胞の突起は，全体としては歯根膜側を向き，歯根膜からの栄養の浸透・拡散の方向に一致している．セメント細胞の細胞内構造は，表層のものほど良く発達し，リボゾーム，粗面小胞体，ゴルジ装置，ミトコンドリアに富んだタンパク分泌型の細胞像を呈する．深層のセメント細胞には，変性壊死の傾向が見られる．これは骨細胞の場合と同様の所見である．

セメント質の成長線は不規則だが周期的に形成される．この成長線は高石灰化領域の基質で，基質中にコラーゲン線維の分布が比較的少なく，セメント芽細胞による基質形成の休止期に相当するとみられる．高石灰化領域に相当する成長線と成長線の間には，線維成分が豊富でやや石灰化の低いセメント層板がある．有細胞セメント質では，セメント層板と層板間層が交互に出現する(図Ⅲ-6-5b)．無機質の含有量が多い層板間層は，脱灰切片の染色標本でヘマトキシリンに濃染する成長線に一致する．ハイドロキシアパタイトの沈着による基質の石灰化は，添加性および層板状に起き，これが高石灰化部と低石灰化のセメント層板とが交互に出現する原因となる．

セメント質の基質を構成する主なコラーゲン線維を基質線維(固有線維)という．この基質線維はセメント芽細胞によって産生され，セメント質表面と平行に配列する．この基質線維は，セメント小腔やセメント細管の周囲を同心円状に囲むように分布する．基質線維はセメント質シャーピー線維の走行と直交し，セメント質シャーピー線維をセメント質に固定する役割がある．セメント質シャーピー線維は，歯根膜線維芽細胞によって形成されるコラーゲン線維束である．セメント質シャーピー線維はセメント表面に直交するように配列し，セメント質表層の基質中に埋入される．各線維の直径は3～6μmである．セメント質の増生とともに，セメント質には新たなセメント質シャーピー線維が形成され，常に機能的な歯の支持が確保される．セメント質シャーピー線維は，歯根膜主線維に連続し，交錯している(図Ⅲ-6-3c)．

F．セメント質の機能

セメント質の機能の第1は，歯根を歯槽骨に結合するコラーゲン線維に付着の場を提供し，歯を歯槽内に固定することにある．萌出した歯は，加齢に伴って歯冠のエナメル質・象牙質が咬耗・磨耗する．従ってこの磨耗を代償するように，有細胞セメント質が根尖部で徐々に肥厚し，新たな線維の付着の場を提供する．従ってセメント質形成は，歯の萌出後も持続的かつ緩やかに進行する．これが根尖部でセメント質が肥厚する原因となる．

セメント質の機能の第2は，セメント質シャーピー線維の形成に伴う歯の萌出運動の補助・促進である．歯の萌出が始まる時には，まだ歯根形成は完了していない．従って歯根形成中のセメント質形成が進行すると，セメント質シャーピー線維の産生による歯根と歯槽骨の結合の場が広がる．これによって，歯の持続的な萌出運動が促進される．また萌出した歯と対合歯の咬合関係が始まってからも，歯冠の咬耗によって損耗した容積を歯根の成長によって代償し，相対的な咬合関係と咬合高径が維持される．

セメント質の機能の第3は，セメント質自身および歯根の修復である．セメント質は血管・神経を欠くため，骨のような恒常的な改造がない．しかしセメント質は，歯根膜という極めて代謝活性の高い組織に囲まれている．このため歯根破折や歯根吸収などの実質

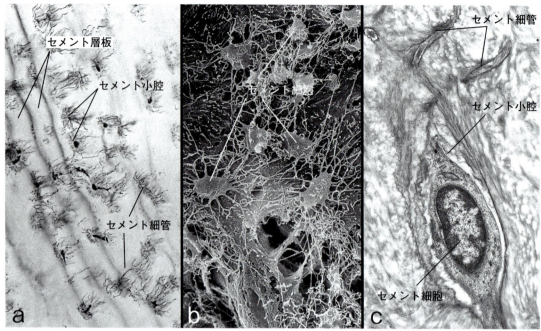

図Ⅲ-6-6 (a)セメント小腔とセメント細管の光顕像 セメント細管は歯根膜側（この標本では右側）を向く．(b)塩酸コラゲナーゼ法でセメント基質を消化し，セメント細胞を剖出した走査電顕像 セメント細胞の背景は象牙質表面．セメント細胞の突起の派生状態がよく観察される．(c)セメント小腔中のセメント細胞と，その細胞突起を含むセメント細管の透過電顕像
(a シュモール染色，×190；b×1,600；c×8,700)

欠損が生じると，破折部位や吸収窩上に有細胞セメント質が添加され，歯根表面が形態的に回復する．歯根表面にセメント質が添加されるということは，セメント質シャーピー線維の歯根表層への付着・結合を可能にし，歯を支持する場を提供することを意味する．

G. セメント質の代謝異常と加齢変化

セメント質は血管を含まないため代謝が低い．このため矯正治療における圧迫刺激を歯周組織が受けても，歯槽骨側の組織が循環障害のため容易に変性して吸収されるのに対し，セメント質側は吸収を受けることが少ない．乳歯の生理的な歯根吸収を除くと，歯根破折などの外傷や外傷性咬合による荷重負担によって，セメント質の吸収が生じる．吸収の休止期になると，欠損した部分は主として有細胞セメント質の形成によって修復される．歯根吸収が軽度の場合は，本来の歯根外形が再現される．これを形態的修復という．一方，歯根吸収が著しい場合は歯根外形が再現されないので歯根吸収の部位に対応して歯槽骨形成が行われる．このため歯槽骨・歯根膜・セメント質の相対的な位置関係が回復し，機能的な修復が行われる．これを機能的修復という．いずれの場合も，有細胞セメント質による吸収窩の補填は，セメント質シャーピー線維の再生を伴い，歯の機能的支持が回復される．

これに対しセメント質の肥厚は，非機能歯や加齢に伴って起こる．これをセメント質増殖症 hypercementosis（セメント質肥大 cementum hypertrophy あるいはセメント質過形成 cementum hyperplasia）という．これはセ

メント質の過剰形成とセメント質シャーピー線維の減少を特徴とする．セメント質の肥厚は，歯根全体に生じる場合と局所的に生じる場合がある．また加齢に伴い，セメント質の内部あるいは表面にセメント粒 cementicle という石灰化物が現われることがある．セメント粒はセメント質の損傷や過形成に伴って生じ，遊離性，付着性，埋伏性の3種類に分けられる．これもセメント質の過形成（外セメント症）の例である．セメント質は加齢に伴って肥厚するが，その厚さは年齢や個体による変動が激しい．従って瀰漫性あるいは歯根全体に及ぶセメント質の増殖は，必ずしも病的な状態とは見做されない．歯冠のエナメル質と象牙質は咬耗・磨耗によって損耗するが，セメント質の肥厚はこの損耗を代償し，結果的に歯の長軸的な長さと咬合高径を一定に維持する．

到達目標

1) セメント質の細胞外マトリックスの生化学的特性，組織学的特性，モース硬度が説明できる．
2) セメント質の部位による厚さの違いが説明できる．
3) 有細胞セメント質と無細胞セメント質の分布を図示し，組織構造の違いが説明できる．
4) セメント質と骨の類似点と相違点が説明できる．
5) セメント質シャーピー線維の構造と機能，基質線維の配列と産生細胞が説明できる．
6) セメント質の形成過程と成長線が説明できる．
7) セメントエナメル境の分類と構造，出現頻度が説明できる．
8) セメント象牙境の構造と中間セメント質が説明できる．
9) セメント質の肥厚と吸収の原因が説明できる．
10) セメント小舌，外セメント症，セメント質増殖症が説明できる．
11) セメント粒の構造と種類が説明できる．
12) セメント質の加齢変化が説明できる．

7 歯根膜

A. 概説

　歯根膜 periodontal membrane（歯周靭帯 periodontal ligament）は歯小嚢由来の細胞によって形成され，歯槽骨と歯根の間の歯根膜腔 periodontal space を満たす密性結合組織である．歯根膜は，歯周組織 periodontium の一つで，細胞成分にも富み，線維成分の主体はⅠ型コラーゲンからなるコラーゲン線維束で，これをとくに歯根膜の主線維 principal fiber とよぶ．歯根膜主線維の両端はセメント質および歯槽骨に埋入されているため，歯根膜はセメント質と歯槽骨を強力に結合する．セメント質と歯槽骨に埋入された歯根膜主線維はシャーピー線維 Sharpey fiber とよばれる．つまり，歯根膜は歯根を歯槽中に懸垂する靭帯として機能している（図Ⅲ-7-1）．歯根膜では常に古い線維から新しい線維への更新が行われ，咬合圧に対する緩衝能が維持されている．

　歯根膜には骨膜としての機能もあるので，束状骨側には骨膜がみられない．骨膜は典型的には内外2層からなり，骨芽細胞層とその前駆細胞などが内層を，血管を含む線維性結合組織が外層を構成している．外層の線維成分は骨表面と平行に配列するが，その一部は90度方向を変えて歯槽骨シャーピー線維として骨基質中に侵入する．歯根膜では，これと対照的に，骨芽細胞層の外側の線維成分は，骨表面に平行ではなく骨面からセメント質面に向かう歯根膜主線維として存在する．つまり，背中合わせの位置関係になる骨側の線維

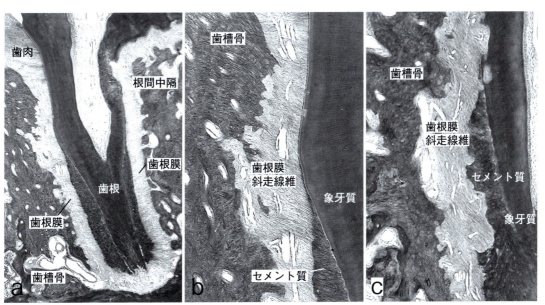

図Ⅲ-7-1　(a)臼歯近心根の歯根膜の全体像　(b)セメント質表面は平滑で並走する規則的な斜走線維　比較的若い動物の歯根膜である．(c)歯根象牙質およびセメント質表面にみられる深い吸収窩と部分的なセメント質肥厚　老齢化した動物の歯根膜である．（トルイジンブルー染色，a×40；bc×90）

層とセメント質側の線維層が，それぞれの硬組織を覆うのでなく，互いを結びつけるように配列したものが歯根膜であるといえる．

歯が歯槽中に植立するには，歯根，歯槽骨，そして歯根膜の3者が一つの機能的単位として働くことが必要である．歯根膜の特殊性は，密性結合組織でありながら細胞成分が稠密で，しかも脈管系にも富むことにある．細胞成分は，線維芽細胞，セメント芽細胞，骨芽細胞に加えて，上皮細胞や種々の免疫担当細胞なども出現して実に多様である．これらの細胞の機能によって，歯根膜は，歯槽骨およびセメント質の代謝と恒常性の維持という役割を果たしている．歯根膜の機能をまとめると次のようになる．

①歯の支持と保護：
　歯根膜主線維が歯根（セメント質）と歯槽骨（束状骨）を結ぶことによって，歯が顎骨に支持される．主線維による歯と顎骨の結合は，骨性結合とは異なって一定範囲内での可動性が保障されるため，神経性の圧受容機構と相まって咬合圧が緩衝され，歯の保護に寄与している．

②歯周組織の恒常性維持：
　生理的な歯の近心移動，矯正治療における歯の移動，あるいは歯の萌出に際しても，歯槽骨とセメント質の形成・吸収によって，歯根膜の幅は一定に保持され，歯と歯槽骨の相対的な位置関係が維持される．歯根膜は代謝活性が高い組織であり，線維や細胞成分の補充・更新のサイクルが速い．この特徴は外傷などの修復にも役だっている．

③栄養の供給：
　歯根膜に分布する血管は，骨芽細胞やセメント芽細胞を含む歯根膜の諸細胞を栄養するだけでなく，セメント質（セメント細胞）をも栄養している．但し，血管の分布はセメント質側よりも歯槽骨側で密である．

④感覚の受容：
　歯根膜に分布する知覚性の神経終末は，圧覚や痛覚を受容する．これは咀嚼にともなう咬合圧の緩衝や歯周組織での感染防御においても役立っている．

B．歯根膜の構造

　歯根膜は，セメント質と歯槽骨との間を満たす薄い密性結合組織である．歯根膜は，血管孔を介して歯槽骨（海綿骨）の骨髄と，また，根尖孔を経て歯髄と連絡する．歯根膜の厚さは平均で0.20～0.35mmであるが，歯頸部では300～400μm，歯根中央部では約150μm，根尖部では約200μmである．つまり，歯根中央部が歯の傾斜の際の支点になる．

　歯根膜の厚さは，前歯より臼歯で，乳歯より永久歯で厚い傾向がある．また，対合歯を失った非機能歯では薄く，咬合圧の負担が増す場合は厚くなる．さらに，加齢に伴って厚さは薄くなる傾向にある．

　歯根膜の主体は，並走する多数のコラーゲン性の主線維とこれらの線維間に分布する豊富な線維芽細胞である．この中に血管と神経線維束が通過する経路があり，これを脈（血）管神経隙 interstitial space という（図Ⅲ-7-2）．脈管神経隙は，組織空隙が存在するのではなく，主線維が密な歯根膜主要部分よりも線維成分が疎であるため，動静脈，毛細血管，リンパ管あるいは神経線維束などがもっぱら通過している部分である．脈管神経隙には，コラーゲン線維もさほど密ではないが存在し，弾性系線維に属するマイクロフィブリル束もみられる．歯根膜に分布する脈管や神経には歯槽の骨壁を経由するものがあるため，脈管神経隙はセメント質側よりも歯槽骨側で太く幅広い傾向がある．

　感覚受容を担う終末部を形成する神経は，歯槽骨側からセメント質側に向かい，脈管神経隙外へ出て主線維間にも分布する．また，咬合圧等で歯が押された場合，脈管神経隙内の血管を流れる血液は，歯根膜外とくに歯槽

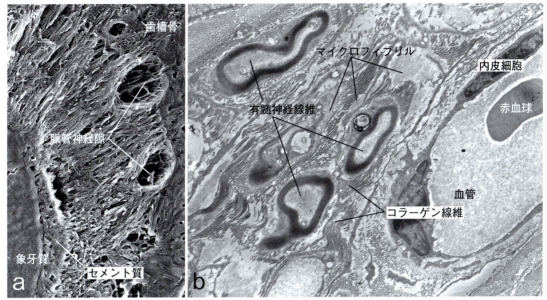

図Ⅲ-7-2 (a)歯根膜の走査電顕像 主線維の走行や歯根膜中の脈管神経隙の位置に注目すること．(b)脈管神経隙内部の組織構成を示す透過電顕像 （a×260；b×4,500）

壁外周の骨内の血管へ押し出されるが，こうした血流の一次的な逃げとその後の戻りは歯根膜のクッションとしても働いている．

C. 歯根膜の血管と神経の分布

　上顎の歯根膜では上歯槽動脈，眼窩下動脈，大口蓋動脈，顔面動脈の枝が分布する．一方で，下顎の歯根膜には下歯槽動脈，舌動脈の舌下枝，頰動脈，下唇動脈，咬筋動脈，オトガイ動脈の枝が分布する．これらの血管の枝の多くは，径約100μm以下の細動脈から派生したもので，歯槽骨内を経て歯根膜内に至るものが多い．しかし，歯根膜を中心に考えれば，歯根膜への血管供給には次の3つの経路がある．
①根尖部から歯根膜中を歯肉に向けて歯軸方向に走行する血管（歯周動脈）．
②歯槽骨の槽間中隔および根間中隔の骨髄に始まり，血管孔を経て歯根膜に入る血管（歯槽間動脈や根間動脈の枝）．
③歯槽頂上の粘膜内を経過し，歯肉から歯根膜に侵入する血管（骨膜上動脈の枝）．

　歯根膜の静脈は必ずしも動脈に随伴せず，歯軸方向に走行する．これらの静脈は互いに吻合し，槽間中隔で大きな静脈となり，根尖側に向かって顎骨骨髄内の静脈に合流する．なお，歯根膜の毛細血管の少なくとも一部は，有窓性毛細血管である．

　歯根膜には，上歯槽神経および下歯槽神経の枝が感覚神経として，また，血管運動性の交感性線維が自律神経として分布する．上顎では，三叉神経第2枝の上顎神経に由来する前・中・後上歯槽神経の枝が形成する上歯神経叢の枝が，上顎歯の歯根膜に分布している．下顎では，三叉神経第3枝の下顎神経に由来する下歯槽神経が形成する下歯神経叢の枝が，下顎歯の歯根膜に分布している．歯根膜には2カ所から神経線維が入る．その1つは根尖孔付近から歯根膜に入る歯枝で，歯根膜を経過して歯肉に至る．もう1つは槽間中隔および根間中隔から歯根膜に入り，歯頸部および根尖方向に向かう歯枝である．これらの神経線維は，歯根膜内においても神経叢を形

成し，神経線維は血管に随伴するように走行し，分枝をして神経終末となる．有髄・無髄神経線維の感覚性終末部には，痛覚を受容する侵害性受容器としての自由神経終末や，触圧覚を受容するルフィニ小体様の被覆性神経終末が存在する．また，歯根膜中の交感性神経終末は血管壁平滑筋を支配している（図Ⅲ-7-2）．

D．歯根膜の細胞

歯根膜にはさまざまな細胞が存在するが，ここでは5種類の細胞をとりあげる．

1．線維芽細胞（歯根膜細胞）
－歯根膜線維の代謝に関わる細胞－

線維芽細胞 fibroblast は，歯根膜で最も多く存在する細胞である（図Ⅲ-7-3）．このため，線維芽細胞およびこれと形態的に区別できない歯根膜中の未分化間葉細胞などを含めて，歯根膜細胞と表現することも多い．線維芽細胞は，歯根膜主線維を構成するⅠ型コラーゲンを合成・分泌するとともに，線維の分解をも行い，歯根膜主線維の代謝全般を担っている．また，線維芽細胞が示す収縮性は歯の萌出にも関係するとされる．

歯根膜線維芽細胞は，偏位した類円形の核をもつ紡錘形もしくは長楕円形の細胞であり，歯根膜主線維の代謝は基本的にこの細胞が担っている．このことは，骨代謝が骨芽細胞，破骨細胞，骨細胞という3種の細胞が担うことと対照的である．こうした違いを反映して，歯根膜線維芽細胞には，活性期と不活性期とがある．また，歯根膜線維芽細胞はコラーゲン線維をはじめとするマトリックス成分の合成・分泌を行うだけでなく，その分解や貪食・消化も行っている．すなわち，骨代謝における骨芽細胞，破骨細胞，骨細胞の役割に相当する機能を歯根膜線維芽細胞がすべて担っていることになる．

不活性期の歯根膜線維芽細胞は，何らかの化学的・機械的刺激を受けると活性化され，マトリックス合成能が亢進する．このとき，タンパク合成系の細胞小器官の発達によっ

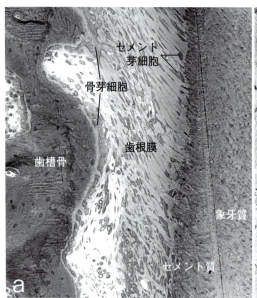
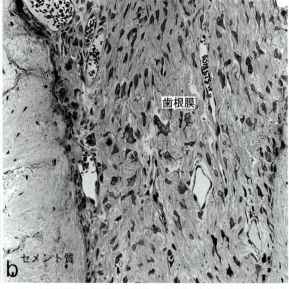

図Ⅲ-7-3 （a）歯根膜矢状断面における線維芽細胞，セメント芽細胞および骨芽細胞の配列．（b）歯根表面接線方向の切片でみられた線維芽細胞の配列 （トルイジンブルー染色，ab×200）

て細胞質が豊かになり，細胞極性も明確になる．すなわち，細胞質の一側の核近傍部に複数のゴルジ装置が分泌顆粒とともに集積してゴルジ野を形成し，それ以外の細胞質は，広範に分布する粗面小胞体とその間に散在するミトコンドリアやリボゾームで満たされる（図Ⅲ-7-4）．分解系の細胞小器官の発達も同時にみられ，ゴルジ野を中心にライソゾーム lysosome が散在し，貪食胞 phagosome あるいは貪食水解小体 phagolysosome などが観察されることも多い．しかし，歯根膜のように代謝活性の高い組織の線維芽細胞でも加齢によってコラーゲン合成は低下し，消耗性色素（リポフスチン顆粒）の細胞内蓄積が生じることもある．

紡錘形の外形を示す歯根膜線維芽細胞では，その両端の違いを判別しがたいが，細かくみれば極性の存在がわかる．とくに活性期にある細胞では極性の存在がより際立っている．核の偏在や細胞内の特定の部位への小器官の局在などに加えて，分泌や細胞移動の機構も細胞極性とは密接な関係にある．歯根膜線維芽細胞は，細胞長軸方向に比較的長い細胞質突起を伸ばしている．歯根膜線維芽細胞は歯根膜主線維に沿った移動を続けると考えられており，細胞質突起はこの細胞運動に役だつ構造である．細胞運動，突起の形成，分泌物の輸送などはいずれも，マイクロフィラメント，中間径フィラメント，微小管などの細胞骨格のダイナミックな変化によって実現

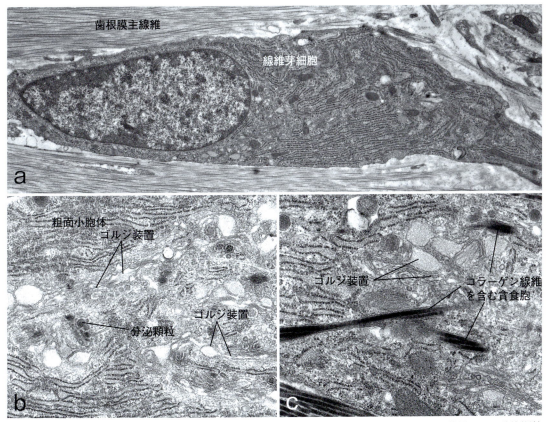

図Ⅲ-7-4 (a)歯根膜線維芽細胞の全体像 (b)線維芽細胞のゴルジ野と粗面小胞体 ゴルジ装置からの分泌顆粒の形成がみられる．(c)線維芽細胞によるコラーゲン線維の貪食像
(a×6,500；b×15,000；c×20,000)

されている．

　歯根膜線維芽細胞が産生する細胞外基質（細胞外マトリックス）には，コラーゲン線維やマイクロフィブリルなどの線維性マトリックスと，糖タンパクやプロテオグリカンなどの非線維性マトリックスとがある．これらの細胞内合成過程は，放射性の核種を用いたオートラジオグラフィー法[1]によって詳細に研究されている（図Ⅲ-7-5）．細胞外に分泌されたプロコラーゲンは，分子のN末端およびC末端が除去され，可溶性かつ重合可能なトロポコラーゲン分子となり，重合後は，分子内の水酸化プロリンを利用した架橋形成が進行することによってコラーゲン原線維

collagen fibril として安定する．コラーゲン原線維は電子顕微鏡で観察されるレベルの線維であり，光学顕微鏡でみられるコラーゲン線維は，コラーゲン原線維の束である（図Ⅰ-3-7）．

　陳旧化した線維は，歯根膜線維芽細胞によって貪食される．コラーゲン線維を含んだ貪食胞は，ゴルジ装置で形成された一次ライソゾーム（一次水解小体）と融合して二次ライソゾーム（二次水解小体，貪食水解小体）となり，その中でコラーゲン線維の分解が進行する．一次・二次水解小体には，加水分解酵素の一つである酸性ホスファターゼが含まれる．線維の分解産物の中で，ペプチドやアミ

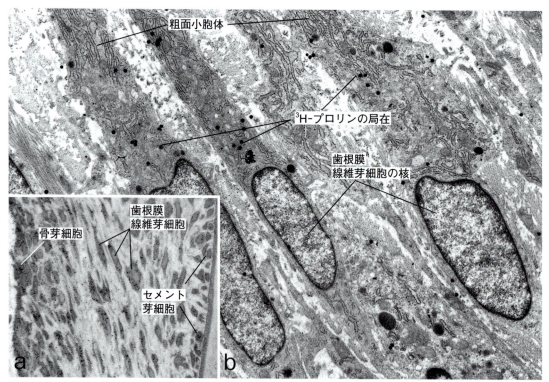

図Ⅲ-7-5　(a) ³H-プロリン投与30分後の光顕像　³H-プロリンの局在を示すグレイン（銀粒子）は歯根膜線維芽細胞，骨芽細胞，セメント芽細胞にみられる．(b) ³H-プロリン投与30分後の電顕オートラジオグラフィー　線維芽細胞の粗面小胞体，ゴルジ装置にグレインがみられる．(a×200；b×6,000)

---

1) 線維芽細胞によるコラーゲンの細胞内合成過程は，コラーゲン分子の主要アミノ酸であるプロリンやグリシンをトリチウム（³H）という放射性同位元素で標識し，これら標識プロリンや標識グリシンの移動を追うトレーサー実験によって調べられる．投与された標識アミノ酸は，数分以内に血中から線維芽細胞内に，約10分後に粗面小胞体のリボソームでコラーゲンのプロα鎖に取り込まれた．プロα鎖3本がトリプルヘリックスを形成することで生じるプロコラーゲン分子は，約30分後には細胞外に開口分泌された．なお，この細胞内過程で，プロリンやリジンがビタミンC（アスコルビン酸）依存的に水酸化される．

ノ酸は生体内で再利用されるが，十分に分解されなかったり，再利用が困難であるなどの理由で小胞内に蓄積するものもある．こうしたものを含む小胞を残渣小体という．歯槽骨の吸収部位では，歯根膜改造も活発であるため，歯根膜線維芽細胞によるコラーゲン線維の形成像と貪食像(図Ⅲ-7-4c)がともに観察される[2]．

2．セメント芽細胞と破歯細胞

セメント芽細胞 cementoblast は，セメント質表面に一列に配列してセメント質を産生する．骨や象牙質の形成時と同様に，セメント芽細胞はまず有機性マトリックス層(セメント前質，類セメント質)を形成し，これが石灰化してセメント質となる．セメント芽細胞の一部は，自らが産生したセメント質内に封入されてセメント細胞 cementocyte と

なる．一方，セメント質の吸収は破歯細胞 odontoclast による．破歯細胞はセメント質や象牙質を吸収するが(図Ⅲ-2-4, 図Ⅲ-7-6a)，その起源や形態・機能面の特徴は破骨細胞と基本的に違いがない．歯根部硬組織の改造や歯の交換に際しての先行歯の吸収においても破歯細胞が出現する．セメント質代謝に関わるセメント芽細胞，破歯細胞，セメント細胞のうち，前2者が歯根膜に存在していることになる(図Ⅲ-6-3a, b)．

3．骨芽細胞と破骨細胞

歯根膜の骨芽細胞 osteoblast は，歯槽骨表面に一列に配列して固有歯槽骨を産生する．破骨細胞 osteoclast は，骨芽細胞と協調しながら，必要に応じて活発に歯槽骨を吸収する．すなわち，固有歯槽骨の代謝に関わる骨芽細胞，破骨細胞，骨細胞のうち，前2者は

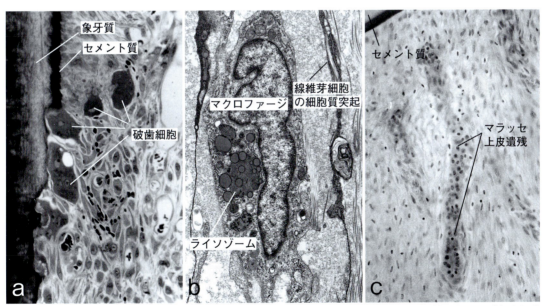

図Ⅲ-7-6 (a)歯科矯正学的な歯の移動時に出現した破歯細胞　トルイジンブルー染色．(b)歯根膜の線維芽細胞近傍に出現したマクロファージの透過電顕像．(c)セメント質近傍でみられた索状のマラッセ上皮遺残．HE染色．(a×400；b×6,000；c×200)

[2] 線維芽細胞において突起とされる構造の一部は，線維形成を進める陥凹状の狭隙を生み出す構造にもなっている．生体内においては，コラーゲン線維は，分泌されたコラーゲン分子が細胞外で単に物理化学的に重合して形成されるのではなく，細胞に深く陥凹した狭隙中で，細胞制御のもとに線維形成が進行する．このため，こうした狭隙中での線維形成像と陳旧化した線維の貪食像の識別は必ずしも容易でない．

歯根膜中に存在していることになる．骨芽細胞と破骨細胞による固有歯槽骨の改造は，歯根膜線維芽細胞によるⅠ型コラーゲンの産生やシャーピー線維の形成とも深く関連している（図Ⅲ-6-3c）．

4．免疫担当細胞

歯根膜では，咬合圧，歯の移動あるいは歯周ポケットからの侵襲性刺激などに応じるため，生体内の他の組織でもみられる防御系の細胞が常在もしくは反応性に出現する．これらは，1）骨髄系（造血系）幹細胞に由来する顆粒球（好中球，好酸球，好塩基球），単球系のマクロファージ（大食細胞），マスト細胞および樹状細胞などや，2）リンパ球系幹細胞に由来するTリンパ球，Bリンパ球およびこれら各々から生じるエフェクター細胞や形質細胞などである．マクロファージやマスト細胞は，局所で分化もしくは成熟する組織定着性の細胞である（図Ⅲ-7-6b）．これに対して他の細胞の多くは，血中と末梢の組織との間を循環し，局所の炎症や病巣で反応性に集積あるいは増殖する．

5．マラッセ上皮遺残

歯の発生において，ヘルトヴィッヒ上皮鞘 Hertwig epithelial root sheath（HERS）は，歯根象牙質の形成を誘導する（図Ⅲ-1-4）．歯根象牙質の形成が開始すると，ヘルトヴィッヒ上皮鞘は象牙質表面から剥離・断裂し，断裂部から侵入した歯小嚢の未分化間葉細胞がセメント芽細胞に分化し，セメント質形成を開始する．断裂したヘルトヴィッヒ上皮鞘は，セメント質側の歯根膜中に遊離し，数個から十数個の上皮細胞からなる球形または索状の集塊となって散在する．これをマラッセ上皮遺残 Malassez epithelial rest という（図Ⅲ-7-6c）．マラッセ上皮遺残は基底膜によって周囲の結合組織と境され，個々の構成細胞は細胞質の豊かな球形ないし楕円形の細胞である．マラッセ上皮遺残として歯根膜中に留まるこれらの細胞については，石灰変性や囊胞発生などの原因ともされるが，機能的意義は未だ不明である．近年，組織再生のドナー細胞としての可能性という観点から，これらの上皮細胞のエナメル質形成能や象牙芽細胞への誘導能の有無が注目されている．

E．歯根膜の細胞外マトリックス

歯根膜の細胞外マトリックスも，他の結合組織一般と同様に，線維性マトリックスと非線維性マトリックスに区分できる．線維性マトリックスの主体はコラーゲン線維 collagen fiber であるが，オキシタラン線維とよばれる非コラーゲン性の細胞外線維も存在する．非線維性マトリックスには，プロテオグリカンや種々の糖タンパクなどがある．

分子という観点からコラーゲンをみると，主線維はⅠ型コラーゲンで構成され，血管壁にはⅢ型コラーゲンも多い．Ⅰ型コラーゲン分子の半減期はわずか1日に過ぎない．また，線維性コラーゲンではないが，血管内皮細胞やマラッセ上皮遺残などの基底膜ではⅣ型コラーゲンが構成成分として含まれる．歯根膜主線維を構成するコラーゲン線維束の一端はセメント質表層に直角に侵入し，セメント質シャーピー線維となる（図Ⅲ-7-7）．もう一端は歯槽骨表層に侵入し，歯槽骨シャーピー線維となる．主線維とそれぞれのシャーピー線維は，1本の線維が必ずしも端から端まで連続しているのではなく，線維束内の線維が互いに絡み合いながら連続している．

1．歯根膜主線維

歯根膜主線維の主成分であるⅠ型コラーゲンは，水に不溶で物理化学的に安定な硬タンパクである．弾力性はないが，張力や圧縮力に強く抵抗する強靱さを持つ．

Ⅰ型コラーゲンからなる線維は，Ⅰ型コ

ラーゲン分子の架橋結合によって構成される.まず,プロコラーゲン分子が3本のポリペプチド鎖(2本のⅠ型α1鎖と,1本のⅠ型α2鎖)のラセン状の集合(triple helix の形成)によって生じる(図Ⅰ-3-7).1本のα鎖は約1,000個のアミノ酸からなり,アミノ酸組成ではグリシン,次いでプロリンが豊富で,このプロリンの多くはコラーゲン合成過程で水酸化されて,分子内・分子間の架橋形成に役立つ[3].

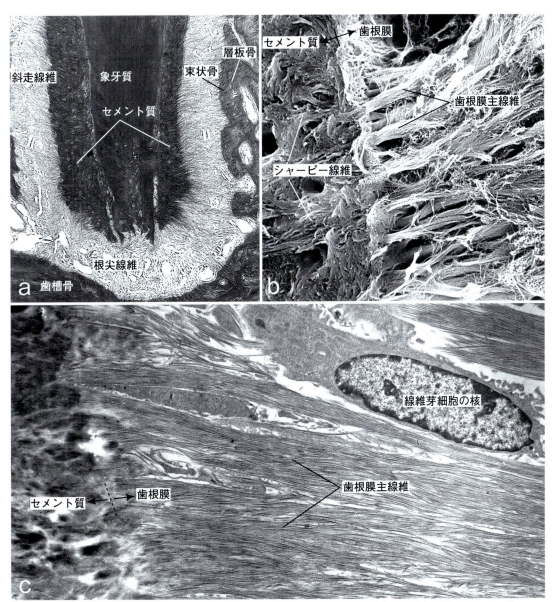

図Ⅲ-7-7 (a)歯根膜の斜走線維と根尖線維の走行 トルイジンブルー染色.(b)歯根膜主線維とセメント質シャーピー線維の関係を示す走査電顕像 (c)bと同様な部位での透過電顕像
(a×100;b×1,400;c×5,000)

---

3) コラーゲン分子の細胞内合成過程で生じた水酸化プロリンや水酸化リジンは,それぞれ分子内・分子間架橋や糖添加のために利用される.ビタミンC欠乏症として知られる壊血病では,プロリンの水酸化障害のために分子架橋不全となり,歯肉やその血管壁などのコラーゲン線維が脆弱化して易出血性を示す.

コラーゲン線維 collagen fiber はコラーゲン原線維 collagen fibril の束であり，コラーゲン原線維には電子顕微鏡で観察できる約67nm間隔の横紋がある．この横紋は原線維を構成する分子の配列のずれから生じる．細胞から分泌されたプロコラーゲン分子は，プロコラーゲンペプチダーゼによってN末端とC末端のプロペプチドが切断され，長さ約300nm，幅約1.5nmのトロポコラーゲン分子となるが，この分子は会合して一列に連なると同時に隣り合う分子とはずれた状態で重合・架橋するので，68nm前後の横紋構造が出現するのである（図Ⅰ-3-7）．水酸化プロリンを介する架橋構造によって，コラーゲン線維はコラゲナーゼなどの酵素による特異的な分解を受けにくい安定化した状態を保ち易くなっている．歯根膜中で平行に配列した多数のコラーゲン線維束，すなわち主線維群は，張力や圧縮力に対して強い抵抗性を示す．

歯根膜主線維束は，その走行から次の5群に大別される（図Ⅲ-7-1, 7, 8）．

①歯槽頂線維 alveolar crest fiber：

歯槽骨の歯槽頂部と歯頸部のセメント質とを結ぶ線維群．歯に加わる牽引力に抵抗する．

②水平線維 horizontal fiber：

歯の長軸と直角方向に走行し，歯槽骨とセメント質を結ぶ線維群．歯槽骨頂よりやや根尖側寄りに位置する．歯に加わる側方圧に抵抗する．

③斜走線維 oblique fiber：

最も豊富で歯根膜主線維の主体をなすもので，歯根膜中央部の約2/3において歯槽骨からセメント質に向かって斜め下方に走行する．歯に加わる垂直的な咬合圧に抵抗する．

④根尖線維 apical fiber：

根尖より周囲の歯槽骨に放散する線維群．歯に加わる牽引力に抵抗する．

⑤根間線維 interradicular fiber：

複根歯の根分岐部に存在する．歯槽骨の根間中隔と根分岐部を結合する線維群で，セメント質から扇状に放散する．歯に加わる牽引力に抵抗する．

2．オキシタラン線維

歯根膜には，酸抵抗性を意味するギリシア語に因んで命名されたオキシタラン線維

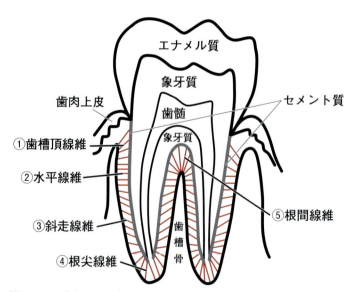

図Ⅲ-7-8　走行による歯根膜主線維の分類を示す模式図
名称に付した数字は，本文(E.1)の①〜⑤に対応している．

oxytalan fiber という非コラーゲン性の線維が存在する．この線維は径10〜15nmのマイクロフィブリルの集合体であって弾性系線維の一員であるが，典型的な弾性線維で認められる特徴的なエラスチンの沈着がみられない（図Ⅰ-3-9b，図Ⅲ-7-9b）．オキシタラン線維すなわち歯根膜のマイクロフィブリル束は，束の径が0.1〜1.5μm 程で，コラーゲン線維束間を歯軸方向に走行している．これは歯根膜主線維と直交する方向であり（図Ⅲ-7-9a），オキシタラン線維が示す大きな特徴の一つである．また，オキシタラン線維はセメント質表層に侵入しているが，歯槽骨には侵入しない．脈管神経隙内の血管壁近傍に分布し，コラーゲン線維間に分布する線維芽細胞の細胞質突起と密接な関係を示すオキシタラン線維も多いが，この線維の機能は未だ明らかになっていない．

3．非線維性マトリックス

歯根膜の非線維性マトリックスとしては，種々の糖タンパク，グリコサミノグリカン，プロテオグリカンなどがその主な成分である．糖タンパク質には，フィブロネクチン fibronectin，ラミニン laminin，テネイシン tenascin，ビトロネクチン vitronectin など数多くのマトリックス分子がある．細胞接着性を示す分子もあり，細胞の増殖，分化，移動などと関わっている．グリコサミノグリカン glycosaminoglycan は特徴的な2種の糖が直鎖状に繰り返し連なった分子で，糖分子がもつ水酸基や硫酸基によって水分子を抱え込むことができる．グリコサミノグリカン鎖は，コアタンパクと結合することで，複数種のプロテオグリカン proteoglycan の分子を構成する．プロテオグリカンやグリコサミノグリカンは水和した3次元的なマトリックスの形成に与る．非線維性マトリックスは線維間マトリックスともよぶことができるが，同一の分子間で相互に，また，線維性マトリックスや細胞，更には可溶性の成長因子，サイトカイン，酵素などとも種々の結合性を示し，構造的にも機能的にも秩序ある細胞外環境の構築に深く関わっている．

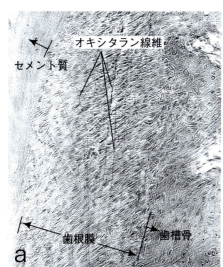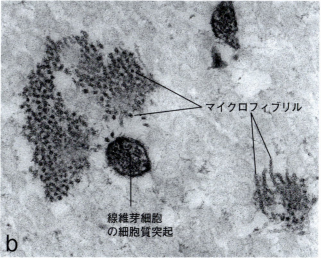

図Ⅲ-7-9 （a）歯の長軸方向と平行に走行する歯根膜中のオキシタラン線維　アルデヒドフクシン染色．（b）径約10nmのマイクロフィブリルの集合体（束）として観察されるオキシタラン線維の電顕像
（a×200；b×67,500）

F. 歯根膜の改造

　歯根膜でみられる改造には二つの場面がある．一つは歯根膜自身の改造であり，もう一つは歯槽骨の改造である．これらは互いに関連し，さらに歯根の改造を伴うこともある．歯根膜の改造は主に歯根膜主線維の新生と分解で，線維芽細胞によって行われる．歯根膜のコラーゲン線維の半減期は約1日で，歯根膜主線維は常に活発に改造されて歯の支持機能を維持している．

　歯槽骨では，歯の生理的な近心移動に伴って改造が進行する．すなわち，歯根の近心側にある歯槽骨は破骨細胞による吸収に曝され，固有歯槽骨の一部では吸収窩の形成による凹凸が観察される．また，歯根の遠心側にある歯槽骨表面では固有歯槽骨が添加される．歯槽骨が吸収された場合，その部位に埋入されていた歯槽骨シャーピー線維と連なる歯根膜主線維は支持を失い，歯根膜線維芽細胞によって吸収・分解される．歯槽骨の吸収が停止すると，固有歯槽骨の形成が始まり，同時に歯槽骨シャーピー線維と歯根膜主線維が新生される．同様に，何らかの原因によってセメント質および歯根象牙質が吸収されると，支持を失った部位の歯根膜線維は吸収・分解されるが，吸収窩上の新たなセメント質形成によって線維構築も回復する．

　歯根膜では，生理的な歯の移動の他に，歯の矯正治療に伴う改造が行われることがある．歯に適切な強さの持続的な機械的圧力を加えると，圧迫側の歯槽骨は吸収を受け，牽引側の歯槽骨には新生骨が添加される（図Ⅲ-2-5）．同時に，歯根膜主線維の再配列が生じる．つまり，歯の矯正治療は，歯根膜を中心とする組織改造を利用して実現しているといえる．歯の再植の成否も，歯根膜の再生の如何に関わっている．

到達目標

1) 植立状態にある歯の模式図を描き，部位や歯種による歯根膜腔の厚みの違いが説明できる．
2) 歯根膜の細胞と細胞外マトリックス成分の種類が説明できる．
3) 歯根膜線維芽細胞の形態的特徴と機能とを関連づけて説明できる．
4) 歯根膜でみられる硬組織吸収細胞の由来と形態的特徴が説明できる．
5) マラッセの上皮遺残の由来，組織学的特徴，分布が説明できる．
6) 歯根膜に存在するコラーゲン分子の種類と分布が説明できる．
7) 歯根膜主線維の種類・走行を図示し，咬合圧との関係が説明できる．
8) オキシタラン線維の分子構成が説明できる．
9) 歯根膜主線維とセメント質および歯槽骨の結合状態が説明できる．
10) 歯の生理的近心移動に伴う歯根膜の構造変化が説明できる．
11) 脈管神経隙の分布と構成組織が説明できる．
12) 歯根膜の血管および神経の走行と役割が説明できる．
13) 歯根膜に分布する圧受容器が説明できる．
14) 対合歯の有無および加齢による歯根膜の構造変化が説明する．

8 歯槽骨

A. 概説

　上顎骨および下顎骨において歯が植立している部分を，上顎では歯槽突起 alveolar process，下顎では歯槽部 alveolar part という．歯槽突起および歯槽部は，歯根を容れる凹みである歯槽 alveolar socket の形成にともなって生じる顎骨部分であり，歯の支持を担っている（図Ⅲ-8-1a）．これらはそれぞれ上顎骨体・下顎骨体と連続していて明瞭な境界や構造的な区分はなく，歯の形成とともに成長し，歯の咬合機能の営みによって形態と構造が変化する．すなわち，歯槽突起や歯槽部は，その存在が歯に依存するため，歯が喪失すると著しく退縮し，無歯顎ではほぼ完全に消失する．

　歯槽突起と歯槽部を構成する骨組織を歯槽骨 alveolar bone という．つまり，歯槽骨という独立した骨は存在せず，顎骨の一部分を歯槽骨とよぶ．歯槽骨は，次のように，歯槽内壁の薄い骨板である固有歯槽骨と，これを取り巻く周囲の支持歯槽骨とに分類される（図Ⅲ-8-2）．

① 固有歯槽骨 alveolar bone proper
・束状骨（線維束骨）bundle bone
・層板骨 lamellar bone
② 支持歯槽骨 supporting alveolar bone
・緻密骨 compact bone
（層板骨 lamellar bone，皮質骨 cortical bone）
・海綿骨 spongy bone

　固有歯槽骨は，束状骨（線維束骨）と層板骨とから構成され（図Ⅲ-8-3），歯根膜側に位置する束状骨には，歯根膜主線維をなすコラーゲン線維束の一端が埋入されている．埋入されている部分のコラーゲン線維束を歯槽骨シャーピー線維 Sharpey fiber（貫通線維

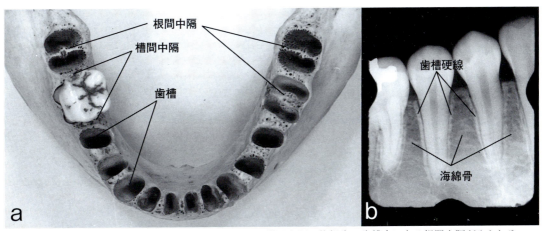

図Ⅲ-8-1　(a)下顎骨の肉眼像　歯槽，歯槽壁をつくる槽間中隔，複根歯の歯槽内にある根間中隔がみられる．
　　　　　(b)下顎小臼歯部のエックス線像　固有歯槽骨に相当する歯槽硬線（白線）は，周囲の支持歯槽骨の海綿骨梁とは明瞭に区別される．

第3編　口腔組織学

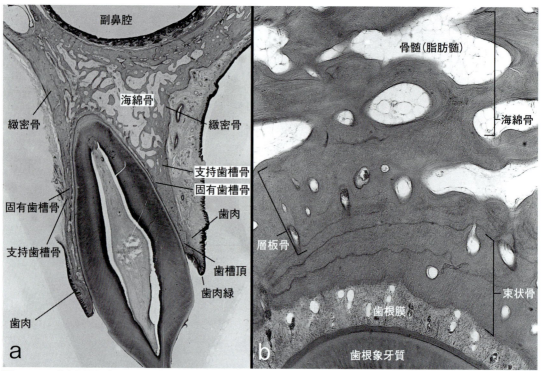

図Ⅲ-8-2　(a)上顎切歯の矢状断像　(b)歯根膜に面する固有歯槽骨　束状骨と層板骨からなり，層板骨は支持歯槽骨の海綿骨と接している．支持歯槽骨の骨髄はほとんど脂肪化している．（HE染色，a×10；b×45）

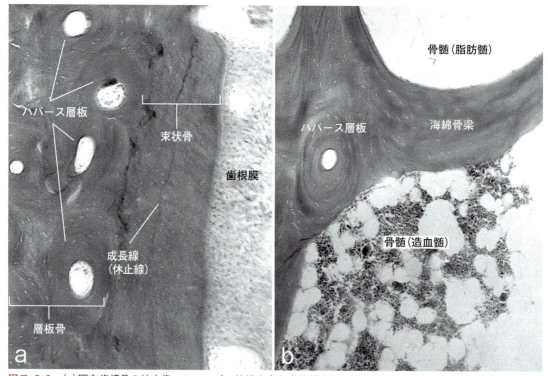

図Ⅲ-8-3　(a)固有歯槽骨の拡大像　シャーピー線維を含む束状骨と，ハバース系を中心とする層板骨がみられる．(b)固有歯槽骨の層板骨と接する支持歯槽骨の海綿骨の拡大像　海綿骨梁の下方には造血骨髄がみられるが，上方の骨髄は脂肪化している．（HE染色，ab×90）

322

perforating fiber)という．束状骨は，歯槽骨シャーピー線維を含む点を除けば，層板骨と組成的に大差なく，骨表面と平行な骨層板がみられることから，層板骨の一亜型と考えることもできる．比較的緻密な束状骨と層板骨とが歯を板状に取り囲んでいる固有歯槽骨部分は，X線の透過性が低く，X線写真上では白く観察され，歯槽硬線 lamina dura[1]とよばれる(図Ⅲ-8-1b)．

　支持歯槽骨は，顎骨骨体の延長部分であり，固有歯槽骨の外壁をなす．支持歯槽骨は，表層部の緻密骨と深部で骨髄を容れる海綿骨とから構成されている(図Ⅲ-8-1, 2)．緻密骨は，組織学的には層板骨であり，上顎骨体あるいは下顎骨体の皮質部と連続していることから皮質骨 cortical bone とも表現される．海綿骨は，異なる歯の歯根と歯根の間の歯槽骨である槽間中隔および同じ歯の歯根と歯根の間の歯槽骨である根間中隔において豊富であるが，上下顎前歯部の口腔前庭側では乏しく，しばしば完全に欠如する．欠如する場合，支持歯槽骨の皮質部をなす緻密骨(皮質骨)と固有歯槽骨の層板骨とが直接接する(図Ⅲ-8-2a)．支持歯槽骨の海綿骨の骨髄と骨髄の間の骨を骨梁と呼び，骨梁は水平方向に配列するものが多いが，根尖部では放射状に配列した骨梁がみられる．また，支持歯槽骨の海綿骨の骨髄腔は顎骨骨体の海綿骨の骨髄腔と交通している．

B．歯槽骨の組織発生

　歯槽骨の発生は，間葉組織中の骨原性細胞によって，膜内骨化 intramembranous ossification の様式で生じ，これは歯の形成と関連して進行する[2]．このことは，上顎および下顎の歯槽骨で共通であり，生じる歯槽骨はいわゆる膜性骨 membranous bone であるといえる．膜内骨化では，まず結合組織の内部に血管が侵入する．血管侵入部では骨原性細胞の分化・増殖が開始し，これらはやがて成熟した骨芽細胞へと分化を遂げる．すなわち，血管の増殖と侵入が膜内骨化を生じるためには必要である．下顎骨それ自体の発生では，左右の下顎骨の形成予定部付近に1対のメッケル軟骨 Meckel cartilage とよばれる桿状の硝子軟骨が出現する．しかし，下顎骨はこの軟骨が骨化して生じるのではない．軟骨の近傍に軟骨とは独立して膜内骨化の様式によって下顎骨は発生する．一方，メッケル軟骨はやがて吸収されて消失する．

　骨芽細胞はコラーゲン性と非コラーゲン性の骨基質(骨マトリックス)を分泌し，その石灰化を誘導する．こうして形成される骨化点(骨化中心)ossification center を中心として，層板構造を持たない幼若な骨がまず形成される．これを線維性骨 woven bone という(図Ⅰ-3-24)．線維性骨は，骨の形成過程でみられる幼弱なタイプの骨であって，歯槽骨シャーピー線維の埋入部でみられる線維束骨(束状骨)とは組織発生学的にまったく異なる．線維性骨は石灰化度が低く，コラーゲン線維の走向は不規則で，骨内の骨細胞の配列にも一定した方向性がみられない．また，骨基質中に分布する血管の走行や血管孔の大きさも，層板骨よりも不規則である．

　線維性骨は，形成後に骨改造が繰り返され，やがて層板構造を持つ緻密骨へと成熟する．

---

1) エックス線写真上でみられる歯根周囲の白い部分(不透過像)は，歯科臨床では白線ともよばれ，これが明瞭な場合は固有歯槽骨が健常で良好な石灰化状態にあると考える．実際，歯周炎によって炎症性骨吸収などがある場合は，エックス線写真上で白線が不鮮明になる．不鮮明な白線は，固有歯槽骨の石灰化度低下を反映し，束状骨によるシャーピー線維の支持力低下を示唆する．
2) 歯槽骨形成を担う骨芽細胞は，胎生期においては歯小嚢やその周囲の間葉細胞に由来する．固有歯槽骨は歯小嚢の間葉細胞に由来する骨芽細胞によって形成され，支持歯槽骨の形成では歯小嚢以外の間葉細胞に由来する骨芽細胞も関わるとされる．しかし，いずれの場合も，外胚葉性間葉細胞に由来する骨芽細胞が占める割合が高いと考えられている．一方，成体においては，歯根膜や骨膜に分布する未分化間葉細胞(組織幹細胞)および歯槽骨骨髄に存在する骨原性細胞などから生じる骨芽細胞が歯槽骨の改造や修復を担っている．

第3編 口腔組織学

成熟骨の表面には，骨芽細胞とその前駆細胞を含む細胞層およびその外側のコラーゲン線維に富んだ線維層からなる骨膜 periosteum が存在し，骨内部には造血性の骨髄が存在する．歯槽骨頂（歯槽骨縁 alveolar crest）で骨が急速に形成されるときには，骨と軟骨の特徴を併せ持つ軟骨様骨 chondroid bone が一過性に出現することがある．

骨膜の骨芽細胞による骨基質の添加は，骨の太さや厚みの増大をもたらす．扁平骨では，外側への骨基質の添加によって，扁平骨全体としての曲率が緩やかに変化する．歯槽骨頂方向への骨成長は，歯根の形成，歯の萌出，さらに咬合接触の確立まで持続する．歯槽骨頂は，セメントエナメル境よりも下方に位置するが，歯槽骨頂とセメントエナメル境の距離は，頰側よりも舌側，近心側よりも遠心側で長く，この傾向は加齢とともに顕著になる．

歯を喪失すると歯槽骨は吸収され，その高径は低くなる．つまり，歯の存在は歯槽骨の維持に必須なのである．

C．歯槽骨の改造と修復

骨では常に組織改造が続き，骨は優れた修復能を示す．一方，歯は歯列の正中に向かい，近心方向に移動する性質を持つ．この生理的な近心移動によって，隣接歯との接触と摩滅によるエナメル質の磨耗分のスペースが埋められ，歯列弓内の歯の恒常的な接触関係が維持される．生理的な歯の近心移動には，歯肉の歯間水平線維（中隔横断線維）が関わると考えられている．歯の近心移動に伴い，移動する歯の近心側では吸収優位の骨改造が，遠心側では添加優位の骨改造が，とくに固有歯槽骨部分でみられるようになる（図Ⅲ-8-4）．歯

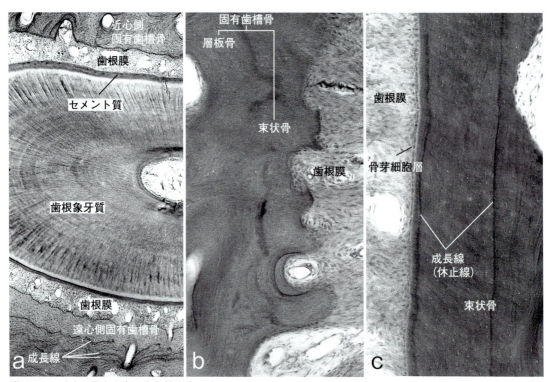

図Ⅲ-8-4　(a)下顎小臼歯の歯根横断像　遠心側の固有歯槽骨には明瞭な成長線（休止線）がみられる．(b)破骨細胞性の吸収窩がみられる束状骨　(c)平滑で表面に骨芽細胞層がみられる束状骨
（HE染色，a×45；bc×90）

第8章 歯槽骨

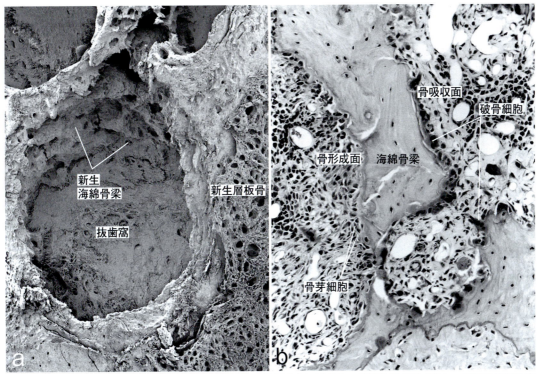

図Ⅲ-8-5 (a)臼歯抜歯7日後の抜歯窩の走査電顕像　抜歯窩内には新生の海綿骨梁が形成され，周囲の歯槽骨表面の一部には新生層板骨もみられる．(b)新生海綿骨梁の表面　骨形成像と骨吸収像が同時にみられ，骨改造が活発に行われていることがわかる．HE染色．(a×30；b×90)

は咬合によって生じるエナメル質の咬耗に伴って，咬合面方向にも移動する．これは持続的な歯の萌出であり，これを補償するために根尖部歯槽骨には束状骨の添加が生じる．

歯槽骨に，抜歯や骨折による実質的な骨欠損や組織傷害が加わると，出血による凝血と血餅形成が生じ，これらは血管や間葉系細胞の増殖による肉芽組織で置換される．血餅あるいは壊死組織は，マクロファージや白血球の食作用によって処理される．一方，肉芽組織中の未分化間葉細胞から線維芽細胞や骨芽細胞が分化し，線維性および非線維性マトリックスが形成される．次いで既存の骨壁に沿って新生骨梁の形成が始まり（図Ⅲ-8-5），断片的ながら硝子軟骨や線維軟骨が形成されることもある．軟骨組織は次第に吸収され，骨欠損部は新生骨梁によって修復されるが，これは骨性仮骨 bony callus とよばれる一時的なものであって，やがて吸収される．欠損部に新たに形成される緻密骨が既存の緻密骨（層板骨，皮質骨）と連続することで，骨性仮骨部は正常な皮質骨と海綿骨に置換される．すなわち，胎生期にみられる骨発生機構に類似した仕組みと，生後も持続的に生じている骨改造の仕組みとが相俟って，骨の修復は実現されると考えられる．

第 3 編　口腔組織学

> **到達目標**
>
> 1) 歯槽突起と歯槽部の名称の違いが説明できる．
> 2) 歯槽骨と歯の位置関係を図示して説明できる．
> 3) 固有歯槽骨と支持歯槽骨の違いと，それぞれの構成と分布が説明できる．
> 4) 束状骨（線維束骨）と層板骨（緻密骨）の違いが説明できる．
> 5) 線維性骨と線維束骨の違いを説明できる．
> 6) 歯槽骨の組織発生が説明できる．
> 7) 歯槽骨の加齢変化が説明できる．

9 口腔粘膜

A. 概説

　口腔 oral cavity は消化管の入り口に位置し，飲食物が最初に通過するために様々な機械的・化学的刺激に晒される．また，咀嚼，食塊形成，そして消化にも必要な唾液を分泌する複数の唾液腺が口腔の付属腺として存在し，味刺激を初めとする様々な化学的刺激を受容する神経終末も分布している．口腔は口唇によって顔面皮膚に移行し，口峡 fauces を介して咽頭部に連続している．このため，口腔には，皮膚に類似する構造と消化管に類似する構造とが観察される．口腔は，口唇と頬を外壁とする口腔前庭 oral vestibule と，歯列を含む歯槽骨より内側の固有口腔 oral cavity proper に区分される．

　口腔の表面を覆う粘膜は口腔粘膜 oral mucosa と総称されるが，機能的には，次の3つに分類される．

　① 咀嚼粘膜 masticatory mucosa
　② 被覆粘膜（裏装粘膜）lining mucosa
　③ 特殊粘膜 specialized mucosa

　咀嚼粘膜には，歯肉，硬口蓋，舌背（舌の上面）の粘膜が含まれる．被覆粘膜には，歯槽粘膜と口唇・頬・舌下面・口腔底・軟口蓋などの粘膜が含まれる．特殊粘膜は，味覚の受容を主に担って舌扁桃をも有する舌背の粘膜が含まれる．

　口腔粘膜は上皮と結合組織から構成され，内部には筋・神経も分布する．粘膜の基本構成は，粘膜上皮 mucosal epithelium，粘膜固有層 lamina propria mucosae，粘膜下組織（粘膜下層）tela submucosa の3層であるが[1]，粘膜下組織を欠く部位もある．粘膜上皮は基本的

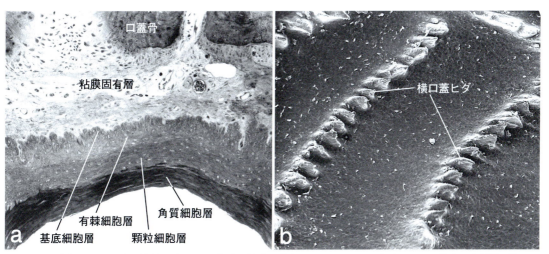

図Ⅲ-9-1　(a)硬口蓋粘膜　粘膜固有層が口蓋骨の骨膜に移行している．トルイジンブルー染色．(b)硬口蓋でみられる横口蓋ヒダの走査電顕像　(a×250；b×40)

---

1) 粘膜の構成は，粘膜上皮，粘膜固有層，粘膜下組織の3層からなると表現される．しかし，粘膜下組織は，粘膜の下という意味であるから，粘膜は2層からなるという考え方もある．状況に応じて使い分けられている．

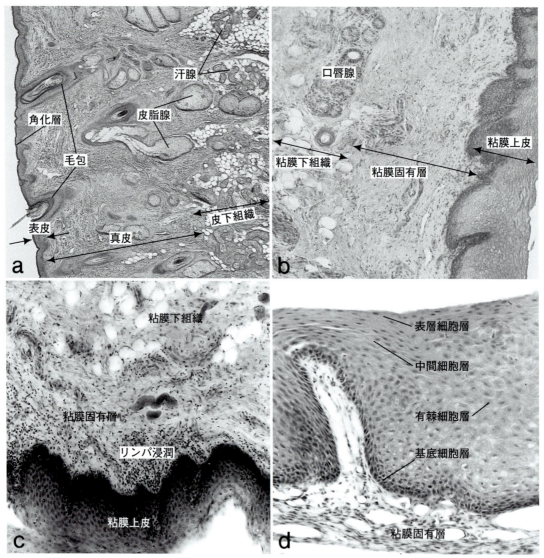

図Ⅲ-9-2　(a)口唇皮膚部　(b)口唇粘膜部　(c)舌下面（舌腹）の粘膜　(d)粘膜上皮（非角化重層扁平上皮）の拡大像．
（HE染色，abc×100；d×200）

には非角化重層扁平上皮であるが，部分的に角化重層扁平上皮もみられる．非角化重層扁平上皮は，①基底細胞層，②有棘細胞層，③中間細胞層，④表層細胞層（表在細胞層）からなり（図Ⅲ-9-2d），角化重層扁平上皮は，①基底細胞層，②有棘細胞層，③顆粒細胞層，④角質細胞層からなる（図Ⅲ-9-1a，表Ⅰ-2-3）．粘膜固有層は密性結合組織，粘膜下組織は疎性結合組織であり，これらの結合組織中には，線維芽細胞をはじめとする種々の細胞が存在している（図Ⅲ-9-3）．なお，食道以降の消化管とは異なり，口腔粘膜には粘膜筋板や，粘膜下組織に続く筋層は存在しない．

口腔粘膜では，口腔内の部位によって組織構造が異なる．食道，胃，腸管などの粘膜では，それぞれの機能に応じて粘膜はほぼ一定の組織構造を示すが，口腔は咀嚼，消化，感覚受容（味覚，触圧覚，温痛覚）などの様々な役割をもつため，部位によって粘膜の構造が異なっている．口腔粘膜の多くは被覆粘膜で

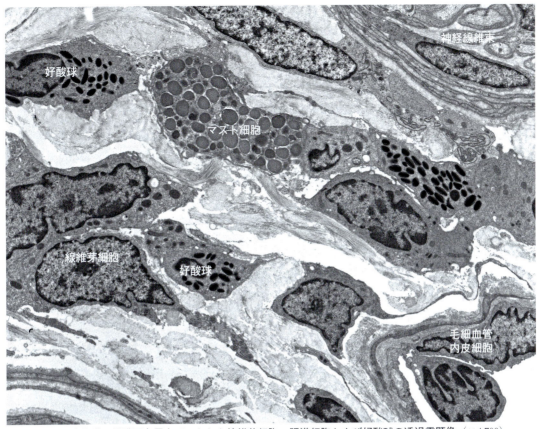

図Ⅲ-9-3　口腔粘膜の粘膜固有層内でみられた線維芽細胞，肥満細胞および好酸球の透過電顕像（×4,700）

あり，口腔表面の保護を担っている．また，食物の咀嚼は，歯肉，硬口蓋および舌背などでみられる組織構造が強靭な咀嚼粘膜でもっぱら行われている．以下では，咀嚼粘膜と被覆粘膜とについて解説する．特殊粘膜については「舌粘膜」（第3編第11章）を参照のこと．

B．咀嚼粘膜

歯による食物の咀嚼と協調して食塊形成に関わる強靭な粘膜を咀嚼粘膜という．咀嚼粘膜には歯肉 gingiva，硬口蓋 hard palate および舌背（舌の上面）の粘膜が含まれる．咀嚼粘膜の特徴として，①粘膜上皮が比較的厚く角化重層扁平上皮であること，②粘膜固有層が厚く緻密な密性結合組織からなること，③粘膜下組織が欠如もしくは非常に乏しいこと，

などがあげられる．粘膜下組織を欠く場合，粘膜固有層は歯肉では歯槽骨の骨膜に，硬口蓋では上顎骨や口蓋骨の骨膜に，舌背では舌腱膜にそれぞれ直接結合する．このため，咀嚼粘膜の可動性は乏しく，咀嚼に耐える硬さを持つために都合のよい組織構造になっている．

1．歯　肉

「歯肉」（第3編第10章）を参照のこと．

2．硬口蓋

口蓋 palate は固有口腔の上壁をなし，前2/3の硬口蓋と後1/3の軟口蓋 soft palate に分けられる．硬口蓋は咀嚼粘膜で，軟口蓋は被覆粘膜で覆われる．硬口蓋の咀嚼粘膜は上顎骨の口蓋突起および口蓋骨の水平板の口腔側

を覆う粘膜である．硬口蓋では，どの部位でも厚い角化重層扁平上皮と結合組織乳頭の発達した粘膜固有層とが存在するが，粘膜下組織は歯肉との移行部，横口蓋ヒダ，正中部の切歯乳頭や口蓋縫線などには存在しない．これら以外の部位には薄い粘膜下組織があり，腺や脂肪組織が存在する．つまり，硬口蓋の正中領域には粘膜下組織が少なく，粘膜固有層の線維束は骨膜と強固に結合している（図Ⅲ-9-1）．

小臼歯部より前方の硬口蓋の粘膜下組織では，脂肪組織が含まれる脂肪帯 fatty zone とよばれる部位がある．大臼歯部より後方の粘膜固有層から粘膜下組織にかけては口蓋腺（粘液腺）が存在し，腺帯 glandular zone とよばれる．これらの脂肪帯や腺帯は口蓋に加わる圧力を緩衝する役割もあると考えられる．

なお，口蓋の上面の鼻腔底部では，粘膜上皮は多列線毛上皮（偽重層上皮）からなり，上皮層には粘液を分泌する杯細胞が多く混在する．粘膜固有層は密性結合組織からなり，鼻腺 nasal gland（混合腺）が存在する．粘膜固有層は乳頭を形成せず，粘膜上皮と粘膜固有層の界面は平坦である．粘膜下組織は存在せず，粘膜固有層が直接，上顎骨あるいは口蓋骨の骨膜に移行している（図Ⅲ-13-2）．

3．舌背（舌の上面）

舌背の粘膜は，特殊粘膜（第3編第11章）であると同時に，咀嚼粘膜にも分類される．これは，舌背の粘膜が，歯肉や硬口蓋と同様に，可動性が乏しく，その上皮に角化がみられるためである．可動性と角化という重要な特徴の背景は，歯肉や硬口蓋と舌背とで異なるが[2]，上下の歯槽骨をアーチ状に覆う歯肉，その内側において上顎側に位置する硬口蓋，下顎側に位置する舌背という3種の粘膜が1セットで咀嚼粘膜として機能していると捉えると理解しやすい．

C．被覆粘膜

被覆粘膜（または裏装粘膜）には，歯槽粘膜と口唇・頬・舌下面・口腔底・軟口蓋などの粘膜が含まれる．粘膜上皮は非角化重層扁平上皮からなり，粘膜固有層はコラーゲン線維，弾性線維を含む密性結合組織であるが，線維束の形成は咀嚼粘膜でみられるほど密ではない．疎性結合組織からなる粘膜下組織が存在するため，被覆粘膜は可動性が高い．

1．口唇

口唇 lip はその中央深部に口輪筋が存在し，皮膚が覆う顔面側を皮膚部，口唇粘膜が覆う口腔側を粘膜部といい，皮膚部と粘膜部との移行部を赤唇縁 vermilion border とよぶ．

皮膚部は顔面皮膚の一部で，表皮（薄い角化重層扁平上皮），真皮（密性結合組織），皮下組織（疎性結合組織）からなる．口唇でみられる皮膚の付属器には，毛包（毛），皮脂腺，汗腺がある（図Ⅲ-9-2a）．

赤唇縁（中間部 intermediate part，唇紅部 red zone ともいう）は，皮膚と粘膜の移行部である．表皮は菲薄で錯角化（類角化）している．これは角化上皮と非角化上皮の中間的な特徴をもつ．表皮内には，ケラチンよりも透明性の高いエライジン eleidin が多く含まれ，メラニン色素は乏しい．真皮では結合組織乳頭がよく発達し，乳頭部の上皮層は菲薄で豊富な毛細血管が上皮直下まで進入している．こ

---

[2] 歯肉や硬口蓋と舌背とでは，可動性と角化という2つの特徴を生む組織学的な背景が異なる．歯肉や硬口蓋では，粘膜固有層が（粘膜下組織を介することなく）骨膜に直接移行し，粘膜に可動性がない．このことは，歯肉や硬口蓋に指をあてて動かしてみればよくわかる．ところが，舌背を指で同様に動かしてみると，あたかも可動性があるかのように感じる．舌背部の粘膜固有層は，（やはり粘膜下組織を介せず）舌腱膜という強靭な線維性組織に直接移行しているため，実は舌背粘膜も可動性がない．深層から舌腱膜に付着する舌筋が舌そのものを移動・変形させているに過ぎない．粘膜上皮の角化についても，歯肉や硬口蓋はいわゆる角化重層扁平上皮で覆われているが，舌背では先端部が角化した糸状乳頭が密生することで咀嚼粘膜としての機械的強度が付与されている．

のように①上皮層が薄く，②上皮の角化が弱く，③エライディンが多く含まれ，④メラニン色素に乏しく，⑤結合組織乳頭がよく発達しているため，赤唇縁は，肉眼的にみた場合でも毛細血管内の赤血球の色が透けて，赤みを帯びている．赤唇縁には少量の脂腺（独立脂腺）はあるが毛包（毛）はなく，汗腺や小唾液腺は開口していない．

粘膜部の上皮は非角化重層扁平上皮からなり，粘膜固有層は薄い密性結合組織である．粘膜下組織は疎性結合組織で，粘膜固有層の深部から粘膜下組織にかけて小唾液腺（口唇腺）や脂肪組織が存在する．粘膜下組織は深部で筋層（口輪筋）に移行している（図Ⅲ-9-2b）．

2．頬粘膜

粘膜上皮は非角化重層扁平上皮からなり，粘膜固有層は薄い密性結合組織である．粘膜下組織は疎性結合組織で，小唾液腺（頬腺）や豊富な脂肪組織（頬脂肪体）が含まれる．頬腺や耳下腺の導管は口腔前庭に開口する．粘膜下組織は深部で頬筋組織や骨膜に移行する．

口角の赤唇縁から臼歯部にかけての頬粘膜には，異所性の皮脂腺 sebaceous gland がみられることがある[3]．

3．軟口蓋粘膜

粘膜上皮は非角化重層扁平上皮からなり，味蕾も散在する．粘膜固有層は厚い密性結合組織で，結合組織乳頭は低いが比較的多い．粘膜下組織は疎性結合組織で，小唾液腺（口蓋腺）や脂肪組織が含まれる．粘膜固有層と粘膜下組織には弾性線維が多く，血管網が発達し，リンパ小節やリンパ球の浸潤がみられる．粘膜下組織は深部で筋層（口蓋の諸筋）に移行する．

4．歯槽粘膜

口腔前庭の一部をなす歯槽粘膜は，下顎では歯肉粘膜の下端（上顎では上端）から口唇粘膜もしくは頬粘膜に至るまでの粘膜である．歯肉（付着歯肉）の粘膜と歯槽粘膜の境界を歯肉歯槽粘膜境（粘膜歯肉境）mucogingival junction という．

歯槽粘膜は，粘膜上皮，粘膜固有層，粘膜下組織の3層からなる．粘膜上皮は，薄い非角化重層扁平上皮からなり，粘膜固有層は薄くて結合組織乳頭はあまり発達していない．粘膜下組織は弾性線維を多く含む比較的厚い疎性結合組織であるため，歯槽粘膜は可動性が高く，隣接する口唇粘膜や頬粘膜の可動性にも寄与する．また，粘膜下組織は比較的太い血管を含むために血管が透けて赤みを帯びている．なお，歯槽粘膜の粘膜下組織には少量の混合腺がある．

5．舌腹（舌の下面）

舌の下面の被覆粘膜は，非角化重層扁平上皮，粘膜固有層，粘膜下組織からなる．粘膜上皮は薄く平滑である．粘膜下組織は明瞭な境なく舌筋筋束間の結合組織に移行している（図Ⅲ-9-2c）．

6．口腔底

口腔底の被覆粘膜は薄く，非角化重層扁平上皮からなる粘膜上皮も極めて薄い．粘膜固有層は少量の弾性線維を含む．粘膜下組織には脂肪組織が多く，下層の筋層にゆるく結合している．このため，舌の下面や口腔底の被覆粘膜は舌の運動を制限することがない．なお，口腔底にある舌下小丘には顎下腺が開口し，舌下小丘および舌下ヒダには舌下腺が開口している．

---

[3] 異所性（本来存在する部位でないが出現する）皮脂腺をフォーダイス斑 Fordyce's spot とよぶ．口腔内では頬粘膜および口唇の赤唇縁に出現する．

到達目標

1) 口腔の解剖学的な特殊性を説明できる.
2) 口腔内各部の粘膜の組織学的構成と特徴を図示して説明できる.
3) 咀嚼粘膜,被覆粘膜,特殊粘膜の違いを説明できる.
4) 咀嚼粘膜の種類と組織学的特徴を説明できる.
5) 被覆粘膜の種類と組織学的特徴を説明できる.

10 歯　肉

A. 概　説

　歯肉 gingiva（歯肉粘膜 gingival mucosa）は，口腔粘膜の一部であるが，同時に，歯周組織の一つで，歯に接合して歯槽骨を覆っている．一般に，歯肉は歯茎（はぐき）ともよばれる．歯肉の領域は，歯肉がエナメル質に接合する歯・歯肉境 dentogingival junction から，歯肉と歯槽粘膜との境である歯肉歯槽粘膜境（粘膜歯肉境）mucogingival junction までの範囲をいい，角化重層扁平上皮層とその下層の密性結合組織層からなる．但し，上顎の口蓋側には歯肉歯槽粘膜境は存在せず，歯肉は明瞭な境なく硬口蓋の粘膜に移行する．

　歯肉の角化性上皮は，上皮性付着 epithelial attachment によってエナメル質表面に接合し，また，コラーゲン性の密性結合組織は，線維性付着（結合組織性付着）fibrous attachment によってセメント質表面に結合している[1]．すなわち，歯肉は，解剖学的な歯冠と歯根の境界部（歯頸部）に接合して歯の周囲を封鎖し，また，緊密に歯槽骨表面を覆っている．このため，歯肉は咀嚼の過程で生じる圧力や摩擦を緩衝し，種々の外来刺激による侵襲から歯周組織を保護している．

　歯肉は，粘膜上皮が角質化し，密性結合組織からなる粘膜固有層直下の粘膜下組織が欠如するという特徴をもつ．粘膜固有層のコラーゲン線維束は歯槽骨の骨膜と歯頸部セメント質表層に直接結合しており，歯肉には付属腺も脂肪組織も存在せず，太い血管も分布していない．歯肉の上皮部分は口腔粘膜の大部分と同様に外胚葉性であるが，萌出直後の歯と接合する部分は，退縮エナメル上皮由来の細胞からなる．歯肉の結合組織部分は間葉性の歯小囊およびその周囲組織に由来する．

　歯肉は物理的変形や可動性に乏しい組織で，歯による食物の粉砕・咀嚼と協調して食塊の形成に与っている．硬口蓋や舌背の粘膜とともに歯肉が，咀嚼粘膜 masticatory mucosa とよばれるのはこのためである．歯肉粘膜固有層の線維束で歯頸部セメント質から歯槽頂外側面に至るものは歯の水平的な位置の安定にも寄与している．このように，歯肉は歯と歯周組織を保護するとともに，咀嚼にも適応した組織構造をもっている．

B. 歯肉の分類

　歯肉は，歯の萌出とともに生じ，その肉眼的な形態は歯種や部位によって多少の差異もあるが，一般には次の3つに分類される．
　①遊離歯肉 free gingiva
　②付着歯肉 attached gingiva
　③乳頭部歯肉（歯間乳頭あるいは歯間歯肉）
　　interdental gingiva

---

[1] 付着上皮，上皮性付着という2つの語の違いに初学者は戸惑うかもしれない．付着上皮は，接合上皮と同義であり，歯頸部エナメル質に接合している上皮層の名称である．一方，上皮性付着は，歯頸部エナメル質と歯肉が上皮細胞によって接合すること，あるいは，接合している状態を表す語で，細胞や組織構造に対する名称ではない．紛らわしさを排除するために，本書では，上皮名には接合上皮の語を，接合することあるいはその状態については上皮性付着の語を用いている．なお，線維性付着（結合組織性付着）の語は，歯頸部セメント質と歯肉がコラーゲン線維によって結合することあるいはその状態を表している．

1. 遊離歯肉

遊離歯肉 free gingiva は歯肉縁 gingival margin から約 1mm 前後までの部分で，遊離歯肉溝 free gingival groove によって付着歯肉と境する（図Ⅲ-10-1）．歯肉縁から遊離歯肉溝までの距離は，臨床的には歯肉溝 gingival sulcus の深さとほぼ等しい．したがって，遊離歯肉は，歯面との間に歯肉溝があって，遊離歯肉それ自体は歯槽骨で裏打ちされていないために，十分な力学的な支持がない組織といえる．組織学的にも，粘膜上皮の上皮脚の形成が弱く，スティップリングがみられず，歯肉粘膜固有層の線維もセメント質や歯槽骨表面に十分には到達していない．

2. 付着歯肉

付着歯肉 attached gingiva は，遊離歯肉溝よりも根尖側の歯槽骨を覆う歯肉である．付着歯肉の粘膜固有層に分布するコラーゲン線維束はセメント質および歯槽骨の表層に侵入している．付着歯肉と歯槽粘膜の境界は歯肉歯槽粘膜境（粘膜歯肉境）mucogingival junction である．付着歯肉の高径（幅）は，上顎で 3～5mm，下顎で 2～3mm で，厚みは約 1.5mm である．

3. 乳頭部歯肉

乳頭部歯肉 interdental gingiva とは歯間乳頭（歯間歯肉）のことである．臼歯部の乳頭部歯肉の中央部は軽度に陥凹することが多く，鞍部 col（歯肉鞍部 gingival col）とよぶ．隣接歯に挟まれて常に食物残渣の刺激を受けるため，薄い非角化重層扁平上皮で覆われる鞍部は歯周疾患に陥りやすいとされる．

C. 歯肉の上皮層の分類と基本構造

歯肉の上皮層は，部位によって次の 3 つに区分されている（図Ⅲ-10-2）．
①歯肉上皮 gingival epithelium
②歯肉溝上皮 gingival crevicular epithelium（sulcular epithelium）
③接合上皮（付着上皮）junctional epithelium

ここで，まず，"歯肉の上皮"と歯肉上皮という 2 つの語が指し示すものが異なること

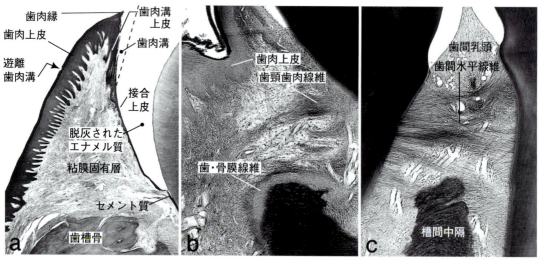

図Ⅲ-10-1　(a)矢状断面における歯肉の全体像　HE染色．(b)歯肉粘膜固有層にみられた歯頸歯肉線維と歯・骨膜線維　トルイジンブルー染色．(c)槽間中隔上で隣存歯の歯頸部セメント質を結ぶ歯間水平線維（中隔横断線維）　トルイジンブルー染色．図Ⅲ-10-7 の模式図も参照のこと．（a×40；bc×90）

第10章 歯肉

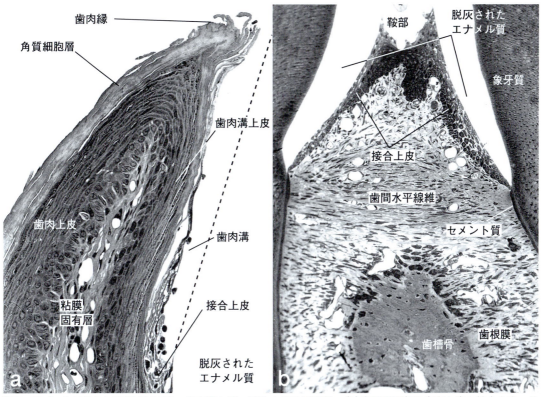

図Ⅲ-10-2 （a）歯肉上皮（外縁上皮），歯肉溝上皮，接合上皮の組織像 （b）歯間乳頭部の歯肉上皮と接合上皮 歯肉上皮は菲薄で非角化状態である．（トルイジンブルー染色，ab×600）

を理解する必要がある．"歯肉の上皮"という表現が，①〜③のひとつながりの上皮層全体を意味するのに対して，歯肉上皮（①）という語は，歯肉縁よりも外側面，すなわち歯と向かい合わない歯肉の表面を覆っている上皮のことである．一方，歯肉縁よりも歯面側で，歯と向かい合う上皮には，歯肉溝上皮と接合上皮がある．歯肉溝上皮（②）は，歯肉溝を介して歯頸部のエナメル質表面に相対する上皮である．接合上皮（③）も歯肉縁よりも歯面側だが，歯肉溝底からセメントエナメル境までの歯頸部エナメル質表面に物理的に接合している上皮である．

歯肉縁よりも外側か内側かという観点から，歯肉上皮を外縁上皮，歯肉溝上皮と接合上皮を併せて内縁上皮とよぶことがある．これら歯肉の上皮は，発生学的には口腔粘膜上皮 oral mucosal epithelium に由来する．ただし，接合上皮は，歯の萌出直後においては，エナメル形成を終えた歯胚エナメル器の細胞（退縮エナメル上皮 reduced enamel epithelium）からなるが，やがては口腔粘膜上皮由来の細胞に置き換えられると考えられている．

歯周組織の保護が基本的な役割である"歯肉の上皮"の組織構造を理解するためには，まず，歯肉の大部分を被覆し，角化重層扁平上皮からなる歯肉上皮（外縁上皮）の構造と機能の理解が不可欠である．角化重層扁平上皮は，次のような構造・機能上の特徴をもつ．

①重層化した細胞によって，上皮層に加わる圧の緩衝を担う．
②デスモゾームで細胞間が強固に結合され，外力に抗する機械的強度をもつ．
③豊富な細胞質突起によって，多数のデスモゾームが分布できる．
④上皮層には細胞間脂質による物質透過性

関門があり，組織からの失水を防ぐ．
⑤落屑性の角質層は種々の化学，温熱，機械刺激などに対して抵抗性を示す．

こうした特徴をもつ歯肉上皮と対照的に，内縁上皮である歯肉溝上皮と接合上皮は，機械的強度が低く，物質や細胞の透過性が高い．詳細は以下で順次解説する．

D．歯肉上皮の構造

"歯肉の上皮"という表現が歯肉の上皮層のすべてを総称するのに対して，歯肉上皮 gingival epithelium は遊離歯肉と付着歯肉の上皮層，すなわち外縁上皮を意味する語である．角化重層扁平上皮である歯肉上皮を構成する細胞は，分化段階をもとに，①基底細胞層，②有棘細胞層，③顆粒細胞層，④角質細胞層という4種の細胞層に分けられる．基底側の基底層から順次，これらの細胞層を経て分化・成熟する細胞をケラチノサイト（角化系細胞）keratinocyte と総称する．また，重層扁平上皮層中には，こうしたケラチノサイトとは異なる非ケラチノサイト non-keratinocyte とよばれる細胞が存在する．

1．ケラチノサイト（角化系細胞）
1）基底細胞層

基底細胞層 basal cell layer は，結合組織に面する立方ないし円柱形の上皮細胞層をいう．基底細胞 basal cell と結合組織の境界には，基底膜 basement membrane（基底板 basal lamina）が存在する．基底膜の主成分は，Ⅳ型コラーゲン type Ⅳ collagen，ラミニン laminin，パーレカン perlecan，エンタクチン entactin（ナイドジェン nidogen）などであり，基底細胞は，細胞基底面のヘミデスモゾーム hemidesmosome（図Ⅰ-2-3）によって基底膜に接着している．基底膜は，上皮細胞と結合組織の機械的な接着に加えて，上皮と結合組織との間の物質移動・拡散に対する半透過性フィルターとしての役割がある．

基底細胞は4種の細胞層に区分されるケラチノサイトのなかで最も未分化で，旺盛な分裂能を有し，重層扁平上皮層を維持するための細胞供給源である．基底細胞に隣接する有棘細胞の一部も分裂能を有するため，基底細胞層と深部有棘細胞層とを併せて胚芽層 germinative layer とよぶことがある（図Ⅲ-10-3a）．

2）有棘細胞層

有棘細胞層 spinous cell layer では細胞体が大型化し，その外形も多角形となる．細長い細胞質突起が増加し，有棘細胞 spinous cells は突起に分布するデスモゾームによって互いに緊密に結合する．つまり，細胞質突起は細胞間結合の場を提供しているといえる．やや拡大した細胞間隙は，上皮層に加わる機械的な圧の緩衝にも役だっていると考えられる．有棘細胞は表層に向かって次第に扁平になる．有棘細胞にはデスモゾームのほかにもギャップ結合も存在している．

3）顆粒細胞層

顆粒細胞層 granular cell layer では細胞外形が扁平になり，細胞間隙は著しく狭くなる（図Ⅲ-10-3b）．しかし，細胞質突起は多く，デスモゾームも存在している．顆粒細胞 granular cell では，その特徴的な構造となるケラトヒアリン顆粒 keratohyaline granule およびオドランド小体 Odland body（層板顆粒 lamellar granule）が形成される．

ケラトヒアリン顆粒は，HE染色で紫染する顆粒で，細胞内の張原線維 tonofilament（ケラチンフィラメント）にプロフィラグリンというタンパク質が不規則に沈着して生じる．オドランド小体はゴルジ装置から形成される細胞小器官で，セラミドという脂質成分に富む．層板小体の形成は有棘細胞で始まるが，顆粒細胞層で細胞間隙に放出されて，細胞表

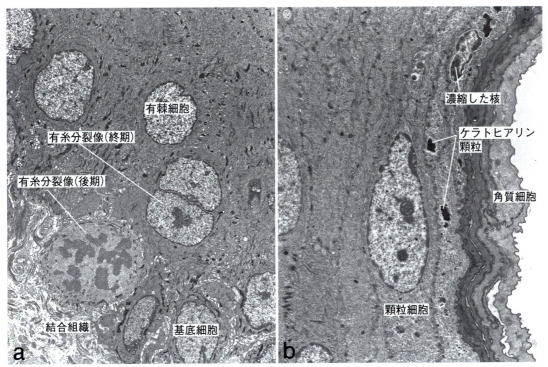

図Ⅲ-10-3 (a)歯肉上皮の基底細胞層と有棘細胞層の透過電顕像 異なる2つの段階にある有糸分裂像がみられる. (b)歯肉上皮の顆粒細胞層と角質細胞層の透過電顕像 顆粒細胞には核濃縮やケラトヒアリン顆粒がみられる. (ab×3,750)

面を被覆するとともに細胞間脂質層となり,透過性関門 permeability barrier を形成する.このため,水酸化ランタンやペルオキシダーゼのようなトレーサー物質を生体内に投与すると,顆粒細胞層で浸透・拡散が阻止される(図Ⅲ-10-6a).

4) 角質細胞層

角質細胞層(角化細胞層)horny cell layer では,細胞質内がケラチンで徐々に充満し,核,ケラトヒアリン顆粒,層板小体,デスモゾームなどが不明瞭になり,剥離,脱落に向かう鱗片状の角質細胞[2](角化細胞)horny cell が積層する(図Ⅲ-10-3b). 死細胞は表層から順に落屑する(図Ⅲ-10-5a).

歯肉上皮の角化には,①正常に角化が起こる正角化 orthokeratinization(約15％),②萎縮した核が角質層に残存する錯角化(類角化)parakeratinization(約75％),そして,③正常な核が表層の細胞に残存する非角化 nonkeratinization(約10％)があり,錯角化している上皮が最も多い. 歯肉の上皮の角質化は,ブラッシングなどの機械的刺激で促進される.

付) スティップリング

歯肉上皮の基底細胞層と結合組織の境界面には凹凸がある. 結合組織方向への上皮の突出部分を上皮脚 epithelial peg(epithelial ridge)といい,反対に結合組織の突出部分を乳頭

---

[2] ケラチノサイト(角化系細胞),角質細胞(角化細胞)という2つの語の違いに初学者は戸惑うかもしれない. ケラチノサイト(角化系細胞)は,表皮や口腔粘膜などの重層扁平上皮の主体となる細胞で,基底膜側から順次,分化・成熟を遂げて,やがて角化して落屑するタイプの細胞に対する名称である. 角質細胞(角化細胞)は,細胞質がケラチンで占められた(=角質化した)成熟ケラチノサイトの名称である.

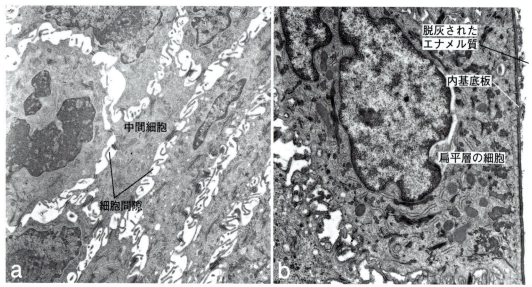

図Ⅲ-10-4 (a)接合上皮の中間細胞層の透過電顕像　細胞間隙は広く上皮細胞間のデスモゾーム結合は乏しい．
(b)接合上皮の扁平層の細胞の透過電顕像　扁平層の細胞は内基底板を介してエナメル質に結合している．(a×4,600；b×7,500)

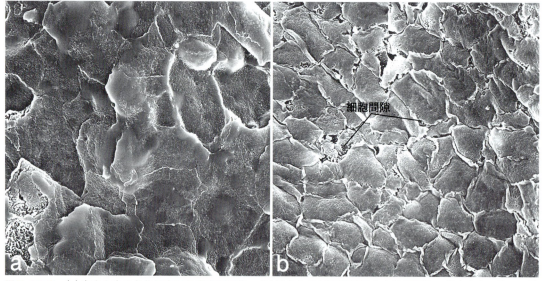

図Ⅲ-10-5 (a)歯肉上皮の角化層表面の走査電顕像　(b)接合上皮扁平層表面の走査電顕像　歯肉上皮に比べて接合上皮表面では細胞間隙が広く開いている．(ab×1,000)

papillae（結合組織乳頭）という．上皮脚に一致して，外縁上皮の表面には径0.1～0.2mmの点状の窪みがあり，これをスティップリング stippling という．スティップリングは，健常な歯肉では肉眼でもみることができるが，歯肉が炎症で腫脹すると消失する．

2．非ケラチノサイト

歯肉上皮の基底細胞層内から隣接する有棘細胞層にかけては，順次，分化・成熟して角化するケラチノサイトとは異なる系統の細胞が散在する．これらは非ケラチノサイト non-keratinocyte と総称され，①メラニン産生細

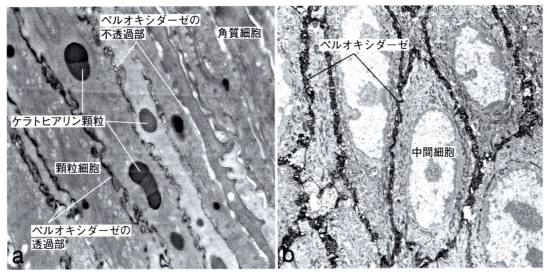

図Ⅲ-10-6 歯肉上皮と接合上皮での物質透過性の差異を示すペルオキシダーゼ投与実験 （a）歯肉上皮では層板小体由来の物質が透過性関門を形成しているため，角化細胞層でペルオキシダーゼの透過が阻害されている．（b）透過性関門が緩い接合上皮では，ペルオキシダーゼが細胞間隙をほぼ完全に透過している．（a×9,000；b×4,700）

胞 melanocyte，②メルケル細胞 Merkel cell，③ランゲルハンス細胞 Langerhans cell などがある．

1）メラニン産生細胞

メラニン産生細胞は，神経堤細胞を由来とし，デスモゾームでケラチノサイトと結合していないが，産生したメラニン色素を含む顆粒を細胞質突起経由でケラチノサイトに受け渡す．このために，表皮であれば褐色のメラニン顆粒がケラチノサイトにみられる．しかし，歯肉上皮ではときに着色の原因になるものの，通常はメラニン顆粒の存在は明らかでない．表皮と粘膜上皮とでは，メラニン産生細胞の数に差異はないため，その活性や上皮層のターンオーバーの速さの違いなどが関係していると考えられる．

2）メルケル細胞

メルケル細胞は，触覚として働く微絨毛と多数の分泌顆粒を持ち，周囲のケラチノサイトとデスモゾームで結合するほか，無髄の神経終末ともシナプスしている（図Ⅲ-10-8, 9a）．機械的刺激を受容すると分泌顆粒を放出して神経を興奮させ，遅順応型のメカノレセプターとして機能する細胞である．なお，メルケル細胞については，神経堤細胞由来とする見解が根強い．しかし近年は，表皮や粘膜上皮の幹細胞由来を支持する報告が多い．

3）ランゲルハンス細胞

ランゲルハンス細胞は，骨髄を由来とし，特徴的なラケット状の細胞内顆粒（バーベック顆粒）をもつ細胞で，他の組織でみられる樹状細胞 dendritic cell と同様に，抗原提示機能をもった免疫担当細胞である．ケラチノサイトとはデスモゾームで結合しておらず，抗原に遭遇するとこれを捕捉し，上皮層から抜け出して所属リンパ節へ移動し，抗原提示を行う．

E．歯肉溝上皮の構造

歯肉溝上皮 sulcular epithelium, gingival crevivular epithelium は，歯肉溝に面する上皮である．言い換えれば，歯肉溝の側壁をなす上皮が歯肉溝上皮である（図Ⅲ-10-7）．歯肉溝上皮は，歯肉縁では歯肉上皮に，歯肉溝底では接合上皮に移行する．歯肉上皮への移行部に明確な構造的境界はないが，接合上皮との境界は比較的明瞭である．

歯肉溝上皮は，歯肉上皮に比べて細胞層が薄く（15～30層程度），上皮脚の発達も悪い．発生学的には口腔粘膜上皮に由来し，本来，角化重層扁平上皮であるはずだが，ヒトでは錯角化重層扁平上皮あるいは非角化重層扁平上皮であることが多い．表層の細胞は扁平で，ケラトヒアリン顆粒と層板小体を欠き，明らかな透過性関門を形成しない．したがって，一定の物質透過性を示すが，細胞間隙は比較的狭くて白血球の浸潤像は通常あまり多くはない．

歯肉溝上皮と歯面との間には歯肉溝 gingival sulcus が存在し，その生理的な深さは約 0.5～1mm である．歯肉溝内には食物残渣が溜まりやすく，歯肉溝上皮や接合上皮は常に化学的刺激に曝される．この刺激などによって上皮が深部に増殖すると，歯肉溝は深化して歯周ポケット periodontal pocket となって歯肉炎を増悪させる．また，接合上皮の深部増殖による歯肉溝の深化は，セメント質や歯槽骨と結合できる歯肉粘膜固有層のコラーゲン線維束を減少させ，歯肉の安定性も低下させる．歯周病の臨床においても歯肉溝の深さは診査・診断の指標となる．

歯肉溝内には，歯肉溝浸出液 gingival crevicular fluid（GCF）とよぶ特殊な組織液が環流している．歯肉溝浸出液は，歯肉粘膜固有層の血管，組織液が主に接合上皮から浸出したもので，電解質，免疫グロブリン，補体，各種の分解酵素，サイトカイン，炎症性メディエータなどが含まれ，これらの中には白血球や細菌に由来するものもある．また，好中球や剥離した上皮細胞なども含まれる．歯肉溝浸出液の成分の測定や検討は炎症や歯周病の病態把握に役立つ．

F．接合上皮（付着上皮）の構造

接合上皮 junctional epithelium（付着上皮 attached epithelium）は，歯頸部のエナメル質表面と密に接合している上皮である．歯は歯肉を事実上貫通しているが，接合上皮と歯が緊密に接していることによって，内部組織と外界（口腔内）との間の封鎖性が維持されている．この封鎖性は，萌出に際して歯冠が口腔に現れるときに，歯の形成を終えて歯冠部を覆っていた退縮エナメル上皮の一部が，歯頸部との接合を維持しつつ，口腔粘膜上皮とも癒合することで確立される．

接合上皮は高径約 1～2mm の非角化重層扁平上皮層である．歯肉溝上皮に移行している歯肉溝底付近では，接合上皮層は 15～30 層ほどであるが，移行部から離れると数層から十数層，セメントエナメル境に近い最深部では 2～3 層に過ぎない．上皮脚が形成されないために，上皮と結合組織の境界面は平坦である．接合上皮の細胞は，分裂・増殖による補充と歯肉溝底での落屑とによるターンオーバーがある．そのサイクルは約 5～10 日で，歯肉上皮よりも速い．

接合上皮の細胞層は，エナメル質に接する扁平層（内基底細胞層），結合組織に接する基底層（外基底細胞層）およびこれらの両者の間に位置する中間細胞層からなる（図Ⅲ-10-4）．扁平層の上皮細胞は，厚さ 50～150nm の内基底板（内基底膜）とヘミデスモゾーム hemidesmosome によって歯頸部のエナメル質に接合しており，これを上皮性付着 epithelial attachment という．内基底板は扁平層の細胞によって産生される．上皮性付着は正常な歯

肉溝の深さを維持し，歯肉を炎症から保護するために重要な存在である．炎症などによって上皮性付着が剥離したり，上皮が歯根側に深く増殖したりすれば，歯肉溝が深化することで炎症の増悪をきたす[3]．一方，基底層の上皮細胞は，外基底板（外基底膜）とヘミデスモゾームによって結合組織と接着している．外基底板は，基底層の細胞によって産生されるⅣ型コラーゲン，ラミニン，パーレカン，エンタクチンなどの基底膜のマトリックス分子で構成され，上皮と結合組織の機械的結合を維持にしている．

接合上皮の細胞は扁平で，エナメル質表面と平行に配列し，微絨毛様の細胞質突起が多い．細胞質内にはゴルジ装置，粗面小胞体，ライソゾーム，ミトコンドリア，ケラチンフィラメントなどが比較的豊富である．層板小体はみられず，細胞間脂質層による透過性関門も存在しない．細胞間にはデスモゾームと少数のギャップ結合がみられるが，デスモゾームの数は歯肉上皮の約20%に過ぎないために細胞間隙は広く，歯肉上皮の2～2.5倍に達する．細胞間隙量は接合上皮層全体の20～25%にも及ぶ（図Ⅲ-10-4a, 5b）．

このような特徴を示す接合上皮では，物質透過性が高く（図Ⅲ-10-6b），白血球の遊走・浸出も活発である．しかし，同時に，細菌の侵入なども生じやすい．常態下でも白血球の遊走が観察されるが，その多くは好中球やリンパ球である．これらは，接合上皮と歯肉溝上皮を介して歯肉溝へ浸出して唾液白血球となる．浸出した好中球の多くは貪食能を維持しており，接合上皮の細胞間隙に分泌されるライソゾーム性の分解酵素や，組織中から歯肉溝へ移行する免疫グロブリンなども，歯周組織の防御の役割を果たしている．

G. 歯肉の粘膜固有層

歯肉の粘膜固有層 lamina propria mucosae は密性結合組織からなる．粘膜下組織や付属腺が存在しないため，歯肉粘膜固有層の線維束は直接セメント質や歯槽骨の骨膜に結合し，また，部位によっては歯根膜の線維群とも交錯する．コラーゲン線維は，Ⅰ型コラーゲンからなる膠原線維が主体であるが，Ⅲ型コラーゲンの割合が多い細網線維も存在する[4]．また，歯根膜には存在しない典型的な弾性線維も歯肉ではみられる．このため，歯肉粘膜固有層は圧縮に対して抵抗性と回復性を示し，咀嚼に適した強靱な組織である．

歯肉粘膜固有層のコラーゲン線維束の走行は，歯肉の機能を理解する上で重要である．これらは歯肉線維 gingival fiber 群として，次の5群に大別される（図Ⅲ-10-1bc, 2b, 7）．

①**歯頸歯肉線維** dentogingival fiber：歯頸部セメント質から歯肉に向かう線維．線維性付着の主体となる．
②**歯間水平（中隔横断）線維** transseptal fiber：隣接歯の歯頸部セメントを（歯槽骨頂を越えて）結びつける線維．
③**歯槽歯肉線維** alveologingival fiber：歯槽骨頂（歯槽骨縁）から歯肉に向かう線維．
④**歯・骨膜線維** dentoperiosteal fiber：歯頸部セメント質から（歯槽骨頂を越えて）歯槽骨骨膜に向かう線維．
⑤**輪走線維** circular fiber：歯頸部の周囲を輪状に取り巻く線維．

---

[3] 歯肉保護のためには，上皮性付着によって歯肉とエナメル質の境界が緊密に封鎖されることが不可欠である．これを可能にするために，接合上皮は非角化である必要性がある．ところが，非角化であることが，歯周病の発症・増悪の要因に対する接合上皮の抵抗性を低下させている．歯と歯肉の接合部には，何ともパラドキシカルな状況が存在するわけである．
[4] 生体内に広く分布する膠原線維は，Ⅰ型コラーゲンを主要な構成分子とする線維である．これに対して，より分布が限られている細網線維では，Ⅰ型コラーゲンも関与するが，Ⅲ型コラーゲンが占める割合が多く，糖成分の含量が高いために銀染色で黒化するので好銀線維ともよばれる．膠原線維と細網線維はコラーゲンからなるので，両者を区別せずにコラーゲン線維という名称で表現できる．一方，コラーゲン線維と膠原線維という2つの語は，必ずしも同義ではなく，使い分けるべき場合もある．

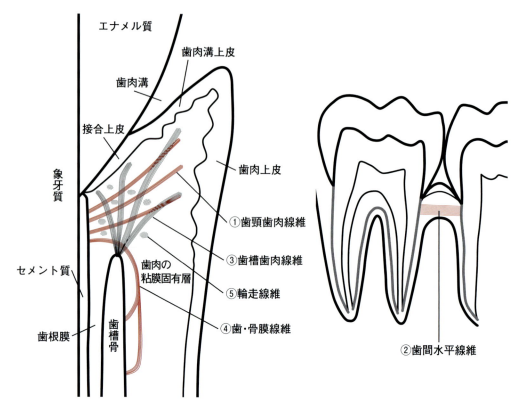

図Ⅲ-10-7　走行による歯肉線維群の分類を示す模式図　歯肉線維群の名称に付した①～⑤は，本文(G)中の番号に対応している．なお，"歯肉の上皮"とは，歯肉上皮，歯肉溝上皮および接合上皮(付着上皮)を総称する名称である．

　歯肉粘膜固有層は，歯肉上皮(外縁上皮)および歯肉溝上皮下に結合組織乳頭を形成して上皮層と嵌合している．乳頭の高径は約100～400μm，幅径は約40～90μmである．乳頭内の終末毛細血管は上皮に栄養を供給しているが，歯肉粘膜固有層の全体には太い血管が乏しい．これは血管の供給路となる粘膜下組織が歯肉では欠如するためである．

　コラーゲン線維は歯肉乾燥重量の約30％を占める．歯肉にはⅠ型のほかにⅢ型，Ⅳ型のコラーゲンも存在する．Ⅲ型コラーゲンは血管壁に多く，Ⅳ型コラーゲンは歯肉上皮の基底膜の成分である．歯肉粘膜固有層にある弾性線維は血管壁やコラーゲン線維束の間に分布している．他にプロテオグリカン，グリコサミノグリカン，糖タンパク質など種々の非線維性マトリックスも分布している．

　コラーゲン線維の代謝，すなわち，線維形成と線維の分解・吸収は，歯肉の線維芽細胞によって行われる．歯肉線維芽細胞の構造と機能は，他の組織と基本的に同様であるが，その細胞活性は口腔以外の組織と比較すれば高いが，歯根膜線維芽細胞に比べると低い．加齢にともない歯肉線維芽細胞は萎縮する傾向があり，線維合成能も低下する．したがって，加齢に伴って歯肉の退縮などが生じ易くなる．

　歯肉粘膜固有層には，歯肉線維芽細胞のほか，マスト細胞や形質細胞，白血球，マクロファージなどの免疫担当細胞が分布して粘膜免疫を担っている．また，上皮下の結合組織乳頭には，小型のファーター・パチニ小体 Vater-Pacini corpuscle，ゴルジ・マッツオニ小体 Golgi-Mazzoni corpuscle などが分布する(図

第10章 歯肉

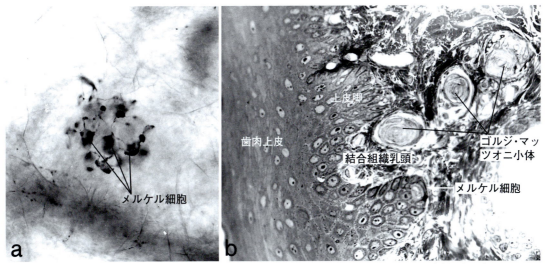

図Ⅲ-10-8 (a) 1本の神経終末に連続するメルケル細胞の集積を示す歯肉上皮伸展標本 (b) 切片標本でみられた歯肉上皮基底細胞層内のメルケル細胞および結合組織乳頭内のゴルジ・マッツオニ小体
(a メチレンブルー染色×200；b トルイジンブルー染色×400) (本図は東京歯科大学 田崎雅和博士による)

Ⅲ-10-8b, 9b). いずれも被覆性神経終末で, 触圧覚を受容すると考えられている.

H. 歯肉の血管と神経の分布

歯肉の血液供給は, 顎動脈, 顔面動脈および舌動脈などの枝によるが, 2系統に大別される. 第一の系統は, 上顎では (前・後) 上歯槽動脈の枝, 下顎では下歯槽動脈の枝で, 歯槽骨中を経過して歯頸部に向かう経路である. 詳しくみると, 歯根膜に分布する血管網を経るものと, 歯槽骨の槽間中隔の中を通って歯槽骨縁付近に出るものとがある. いずれも歯槽骨縁付近に留まって外縁上皮側へは達しないため, 歯肉に分布する血管系の主体ではない.

第二の系統には, 上顎では眼窩下動脈, 上唇動脈, 後上歯槽動脈, 大口蓋動脈などの枝, 下顎では下唇動脈, オトガイ動脈, 舌下動脈, 頰動脈などの枝が関わるが, これらは歯槽骨骨面に沿って歯槽骨縁に向かう. その過程で, 骨膜上において血管網を形成し, 結合組織乳頭では上皮に近接する毛細血管係蹄 capillary loop を形成し, 最終的に歯槽骨縁近傍で第一の経路からの毛細血管網と吻合をなす. この第二の系統は, 歯肉に分布する血管系の主体をなす. しかし, 粘膜下組織が欠如する歯肉では径の太い血管は乏しく, 他の口腔粘膜に比べて血管網の血液供給力は低い.

ヘアピン状の係蹄を形成する毛細血管の少なくとも一部は有窓性毛細血管であり, 他は連続型毛細血管である. これらの毛細血管は, 上皮細胞の代謝に必要な栄養を供給する. 毛細血管は歯肉に炎症が起きると増殖・拡張し, 内皮細胞の細胞間隙が開いて高い透過性を示す. その結果, 血球や血漿タンパクが浸出・漏出し, 歯肉が発赤・腫張する原因となる.

歯肉には, 三叉神経の上顎神経と下顎神経の枝が, 口腔粘膜や槽間中隔を経て分布している. 詳しくみると, 上顎歯肉には後上歯槽神経, 眼窩下神経, 大口蓋神経および鼻口蓋神経が, 下顎歯肉には頰神経, 下歯槽神経, オトガイ神経および舌神経が分布している. これらの神経を経由する感覚性神経終末は,

第3編　口腔組織学

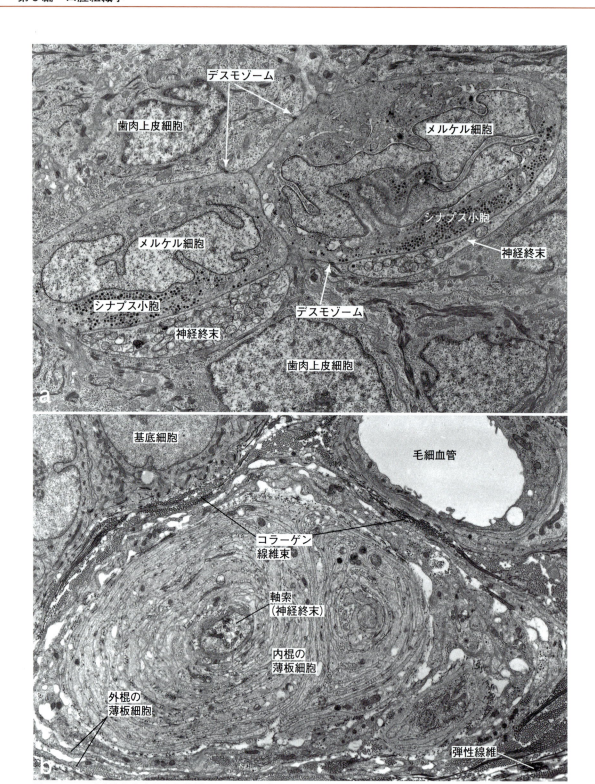

図Ⅲ-10-9　(a)歯肉上皮基底細胞層でみられた2個のメルケル細胞の透過電顕像　メルケル細胞は多くのシナプス小胞を含み、無髄神経終末とシナプスを形成している。また、メルケル細胞と隣接する歯肉上皮細胞との間にはデスモゾーム結合がみられる。(b)歯肉の結合組織乳頭内の被覆性神経終末であるゴルジ・マッツオニ小体の透過電顕像　軸索周囲を内棍の薄板細胞が多層化して覆い、その周囲を僅かな外棍の薄板細胞が覆う。(a×7,500；b×6,000)（本図は東京歯科大学 田崎雅和博士による）

有髄神経として結合組織乳頭に入った後に無髄神経線維になる．一部は自由神経終末として歯肉上皮層（主に基底細胞層）に達している．また，上皮下の結合組織乳頭部で被覆性神経終末を形成しているものもある．上皮内神経線維の一部はメルケル細胞とシナプス結合し，触覚の受容を担っている．

I．歯肉と歯槽粘膜の鑑別

歯肉とこれに隣接する歯槽粘膜との差異を知ることは，歯肉の範囲や健康状態を判断する上で必要である．

①上皮はいずれも重層扁平上皮であるが，歯肉で厚く，歯槽粘膜で薄い．また角質化の程度も，歯肉では顕著で歯槽粘膜では弱い．上皮脚の形成は，歯肉の方が歯槽粘膜よりも強い．

②結合組織層に関しては，歯肉が粘膜固有層のみを有するのに対し，歯槽粘膜には粘膜固有層と粘膜下組織がある．このため歯槽粘膜は柔らかく可動性に富む．また，太い血管が歯槽粘膜の粘膜下組織には分布している．

以上の特徴から，肉眼的に鑑別可能な粘膜の硬さ，可動性，色調を比較してみよう．粘膜の硬さは，上皮の厚さ，角化の程度，粘膜下組織の有無から，歯肉が歯槽粘膜よりも硬い．粘膜の可動性は，粘膜下組織の有無から，歯槽粘膜の可動性が高い．さらに粘膜の色調は，上皮の厚さ，角化の程度，粘膜下組織中の血管の豊富さから，歯槽粘膜の方が赤みを帯びる．

このように歯肉と歯槽粘膜の鑑別は，組織学的特徴をもとにして，理解したり説明することができる．

到達目標

1) 歯肉の構造の常態を模式図に描いて概説できる．
2) 遊離歯肉，付着歯肉，乳頭部歯肉の違いが説明できる．
3) "歯肉の上皮"の発生学的な由来と分類が説明できる．
4) 歯肉上皮の構造と機能，細胞間結合装置が説明できる．
5) 歯肉溝の成因と生理的深さが説明できる．
6) 歯肉溝上皮の形態的な特徴が説明できる．
7) 接合上皮の発生学的な由来，形態と機能の特徴が説明できる．
8) 接合上皮とエナメル質の結合状態を模式図に描いて説明できる．
9) メラニン産生細胞，メルケル細胞，ランゲルハンス細胞の形態的特徴と機能が説明できる．
10) 歯肉の結合組織の細胞と細胞外マトリックスおよび歯肉線維の種類と走行が説明できる．
11) 上皮脚と結合組織乳頭の関係，スティップリングの成因が説明できる．
12) 歯肉の血管分布と神経支配が説明できる．
13) 歯肉の加齢変化が説明できる．
14) 歯肉と歯槽粘膜の組織構造の違いが説明できる．

11 舌粘膜

A. 概　説

　舌 tongue は横紋筋である舌筋が粘膜によって覆われた器官であり，咀嚼，食塊形成，味覚受容，唾液産生，発音，免疫などのさまざまな役割を果たす．舌の粘膜は極めて特殊な構造と機能を持つ．舌の上面（舌背）は特殊粘膜（または咀嚼粘膜）に覆われるが，伸展性と運動性に優れ，また感覚器を含む種々の乳頭が表面にあり，さらに粘膜固有層には多くの小唾液腺が存在する．舌の実質は，縦横に交錯して走る横紋筋（舌筋）の筋束で，筋束間に血管・神経に富む疎性結合組織が分布する．

　舌体（舌の前方 2/3）と舌根（舌の後方 1/3）は，頂点を後方に向けた V 字型の舌分界溝によって分けられる．舌体の先端部を舌尖という．舌背の粘膜と舌下面の粘膜は構造的にかなり異なる．舌背上皮の大部分が厚い角化重層扁平上皮で，粘膜固有層の下部が筋層（骨格筋）を包む舌腱膜に移行するのに対し，舌下面は薄い非角化重層扁平上皮に覆われ，脂肪組織に富む粘膜下組織が，口腔底の粘膜と舌筋周囲の組織に連続する（図Ⅲ-9-2）．

　舌体は舌背の舌乳頭によって，舌根はリンパ性組織によって特徴づけられる．舌体と舌根は発生学的な由来と神経支配が異なる．第一鰓弓に由来する舌体の茸状乳頭に分布する味蕾は顔面神経（鼓索神経）に支配され，それ以外の知覚は下顎神経の舌神経の支配を受ける．第三鰓弓に由来する舌根，咽頭，有郭乳頭と葉状乳頭の味蕾は舌咽神経に支配される．また喉頭は迷走神経支配である．舌の運動は舌下神経の支配を受ける．

　舌分界溝より後方にある舌根部粘膜にはリンパ性の器官が多く集合し，ここを舌扁桃という．

B. 舌粘膜の構造と機能

　舌の表面は重層扁平上皮に覆われる．舌背粘膜には，舌乳頭 lingual papillae が形成され，食塊形成や味覚受容に関与する．舌乳頭は，血管が非常に多い結合組織性の芯と，それを覆っている角化または非角化の重層扁平上皮によって構成されている．舌乳頭には 4 種類ある．糸状乳頭，茸状乳頭，葉状乳頭，有郭乳頭である．舌背の大部分は角化重層扁平上皮に覆われるが，角化しているのは最も数の多い糸状乳頭のみで，他の乳頭は非角化である．舌乳頭の中でも，舌体と舌根を境する舌分界溝の前面に分布する有郭乳頭は，数は少ないが最大の舌乳頭で，乳頭側面の粘膜上皮中に分布する味覚受容器（味蕾）によって化学物質による味刺激を受容するほか，輪状溝へはエブネル腺（漿液腺）からの唾液排出が行われている．

　舌乳頭には 1 個の乳頭内に，複数の結合組織性の二次乳頭がある．粘膜固有層は密性結合組織である．その主体はさまざまな方向に錯綜するⅠ型コラーゲンの線維束で，極めて密に配列している．線維束の間には線維芽細胞が散在するが，その数は少なく，細胞突起も少ない．また細胞小器官も少なく，全体として不活性期の線維芽細胞の像を呈する．弾性線維はコラーゲン線維束間に出現し，凝集した径約 10 nm のマイクロフィブリルに沈着した電子密度の高いエラスチンがみられる．粘膜固有層内には，多くの細血管や有窓性毛

細血管が分布する．また神経線維の分布も密で，粘膜上皮下で神経線維叢を形成し，さらに無髄・無鞘の自由神経終末が上皮細胞層に進入し，味蕾の味細胞との間にシナプスを形成している．

消化管内に侵入する抗原に対しては，粘膜固有層内に形質細胞や肥満細胞を中心とする特異的な免疫反応系が構成されるが，舌乳頭の粘膜固有層にも生体の防御機構としての粘膜免疫が存在する．すなわち粘膜固有層には多くの免疫担当の遊走細胞（好酸球，形質細胞，肥満細胞）が観察される．形質細胞はBリンパ球に由来し，抗体（γ-グロブリン）を産生して組織中に放出する．また好酸球は顆粒白血球の一つで，杆状結晶をもつ顆粒内には数種の加水分解酵素が含まれ，貪食した抗原・抗体複合物を細胞内のライソゾームで分解する．肥満細胞は顆粒内に遅延反応物質や好酸球走化性因子を含み，これらの物質が組織中に放出されると，小静脈や毛細血管の透過性が亢進する．これら3種の細胞は互いに関連しながら，舌の粘膜免疫を担い，局所的な免疫反応を誘導している（図Ⅲ-9-3）．粘膜固有層にはリンパ小節が見られることもある．

舌乳頭では粘膜下組織が不明瞭で，粘膜固有層が直接，筋層被膜である舌腱膜 lingual aponeurosis に移行している．

C．舌乳頭

1．糸状乳頭

糸状乳頭 filiform papilla は舌背の全面に分布し，舌乳頭の中で最も数が多い．上皮は厚い角化重層扁平上皮で，表層は角化による剥離傾向が強く，上皮内に味蕾は存在しない．糸状乳頭の形態は，咽頭方向に傾斜した円錐形で，組織切片上では三角形を呈する（図Ⅲ-11-1a, b）．糸状乳頭は，釣針のような形態と表面の角質化のために全体がざらついており，食物を捕捉するのに都合がよい．隣接する糸状乳頭の間には，食物残渣や細菌などによる舌苔が存在する．

2．茸状乳頭

茸状乳頭 fungiform papilla は舌背の全面に散在し，舌尖では比較的に分布密度が高い．茸状乳頭は糸状乳頭より大型（径0.5～1 mm）で，基部よりも先端部が大きい茸（きのこ）に類似した型を示す．上皮は非角化重層扁平上皮で，粘膜固有層には二次乳頭が多い（図Ⅲ-11-1c）．味蕾は乳児期や若年者の乳頭の先端部上皮内に観察されるが，成人の茸状乳頭では乏しい．

3．葉状乳頭

葉状乳頭 foliate papilla は舌体の後部外側縁に分布し，乳頭が一列に配列してヒダを形成する．上皮は非角化で，粘膜固有層には二次乳頭も存在する（図Ⅲ-11-1d）．乳頭は8～12個の裂隙によって作られ，裂隙に面する上皮内には多くの味蕾（約2,500個）が存在する．葉状乳頭のヒダの間には漿液性のエブネル腺が開口している．葉状乳頭はウサギで良く発達している．

4．有郭乳頭

有郭乳頭 circumvallate papilla は直径1～2 mmの大型の舌乳頭で，舌分界溝 terminal sulcus (groove) of tongue の前面に7～15個分布する．乳頭の上部は平坦で，その基部は深い溝（乳頭溝 papillary groove あるいは輪状溝）によって周囲と境される（図Ⅲ-11-2）．有郭乳頭は非角化重層扁平上皮に覆われ，輪状溝に面する側面には，多くの味蕾が分布する（約250個）．

乳頭の本体は密性結合組織の粘膜固有層であり，粘膜下組織を欠くため，粘膜固有層が筋層を介して舌腱膜に移行する．また粘膜固有層から筋層にかけて存在する純漿液性のエ

第11章 舌粘膜

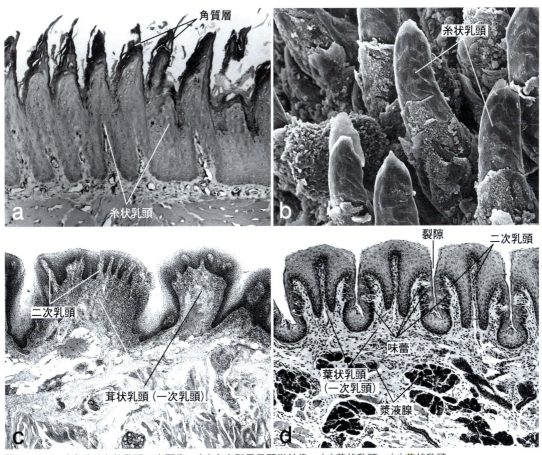

図Ⅲ-11-1 (a)舌の糸状乳頭の光顕像 (b)走査型電子顕微鏡像 (c)茸状乳頭 (d)葉状乳頭
（a トルイジンブルー染色；c, d HE 染色）

ブネル腺 von Ebner gland の導管が輪状溝に開口する．エブネル腺が分泌する漿液は輪状溝を洗浄し，味蕾による味刺激の受容を容易にする．

D. 味　蕾

味覚の受容器を味蕾 taste bud という．これは一種の感覚上皮細胞で，飲食物の化学的な味刺激を受容する．味蕾は舌乳頭のほか，軟口蓋，咽頭，喉頭蓋，頬，口腔底の粘膜などに分布するが，その大部分は舌乳頭の上皮内に存在する．味蕾は有郭乳頭，茸状乳頭，葉状乳頭に存在し，糸状乳頭にはない．

味蕾は，非角化重層扁平上皮内に介在する円形ないし卵円形の上皮細胞群で，周囲の上皮の基底膜から上皮表面にかけて位置する．味蕾の大きさは，長さ $60～80\mu m$，径 $35～45\mu m$ である．味蕾は非角化重層上皮に覆われるが，自由面の先端には味孔 taste pore が開口し，ここで溶解した食物からの味刺激を受容する．味孔に続く味蕾の陥凹部分を，味管 taste canal という（図Ⅲ-11-2, 3）．

味蕾の下にはシュワン細胞に包まれた無髄神経線維が密集し，その一部は味蕾内に入り，味蕾内線維 intragemmal fiber となって味細胞との間にシナプスを形成する．この神経線維は味蕾を出ると有髄神経線維となる．これらの神経線維は舌の前方 2/3 では舌神経に入り，さらに鼓索神経と顔面神経に加わる．舌の

349

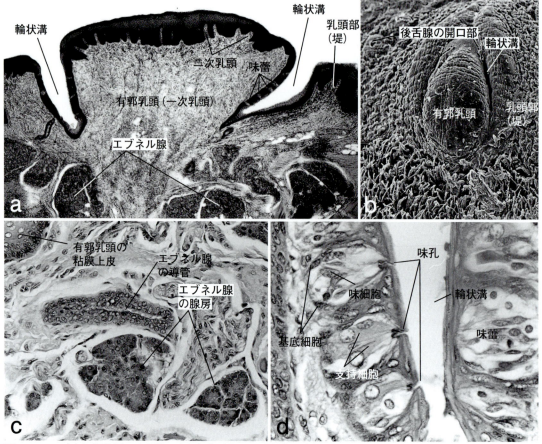

図Ⅲ-11-2 (a)有郭乳頭の光顕像 (b)走査型電子顕微鏡像 (c)輪状溝直下のエブネル腺の腺房とその導管
(d)輪状溝に面する粘膜上皮内の味蕾の組織像
(a HE染色；c, d HE染色)

後方1/3では舌咽神経に入る．これらの神経線維は上行して延髄の孤束核に入り，そこから出る第2ニューロンは交叉して反対側に行き，視床で第3ニューロンに経由して大脳の味覚野に至る．

味蕾の細胞

味蕾を構成する細胞には，味細胞 taste cell のほかに支持細胞 supporting cell や基底細胞 basal cell がある．電子顕微鏡で観察すると，味蕾の細胞には基底細胞の他に3つの型があり，Ⅰ型細胞，Ⅱ型細胞，Ⅲ型細胞と分類されている[1]．これらのⅠ～Ⅲ型細胞は紡錘形の細胞で，味孔付近では細胞体が細くなる（図Ⅲ-11-2, 3）．また味孔に向けて微絨毛からなる味毛を伸ばす．Ⅰ～Ⅲ型細胞相互は，デスモゾームとタイト結合によって結合する．Ⅰ～Ⅲ型細胞は，光顕的には識別が難しい．Ⅰ～Ⅲ型細胞の中では，Ⅱ型細胞とⅢ型細胞が味細胞に相当すると考えられている．

Ⅰ型細胞は支持細胞に相当する．この細胞はゴルジ装置で分泌顆粒を作り，味孔内を均

---

1) 一つの味蕾には，約50～150個の細胞が含まれる．味細胞の寿命は短く，10-15日程度である．

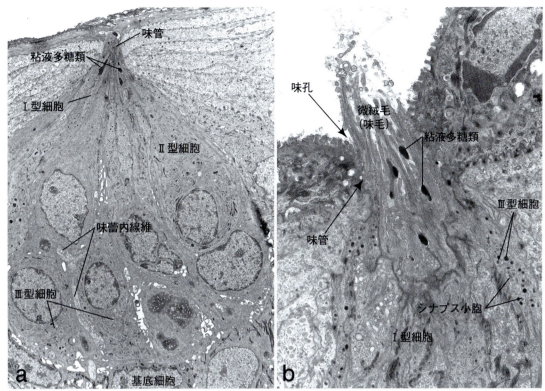

図Ⅲ-11-3 (a)味蕾の構成細胞の微細構造 味細胞の間には，知覚性神経終末である味蕾内線維が侵入している．
(b)Ⅰ・Ⅲ型細胞，味管，味孔の微細構造 （a×2,250；b×7,500）

質無構造な粘液多糖類で満たす．この粘液多糖類は種々の味刺激物質を希釈し，味細胞を保護すると考えられている．Ⅰ型細胞は神経線維とは結合しない．

Ⅱ型細胞の細胞質内には分泌顆粒は見られず，ライソゾームが多い．Ⅱ型細胞の自由面には，味管内に伸びる長い微絨毛（光顕的には味毛 taste hair）があり，その周囲を支持細胞が分泌した粘液多糖類が充満する．Ⅱ型細胞にはシナプス小胞を含む神経終末との結合が見られるが，その機能は不明である．

Ⅲ型細胞の構造はⅡ型細胞に類似するが，味管内に伸びる微絨毛を持たず，代わって1本の細胞突起を味孔近くに派生する．核下部の基底側より，特に神経終末との接触部位には有芯小胞（径60～160nm）や明調の小胞が多く，味蕾内神経線維との間に求心性シナプスを形成する．すなわち真の意味での味覚の受容細胞（味細胞）に相当する細胞である．味物質は味細胞の微絨毛の膜表面に付着し，味細胞の脱分極と，味細胞とシナプスを形成する求心性神経終末に活動電位を発生させると考えられる．

基底細胞は味蕾の基底部にあり，細胞先端は味孔に達しない．この細胞はⅣ型細胞とも呼ばれる未分化な味細胞で，将来はⅠ～Ⅲ型細胞のいずれかに分化すると考えられている．

E．舌扁桃

舌分界溝より後方の舌根部にある乳頭状の隆起構造で，リンパ小節の集団からなるリンパ性器官である．その詳細については，第2編1章を参照のこと．

第3編　口腔組織学

到達目標

1) 舌粘膜の組織学的特徴が説明できる．
2) 舌乳頭の種類と分布，それぞれの組織構造が説明できる．
3) 味蕾の組織構造と構成細胞が説明できる．
4) 舌の知覚と運動の神経支配が説明できる．

12 唾液腺

A. 概説

　腺細胞によって合成・分泌された分泌物が，腺腔 acinar lumen から導管 duct を経て運ばれ，体外もしくは管腔や体腔内に放出される腺を外分泌腺 exocrine gland という．このうち口腔に開口する外分泌腺（口腔腺 oral gland）を唾液腺 salivary gland といい，分泌物を唾液 saliva という．唾液は，1日に1,000〜1,500 ml も産生される．唾液腺は2種類の主要な分泌物（消化酵素と粘液）を分泌する一方，さまざまな生理活性物質を産生し，口腔内消化，粘膜保護，殺菌，緩衝作用などの機能を果たしている．また分泌型 IgA を産生し，口腔粘膜の保護に役立つ．漿液として分泌される消化酵素に唾液腺アミラーゼ amylase（プチアリン ptyalin）があり，炭水化物（デンプン starch）を分解する．また，ペルオキシダーゼ peroxidase やリゾチーム lysozyme によって口腔内の殺菌を行う．粘液は常に口腔粘膜を湿潤させ，種々の外来刺激から保護している[1]．

　外分泌腺である唾液腺では，腺細胞の集団は，腺房 acinus または終末部 terminal portion というブドウの房状のような構造を形成し，ここで分泌物が産生される．腺房は，導管によって口腔粘膜上皮の表面に連絡している．つまり腺房と導管が，唾液腺の主要部分をなしている．腺房で産生された分泌物は，いったん腺腔に貯留したのち，導管を通って被蓋上皮の外つまり口腔内に放出される．また導管は単なる分泌物の通路ではなく，分泌物からイオンを再吸収したりpHを調整する場でもある．

B. 分泌物の性状による唾液腺の分類

　分泌物の化学的性状に基づいて，唾液腺は次のように分類される．

1. 粘液腺

　分泌物が糖タンパク質（ムチン mucin）を含むため粘性が高いものを，粘液腺 mucous gland という．粘液は常に口腔粘膜を覆い，種々の外来刺激から粘膜を保護する．

　唾液腺では，顎下腺，舌下腺，口唇腺，頰腺，臼歯腺，口蓋腺，前舌腺（ブランダン・ヌーン腺 Blandin-Nuhn gland），後舌腺（ウェーバー腺 Weber gland）に粘液性腺房がある．このうち口蓋腺と後舌腺は，純粘液腺であり，その他は混合腺である．

2. 漿液腺

　分泌物の主成分が酵素すなわちタンパク質であるものを，漿液腺 serous gland という．漿液性分泌物に含まれる消化酵素アミラーゼは炭水化物をデキストリン dextrin とマルトース（麦芽糖）maltose に分解する．唾液腺では，耳下腺，顎下腺，舌下腺，前舌腺（ブランダン・ヌーン腺），エブネル腺，口唇腺，頰腺，臼歯腺などに漿液性腺房がある．このうち耳下腺とエブネル腺は，純漿液腺であり，

---

1) ペリクル（薄膜）：唾液中のタンパク質が形成したフィルム状構造物．歯の表面を保護する．

その他は混合腺である．

3．混合腺

一つの腺組織の中に漿液性および粘液性腺房が混在するものを，混合腺 mixed gland という．顎下腺と舌下腺が典型的な例である．混合腺では，一つの腺房の中に粘液細胞と漿液細胞が共存することがあり，これを混合腺房 mixed acinus という．この場合，漿液細胞は粘液細胞によって圧迫され，腺房の末端に漿液性半月 serous demilune を形成する．

C．唾液腺の種類

唾液腺には，3つの大唾液腺 major salivary gland（耳下腺，顎下腺，舌下腺）と多くの小唾液腺がある．大唾液腺は3大唾液腺ともいい，それぞれ左右一対ある（表Ⅲ-12-1）．大唾液腺の腺体は，線維性結合組織の被膜に覆われている．内部は，被膜に続く線維性結合組織（小葉間結合組織 interlobular connective tissue）によって多くの小葉 lobule に分けられ，小葉の内部には，小葉間結合組織に続く小葉内結合組織 intralobular connective tissue が侵入している．

これらの線維性結合組織に伴って血管・神経，導管が走行する．各小葉からの唾液を集めた小葉内導管は，小葉を出て小葉間導管となり，さらに一本の腺外導管あるいは分泌導管（耳下腺管 parotid duct，顎下腺管 submandibular duct，舌下腺管 sublingual duct）となって腺体を出る．小葉内導管は，腺房に続く介在部導管と，それに続く線条部導管に分けられる．線条部導管は大唾液腺に特有の構

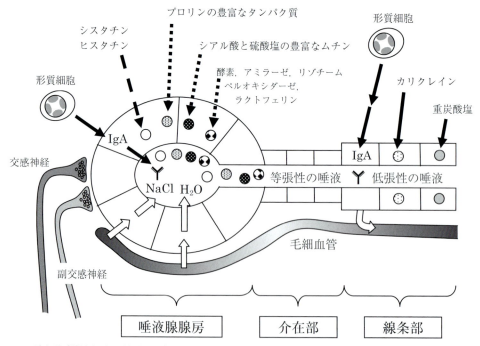

図Ⅲ-12-1　腺細胞（漿液細胞、粘液細胞）の分泌物
第一段階として等張性の一次唾液の生成は，能動的に腺房の管腔にNa^+，Cl^-を汲みだして，周囲に存在する毛細血管からH_2Oを取り込んでいる．漿液細胞は各種タンパク質を分泌しているが，その中にプロリンの多いタンパク質（後に線条部で酵素カリクレイン修飾），アミラーゼ，リゾチーム，ペルオキシターゼなどの酵素，ラクトフェリン，シスタチン（システインプロテアーゼインヒビター），ヒスタチン（ヒスチジンの多いタンパクで細菌のシステインプロテアーゼインヒビター）が含まれている．粘液細胞はムチンを分泌する．

造で，導管を構成する上皮細胞の基底側の細胞膜が，細胞質側に深く陥入している．線条部導管では，分泌物からイオンを再吸収する．

1．耳下腺

耳下腺 parotid gland は純漿液腺で，腺体の形態は，腺房が袋状にふくらむ複合胞状腺である．腺体は耳介の前方および下方の皮下組織中にあり，各小葉からの導管は一本の耳下腺管となって腺体を出る．耳下腺の腺細胞は，低い円柱もしくは単層立方の上皮細胞で，細い腺腔を放射状に囲んで腺房を形成する．腺細胞の核は細胞体中央のやや基底側にあり，基底側の細胞質は粗面小胞体が多いために，光顕的には好塩基性（ヘマトキシリンに好染）を示す．腺腔側の細胞質には多くの分泌顆粒 secretory granule（酵素原顆粒 zymogen granule）が分布する．

各々の腺房は薄い小葉内結合組織によって隔てられ，ここに毛細血管や小葉内導管が分布する．導管系では，介在部（介在部導管）と線条部（線条部導管）が発達する（図Ⅲ-12-2a）．導管を作る上皮細胞の形態は，介在部が単層扁平上皮であり，線条部が単層立方ないし円柱上皮である．小葉を出ると導管の径は増し，数層の立方ないし円柱上皮となる．さらに開口部の口腔粘膜付近では粘膜上皮と同じ重層扁平上皮となる．耳下腺の腺体を出た耳下腺管は咬筋上を通過し，咬筋前縁から脂肪層と頬筋を貫通し，上顎第二大臼歯と対向する口腔（頬）粘膜にある耳下腺乳頭に開口する．つまり耳下腺管は口腔前庭に開口する．

耳下腺には実質内に脂肪組織が多い特徴があり，加齢とともに脂肪細胞は小葉の内外で増加する．

耳下腺には舌咽神経と鼓索神経が通り，下顎神経の枝の耳介側頭神経が分布する．耳下腺の原基は，胎生4～6週で発生する．

2．顎下腺

顎下腺 submandibular gland は漿液性腺房の多い混合腺で，分泌導管が分枝する複合管

		耳下腺	顎下腺	舌下腺
形態による分類		複合胞状腺	複合管状胞状腺	複合管状胞状腺
腺体	位置	耳介の前方および下方	顎舌骨筋の下方で顎二腹筋と下顎底に囲まれた顎下三角	顎舌骨筋の上方で舌の下方
	大きさ（重量）	約20～30g	約15g	約3g
腺房	腺細胞の構成	漿液細胞のみ	漿液細胞＞粘液細胞	漿液細胞＜粘液細胞
	漿液性半月	なし	少ない	豊富
	脂肪細胞	豊富	少ない	少ない
分泌量（／全唾液）		約30％	約60％	約5％
分泌物の性状		漿液性	混合性（漿液性優位）	混合性（粘液性優位）
導管	介在部	豊富	やや少ない	乏しい
	線条部	豊富	豊富	乏しい
	分泌導管	耳下腺管（Stenon管）	顎下腺管（Wharton管）	舌下腺管（Bartholin管、Rivinus管）
	開口部	口腔前庭（耳下腺乳頭）	固有口腔（舌下小丘）	固有口腔（舌下小丘，舌下ヒダ）

表Ⅲ-12-1 三大唾液腺の特徴の比較

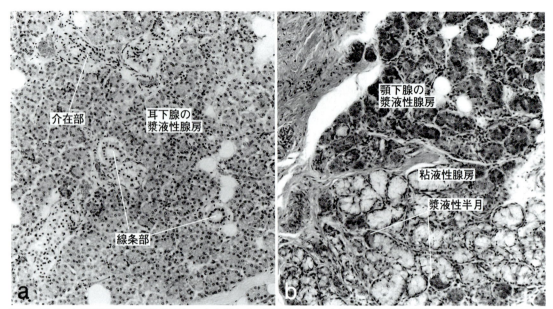

図Ⅲ-12-2 (a)耳下腺の漿液性腺房と，介在部および線条部導管　(b)顎下腺の漿液性腺房と粘液性腺房の境界部
粘液性腺房の一部には，漿液細胞が介在する漿液性半月が見られる．
(HE染色，ab×100)

状胞状腺である．腺体は下顎骨下縁の内側にあり，顎二腹筋(前腹と中間腱)と下顎底で囲まれた顎下三角に位置する．小葉の中では漿液性腺房と粘液性腺房が混在するが，粘液性腺房は少ない．さらに一つの腺房(終末部)に漿液細胞と粘液細胞が混在する腺房では，漿液細胞が三日月状に粘液細胞を取り囲む漿液性半月 serous demilune が見られる(図Ⅲ-12-2b)．

導管系では，線条部導管が耳下腺や舌下腺より発達する．線条部導管には，分枝するものもある．介在部導管はやや少ない．腺体を出た顎下腺管は顎舌骨筋上面と舌下腺内面を走行し，舌下小丘から固有口腔に開口する．顎下腺管は，舌下腺管の内側に位置する．

顎下腺には，顔面神経から鼓索神経を経て舌神経が分布する．顎下腺の原基は，胎生6週で発生する．

3．舌下腺

舌下腺 sublingual gland は顎下腺と同じく混合腺で，分泌導管が分枝する複合管状胞状腺である．腺体は舌下粘膜直下の顎舌骨筋上にあり，下顎骨内面に接する．舌下腺では，漿液腺に比べ粘液腺がはるかに多い(図Ⅲ-12-3a)．腺体の組織構造は顎下腺と特に変わらず，漿液腺と粘液腺の量比が異なる．漿液性半月も多く見られる．小葉内導管では，介在部導管，線条部導管ともに観察されることが少ない．舌下腺を出た大舌下腺管は，舌下小丘から固有口腔に開口する．また小舌下腺管は多数あり，舌下ヒダに開口する．

舌下腺には舌神経が分布する．舌下腺の原基は，胎生8～12週で発生する．

4．小唾液腺

小唾液腺 minor salivary gland は，口唇，頬，口蓋，舌などの口腔粘膜内に分布する．小唾液腺には，口唇腺 labial gland (混合腺)，頬腺 buccal gland (混合腺)，臼歯腺 molar gland (混合腺)，口蓋腺 palatine gland (粘液腺)，舌腺 lingual gland がある．舌腺はさらに，前舌腺 anterior lingual gland (ブランダン・ヌーン腺 Blandin-Nuhn gland) (混合腺)，後舌腺

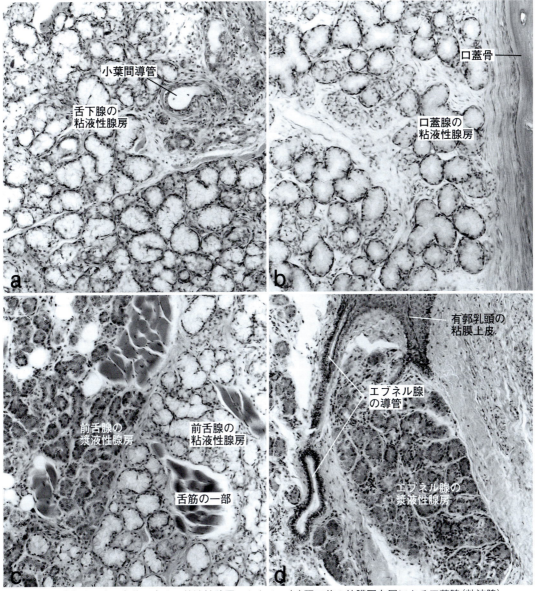

図Ⅲ-12-3　(a)舌下腺の小葉の多くは粘液性腺房からなる　(b)硬口蓋の粘膜固有層にある口蓋腺（粘液腺）
(c)前舌腺（混合腺）の漿液性腺房と粘液性腺房とその導管　(d)有郭乳頭の輪状溝直下のエブネル腺（純漿液腺）
（HE染色，a-d×100）

posterior lingual gland（ウェーバー腺 Weber gland）（粘液腺），エブネル腺 von Ebner gland（漿液腺）などの種類がある（図Ⅲ-12-3b〜d）．小唾液腺の腺体は，口腔粘膜の粘膜固有層ないし粘膜下組織にある．エブネル腺の導管は，舌の有郭乳頭の輪状溝や葉状乳頭の基部に開口する．

　小唾液腺の分泌物の性状は粘膜の厚さと関係する．すなわち腺体が存在する部位が粘膜中の浅い位置にあるときに粘液腺（口蓋腺，後舌腺）となり，深い位置にあるときには混合腺あるいは漿液腺（エブネル腺）になる傾向がある．このうち口唇腺と頬腺の導管は口腔前庭に開口し，他の小唾液腺の導管はすべて固有口腔に開口する．小唾液腺の導管は短く，線条部導管はない．導管の上皮細胞は腺房付

近では，単層の扁平ないし立方上皮であるが，開口する口腔粘膜付近では粘膜上皮と同じ重層扁平上皮となる（図Ⅲ-11-2）．

D．唾液腺の構造

唾液腺は，腺細胞の集団が分泌物を産生する腺房と，産生された分泌物を運ぶ導管から構成される．唾液腺には，さらに次のような上皮細胞の分化が見られる．

1．腺房または終末部

腺房には，終末部，腺体部，主部などの名称がある．腺房の構造は，大唾液腺と小唾液腺で変わりがない．腺房では，1本の腺腔（管腔）を囲んで，腺細胞が放射状に一列に配列する．腺細胞には，明瞭な形態的極性がある．腺細胞の基底側には基底膜があり，その周囲を毛細血管に富む疎性結合組織（小葉内結合組織）が取り囲む．

1）漿液性腺房

漿液性の腺細胞は，基底面から組織液中の糖，アミノ酸などを細胞内に取り込み，分泌物を合成する．分泌物は腺細胞の粗面小胞体およびゴルジ装置で形成され，分泌顆粒内に濃縮されたのち，自由面（分泌面）直下の細胞質に集められ，自由面から腺腔に向けて放出される．自由面直下の細胞膜にはタイト結合（あるいは接着複合体）があり，放出された分泌物が腺腔内に留まるように，細胞間隙を閉鎖している．漿液細胞の構造的特徴を整理すると次のようになる．

① 細胞小器官の分布，配列に一定の規則性があり，細胞構造が極性化する．細胞体の基底側に核と粗面小胞体が分布し，ここでタンパク合成が行われる．核近傍にはゴルジ装置が局在し，合成されたタンパク質を糖によって修飾するとともに，分泌顆粒の形成を行う．
② ゴルジ層板の辺縁から出芽した分泌顆粒は，微小管によって自由面に輸送され，開口分泌によって腺腔に放出される．
③ 自由面直下付近の細胞間には接着複合体が位置し，上皮細胞層内外の区画化が行われている．これによって分泌物は腺腔内に限局し，細胞間隙への漏出や逆流が防がれる．またギャップ結合 gap junction も存在し，分泌細胞相互の活性が調節される．
④ 分泌顆粒は微小管によって細胞の特定部位（分泌部位）に運ばれ，分泌顆粒の限界膜と形質膜が融合する．次に膜の融合部位に生じた小孔が拡大し，分泌顆粒の内容物が細胞外に放出される．この分泌様式を，開口分泌 exocytosis という．形質膜と融合した限界膜は形質膜の一部となるが，再び小胞形成によって細胞内膜系に回収される．

耳下腺や顎下腺の漿液細胞では，隣接する細胞間に細胞間分泌細管 intercellular secretory canaliculi があり，分泌物の一部はこの管の中に放出されたのち，腺腔に運ばれる（図Ⅲ-12-4）．

漿液細胞の分泌物には，アミラーゼ，DNase が含まれ，また口腔内で殺菌作用を示すペルオキシダーゼ，リゾチームも含まれる．

腺細胞の外側（腺細胞と基底膜の間）には，筋上皮細胞 myoepithelial cell が存在する（図Ⅲ-12-4）．筋上皮細胞は平滑筋細胞の一種で，細胞内に収縮性タンパク（非筋アクチン）を持ち，樹枝状の長い細胞突起で腺房細胞を包み，その収縮能で腺細胞の分泌を物理的に促進する．その形態から「かご細胞」basket cell とも呼ばれる．

2）粘液性腺房

粘液細胞の基本構造は，漿液細胞と大きく変わらない．粘液細胞の細胞体は漿液細胞より大型で，核や粗面小胞体は分泌顆粒のために基底側に強く圧平される．ゴルジ装置は良く発達し，管腔側の細胞質には大型で多量の分泌顆粒（粘液顆粒）が充満する．漿液性の腺

細胞と同じように，粘液性の腺細胞は基底面から糖質などの素材を細胞内に取り込み，分泌物を合成する．分泌物は，腺細胞のゴルジ装置で形成される分泌顆粒内に濃縮され，自由面から腺腔に放出される．分泌顆粒は，開口分泌によって腺腔に放出される．ただし漿液性腺房と異なり，粘液細胞には細胞間分泌細管がない．自由面直下の細胞膜にはタイト結合 tight junction があり，放出された分泌物が腺腔内に留まるように，細胞間隙が閉鎖される．

また漿液性腺房の場合と同じように，腺細胞の外側には筋上皮細胞が分布する．

粘液細胞が産生する粘液は糖タンパク質からなる中性および酸性のムチンであり，グルコースも含まれている．

3）混合性腺房

混合腺とは，一つの腺組織中に漿液性腺房と粘液性腺房が混在するものをいい，漿液細胞と粘液細胞が一つの腺房を形成する場合は混合性腺房という．混合性腺房では，介在部導管の近くに粘液細胞が集まり，その反対側に漿液細胞が集まる．このため漿液細胞は粘液細胞によって圧迫されるように配列し，漿液性半月 serous demilune がみられることになる．

2．導管系

腺房で産生された唾液を口腔内に運ぶ管を導管という．つまり導管は，腺房と口腔開口部を繋ぐ管である．導管には，(1)小葉内導管，(2)小葉間導管，(3)主導管（分泌導管ま

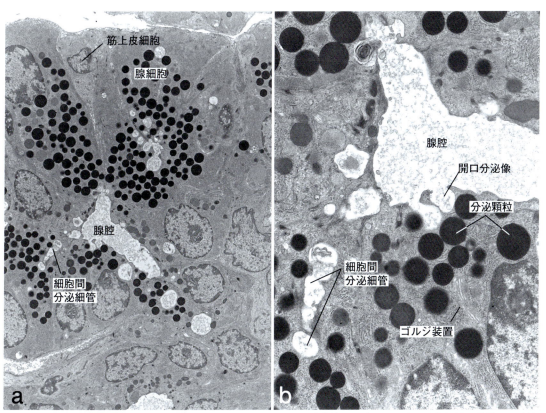

図Ⅲ-12-4 (a)漿液性腺房の全体像を示す透過型電子顕微鏡像 (b)漿液性腺房の細胞間分泌細管と腺腔への分泌顆粒の開口分泌像 （a×2,500；b×8,300）

たは腺体外導管）がある．小葉内導管はさらに，介在部導管と線条部導管に分けられる．これらの導管は，いずれも組織学的に区別される．

1）介在部導管（介在部）

介在部導管 intercalated duct は，単に介在部 intercalated portion あるいは介在導管とも呼ばれ，終末部に続く細く短い導管である．介在部導管の横断像では，数個の一層の扁平もしくは立方の上皮細胞が管腔を囲む．介在部の上皮細胞には粗面小胞体やミトコンドリア，ゴルジ装置が存在するが，全般的に細胞小器官に乏しい．また管腔の径は細い．介在部導管は耳下腺によく見られるが，介在部を欠く唾液腺もある．介在部導管の外側には，筋上皮細胞が分布する．介在部導管の細胞は，幹細胞性の性格をもつとみられる．

2）線条部導管（線条部）

線条部導管 striated duct または線条部 striated portion は介在部に続く導管で，一層の立方ないし円柱の上皮細胞からなる比較的太い導管である．光顕的に，上皮細胞の基底側に線条構造（基底線条 basal striation）が見られるため，線条部と呼ばれる．電顕的に観察すると，この線条構造は形質膜が細胞質側に深くヒダ状に陥入した基底陥入 basal infolding と，この部分の細胞質に密に配列したミトコンドリアによることが分かる．このため光顕的には，線条部導管の基底側はエオジンに好染する．基底線条の形質膜には Na^+-K^+-ATPase が局在し，分泌物（一次唾液）の成分の一部（特に Na^+）が血中に再吸収され

る．塩分が再吸収されるため，唾液は低張性となる[2]．従って線条部導管の発達している耳下腺や顎下腺の唾液は低張性となり，舌下腺の唾液は等張性となる．また線条部導管では重炭酸塩が分泌され，唾液がアルカリ性になり，緩衝作用が生じる（図Ⅲ-12-1）．

線条部導管の管腔は広く，導管の周囲には毛細血管が分布する．このような線条部導管上皮細胞に似た構造と機能は，腎臓の近位尿細管上皮細胞でもみられる．線条部導管は耳下腺や顎下腺で良く発達するが，舌下腺にはあまり見られない．また小唾液腺には存在しない．

3）分泌導管

分泌導管 secretory duct は，線条部から被蓋上皮に至る長い導管である（表Ⅲ-12-1）．はじめは管腔の径も線条部より細いが，被蓋上皮に近づくにしたがって太くなる．唾液腺では，上皮細胞は単層の立方ないし円柱であるが，口腔粘膜に近づき，管腔が太くなるとともに重層円柱状になる（図Ⅲ-12-5）．

E．唾液腺の加齢変化

加齢に伴い，唾液腺には次のような変化が生じる．

① 腺房細胞の減少と萎縮
② 導管部の拡張
③ 結合組織の増加，脂肪細胞の増加
④ 唾液分泌量の低下
⑤ 唾液粘稠度の増加
⑥ 唾液中のリン酸塩濃度の上昇

---

[2] Na^+，Cl^- が再吸収されるため，低張液の唾液になる．カリクレインは，線条部上皮細胞からセリンプロテアーゼが分泌され，唾液中のプロリンが多いタンパク質とシスタチンをプロセッシング（修飾）する．線条部周囲に存在する形質細胞が IgA を分泌し，経細胞輸送機構（transcytosis）によって腺房と線条部管腔に達する．第二段階としての唾液は，消化機能（アミラーゼ）と抗細菌活性を持つタンパク複合体を持つ．さらに線条部で産生されるものとして，唾液の一次緩衝剤として働く重炭酸塩がある．

第12章 唾液腺

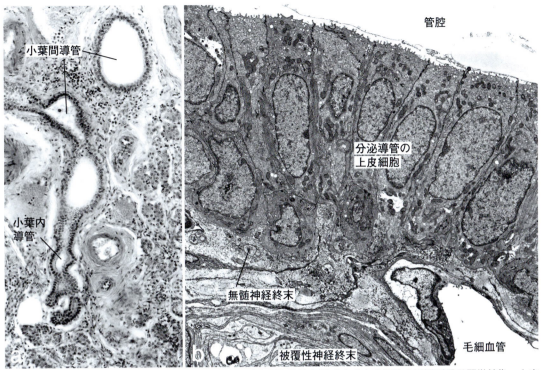

図Ⅲ-12-5 (a)耳下腺の小葉内導管と小葉間導管 (b)分泌導管を構成する上皮細胞の透過型電子顕微鏡像 上皮下には無髄神経終末や被覆性神経終末が分布する．(a HE 染色, ×100; b×3,500)

到達目標

1) 唾液腺分泌物に含まれる物質とその作用が説明できる．
2) 耳下腺の腺体の位置，腺房の細胞構成，腺細胞の構造，分泌物の性状，耳下腺管の走向，開口部位が説明できる．
3) 顎下腺の腺体の位置，腺房の細胞構成，腺細胞の構造，分泌物の性状，顎下腺管の走向，開口部位が説明できる．
4) 舌下腺の腺体の位置，腺房の細胞構成，腺細胞の構造，分泌物の性状，大舌下腺管と小舌下腺管の走向，開口部位が説明できる．
5) 各々の大唾液腺の神経支配が説明できる．
6) 小唾液腺の種類，腺体の位置，分泌物の性状，開口部位が説明できる．
7) 唾液腺の加齢変化が説明できる．

13 上顎洞（副鼻腔）

A. 概　説

　顔面頭蓋には部分的に洞 sinus という空隙を有する骨がある．この洞の内部は空気で満たされる．鼻腔につづく洞である前頭洞，上顎洞，蝶形骨洞，前篩骨洞，後篩骨洞を副鼻腔 paranasal sinus という．前頭洞，上顎洞，前篩骨洞は中鼻道に開き，蝶形骨洞と後篩骨洞は上鼻道に開口する．上顎洞は半月裂孔を介して中鼻道と連絡する（図Ⅲ-13-1）．

　上顎洞 maxillary sinus は副鼻腔の中で最大のものであり，上顎骨体の内部に存在する．上顎洞の大きさは，前後約 34 mm，上下約 33 mm，幅約 23 mm である．上顎洞は外界と交通し，その内部は空気が満たすため，(1) 鼻腔内の温度調節，(2) 吸気に湿度を与える，(3) 音声の共鳴作用，(4) 脳への機械的衝撃の緩和，(5) 頭部の重さの軽減などの役割がある．

　上顎洞底は口蓋（硬口蓋）であり，口腔との関係が特に深い．上顎洞底は上顎の小臼歯と大臼歯（特に第二小臼歯，第一・第二大臼歯）の根尖と非常に接近し，時には穿孔することもある．このため歯髄炎や歯周炎が上顎洞に波及し，歯性上顎洞炎を生じやすい．またこれらの臼歯の抜歯に際し，上顎洞の穿孔を引き起こすこともある．上顎洞は鼻前庭を経て鼻腔に連絡し，鼻腔粘膜の炎症が上顎洞粘膜に波及しやすく，炎症による滲出液が洞内に貯留しやすい．

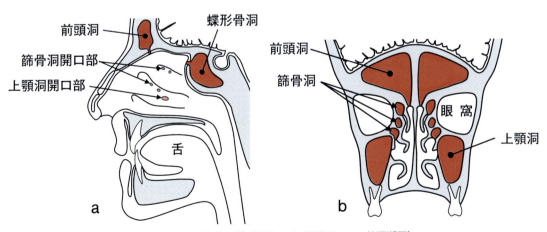

図Ⅲ-13-1　副鼻腔の模式図（a：矢状断面、b：前頭断面）

B. 上顎洞の組織

上顎洞の粘膜は粘膜上皮と粘膜固有層の2層からなるが，鼻腔の粘膜に比べると薄い．粘膜上皮は鼻粘膜に続く多列線毛上皮（偽重層上皮）であり，粘液を分泌する杯細胞が混在する（図Ⅲ-13-2）．ただし杯細胞の数は，鼻腔の粘膜よりも少ない．

杯細胞や漿液腺，粘液腺の分泌物は，粘膜上皮の表面を潤し，吸気を加湿する．鼻腔に存在する海綿静脈叢は，副鼻腔には認められない．副鼻腔から鼻腔に連絡している開口部は，上顎洞では中鼻甲介の下方で開く．

上皮の自由面にある線毛は鼻腔側に向かって波状運動を行い，上顎洞内に侵入した異物や分泌物を鼻腔に排出する．多列線毛上皮の構造は，細胞の丈が低い以外は，鼻腔などでの多列線毛上皮と変わらない．

粘膜固有層は疎性結合組織で，コラーゲン線維と線維芽細胞のほか，リンパ球，形質細胞，好酸球などが分布する．粘膜固有層には，わずかに鼻腺 nasal gland（混合腺）が存在することがある．鼻腺の短い導管は，粘膜上皮に開口する．粘膜下組織は存在せず，粘膜固有層の線維束が，口蓋の骨表層の骨膜に結合する．

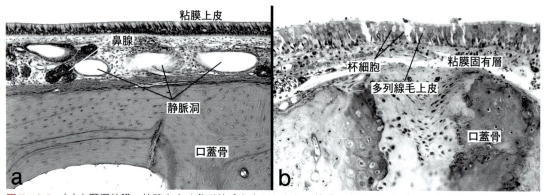

図Ⅲ-13-2 （a）上顎洞粘膜 粘膜上皮は多列線毛上皮からなり，粘膜固有層には静脈洞と鼻腺が分布する．粘膜固有層は，口蓋の骨膜に移行する．（b）多列線毛上皮内には，多くの杯細胞が分布する
（a HE染色, ×40；b トルイジンブルー染色, ×200）

到達目標

1) 副鼻腔の種類が説明できる．
2) 上顎洞の形態と機能が説明できる．
3) 上顎洞底と上顎臼歯との位置関係が説明できる
4) 上顎洞粘膜の組織構造が説明できる．

14 顎関節

A. 概説

　骨と骨とは結合組織によって連結し，一定の範囲内での運動が可能である．この骨相互の結合を，関節 joint という．関節は骨の大きさや可動範囲によって，マクロ的な構造が異なる．特に，下顎骨 mandible と側頭骨 temporal bone の間の顎関節 temporomandibular joint は，特異な構造を示す．基本的には，関節で相対する骨の形態は，凹凸関係にあり，可動する方の骨が凸型の骨端形態を持っている場合は，相対する骨にはそれに応じた凹みがある．

　可動性の高い関節には，3つの特徴がある．その第1は関節腔 articular cavity という空隙が存在することで，これによって骨と骨との機械的な摩滅が防がれる．関節腔内は，ヒアルロン酸を主成分とする粘稠な組織液によって満たされる．この組織液を滑液 synovial fluid あるいは関節液 joint fluid という．滑液は関節の滑走運動を円滑にするとともに，関節に存在する細胞に栄養を与える．

　第2は，関節部分の骨表面が，硝子軟骨である関節軟骨 articular cartilage に覆われることである．関節腔に面する軟骨の表面は平滑で関節腔に露出している．関節軟骨は，関節部分の緻密骨の上に強固に付着する．従って関節は，軟骨同士の滑走運動によって可動する．関節腔の滑液は，この軟骨の摩滅を防ぐのに役立つ．

　第3は，関節が関節包 joint capsule という密性結合組織によって覆われることである．関節包は，骨と骨を結合するばかりではなく，関節腔内の組織液を産生する．関節腔に面する組織は，関節包と関節軟骨の2つになる．

　顎関節は，下顎骨の下顎頭 condylar head

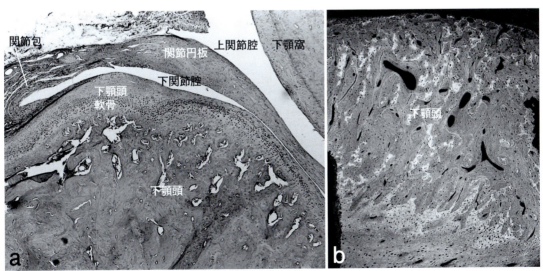

図Ⅲ-14-1　(a)下顎頭，関節円板，下顎窩，上・下関節腔からなる顎関節の全体像　(b)下顎頭の骨質とその石灰化を示す組成像　下顎頭の骨梁の走行は不規則で，骨髄腔は少ない．
（a HE 染色, ×50；b×35）

(mandibular condyle)，側頭骨の関節結節mandibular eminence（前方において）および下顎窩（関節窩）mandibular fossa（後方において）の間に形成される左右両側性の複関節である．顎関節には関節円板 articular disc が介在し，関節腔は上関節腔 upper articular cavity と下関節腔 lower articular cavity に分けられる（図Ⅲ-14-1）．

顎関節は，線維性被膜である関節包に包まれる．関節包は，内部で関節円板に連続する．ヒトの顎関節は滑膜性の可動連結であり，下顎の挙上・下制運動，前後運動および側方運動にともなう蝶番運動と滑走運動を可能にする．

顎関節を構成するのは，皮質骨，硝子軟骨，線維軟骨，線維性結合組織などである．線維性結合組織の主体はⅠ型コラーゲンで，ほか

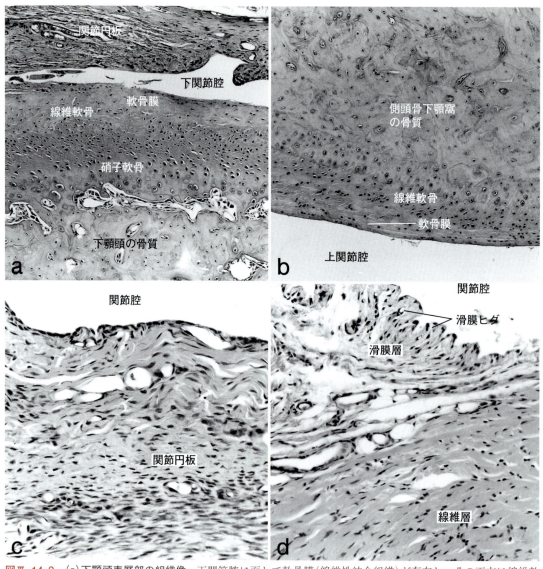

図Ⅲ-14-2　(a)下顎頭表層部の組織像　下関節腔に面して軟骨膜（線維性結合組織）が存在し，その下方に線維軟骨と硝子軟骨が位置する．硝子軟骨は下顎頭の骨質に移行する．(b)上関節腔に面する側頭骨下顎窩の組織像　関節腔に面して軟骨膜（線維性結合組織）が存在し，その下方に線維軟骨が位置する．(c)関節円板　(d)滑膜の組織像　（HE染色，ab×100；cd×200）

に基質成分としてⅡ型コラーゲン，Ⅲ型コラーゲン，エラスチン（弾性線維），プロテオグリカン，グリコサミノグリカン，フィブロネクチンなどがあり，顎関節の部位によって種々の割合で含有されている．

B．下顎頭の組織構造

　下顎頭は顎関節の関節頭であり，側頭骨の下顎窩に入り込んで関節を構成している．下顎頭の後面と関節面の境界付近には，関節包と関節円板の付着部があり，下顎頭の前面と関節面の境界付近の下方に翼突筋窩がある．関節面は薄い密性結合組織（軟骨膜）からなるが，その直下に関節軟骨として線維軟骨と硝子軟骨がある．硝子軟骨からは，海綿骨梁が形成される（図Ⅲ-14-2a）．これは一種の軟骨内骨化であるが，関節軟骨に続いて海綿骨が形成されるのは下顎頭のみである．関節軟骨の下部には，皮質骨と海綿骨そして（赤色あるいは老人では黄色）骨髄が存在する．

C．下顎窩（関節窩）と関節結節の組織構造

　顎関節の関節窩である下顎窩は，側頭骨の底部外側に位置する楕円形の窪みである．下顎窩の窪みの中心部には薄い皮質骨が露出することもあるが，そのほかの関節面は薄い密性結合組織に覆われる．この結合組織は，一種の軟骨膜である．線維性結合組織の下部には，薄い線維軟骨に続き皮質骨が存在する（図Ⅲ-14-2b）．また機能的負担のかかる関節結節の後下方部（斜面部）には厚い関節軟骨（線維軟骨）が存在する．

D．関節円板の組織構造

　顎関節の関節円板は，下顎頭，下顎窩，関節結節の間に介在し，Ⅰ型コラーゲンを主体とする密性結合組織からなる卵円形の強靱な板状構造である（図Ⅲ-14-1a, 2c）．膠原線維束間に弾性線維が存在する（図Ⅲ-14-3a）．関節円板は，①大きな前方肥厚部，②中央狭窄部（菲薄部），③後方肥厚部に分けられる．内部には線維軟骨の領域が存在することもある．関節円板の中央部には強い圧力が加わるため，血管が極めて乏しいか欠如している．従って関節円板は，主に滑液から栄養を受ける．

　関節円板と周囲組織との移行は，部位によって異なる．すなわち関節円板の前方は関節包と結合し，後方は関節包後壁で静脈叢を含む疎性結合組織層に移行する．また上部は関節結節の前縁に，下部は下顎頭前面の関節面下縁に付着する．

　後方結合組織は，関節円板の前方運動の調整や後退運動を助ける．また，関節円板の固定は前方で堅く，後方で緩いため，開口運動時に下顎頭とともに前方へ移動することができる．

E．関節包と滑膜の組織構造

　顎関節は，関節包という密性結合組織によって覆われる．関節包は下顎頭と下顎窩を結合し，関節円板に連続する．関節包の結合組織は，関節腔内を満たす組織液を産生する．従って関節腔には，関節包と関節軟骨が面する．関節腔は，関節円板によって上関節腔と下関節腔に分けられる．

　関節包を作る線維性結合組織は内外2層からなり，関節腔に面する内層を滑膜層 synovial layer あるいは滑膜 synovial membrane という．それに続く外層は線維層 fibrous layer で，極めて密な線維性結合組織である．滑膜の一部は関節腔に向かって突出し，滑膜ヒダ synovial fold や滑膜絨毛 synovial villi を形成する（図Ⅲ-14-2d）．滑膜の表面には滑膜細胞が上皮様に分布するが，滑膜の表面を完全に被わず，ところどころに隙間があって結合組織

の細胞外基質が関節腔に露出している．

滑膜細胞には2種あり，線維芽細胞(B型細胞)とマクロファージに類似した細胞(A型細胞)がある(図Ⅲ-14-3b)．これらの細胞の分布密度は比較的低く，線維性マトリックスが大部分を占める．また少数だが肥満細胞，形質細胞，白血球も散在する[1]．線維芽細胞は，滑膜組織の主成分で線維性マトリックスであるⅠ型コラーゲン，非線維性マトリックスのヒアルロン酸，滑液などを産生する．線維芽細胞(B型細胞)は，滑液の成分調整にも関与すると考えられる．一方，マクロファージ様細胞(A型細胞)の役割は未だ明らかになっていない．

滑膜細胞と結合組織との間には基底膜はない．滑膜中には，弾性線維がコラーゲン線維束の間に介在し，マイクロフィブリルも多い．滑膜には血管や被覆性神経終末が多く分布するが，関節腔には露出しない．滑膜中の毛細血管には，有窓型毛細血管と連続型毛細血管がある．滑液はこれらの毛細血管からの浸出液であるが，線維芽細胞(B型細胞)の産生したヒアルロン酸が含まれているため粘性が高く，関節の潤滑油として機能している．

滑液成分として，このヒアルロン酸以外に多くの糖タンパク質，白血球がある．関節包の外側には密性結合組織の靱帯があり，関節結節と下顎頭の外側を強固に結合する．この靱帯によって，下顎頭が関節結節から逸脱するのが防がれている．

F．顎関節の血管と神経

顎関節には，顎関節の外側を走る浅側頭動脈の枝と，外側を走る顎動脈の枝が分布する．これらは関節包付近で吻合し，動脈網を形成する．顎関節から出る静脈は，下顎後静脈あるいは翼突筋静脈に合流する．顎関節への血管分布は豊富であるが，関節円板には血管分布がない．

関節には，知覚性神経線維と運動性神経線維が分布する．顎関節では，三叉神経第3枝の下顎神経が分布するが，内側部には耳介側頭神経の関節枝，前方部では咬筋神経と後深側頭神経の関節枝，後方部では耳介側頭神経由来の外耳道神経，前耳介神経，浅側頭枝からの関節枝が分布する．また，外側部には耳介側頭神経の関節枝が分布する．

滑膜や関節包の結合組織には，上記の神経の細枝が分布し，滑膜の表層で神経終末となる．神経終末には，無髄の自由神経終末と被覆性神経終末(ルフィニ小体 Ruffini corpuscle)があるが，自由神経終末の方が多い．関節円板では，神経線維は周辺部までしか分布せず，その終末も自由神経終末のみであるが，円板の中央部には神経線維が分布しない．これらの神経終末は，痛覚，温熱覚，触覚，深部圧覚などの受容に関与する．

G．顎関節の発生

下顎骨は第一鰓弓(顎骨弓)に由来する(詳細は第4編第3章E.2を参照)．膜性骨が下顎骨体の大部分であるが，下顎頭の部分は軟骨性骨(置換骨)である．胎生6週ごろ，下顎突起内にメッケル軟骨 Meckel cartilage という円筒形の軟骨が発生し，下顎骨形成の位置決めをする．しかし将来のオトガイ孔の位置から血管結合組織が侵入すると，軟骨の吸収が始まる．骨化はメッケル軟骨周囲から膜性骨が

---

[1] 顎関節の関節リウマチ(Ⅳ型)は関節の慢性炎症性破壊性疾患であり，滑膜の増殖過程に始まり，関節軟骨の浸食，その下の骨の破壊を引き起こす．CD4⁺T細胞が抗原により活性化され，活性化されたこの細胞は単球，マクロファージ，線維芽細胞様滑膜細胞に作用してTNF-α，IL-2，IL-6の産生とマトリックス金属プロテアーゼの分泌を促す．活性化されたCD4⁺T細胞はB細胞を刺激して，形質細胞に分化させ，この細胞が免疫グロブリンとリウマチ因子を産生する．TNF-α，IL-2，IL-6などのサイトカインは，線維芽細胞様滑膜細胞，破骨細胞，軟骨細胞を刺激し，マトリックス金属プロテアーゼを遊離し，軟骨，骨を破壊する．現在の治療法として，炎症を促進させるサイトカインを中和する遊離型の受容体やモノクロナール抗体が使われている．

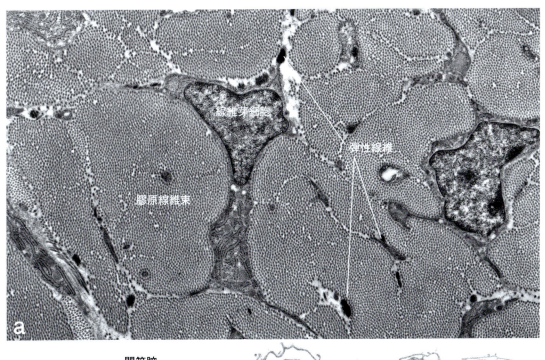
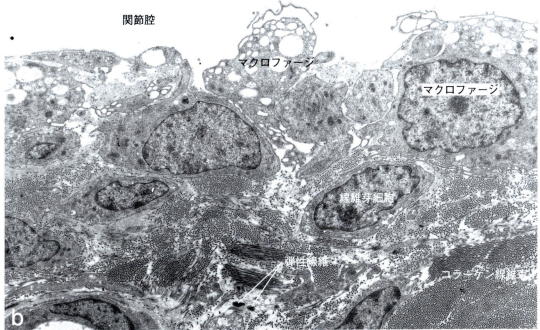

図Ⅲ-14-3 (a)関節円板中の線維芽細胞，膠原線維束，弾性線維の分布　(b)滑膜表層のマクロファージ（A細胞）と線維芽細胞（B細胞）　（ab×7,500）

作られることに始まり，骨化の進行とともに軟骨の吸収が進み，胎生3カ月ごろに下顎骨の外形ができる．左右の下顎骨が正中で癒合するのは生後1年ごろである．下顎骨の形成は後方に伸長し，下顎角，下顎枝の筋突起と関節突起に骨化が進む．下顎骨の発生における特徴は，下顎頭を含む関節突起がメッケル軟骨ではなく二次的に生じた軟骨の軟骨内骨

化で形成され，下顎骨体は膜内骨化で形成されることにある．

H. 下顎頭の骨発生

胎生8～12週ごろ，軟骨性の関節突起がツチ骨とキヌタ骨の関節の前方に発生する．この関節突起は間もなく軟骨内骨化を始め，下顎骨の後部と融合する．顎関節の原基は胎生2カ月ごろに形成が始まり，3カ月を過ぎると関節突起での軟骨内骨化が開始する．6歳ごろには，下顎頭に骨軟骨石灰化層が出現し，23～25歳ごろには閉鎖板が形成されて成長・発育が止まる．

下顎骨の関節突起（すなわち下顎頭）の表層に位置する線維軟骨層と硝子軟骨層を，下顎頭の関節軟骨という．硝子軟骨では，軟骨細胞が骨の長軸方向に柱状に配列し（柱状配列），新生軟骨細胞が次々と骨幹中央方向に送り出される．硝子軟骨の軟骨細胞は特異な細胞分化を遂げ，①休止帯（静止細胞層）resting zone，②増殖帯（増殖層）proliferative zone，③成熟帯（成熟層）maturation zone，④肥大軟骨細胞帯（肥大細胞層）hypertrophic zone，⑤予備石灰化帯（石灰化層）calcified cartilage zone，⑥骨化帯 ossification zone の6層が区別される．下顎頭では，軟骨細胞の多くは下顎骨の長軸方向に一致した配列をする傾向にあるが，長管骨の成長板に比べて，その配列はかなり不規則である（図Ⅲ-14-4）．長管骨骨端軟骨は，思春期になり成長ホルモンが分泌低下すると，完全に骨に置換されるが，下顎頭では生涯にわたって軟骨層は残る．

増殖帯では，軟骨細胞は急速に分裂・増殖し，細胞数が増加する．同時に下顎頭の長軸方向に，軟骨細胞が一列に配列する．成熟帯に移ると，軟骨細胞はしだいに大型になり，細胞内にはよく発達した粗面小胞体やゴルジ装置が観察され，軟骨基質の産生が亢進する．軟骨細胞が大型化すると軟骨小腔は拡大して肥大軟骨細胞帯となる．この層では，軟骨細胞から基質小胞が発芽性に分泌され，軟骨基質の中隔部位で基質の石灰化が始まる．初期の石灰化は，電顕レベルでのみ捉えられる微細なものだが，やがて大型の石灰化球を形成するようになる．これが予備石灰化帯である．

硝子軟骨の基質は，縦中隔（軟骨柱と軟骨柱の間）の基質と，一つの軟骨柱内の軟骨細胞間の隔壁を作る基質とに分けられる．軟骨の石灰化は，縦中隔部分で起こり，軟骨柱内

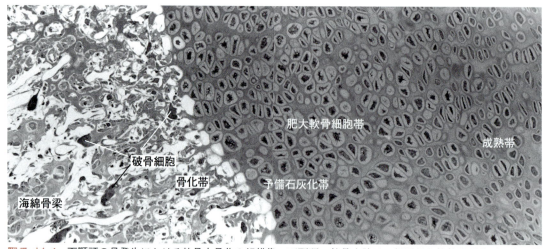

図Ⅲ-14-4　下顎頭の骨発生における軟骨内骨化の組織像　下顎頭の軟骨小腔は，規則的な柱状配列を示さない特徴がある．（トルイジンブルー染色, ×350）

第14章 顎関節

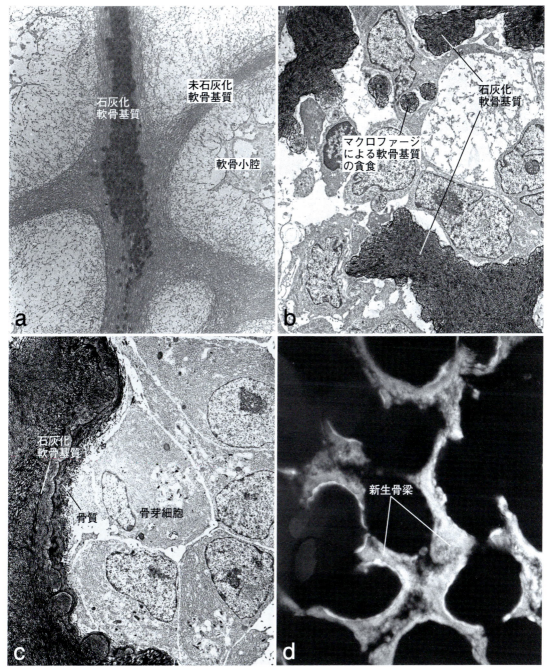

図Ⅲ-14-5 (a)下顎頭の骨発生における予備石灰化帯の軟骨基質の微細構造　軟骨基質の石灰化は，縦中隔基質のみに観察される．(b)予備石灰化帯と骨化帯の移行部における，マクロファージによる石灰化軟骨基質の小片の貪食像　(c)骨化帯における，骨芽細胞による石灰化軟骨基質上への骨質の添加像　(d)新生骨梁の組成像．骨梁は規則的な柱状配列を示さない．　　(a×5,600；bc×3,000；d×1,000)

の隔壁部分では起こらない(図Ⅲ-14-5a)．石灰化が進むと，軟骨基質を拡散・浸透する軟骨細胞への栄養供給を阻害する．その結果，軟骨細胞は変性し死細胞となる．石灰化層と骨化帯の境界では，未石灰化の軟骨小腔間の隔壁部分に，骨髄からの毛細血管が侵入する．

そして，血管内から遊走した多くのマクロファージや破中隔細胞 septoclast が中隔軟骨基質を貪食し，軟骨小腔を開放していく．マクロファージは未石灰化基質のみならず，石灰化軟骨をも貪食する（図Ⅲ-14-5b）．マクロファージと同時に，破骨細胞前駆細胞も出現する．

骨化帯では，開放した軟骨小腔路に骨芽細胞が侵入し，残存した中隔軟骨上に一層の骨芽細胞層を形成する．これらの骨芽細胞は，残存した中隔軟骨上に一層の薄い類骨と骨質の層を産生する（図Ⅲ-14-5c）．つまり石灰化した中隔軟骨は表層部分だけが吸収されるため，残存した中央部分は新たに形成された骨質に覆われ，海綿骨梁の形成の場が提供されるのである．この後，破骨細胞による骨質の吸収と骨芽細胞による骨質の添加が繰り返され，海綿骨梁の形成と改造が進行する（図Ⅲ-14-5d）．

I. 顎関節の加齢変化

新生児の下顎頭の関節面は，表層から線維層（軟骨膜），線維軟骨層，硝子軟骨の増殖層および成長軟骨板からなり，活発な軟骨内骨化が行われている．しかし10歳を過ぎると増殖層の厚さが減り，硝子軟骨は消失し，線維軟骨が残存する．20歳後半を過ぎると増殖層軟骨細胞は減少し，軟骨内骨化も見られなくなる．また骨梁が成熟し，加齢とともに骨髄も赤色骨髄から黄色骨髄（脂肪髄）に変化する．

下顎頭は加齢によって平坦になり，高齢者では関節軟骨が減少する．一方，関節面の線維層は加齢とともに増加し，内部に軟骨を生じることもある．下顎頭下部の皮質骨は30歳代から部分的な骨吸収が進み，50歳代からは皮質骨と海綿骨梁の菲薄化が生じる．さらに下顎骨の筋突起でも骨吸収が進む．

下顎窩の皮質骨は膜性骨であり，20歳代前半までに骨質の形成と成熟が進む．しかし20歳代後半以後には表面の線維層の線維化が進む．また骨吸収により，皮質骨表面が粗造になる．咀嚼筋の萎縮も進む．高齢者，特に閉経後の女性では，下顎骨にも骨粗鬆症 osteoporosis を生じることがある．関節円板では加齢による著しい組織変化は見られないが，菲薄化や硝子変性，線維軟骨形成を生じることもある．滑膜ヒダは加齢とともに線維化が進み，滑液の産生が減少すると顎運動の円滑さが失われるようになる．

到達目標

1) 顎関節の全体的な構成を図示し説明できる．
2) 関節円板の組織学的特徴が説明できる．
3) 下顎頭の組織学的特徴が説明できる．
4) 下顎頭の関節軟骨の組織学的特徴が説明できる．
5) 下顎頭における骨発生の特徴が説明できる．
6) 顎関節の上関節腔と下関節腔と関節運動との関係が説明できる．
7) 関節包と滑膜の組織学的特徴，構成細胞とその機能が説明できる．
8) 滑液の成分と役割が説明できる．
9) 顎関節の血管分布と神経支配が説明できる．
10) 顎関節の加齢変化が説明できる．

第4編 顎顔面発生学

第1章	初期発生	375
第2章	頭頸部の発生	389
第3章	顔面の発生	405
第4章	口腔諸器官の発生	417

1 初期発生

A. 概説

　ヒト体細胞 somatic cell には 46 個の染色体がある．44 個は常染色体 autosome，他の 2 個は性染色体 sex chromosome である．各染色体は 2 個で一対（二倍体 diploid）をなし，一方が母系，他方が父系の生殖子 gamete に由来する．新しい個体発生は男性と女性の生殖子の融合，すなわち受精 fertilization による接合子 zygote 形成から開始される．接合子の染色体数も 46 個である．そのため，生殖子形成過程では減数分裂 meiosis という細胞分裂様式によって染色体数を半数（一倍体 haploid）に減ずる．減数分裂の異常は様々な先天異常を引き起こす．

　一般に卵管膨大部で受精により形成された接合子は，DNA を複製した後に，ただちに卵割 cleavage とよばれる体細胞分裂 mitosis を開始し細胞数を増加していく．この増殖によって生じた細胞集団を割球 blastomere と呼ぶ．受精後 4 日で形成される 16 細胞期を桑実胚と呼ぶ．32 細胞期になると割球内部に空隙が生じ胚盤胞 blastocyst になる．割球は表面に位置する外細胞塊 outer cell mass と内部に位置する内細胞塊 inner cell mass に区別され，内部の空隙は融合し，胚盤胞腔を形成する．

　胚盤胞は受精後 6 日で子宮に達し，子宮内膜に着床する．内細胞塊は将来の胎児を形成し，外細胞塊は胎盤を形成する．受精後 2 週の初めに外細胞塊は栄養膜 tropoblast を形成し，2 週の後期までに原始的子宮胎盤循環が形成される．内細胞塊から形成される胚結節 embryoblast は胚盤葉上層 epiblast layer と胚盤葉下層 hypoblast layer を形成し，胚盤葉上層の上に羊膜腔 amniotic cavity を胚盤葉下層の下に原始卵黄嚢 primitive yolk sac を形成する．

　受精後 3 週目での特徴的な出来事は原始線条 primitive streak の出現に始まる原腸形成 gastrulation である．原始線条の頭側には原始結節 primitive node（Hensen 結節）が形成される．胚盤葉上層の細胞はこの原始線条から内部に陥入し，内胚葉 endoderm と中胚葉 mesoderm を形成する．胚盤葉上層に留まる細胞は外胚葉 ectoderm となる．原始結節から陥入した細胞は正中を頭側に移動し，脊索 notochord を形成する．

　第 3 週の終わり頃〜8 週目は胚子期 embryonic period と呼ばれ，3 胚葉がそれぞれ固有の組織や器官系を形成する．胚子は急激な細胞増殖の結果，頭尾方向での折りたたみ（頭尾屈）cephalo-caudal folding と側方での折りたたみ（側屈）lateral folding により胃腸管形成の基本的構造を形成するようになる．外胚葉は将来の中枢神経系となる神経管 neural tube と皮膚の表皮を形成する．その神経管形成過程で神経堤 neural crest と呼ばれる一部の細胞が中胚葉領域に陥入する．神経堤細胞は，顎顔面頭部の骨や筋，また，エナメル質を除く歯と歯周組織を形成する．外胚葉から形成される主たる器官は，中枢神経，感覚上皮，下垂体，エナメル質などである．中胚葉は沿軸中胚葉，中間中胚葉および側板中胚葉に分化する．沿軸中胚葉は体節 somite を形成する．体節からは椎板（軟骨と骨），筋板（筋）および皮板（真皮と皮下組織）が形成される．中間中胚葉からは泌尿器系が，側板からは体腔組織が形成される．また，中胚葉からは血液細胞を含む

表Ⅳ-1-1　各胚葉から形成される臓器・組織

外胚葉	表皮外胚葉		表皮 毛 水晶体 角膜 下垂体前葉
	神経外胚葉		脳 脊髄 網膜 松果体 下垂体後葉
中胚葉	沿軸中胚葉	椎板	頭蓋骨（後頭骨、頭頂骨、側頭骨岩様部、側頭骨錐体部、蝶形骨体部） 体幹骨（椎骨、肋骨） 軟骨
		筋板	骨格筋
		皮板	真皮 皮下組織
	中間中胚葉		腎臓・尿管・性腺（卵巣・精巣）・子宮
	側板中胚葉	壁側中胚葉	骨（体肢骨、胸骨）
		臓側中胚葉	心筋 平滑筋
内胚葉	（消化器系）		食道・胃・小腸・大腸 肝臓・膵臓
	（呼吸器系）		喉頭・気管・気管支 肺
	（泌尿器系）		膀胱

脈管系も形成される．内胚葉は胃腸管，肝臓，膵臓，気道，甲状腺，上皮小体などの上皮を生じる（表Ⅳ-1-1）．

B．生殖子形成

　将来の生殖細胞になる原始生殖細胞 primordial germ cell は胎生第4週に卵黄嚢壁に出現する．胎生第5週末までに発生中の生殖巣（将来の卵巣と精巣）に向って遊走し，定着後，有糸分裂で細胞数を増やす．生殖子形成の過程でおこる現象が，減数分裂と細胞分化（卵子形成と精子形成）である．

1．減数分裂

　減数分裂 meiosis は精子と卵子を形成するための生殖細胞 germ cell で起こる細胞分裂である．二倍体の生殖細胞が一倍体の23個の染色体数に減るこの細胞分裂は2回の細胞分裂（一次減数分裂と二次減数分裂）を介して完了する（図Ⅳ-1-1）．したがって，1個の生殖細胞は2回の細胞分裂を介して4個の娘細胞を生じることとなる．有糸分裂と同じように，一次減数分裂の開始時に生殖細胞である一次精母細胞 primary spermatocyte と一次卵母細胞 primary oocyte は DNA を複製され，四倍体となる．有糸分裂とは異なり，両親に由来する染色体（相同染色体 homologous chromosome）同士が接近し，対 pair をなして配列する．その現象を対合 synapsis という．その後，相同染色体の間で染色体の一部の組替えが起こる．この現象を交叉 crossover と

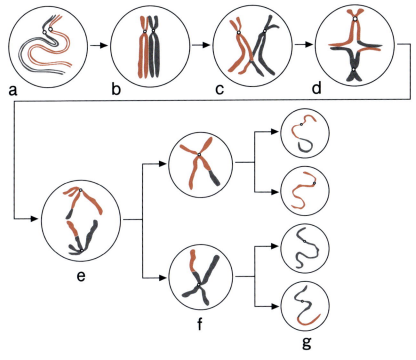

図Ⅳ-1-1　減数分裂の過程
a：相同染色体の対合開始．b：相同染色体の対合．c：相同染色体間での交叉．d：相同染色体の分離．
e：一次減数分裂後期．f：二次減数分裂前期．g：染色体数が半分になった娘細胞．

いい，交換部が一時的に結合した状態をキアズマ chiasma という．一次減数分裂では，交叉後に対合した相同染色体が分離する．二次減数分裂では，通常の有糸分裂と同様に，姉妹染色分体（一次減数分裂開始時の DNA 複製後，分離していない二重構造の染色体）の分離が起こる．一次減数分裂後に DNA の複製が起こらないまま細胞分裂を完了するため，一倍体の娘細胞が形成される．減数分裂の主要な意義は，染色体数を半減することと，対合と交叉を介して遺伝子の多様性を獲得することである．

減数分裂の結果，一次精母細胞は 4 個の娘細胞を生じ，それぞれは 22 個の常染色体と 1 個の性染色体（X 染色体あるいは Y 染色体）をもち，精子に分化する．一方，一次卵母細胞の場合は，減数分裂によって 4 個の娘細胞を生じるが，1 個だけが卵子へと分化し，他の 3 個は極体 polar body となる（図Ⅳ-1-2）．

2．染色体異常

染色体異常は数的異常と構造的異常があり，これらの異常が先天異常と自然流産の主たる原因となる．

数的異常は減数分裂の過程で染色体が正常に分配されないことによって生じる．すなわち，減数分裂時に染色体分離が正常に起こらない場合，形成される一方の娘細胞に相同染色体の対の両方が入り，他方には入らないという現象が生じる．このような生殖子が正常な生殖子と受精すると，相同染色体が 3 本（トリソミー trisomy）あるいは 1 本（モノソミー monosomy）の個体を生じることとなる（図Ⅳ-1-3）．モノソミーを持つ胚子のほとんどは生存出来ず，妊娠早期に死亡する．性染色体のモノソミー（X）を持つ個体はターナー

症候群とよばれる．身体は女性を示しているが，性腺は形成不全である．一方，常染色体がトリソミーの場合，特徴的な症候群を呈する．代表的なものが，ダウン症候群 Down syndrome とよばれる 21 トリソミーである．ダウン症候群のヒトは精神発育遅延，心臓異常や低い鼻背，解離した眼などの特徴的な顔貌をしめす．13 トリソミー，18 トリソミー

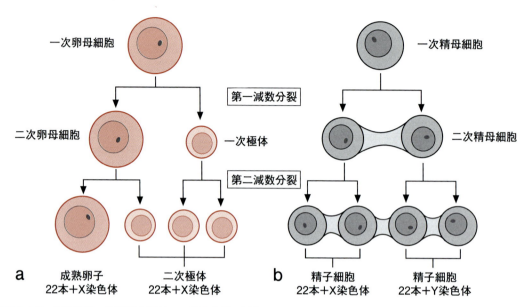

図IV-1-2 卵子発生，精子発生過程での減数分裂の過程
a：1個の一次精母細胞から1個の卵子と3個の極体が生じる．
b：一次精母細胞から4個の精子細胞が生じる．

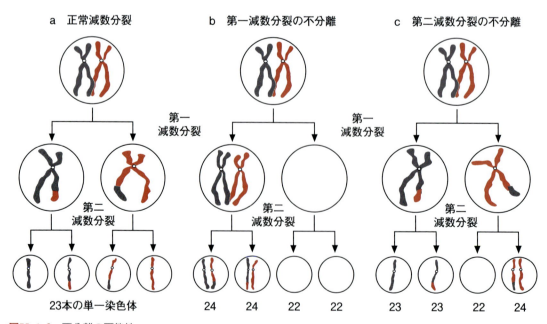

図IV-1-3 不分離の可能性
a：正常な減数分裂．b：一次減数分裂時での不分離．c：二次減数分裂時での不分離．

は重篤な奇形を合併し，多くは出生までに死亡する．

構造的異常は，ウィルス，放射線，薬物などの環境要因によって染色体が切断されることで生じる．したがって，切断された部位によって異常の発現状態は変わってくる．ネコ鳴き症候群は第5常染色体短腕の部分的の欠失によって生じる．また，数個の隣接した遺伝子で微小な欠失が同時に起こる場合もあり，これを微小欠失症候群あるいは隣接遺伝子症候群という．第15常染色体長腕での微小欠失が母親由来の遺伝子にあるとアンジェルマン症候群，父親由来の場合，プラダー・ウィリィ症候群となる．

3．卵子発生

原始生殖細胞は生殖巣に到達すると卵祖細胞 oogonium に分化し，活発な有糸分裂を続け，一部は大型の一次卵母細胞に分化し，直ちに一次減数分裂の前期に入る．胎生第5ヶ月までに卵巣中の生殖細胞数は700万個まで増加するが，胎生7ヶ月までの間に大多数の卵祖細胞は退化する．残った一次卵母細胞は扁平上皮細胞層で囲まれた原始卵胞 primordial follicle を形成する（図Ⅳ-1-4a）．一次卵母細胞は思春期まで一次減数分裂を完了しない．

思春期になると性周期ごとに約10個の原始卵胞が成熟を開始する．成熟に伴い，一次卵母細胞を取り囲む上皮細胞は扁平から立方化し，増殖して顆粒層細胞（卵胞細胞）という重層上皮へと変化する（図Ⅳ-1-4b）．一次卵母細胞と顆粒層との間に透明帯が形成される．この時期の卵胞を一次卵胞 primary follicle という．やがて，顆粒細胞間に空隙が生じ，これらの空隙が合体し卵胞腔を形成すると二次卵胞 secondary follicle と呼ばれる（図Ⅳ-1-4c）．発達が進むにつれ，卵胞は大型化し，一次卵母細胞は卵丘に位置するようになる．排卵直前まで発達し，直径が10mm以上の卵胞を形成し，グラーフ卵胞 Graafian follicle と呼ばれる卵胞まで成熟する（図Ⅳ-1-4d）．思春期になると性周期ごとに約10個の原始卵胞が成熟を開始するが，排卵まで成熟を続ける卵胞は1個である．他は退化し，閉鎖卵胞となる．

二次卵胞の初期に卵胞周囲に線維芽細胞とコラーゲン線維を主体とする卵胞膜が形成され，増殖し，内分泌性の細胞と毛細血管に富む内卵胞膜と線維成分に富む外卵胞膜に区別

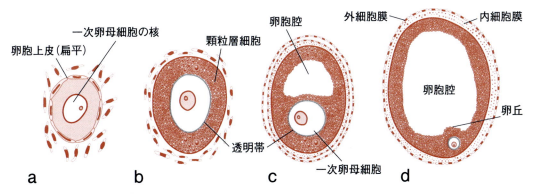

図Ⅳ-1-4 卵胞の成長と発育
a：原始卵胞は単層扁平細胞で囲まれた一次卵母細胞からなる．b：卵胞細胞が重層化し，顆粒細胞層を形成して一次卵胞となる．透明帯が明瞭になる．c：顆粒層内に隙ができ，癒合し卵胞腔を形成し，二次卵胞になる．d：成熟したグラーフ卵胞で．卵細胞は卵丘の中に位置する．

されるようになる．

　グラーフ卵胞まで成熟すると，一次卵母細胞は一次減数分裂を再開し，排卵までに第一次減数分裂を完了し，1個の二次卵母細胞と一次極体を生じる．二次卵母細胞は直ちに二次減数分裂に突入するが，二次減数分裂が完了するのは卵子が受精する場合だけである．二次減数分裂によって卵子と二次極体が形成される．

4．精子発生

　原始生殖細胞は思春期まで休止期の状態で精巣に留まっている．思春期の少し前に生殖巣内に空隙が生じて精細管となる．思春期になると，原始生殖細胞は精祖細胞 spermatogonia に分化する．精祖細胞には2つの型がある．A型精祖細胞は有糸分裂により幹細胞を補充する．B型精祖細胞は一次精母細胞に分化する．A型精祖細胞が何回かの分裂の後，B型精祖細胞となり，これが一次精母細胞に分化する．一次精母細胞は曲精細管壁で生殖巣の上皮細胞に由来するセルトリ細胞 Sertoli cell の支持のもとに一次減数分裂を経て二次精母細胞となり，二次減数分裂後，精子細胞となる（図Ⅳ-1-5）．1個の一次精母細胞から4個の精子細胞が生じる．A型精祖細胞は精子細胞になるまでの全過程中，細胞質分裂は不完全で，精子細胞に至るまで細胞間は細胞質橋で連続したままである（図Ⅳ-1

-2）．

　精子の産生は，上述の精子細胞形成までの過程である精子発生 spermatogenesis と，精子細胞が変態により鞭毛をもつ精子となる精子完成 spermiogenesis からなる．精子完成の過程は①先体 acrosome の形成，②核の濃縮，③頸部，中間部および尾部の形成，④細胞質の大部分の脱落である．ヒトでは，精祖細胞は約64日で精子に成熟する（図Ⅳ-1-5）．

C．受精（発生第1週）

　女性は思春期になると毎月規則的な排卵を経験するようになる．この規則的な周期を性周期という．受精すると受精卵はDNAを複製後，直ちに有糸分裂を開始し，細胞数を増やし，胚盤胞となり，受精後6日で子宮内膜に着床する．

1．排卵

　ヒトの場合，排卵を誘導する性周期は基本的に28日周期である．この周期は視床下部の支配を受ける．視床下部から産生される性腺刺激ホルモン放出ホルモン gonadotropin releasing hormone（GnRH）が下垂体前葉に作用して，性腺刺激ホルモンである卵胞刺激ホルモン follicle-stimulating hormone（FSH）と黄体形成ホルモン luteinizing hormone（LH）の分泌を促す．FSH は原始卵胞の発育を誘

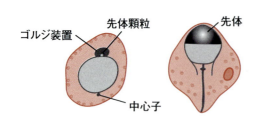
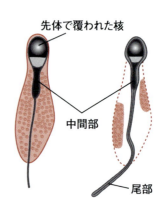

図Ⅳ-1-5　細胞から精子が形成される過程

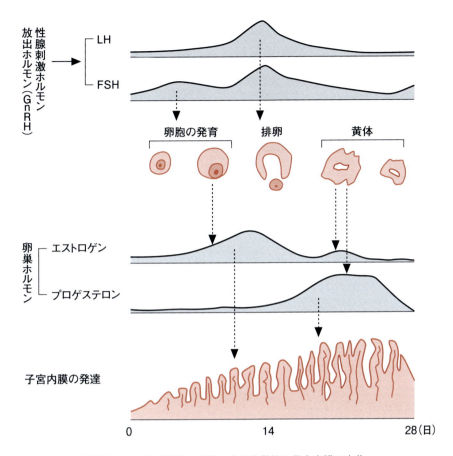

図Ⅳ-1-6　女性の性周期における下垂体と卵巣の内分泌動態と子宮内膜の変化

導する．また，卵胞細胞の成熟も誘導する．FSHとLHの作用により，グラーフ卵胞は急激に成長し，直径15mm以上にまで達するようになる（図Ⅳ-1-6）．これと時期を一致して一次減数分裂が再開し，完了する．この間に，卵巣表面の一部は膨隆し始め，その頂点に血管を欠く斑点である卵胞斑が現れる．LH産生の急増によって，卵胞斑が膨張して小胞が形成されると共に，プロスタグランジン濃度が上昇し，卵胞壁の平滑筋を収縮させる．その結果，卵胞内の圧力が上昇し，結果的に卵子は卵丘からその周囲の顆粒細胞とともに剥がれて排卵が起こる．排卵時の卵子（二次卵母細胞）は二次減数分裂の途中にある．卵子と共に排出された顆粒細胞は再配列し，放線冠 corona radiata を形成する．

排卵後，卵巣内に取り残された卵胞細胞と内卵胞膜細胞はLHの作用を受けて黄体 corpus luteum を形成し，プロゲステロン progesterone を分泌する．プロゲステロンは胚子の着床に備えて，子宮内膜を妊娠前期である分泌期に誘導する．受精が起こらない場合，黄体は排卵後約10〜12日で急激に退化し，白体と呼ばれる線維性瘢痕組織となる．受精した場合には，胚子から分泌されるヒト絨毛性ゴナドトロピン human chorionic gonadotropin によって黄体は維持され，妊娠黄体 corpus luteum of pregnancy を形成する．受精後4ヶ月末までプロゲステロンを分泌するが，その後退化する（図Ⅳ-1-6）．

2．受精

受精は通常，卵管膨大部で起こる（図Ⅳ-1-7）．受精が起こらない場合，卵子の代謝活性化が起こらず，約 24 時間で死滅する．精子は女性生殖器内に到達した直後には受精能はない．精子は子宮から卵管への移動中，卵管内で 7 時間をかけて受精能獲得 capacitation という過程を経る．この間で，精子の先体表面から糖タンパク質の被膜と精漿タンパク質が除去され，卵子の透明帯を通過するための先体反応 acrosomal reaction が可能となる．

女性生殖路に放出された 2 億〜3 億個の精子のうち，受精の場まで到達するのはわずか 300〜500 個である．このうち，卵子と融合し，受精できる精子は 1 個だけである．受精能を獲得した精子は放線冠の間をすり抜け，透明帯と接する．

透明帯と接した精子は直ちに，先体に蓄られた酵素（アクロシン，ヒアルロニダーゼなど）を放出し，透明帯を破壊しながら卵細胞膜と接触する．最初の精子が卵細胞膜に接触すると透明帯の透過性が変化する．これは卵子（この段階ではまだ一次卵母細胞）細胞膜直下にある表層顆粒からライソゾーム酵素が放出される．その結果，透明帯の性状を変化（透明帯反応 zona reaction）し，他の精子の通過を防止する．これにより，多精子受精は防止される（多精拒否）．

二次卵母細胞に精子が接触すると，二次卵母細胞は二次減数分裂を完了し，成熟した卵子と二次極体を生じる．卵子の核には 22 本の常染色体と 1 本の性染色体（X 染色体）が含まれており，女性前核と呼ばれる．精子は二次卵母細胞内に侵入する際，頭部以外の部位は急速に退化し，頭部の核を二次卵母細胞内に入れ，22 本の常染色体と 1 本の性染色体（X 染色体あるいは Y 染色体）の男性前核になる．この 2 つの前核を持つようになった細胞を接合子と呼ぶ．2 つの前核は DNA の複製を行った後，融合し有糸分裂（卵割 cleavage）を開始する．

受精の結果，染色体の倍数性の回復が図られるとともに，新しい個体の性が決定することになる．

3．胚盤胞形成

接合子は卵割により細胞数を増やしていく．この時期の細胞は卵割ごとに小さくなり，

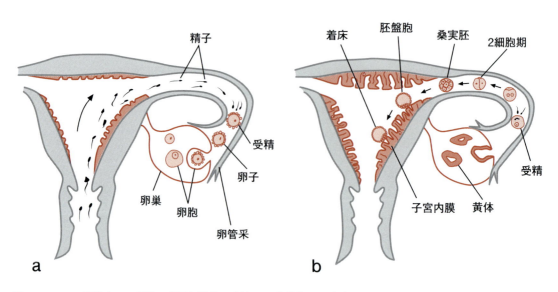

図Ⅳ-1-7　a：卵巣内での卵胞の成長と排卵，受精　b：初期胚の子宮内への輸送，ならびに子宮内膜への着床

割球 blastomere と呼ばれる．受精後3日目の8細胞期までは割球間の結合は弱いが，8〜16細胞期になると，個々の割球間に強固な接着が起こり，それぞれの細胞の境が不明瞭となる．この現象はコンパクション compaction と呼ばれ，コンパクションを起こした胚を桑実胚 morula とよぶ．割球間の緊密な接着のため，アドヘレンス結合 adherence junction が割球上端部に形成され，その後，桑実胚外側の細胞は接着帯の上方にタイト結合 tight junction を形成する．桑実胚は内部に位置する内細胞塊 inner cell mass とその周囲を取り囲む外細胞塊 outer cell mass に区別されるようになる．内細胞塊の細胞間にはギャップ結合 gap junction が形成される．内細胞塊から胚子が，外細胞塊からは将来の胎盤を形成する栄養膜が形成される．

受精後4日で，桑実胚は子宮に達する．この時期になると桑実胚の内細胞塊の細胞間に隙間が生じ始め，融合し，胚内に胚盤胞腔 blastocele と呼ばれる大きな腔が形成され，胚盤胞（胞胚）blastocyte となる．内細胞塊は胚結節 embryoblast とよばれ，一方の極に位置する．外細胞塊由来の栄養膜は扁平化し，胚盤胞の壁を形成する．透明帯は消失し，子宮への着床を開始できる状態になる．

4．着床

子宮壁は子宮内膜，子宮筋層，子宮外膜の3層から構成される．子宮内膜は排卵の項で述べたホルモンの作用により，周期的に変化する（図Ⅳ-1-6）．性周期中に，増殖期，分泌期および月経期の3期を経過する．卵巣での卵胞成熟の過程で，内卵胞膜細胞から分泌されるエストロゲン estrogen の作用により，子宮内膜は増殖期に入り肥厚する．排卵が起こると，卵胞の残部から生じた黄体がプロゲステロン progesteron を産生する．受精卵が卵管中を子宮に向って移動している間にプロゲステロンは子宮内膜を分泌期へ移行させる．子宮内膜は厚く，浮腫状となり，グリコーゲンや分泌液が豊富となって，着床可能な状態となる．

分泌期の子宮粘膜は機能層（緻密層および海綿層），基底層の3層に区別される．緻密層と海綿層を合わせて機能層ともいう．子宮の粘膜上皮直下の緻密層は繊細な細網組織と子宮腺からなる．海綿層は厚く，浮腫状の間質と拡張した子宮腺からなる．この2層に存在する動脈は，内膜中でらせん状に走行し，らせん動脈と呼ばれる．基底層は子宮腺の基底部を含み，緻密層・海綿層とは別の基底動脈の支配を受ける．受精が起こらないと，らせん動脈はプロゲステロンの欠乏によって強く痙攣することで血行障害を起こす．その結果，緻密層と海綿層は子宮内膜から剥離し，基底層だけが残る．子宮内膜（子宮粘膜の緻密層と海綿層）の脱落が始まり，月経期が開始される．

受精卵の着床は一般的に子宮後壁で起こる．胚盤胞の胚結節側の栄養膜が子宮壁に接すると，栄養膜は活発な細胞分裂を行い2層に分化する．外層は細胞融合した多核細胞体の栄養膜合胞体層 syncytiotrophoblast となる．内層は単核細胞層の栄養膜細胞層 cytotrophoblast になる．栄養膜合胞体層が子宮内壁を壊しながら胚盤胞は受精後1週目の末には子宮内膜内に着床する（図Ⅳ-1-7b）．栄養膜合胞体層はヒト絨毛性ゴナドトロピン human chorionic gonadotropin を分泌し，黄体の維持を図る．

D．胚盤形成

1．二層性胚盤（発生第2週）

胚盤胞は2週目の中頃までに子宮内膜中に埋入される．これを壁内着床，すなわち着床の完了とみなす．2週目のはじめに，胚結節は明瞭な胚盤葉上層 epiblast layer（上胚盤葉 epiblast）と胚盤葉下層 hypoblast layer（下

胚盤葉 hypoblast）の2層の細胞層に分化し，両者で二層性胚盤 bilaminar germ disc を構成する．同時期に胚盤葉上層内に空隙が生じ，羊膜腔 amniotic cavity が形成される（図Ⅳ-1-8a）．

胚盤葉下層側では，胚盤葉下層に由来する扁平な細胞が胚外体腔膜あるいはヒューザー膜を形成し，栄養膜の内面を覆い，原始卵黄嚢 primitive yolk sac を形成する（図Ⅳ-1-8b）．その後，胚外体腔膜と栄養膜との間に胚外中胚葉が形成されるとまもなく，胚外中胚葉内に大きな腔が生じ，これが融合して新しく胚外体腔 extraembryonic cavity あるいは絨毛膜腔 chorionic cavity を形成する．その後，胚盤葉下層は胚外体腔膜の内面に沿って増殖し，一次卵黄嚢内に新しい腔である二次卵黄嚢 secondary yolk sac を形成する．胚外体腔は背方の羊膜腔側にも広がり，一部を残して二層性胚盤を取り囲む．この残存した胚外中胚葉は胚の尾部に位置し，付着茎 connecting stalk を形成する．血管の発生に伴って，付着茎は臍帯 umbilical cord となる（図Ⅳ-1-8）．

一方，栄養膜合胞体層には裂孔が生じるとともに一層子宮内膜内に深く侵入しながら母体側の毛細血管内皮を浸食し，母体側の血液が裂孔内に流入することで，2週末までに子宮胎盤循環 uteroplacental circulation が確立する．栄養膜細胞層は栄養膜合胞体層内に侵入し，一次絨毛 primary villus を形成する．3週の初め頃には，中胚葉細胞が一次絨毛の内部に侵入し，二次絨毛 secondary villus を形成する．

2．三層性胚盤（発生第3週）

二層性胚盤が三層性胚盤になっていく過程を原腸形成 gastrulation という．この過程で外胚葉，中胚葉，内胚葉の3胚葉が形成される．

最初に，胚盤葉上層の表面に原始線条 primitive streak が形成される（図Ⅳ-1-9a〜9b）．原始線条の頭側端に原始窩 primitive pit を取り囲む原始結節 primitive node が（Hensen結節）形成される．胚盤葉上層の細胞は原始線条の方向へ遊走し，胚盤葉上層の下に潜り込む（図Ⅳ-1-9b〜9d）．この現象を陥入 invagination という．陥入した細胞のある集団は胚盤葉下層の細胞を押しのけて胚子内の内胚葉 endoderm を形成する．他の集団は胚盤葉上層と内胚葉の間に潜り込み，中胚葉 mesoderm となる．胚盤葉上層に留まった細胞は外胚葉 ectoderm を形成する．

胚盤葉上層の細胞で前方から原始窩を通って陥入した細胞は胚の正中線上を頭側に遊走し（図Ⅳ-1-9b），脊索板 notochordal plates となり，最終的に脊索 notochord を形成する（図

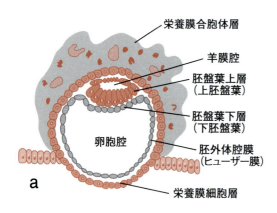

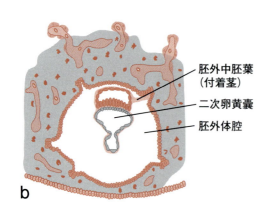

図Ⅳ-1-8　胚盤胞の発育過程
a：受精9日目の胚盤胞．胚結節は二層性胚盤（胚盤葉上層と胚盤葉下層）を形成する．その後，栄養膜合胞体層内に裂孔が形成し始める．b：受精13日目の胚盤胞．胚外体腔の拡大により二次卵黄嚢が形成される．

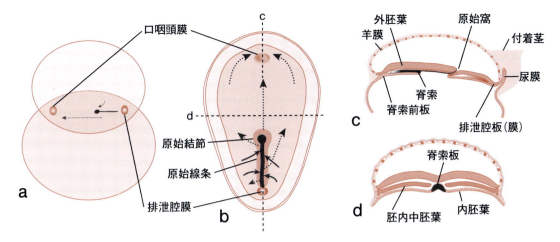

図Ⅳ-1-9 原腸形成期
a：原始線条の空間的位置を示す模式図．b：受精16日目の胚盤背面．胚盤葉上層細胞の原始線条および原始結節への移動と陥入を示す．c：受精17日目の胚子の正中矢状断面．原始結節を陥入した原始脊索細胞は頭側端では脊索前板付近まで脊索板を形成する．d：脊索板のある領域の横断面．まもなく脊索板は内胚葉から分離し，最終的脊索を示す．

Ⅳ-1-9c〜9d）．脊索の形成により，胚の体軸が決定する．また，脊索は後で述べるように，脊索を覆っている外胚葉を刺激して，中枢神経系の原基である神経板を誘導する．

脊索の前方部と原始線条の後方部は，それぞれ脊索前板，排泄腔板と呼ばれ，外胚葉と内胚葉が直接接している部位である（図Ⅳ-1-9c）．この両部位はその後，口咽頭膜，排泄腔膜と呼ばれ，後に形成される消化管の前方と後方を塞ぐ部位となる．中胚葉の一部は脊索前板の両側を前方に移動し，心臓形成組織をつくる．

3週末までに，絨毛内部の中胚葉細胞から微小血管が分化し，絨毛毛細血管を形成することで，三次絨毛 tertiary villus となる．この血管は胚内循環系の血管と連絡するようになり，胎盤と胚子の血管系がつながるようになる．

E．胚葉の運命

第3週の終わり頃〜8週は胚子期 embryonic period といい，すべての主要な器官の初期発生が起こる重要な時期であり，器官形成期と

もよばれる．胚子期の末までには，すべての主要器官系の発生が開始され，その形成過程で胚子の形が変化する．この時期に胚子が催奇形成物質 teratogen に曝されると先天異常を起こす危険性がある．

1．外胚葉由来の構造

脊索の誘導により，脊索を覆う外胚葉が肥厚し始め，神経板 neural plate を形成する（図Ⅳ-1-10a）．神経板を形成する細胞を神経外胚葉といい，それ以外の外胚葉部分を表皮外胚葉とよぶ．神経板の辺縁部位は徐々に隆起して神経ヒダ neural fold を形成する一方，正中部は陥凹して神経溝 neural groove を形成する．左右の神経ヒダは正中線に向って伸長，癒合して神経管 neural tube となり，中枢神経系の原基が形成される（図Ⅳ-1-10b）．癒合が終了するまで，神経管の頭尾両端はそれぞれ前神経孔，後神経孔で羊膜腔と交通している（図Ⅳ-1-10c）．両孔が閉鎖するのは4週末になる．

神経管が閉鎖するまでに，2つの対をなした肥厚した構造の耳板 otic placode と水晶体

第4編　顎顔面発生学

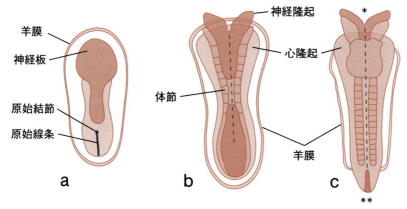

図Ⅳ-1-10　ヒト胚子の背側観
a：18日目．神経板が形成される．b：22日目．神経管の形成が開始する．c：23日目．頭側と尾側に向って神経管が形成される．前神経孔（＊）と後神経孔（＊＊）で羊膜腔に連絡している．

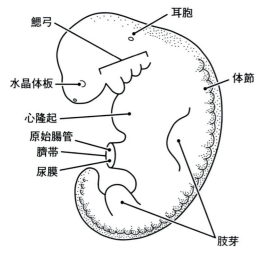

図Ⅳ-1-11　28日目の胚子側面観
水晶体板と耳板が認められる．頭頸部領域に鰓弓形成もみられる．

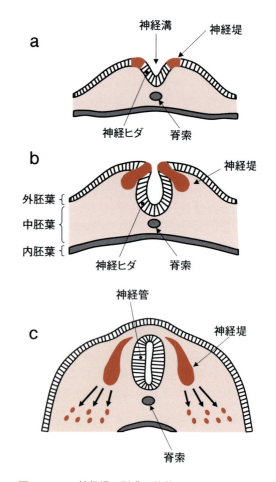

図Ⅳ-1-12　神経堤の形成と移動
a：神経ヒダ　b：神経ヒダの接近　c：神経管の完成

板 lens placode が胚子の頭部左右領域にみられるようになる（図Ⅳ-1-11）．耳板は陥入して耳胞となり，将来の聴覚器と平衡器に分化する．水晶体板は目の水晶体を形成する．

　神経管が形成される過程で，神経ヒダの側方に位置する細胞が表皮外胚葉 surface ectoderm と神経外胚葉 neuroectoderm のいずれからも離脱し，下層の中胚葉領域に侵入し，上皮性から間葉性の細胞に分化し，胚体内の様々な部位に遊走する（図Ⅳ-1-12）．この細

386

胞集団を神経堤 neural crest といい，エナメル質以外の歯と歯周組織や鰓弓由来の種々の組織，各種末梢神経系の神経細胞やシュワン細胞，メラニン細胞（メラノサイト），副腎髄質などのクロム親和性細胞などの細胞を生じる．神経堤は第4の胚葉ともよばれ，顎顔面頭蓋の形成にとっても非常に重要な細胞集団である（第3章-Bを参照）．

2．中胚葉

脊索と神経管の形成に伴い，中胚葉の細胞はその両側に移動して柱状の沿軸中胚葉 paraxial mesoderm を形成する．その外側には中間中胚葉 intermediate mesoderm，最外側には側板中胚葉 lateral mesoderm を形成する．

沿軸中胚葉は第3週目までに分節化が起こる．これらは体節 somite と呼ばれ，将来の頭部領域で両側に最初の3対が形成される．体節は1日平均3対ずつ尾側方向に形成され，5週末までに42〜44対形成され，胚子表面からも，神経管の両側に特徴的な数珠状の隆起として認められる．頭側から後頭体節4対，頸部体節8対，胸部体節12対，腰部体節5対，仙骨体節5対，および尾骨体節8〜10対となる（図Ⅳ-1-11）．各体節は三角形状の断面をなし，その腹内側部の細胞は脊索の周囲に移動して椎板 sclerotome の間葉を形成する．他の領域の細胞は当初は皮筋板 dermomyotome を形成しているが，次第に皮板 dermatome と筋板 myotome に分化する．椎板からは軟骨と骨，筋板からは筋，皮板からは真皮を生じる．

中間中胚葉は頸部と胸部では分節構造をとるが，それより尾側では分節を形成しない．前者からは前腎と中腎が，後者からは後腎が形成される．後腎からは腎臓が形成される．中間中胚葉からはそれ以外に泌尿器系の排出管部や生殖器系が生じる．

側板中胚葉は分節を形成しない．側板内に空隙が生じ，側板を背腹の2層に分離する．背側の層は壁側中胚葉，腹側の層は臓側中胚葉になる．壁側中胚葉は外胚葉と共に体の側壁と腹壁を形成する．臓側中胚葉は胚内中胚葉と消化管壁（粘膜上皮は内胚葉に由来する）を形成する．胚内体腔に面する壁側中胚葉と臓側中胚葉の最表層の細胞は中皮あるいは漿膜を形成し，胚内体腔完成後，腹膜，胸膜，心膜を構成する．

発生第3週の初め頃，卵黄嚢壁の臓側中胚葉中に最初の血管芽細胞 angioblast からなる集団の造血組織が出現する．これは，血島 blood island と呼ばれる構造で，卵黄嚢壁に多数出現する．周辺に位置する細胞は管腔構造を形成し，血管内皮細胞 endothelial cell になる．中心部の細胞は原始血球となる．側板中胚葉内にも数日遅れて同様の構造が生じる結果，胚子と胎盤の血管系が連続することになる．

3．内胚葉

消化管は主要な内胚葉由来の器官系である．ただし，粘膜上皮は内胚葉に由来し，それ以外の消化管壁は臓側中胚葉に由来する．消化管の形成過程は胚子の頭尾屈 cephalo-caudal folding（図Ⅳ-1-13a〜c）と側屈 lateral folding（図Ⅳ-1-13d〜f）という胚子全体の形態変化によって起こる．頭尾屈は中

1）子宮外妊娠
　非常に低い割合（1％以下）で，子宮以外の部位に着床することがある．これを子宮外妊娠という．最も起こりやすいのは卵管，とくに卵管膨大部への着床である．子宮内膜症や骨盤内の炎症性疾患のヒトで起こりやすい．まれに卵巣や腹腔内に着床する．たいていの場合，妊娠2ヶ月ころに胚子が死亡し，その結果，母体に激しい腹痛と出血を起こす．
2）胚性幹細胞
　胚盤胞期の内細胞塊は，すべての細胞に分化できる能力をもつ未分化な細胞を胚性幹細胞（ES細胞；embryonic stem cell）という．近年は，ES細胞の遺伝子に操作を加え，その後胚に戻すことで様々な遺伝子改変動物が作製され，基礎医学研究で広く利用されている．京都大学の山中伸弥教授は線維芽細胞に4つの因子（Oct3/4，Sox2，c-Myc，Klf4）を導入することでES細胞のように分化多能性を持つ人工多能性幹細胞（iPS細胞；induced pluripotent stem cells）を誘導することに成功し，2012年ノーベル医学生理学賞を受賞した．

枢神経系の急速な成長に，また，側屈は急速に成長する体節の形成にそれぞれ起因する．両側での折りたたみ運動の結果，卵黄嚢はその中央部の卵黄腸管 vitelline duct を残して胚子体内に管状となって取り込まれて原始腸管 primitive gut となる．原始腸管の頭側を前腸 foregut，後方部を後腸 hindgut という．前腸と後腸の間の卵黄嚢と連続している部位を中腸 midgut という．

前腸は頭側端で，口咽頭膜によって羊膜腔と隔てられているが，第4週に口咽頭膜が破れ，羊膜腔と連続する．後腸も排泄腔膜で閉鎖されているが，第7週までに羊膜腔と連続し，肛門が形成される．側方への折りたたみが進むにつれて，卵黄腸管が細くなる．体内腔が形成されることで，中腸は卵黄嚢と連続を断ち，体腔内で自由な位置をとれるようになる．

内胚葉は消化器系，呼吸器系の大部分（粘膜上皮）と下位の泌尿器系（膀胱と尿道）や内分泌器の一部を形成する．

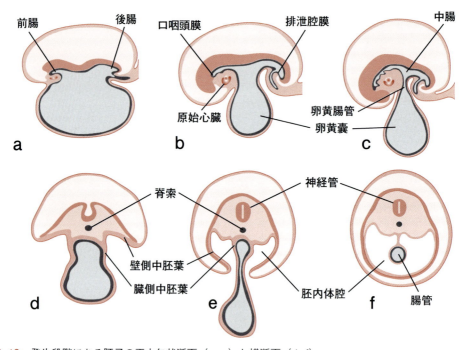

図Ⅳ-1-13 発生段階にある胚子の正中矢状断面（a-c）と横断面（d-f）．
頭屈と尾屈によって前腸，中腸，後腸が形成される．側方の折りたたみによって，閉鎖した腹壁と腸間膜で後腹壁と連続する腸管とが描かれている．

到達目標

1) 減数分裂の機序と意義を説明できる．
2) 精子と卵子の発生について説明できる．
3) 受精から胚盤形成までの過程を説明できる．
4) 外胚葉・中胚葉・内胚葉の形成過程と各胚葉の分化過程を説明できる．
5) 神経堤の発生過程を説明できる．
6) 月経周期における子宮内膜の変化を説明できる．

2 頭頸部の発生

A. 概　説

　背骨をもつ動物（脊椎動物）は，ヒトも含めてみな左右が対称で，また（肋骨や背骨ではとくに明瞭であるように）形態的に類似した構造が頭側から尾側に向かって繰り返し連なっている．これら2つの特徴，すなわち，左右対称性 bilateral symmetry と分節性 segmentation は脊椎動物のからだの基本的体制 body plan とされる．頭頸部は，この基本的体制を踏まえつつもなお特異な背景をもつ．それは一つには，神経管の前端から形成される大きな脳とそれを保護する骨組織の存在である．もう一つは，異なる2種の分節構造が共存するという頭頸部以外ではみられない発生基盤の存在にある．

　脊椎動物のからだが分節性を示すのは，発生過程で2種類の分節構造が生じて，成体の種々の組織や構造の多くがこれらの分節構造をもとに形づくられるためである．発生中の胚子 embryo で最初に現れる分節構造は，胚子の頭部から尾端に向かって，脊索や神経管の両脇に次々と形成される体節 somite である（第1章E）．胚子のほぼ全長に亘って現れ，一次分節構造ともよばれる体節に対し，咽頭部（前腸前端から肺芽までの咽頭腸）の側壁のみに現れる有対性の二次分節構造が鰓弓 branchial arch（咽頭弓 pharyngeal arch）である（図IV-2-1）．

　鰓弓は「鰓（えら）」という文字が示すように，鰓呼吸をする脊椎動物では，実際に鰓という器官を生み出す構造である．ヒトも含めて肺呼吸をする動物では，鰓は生じないが，胚子期に一過性に現れる鰓弓の構成要素である①骨格要素，②筋要素，③神経要素，④血管要素のそれぞれから，成体の頭頸～胸部の種々の組織・構造が生み出される．鰓を実際に生じることのないヒトの発生を記載する人体発生学でも，鰓弓という語はしばしば使われる[1]．一方，鰓弓は胚子の咽頭部側壁に形成されるアーチ状構造であるから，人体の発生では鰓弓でなく咽頭弓という語を用いるべきという主張もある．

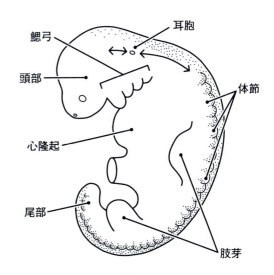

図IV-2-1　胚子の側面観
　胚子の背側に並ぶ体節は胚子のほぼ全長に亘ってみられる．耳胞の前後の矢印は，体表から認められない頭部体節（体節分節）あるいは先行して出現したために既に不鮮明になった頸部体節の領域を示す．鰓弓は胚子の腹側に位置する咽頭部側壁にみられる．

---

[1] 歯科医師国家試験の出題においても鰓弓の語が用いられているが，近年，鰓弓〈咽頭弓〉との出題もなされた．

咽頭部側壁の左右ペアをなすアーチ状構造である鰓弓は，それぞれ腹側正中で連絡している．このため，胚子の外側面から咽頭部をみると，鰓弓間には溝状の凹みが存在する（図Ⅳ-2-1）．これらを鰓溝 branchial cleft/groove（咽頭溝 pharyngeal cleft/groove）とよぶ．逆に咽頭部内から眺めると，やはりアーチ状に内部へ張り出した鰓弓と鰓弓の間には，外側面の鰓溝に対応する箇所に囊状の凹みがあり，これらを咽頭囊 pharyngeal pouch/bursa（鰓囊 branchial pouch/bursa）[2]とよぶ．成体の頭頸部から胸部には，鰓弓由来の種々の組織・構造があるが，鰓溝や咽頭囊に由来するものも存在し，また，発生中の過誤によるそれらの形成異常も知られている．

頭頸部の筋・骨の発生や形成様式は，体幹や体肢のそれらとは際立って異なる特徴がある．頭頸部の諸筋は，系統解剖学では運動器系の筋，内臓筋，感覚器付属の筋などに分けて記載されるが，発生学では体節と鰓弓という2種多数の分節構造のどれに由来する筋であるかという観点での理解を要する．また，頭頸部の体節筋および鰓弓筋は，成体での位置や形がどのようであれ，発生学的な由来に基づく運動神経支配が終生維持される．したがって，筋と神経の関係がどのようであるかが，発生や比較解剖学的な解析で重要なポイントになる．一方，頭頸部には，神経頭蓋を構成する骨と顔面頭蓋を構成する骨とがあり，それぞれに，膜内骨化で生じるもの（膜性骨）と軟骨内骨化で生じるもの（置換骨）がみられるが，これらの分布についての法則性とそれに対する解釈を理解する必要がある．

B．鰓弓

鰓弓は，発生第4週の胚子の咽頭部（神経管の腹側に位置する咽頭腸）の側壁に，左右4対ほどのアーチ状の膨らみとして認められるようになる（図Ⅳ-2-1）．これらは頭側から順に第一，第二，第三，そして第四－六鰓弓とよぶ．尾側に向かうにつれて鰓弓の膨らみは小さくなり，第四－六鰓弓は形態的には3対でなく1対の小塊状の組織として観察される．一方，神経管の両側には一次分節構造である体節が形成されているため，頭頸部では，背側寄りに体節[3]，腹側寄りに鰓弓が位置することになる．但し，頭部の体節分節は明瞭なブロック状を呈するに至らず，胚子外表面からその分節的な配列は認められない．また，頸部以下の体節についても，先行して発生する頭側から順に胚子外表面からの判別が困難となる．したがって，実際の胚子の外表面で，頭頸部の体節と鰓弓とが同時に観察できるわけではない（図Ⅳ-2-1）．

鰓弓が両側面に並ぶ咽頭腸は，前腸の前端部分である．咽頭腸最前端の突き当たり部分は，口咽頭膜 oropharyngeal membrane（あるいは頰咽頭膜 buccopharyngeal membrane）であって[4]，この膜が口窩 stomodeum と前腸の境界をなしている[5]．つまり，第一鰓弓は口窩に隣接している．事実，第一鰓弓は顎の発生母体となり，顎骨弓 mandibular arch ともよばれる．顎骨弓から上顎突起と下顎突起が生じ，これらは顔面頭蓋の形成に深く関わる（第3章C）．また，第二鰓弓は舌骨弓 hyoid arch とよばれる．

咽頭部の側壁に形成された鰓弓は，側板由

---

[2] この語「鰓囊」は日本解剖学会発生学用語には採録されていない．
[3] より正確には頭部では体節分節 somitomere，頭部以下で体節 somite という．
[4] 口(頰)咽頭膜は外胚葉と内胚葉の2層の細胞層からなる．口(頰)咽頭膜の内胚葉層は，発生第2週の二層性胚盤の頭側端に現れる脊索前板 prochordal plate から形成される．
[5] 成体の口腔は，口窩由来の領域だけでなく，口咽頭膜より尾側に位置していた胚子の咽頭部分も含む．

来の中胚葉性間葉細胞とこれに混じた神経堤由来の外胚葉性間葉細胞とで満たされている．外胚葉性間葉細胞の進入と増殖が鰓弓の形成と増大に大きく寄与しているが，それぞれの鰓弓には，①骨格要素（軟骨柱），②筋要素（鰓弓筋を生み出す間葉），③神経要素（鰓弓神経），④血管要素（大動脈弓）が存在している．また，鰓弓の外側面（胚子の外表面）は外胚葉で，内側面（咽頭腸の内表面）は内胚葉で覆われている．以下では，鰓弓を構成する4要素の特徴やその発生学的な運命を解説する．

1．軟骨柱

ヒトでは鰓になることはなく，発生過程で一過性に現れるに過ぎない鰓弓の内部には，軟骨性の骨格である軟骨柱 cartilage rod がある．軟骨柱は，アーチ状の鰓弓の間葉組織中を背側から腹側へ向かう桿状（棒状）の左右1対の軟骨である．進化の過程で「鰓」が必要であった頃，口から入った海水/淡水に溶存している酸素を血中に取り込むチャンスが最大となるように鰓を押し広げるための構造的な支柱であったと考えられる．第一鰓弓の軟骨柱はメッケル軟骨 Meckel cartilage，第二鰓弓の軟骨柱はライヘルト軟骨 Reichert cartilage とよばれる．第三鰓弓以降の軟骨柱にはこうした呼称はとくには存在しない．

ヒトのメッケル軟骨は，下顎骨の形成前から下顎骨形成部に現れる1対の棒状の軟骨である．となれば，メッケル軟骨が骨化する（軟骨内骨化 endochondral ossification を遂げる）ことで下顎骨がつくられると考えがちだが，事実はそうではない．メッケル軟骨は下顎骨の形成には寄与しない．下顎骨は，メッケル軟骨の近傍ではあるがメッケル軟骨とは独立に（図IV-2-2, 3-5），膜内骨化 membranous ossification によって形成される．但し，メッケル軟骨背側端では，軟骨内骨化によって耳小骨3種のうちの2つ（ツチ骨 malleus,

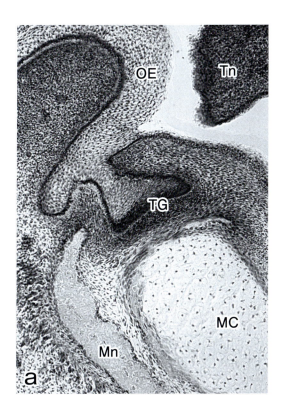

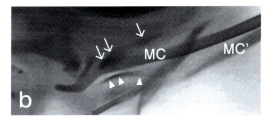

図IV-2-2　メッケル軟骨と下顎骨
(a) ヒト5カ月齢の胎児下顎部の前頭断組織像．発生中の下顎骨（Mn）は，メッケル軟骨（MC）に近接するもこれとは離れている．OE；口腔上皮，Tn；舌，TG；歯胚である．
(b) ニワトリ胚の下顎部で，骨・軟骨二重染色を施した後に胚を丸ごと透明化している．手前（右側）のメッケル軟骨（MC）と対側のメッケル軟骨（MC'）があり（実際は青染），MCに近接するもこれと独立して下顎骨（外側が矢印，内側が矢頭印でいずれも実際は赤染）の形成が始まっている．

第4編　顎顔面発生学

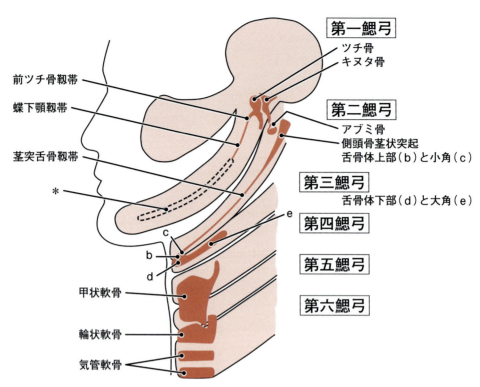

図Ⅳ-2-3　軟骨柱に由来する組織
各鰓弓に由来する置換骨（右上），靭帯（左上）および軟骨（左下）の名称と由来元の部位を示す．下顎骨が生じる部位（＊）で示す点線内の領域においては，メッケル軟骨は消失して，下顎骨形成に直接寄与することはない（図Ⅳ-3-5も参照のこと）．

キヌタ骨 incus）が生じる（図Ⅳ-2-3）．なお，オトガイ部に生じる小骨は，やがて膜内骨化で形成される下顎骨のオトガイ部に取り込まれる[6]．

　第一鰓弓の軟骨柱（メッケル軟骨）では，前述のように，ごく一部が軟骨内骨化を遂げて置換骨になるが，それ以外の部分は発生学的にどのような運命を辿るのであろうか．鰓弓の軟骨柱は，置換骨，靭帯，（成体の）軟骨を派生することが知られる（表Ⅳ-2-1）．当然のことながら，派生する構造物の成体における解剖学的位置には，由来元となる軟骨柱との関連がみられる．例えば，メッケル軟骨からはツチ骨とこれに付着している前ツチ骨靭帯が生じており，また，ライヘルト軟骨

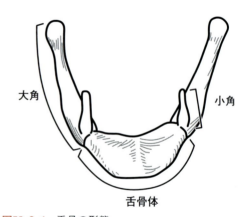

図Ⅳ-2-4　舌骨の形態
成体の舌骨を前上方からみる．サイズは小さいが下顎骨と同様にU字型をしている．厚みのある舌骨体から後上方に小角が突出し，後方には大角が伸びている．

---

[6] オトガイ小骨となるのは，メッケル軟骨腹側端付近に（メッケル軟骨とは別に）副次的に出現する二次軟骨である．

第2章　頭頸部の発生

軟骨柱の名称	軟骨柱から派生する構造	組織カテゴリー
第一鰓弓の軟骨柱 （メッケル軟骨）	ツチ骨，キヌタ骨 蝶形骨棘 前ツチ骨靱帯，蝶下顎靱帯	置換骨 置換骨 靱帯
第二鰓弓の軟骨柱 （ライヘルト軟骨）	アブミ骨 側頭骨茎状突起 舌骨体上部および小角 茎突舌骨靱帯	置換骨 置換骨 置換骨 靱帯
第三鰓弓の軟骨柱	舌骨体下部および大角	置換骨
第四一六鰓弓の軟骨柱	甲状軟骨 輪状軟骨 気管軟骨など	軟骨 軟骨 軟骨

表Ⅳ-2-1　軟骨柱の発生学的由来

筋細胞へ分化する 中胚葉性間葉の所在	由来する鰓弓筋の名称	運動性神経支配
第一鰓弓（顎骨弓）	鼓膜張筋 咀嚼筋（咬筋，側頭筋，外側翼突筋，内側翼突筋） 舌骨上筋[*1]（顎舌骨筋，顎二腹筋前腹） 口蓋筋（口蓋帆張筋）	第Ⅴ脳神経（三叉神経） の第3枝（下顎神経）
第二鰓弓（舌骨弓）	アブミ骨筋 表情筋（すべて） 広頸筋 舌骨上筋[*1]（顎二腹筋後腹，茎突舌骨筋）	第Ⅶ脳神経（顔面神経）
第三鰓弓以降	口蓋筋（口蓋帆張筋以外の筋[*2]） 咽頭筋 喉頭筋 胸鎖乳突筋と僧帽筋[*3]	第Ⅸ脳神経（舌咽神経） 第Ⅹ脳神経（迷走神経） 第Ⅺ脳神経（副神経）

表Ⅳ-2-2　鰓弓筋の発生学的由来

*1 舌骨上筋（オトガイ舌骨筋）は鰓弓筋でなく体節筋である．
*2 口蓋帆挙筋，口蓋垂筋，口蓋舌筋，口蓋咽頭筋がある．
*3 これら2つは鰓弓と体節との2元的由来であると思われる．

からは側頭骨茎状突起とこれに付着している茎突舌骨靱帯が生じている．また，舌骨（舌骨体＋小角＋大角，図Ⅳ-2-4）は，第2鰓弓の軟骨柱と第3鰓弓の軟骨柱の2者から派生し合した構造である（表Ⅳ-2-1）．

2．鰓弓筋

鰓弓筋と総称する筋は，鰓弓の中胚葉性間葉に由来する骨格筋で，成体では顔面，顎・口腔，咽頭，喉頭などに分布している．鰓呼吸をする動物では，鰓弓筋は，鰓の構造的支柱（軟骨柱）を動かすことで効率的な呼吸に役立っていたはずだが，肺呼吸への移行後は，顎の運動（摂食，咀嚼）や嚥下，発声，表情の表出などの高度な役割を段階的に担うようになったと考えられる．

第一から第六までの各鰓弓に由来する鰓弓筋の概要は，表Ⅳ-2-2に示すとおりであり，三叉神経第3枝（下顎神経），顔面神経，舌咽神経および迷走・副神経といった脳神経による運動性神経支配を受けている．

成体における鰓弓筋の位置は，原則的には

発生母体の鰓弓の並び順を反映するので，第一鰓弓由来の筋は概ね他の鰓弓筋よりも頭側に存在し，より後方の鰓弓に由来する筋は順次，より尾側に存在するという傾向がある．例えば，異なる2種の脳神経で支配される顎二腹筋に注目すると，その前腹は顎舌骨筋とともに舌骨前方にあって三叉神経（下顎神経）の支配を受け，その後腹は茎突舌骨筋とともに舌骨後方にあって顔面神経の支配を受けている（図Ⅳ-2-5）．一方，発生母体としての鰓弓の並び順を成体でまったく反映していない分布を示す筋もある．その典型は第二鰓弓由来の表情筋である．ヒト頭部を側方からみると，第一鰓弓由来の咀嚼筋よりも吻側（口や鼻のある突端）に表情筋の多くが分布している（図Ⅳ-2-6）．これは，表情の表出という新たな進化的なニーズを，鰓という役割から解放された鰓弓の筋原性細胞をリクルートすることで実現した結果だと解釈できる．つまり，進化の過程で筋の位置は大きく変化したが，筋とその神経支配の関係は維持されるため，三叉神経支配の咀嚼筋よりも吻側に，顔面神経支配の表情筋が位置していると考え得るのである．

なお，頸部外側の胸鎖乳突筋，浅背部の僧帽筋は，その発生学的由来や神経支配について議論が残る筋であるが，鰓弓と体節との2元的な由来をもつ筋とされることが多い（本章 D. 1. 3）も参照のこと）．

3．鰓弓神経

鰓弓由来の筋は特定の幾つかの脳神経によって支配される（表Ⅳ-2-2）．これらの脳神経（Ⅴ，Ⅶ，Ⅸ，Ⅹ，Ⅺ）を，発生学や比較解剖学では，鰓弓神経 branchial nerve とよぶ．脳から中枢外に伸び出している末梢神経が脳

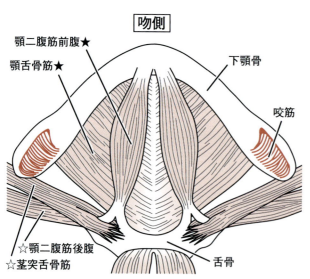

図Ⅳ-2-5　顎下部の筋を下方から見上げた模式図
第一鰓弓由来の筋（★）と第二鰓弓由来の筋（☆）とが吻側から順に分節的に並んでいる．

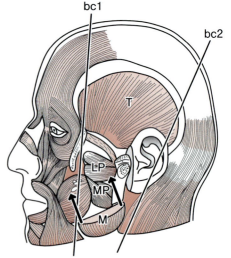

図Ⅳ-2-6
側貌における咀嚼筋と表情筋の位置関係
最も吻側に発生する第一鰓弓から生じる咀嚼筋（M；咬筋，T；側頭筋，MP；内側翼突筋，LP；外側翼突筋）は，この側貌図の bc1 から bc2 の領域に位置している．ところが，これより吻側（bc1 より前方）に第二鰓弓由来の表情筋が分布している．このパラドックスの解釈については本文を参照のこと．

第2章 頭頸部の発生

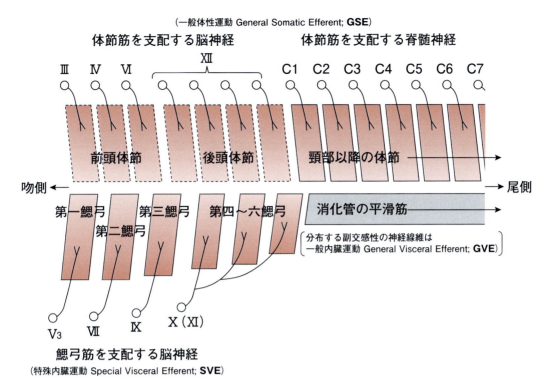

図Ⅳ-2-7 発生学的観点からみた脳神経の筋支配

神経であると定義されているので当然なのだが，脳神経12対の中には，鰓弓神経以外に，頭頸部の体節筋の運動神経支配を担う神経や，筋の運動支配には関わらない神経もある．ところが，解剖学では脳神経を機能や発生の観点からは区分せず，頭側から順に第Ⅰから第Ⅻの脳神経と命名して列挙するので，鰓弓神経は第Ⅴ，第Ⅶ，第Ⅸ，第Ⅹおよび第Ⅺ脳神経というように不連続な並びになる[7]．

筋の発生母体（鰓弓と体節）とこれらに分布する脳神経遠心性線維の関係に注目すると，成体の頭頸部での随意筋とその運動神経支配の一見複雑な関連が理解し易い．図Ⅳ-2-7は，胚子のからだを横置きの円筒形に見立てた模式図で，円筒の一端にある頭頸部のみが示されている．図の左端は口腔がある吻側で，右端は頸部付近だが，その右方には描かれていない胸部以降が続く．吻側から尾側に向かって，胚子の背側に形成される体節が図の上半部に，また，胚子腹側の咽頭腸の側壁に現れる鰓弓が図の下半部左に描かれている．この図では，筋の運動支配に関わらない嗅神経（Ⅰ），視神経（Ⅱ），内耳神経（Ⅷ）を除く9対の脳神経が，鰓弓筋（表Ⅳ-2-2）や頭部体節に由来する筋（本章D.1）に対してどのような支配関係をもつのかがわかる．また，体節からすべての随意筋が生じる体幹・体肢とは対照的に，頭頸部では，体節あるいは鰓弓由来の2系統の随意筋が混在するという特異な状況があることも，この図で明確に示されている．

---

[7] 三叉神経 (Ⅴ) は第1-3枝すなわち本来独立した3種の神経が合したものであり，これらのうち鰓弓筋の運動支配は第3枝（Ⅴ₃，下顎神経）が担っている．

395

4. 大動脈弓

鰓弓内を腹側から背側へ上行する鰓弓動脈 branchial artery は，鰓呼吸をする動物ではガス交換を担う血管系の基盤をなす．鰓が生じないヒト胚子でも，心臓に集まった血液を鰓弓経由で背側大動脈へ還流させるアーチ状の第一から第六までの有対性（左右対称）の大動脈弓 aortic arch が一過性ながら順に形成される．しかし，その多くは，発生過程で消失し，限られた一部のみが成体の動脈系のパーツとして利用される．この変遷を示す模式図が図IV-2-8 である．

第一大動脈弓からは外頸動脈や顎動脈，第二大動脈弓からは舌骨動脈やアブミ骨動脈，第三大動脈弓からは総頸動脈と内頸動脈の一部が生じる．成体における大動脈弓のうち，左総頸動脈分岐部から左鎖骨下動脈分岐部までは，胚子期の左側第四大動脈弓が変化したものである[8]．右側の第四大動脈弓からは右鎖骨下動脈の近位部が生じる．第五大動脈弓はそれ自体，形成されないかあるいは形成後まもなく消失してしまう．第六大動脈弓は肺動脈を生じるため肺動脈弓ともよばれる．また，とくに左側の第六大動脈弓は，胎児期には肺動脈と大動脈とをつなぐ血管である動脈管 ductus arteriosus として機能する．

C. 鰓溝・咽頭嚢

鰓溝と咽頭嚢は，鰓弓と密接な関係をもつ構造だが，鰓弓とは異なる構造や組織を生み出す．以下では，鰓溝と咽頭嚢の特徴やこれらから生じる構造や組織について解説する．

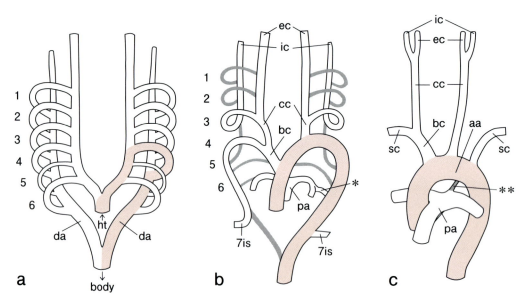

図IV-2-8　胚子大動脈弓の発生学的運命
胚子咽頭部を腹側面からみた動脈系(a)，その変化(b)および成体の動脈系(c)．心臓(ht)からの血液は，6対の大動脈弓(1-6)を経て，背側大動脈(da)から体幹(body)の各部へ運ばれる．これら6対の大動脈弓に選択的な消長が起きて，内頸動脈(ic)，外頸動脈(ec)，総頸動脈(cc)，腕頭動脈(bc)，肺動脈(pa)などが生じる．成体の大動脈弓(aa)は左側の第四大動脈弓から生じる．鎖骨下動脈(sc)の形成には第七節間動脈(7is)が寄与するが，右鎖骨下動脈の基部は右側第四大動脈弓からなる．＊印は動脈管（ボタロ管），＊＊印は動脈管索である．

---

[8] 成体の大動脈弓は，哺乳類では左の第四鰓弓の動脈弓に，鳥類では右の第四鰓弓の動脈弓に由来する．

第2章 頭頸部の発生

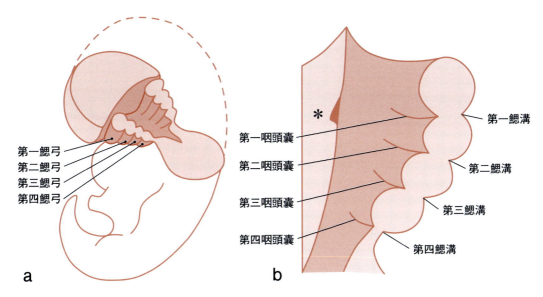

図IV-2-9　鰓溝と咽頭嚢
胚子の咽頭側壁における鰓弓，鰓溝，咽頭嚢の位置と名称．図aの矩形内の拡大図がbである．＊印は，咽頭底の正中（で将来の舌盲孔となる部位）から間葉中に陥入した甲状腺原基の上皮組織．

1．鰓溝

　咽頭部の側壁外面において，鰓弓間に位置する鰓溝 branchial cleft/groove（咽頭溝 pharyngeal cleft/groove）は，発生第5週頃にもっとも明瞭で，全部で4対が認められる（図IV-2-9）．鰓をもつ動物では，鰓溝とこれに向かい合う咽頭壁内面の陥凹である咽頭嚢とは交通し，溶存酸素を含む海水や淡水が通過する鰓孔（えらあな）が形成される．しかし，呼吸器としての鰓をもたないヒトでは，第一鰓溝と第一咽頭嚢がそれぞれの上皮層を介して背中合わせの状態に至るのみで，交通する孔は形成されない．

　図IV-2-10，表IV-2-3および以下1）と2）の解説にあるように，第一鰓溝は外耳道と鼓膜外面を形成し，第二～四鰓溝は消失する．

1）外耳道と鼓膜

第一鰓溝はその背側部が次第に深化して管状を呈するようになり，これが外耳道となる[9]．外耳道の最奥には鼓膜 tympanic membrane が存在して行き止まりとなる．鼓膜のすぐ向こう側は鼓室 tympanic cavity である．鰓弓の外側面と鰓溝の表面は，そもそも胚子の体表面とひとつづきであり，その深化によって生じた外耳道も鼓膜外面も外胚葉上皮によって被覆されている．一方，咽頭腸やその陥凹である第一咽頭嚢は，表面が内胚葉上皮で被覆され，第一咽頭嚢から生じる鼓室や鼓膜の内面も内胚葉上皮で覆われている．したがって，鼓膜は，外胚葉上皮と内胚葉上皮がそれぞれの基底膜側で合した構造だといえる．

2）鰓洞

　第二鰓溝以降は，図IV-2-10 で示すように，第二鰓弓の間葉が顕著に増殖することで一過性に鰓洞 branchial sinus（頸洞 cervical sinus）という陥凹状態になるが，やがて完全に覆い隠されて消失する．これが不完全であった場合，内部に遺残して鰓嚢胞 branchial cyst（側

9）耳介（外耳）は第一鰓溝前後の第一，第二鰓弓背側部に間葉性の結節が生じこれが癒合，成長して形づくられる．

第4編　顎顔面発生学

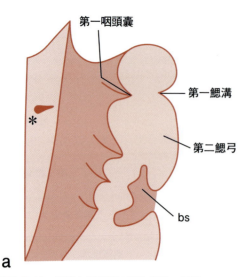
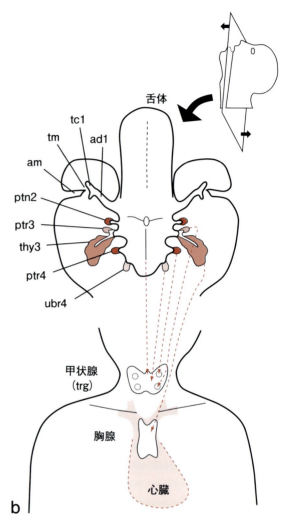

図Ⅳ-2-10　鰓溝と咽頭嚢の派生構造・組織
図Ⅳ-2-9bよりも発生が進行した胚子の咽頭壁（a）では，間葉の増殖によって第二鰓弓が後方へ張り出して第二鰓溝以降は覆われつつあり，鰓洞（bs）は一過性の構造である．
発生がさらに進行した胚子の咽頭部（b）では，外耳道（am），鼓膜（tm），鼓室（tc1），耳管（ad1）および口蓋扁桃（ptn2）が形成されている．また，上皮小体（ptr3, ptr4），胸腺（thy3），鰓後体（ubr4）については，それら各々の発生部位と移動先とを矢印で結んでいる．但し，実際には，これらの組織は両側性に進行し，発生部と移動先で同時期にみられるわけではない．なお，略記名の末尾数字は発生母体の咽頭嚢を示す．
＊印は正中部にある甲状腺発生部（舌盲孔）で，ここから間葉中に陥入した上皮が正中部を下降し，成体で甲状腺（trg）がある部位に到達する．

頸嚢胞 lateral cervical cyst）となったり，こうした嚢胞からの排液路としての頸瘻（鰓瘻 branchial fistula）が生じたりすることがある．

2．咽頭嚢とその派生構造・組織

咽頭部の側壁内面において，6対の鰓弓間に位置する咽頭嚢 pharyngeal pouches（鰓嚢）は5対存在するが，第五咽頭嚢は痕跡的である．咽頭腸およびその側壁の陥凹である咽頭嚢の内表面はすべて内胚葉上皮で覆われており，咽頭嚢の背側部と腹側部からは，表Ⅳ-2-3および以下の1）から5）で解説するような咽頭嚢由来の構造や組織が生じる．但し，第一，第二咽頭嚢の腹側部は，舌の形成（第4章B）による咽頭底（左右の鰓弓腹側部の間の部分）の膨隆にともなって消失する．

1）耳管と鼓室・鼓膜

第一咽頭嚢は，咽頭から鼓室へ通じる耳管 auditory tube[10]とその先の鼓室 tympanic cavity を形成する．鼓室にある鼓膜 tympanic membrane の向こうは第一鰓溝由来の外耳道

10）成体における耳管の咽頭側開口部を耳管咽頭孔といい，咽頭鼻部に存在している．

発生母体		由来する構造や組織の名称	構造や組織のタイプ
第一鰓溝		外耳道 鼓膜外側面	外耳の構造
第二鰓溝 〜 第四鰓溝		鰓洞（頸洞）	一過性の構造だが，発生の過誤により，鰓嚢胞（側頸嚢胞）や頸瘻（鰓瘻）なども生じることがある
第一咽頭嚢		耳管 鼓室 鼓膜内側面	中耳の構造
第二咽頭嚢		扁桃窩 口蓋扁桃	口峡部の構造 リンパ性器官
第三咽頭嚢	背側部	上皮小体（副甲状腺）	内分泌器官
	腹側部	胸腺	リンパ性器官
第四咽頭嚢	背側部	上皮小体（副甲状腺）	内分泌器官
	腹側部	鰓後体（甲状腺の傍濾胞上皮細胞）	内分泌器官

表Ⅳ-2-3　鰓溝・咽頭嚢の派生構造・組織

であり，鼓膜内面は内胚葉上皮，外面は外耳道の外胚葉上皮で覆われる（本章C.1）．

2）口蓋扁桃

第二咽頭嚢は扁桃窩 tonsillar fossa となる．この扁桃窩の上皮は間葉へ向けて増殖・陥入し，同部の間葉は細網組織に分化する．そして，胎生3カ月頃にリンパ球の浸潤を受け，リンパ性器官である口蓋扁桃 palatine tonsil（第2編第1章F）が形成されるに至る．なお，陥入した上皮の中心部は死滅して陰窩となる．

3）上皮小体（副甲状腺）

第三，第四咽頭嚢の背側部からは，内分泌性器官である上皮小体（副甲状腺）parathyroid gland が生じる．詳しくみると，第三咽頭嚢背側部からは下上皮小体，第四咽頭嚢背側部からは上上皮小体が生じ，これらが咽頭腸との連絡を断って間葉中を下降し，甲状腺の背面に定着するという発生過程を経る[11]．両側性に起きる現象であるため，甲状腺背面には計4つの内分泌細胞の集塊が生じ，これらをまとめて上皮小体（副甲状腺）とよぶ．なお，より頭側に位置する第三咽頭嚢由来の細胞群が，尾側の第四咽頭嚢由来の細胞を追い越して下降し，（上上皮小体ではなく）下上皮小体となる点は注意を要する．

上皮小体細胞は，パラトルモン parathormone を産生する内分泌細胞である。このホルモンは副甲状腺ホルモン parathyroid hormone（PTH）とも呼ばれ骨代謝において重要な役割を果たす．

4）胸腺

第三咽頭嚢の腹側部からは，リンパ性器官の胸腺 thymus（第2編第1章B）が形成される．詳しくみると，第三咽頭嚢の腹側部では，内胚葉上皮が増殖して胸腺の上皮性間質（上皮性細網細胞と細網線維）を形成し，やがて咽頭腸から離れて間葉中を下降し，心嚢の前面

11）甲状腺は咽頭底の正中（で将来の舌盲孔となる部位）の上皮細胞が間葉組織中を下降・移動して甲状軟骨下部の気管前面に達することで形成される．その詳細および上皮小体の内分泌細胞の起源については第4章Cを参照のこと．

かつ胸骨背面に達し，対側からの胸腺組織と合する．胸腺の上皮性間質には間葉細胞が侵入するが，それには神経堤由来の間葉も含まれるとされ，その後，リンパ球の豊富な浸潤を受け，一次リンパ性器官として機能する．

5）鰓後体（甲状腺傍濾胞細胞）

第四咽頭嚢の腹側部からは，鰓後体 ultimobranchial body が生じる．鰓後体自体は成体で特定の組織や器官を形成しないが，鰓後体の細胞は甲状腺 thyroid gland に侵入して，甲状腺の濾胞 follicle 間に分布する傍濾胞細胞 parafollicular cell へ分化する．この細胞は，咽頭嚢上皮（内胚葉）ではなく，咽頭弓から同部位に遊走してきた神経堤細胞に由来する．

傍濾胞細胞は，カルシトニン calcitonin（CT）を産生する内分泌細胞であり，カルシトニンは骨代謝において重要な役割を果たす．

骨代謝あるいはカルシウム代謝において，拮抗的な作用を示すパラトルモンとカルシトニンを産生する２種の内分泌細胞が，いずれも鰓と深い関わりのある咽頭嚢上皮に由来するのは，単なる偶然ではない．海洋で生まれ育まれた生命にとって，海水と体液との間での電解質バランス調節は生存にとって必須であり，カルシウム代謝はその最たるものの一つであった．生物が陸上生活を始めるとき，海水から隔絶された環境で，体内電解質を新たに独自制御することが必要になり，その際に，かつて鰓でそれを担っていた細胞が，いわば閉鎖された体内環境でそれを担う細胞に転用されたと解されている．

D．頭頸部の筋と骨

頭頸部の諸構造や組織の発生については，既に**本章 B** で二次分節構造としての鰓弓に焦点を絞って解説した．そこでも触れたように，頭部においては，鰓弓に加えて体節 somite（厳密に言えば体節分節 somitomere）が存在し，

また，中胚葉性の間葉細胞と頭部神経堤由来の外胚葉性間葉細胞とがともに存在するという特徴がある．こうした体幹・体肢とは異なる込み入った状況があるために，頭部に分布する筋の発生母体と神経支配の関係あるいは形成様式の異なる骨の分布パターンなどが一見複雑にみえる．以下では，これを整理して初学者の理解に資する．

1．頭頸部諸筋＜総覧＞

頭頸部の随意筋は，①体節に由来する筋，②鰓弓に由来する筋，③体節と鰓弓との２元的な由来をもつ筋，という３つのカテゴリーに大別できる．

1）体節に由来する筋

これに該当する筋の発生母体となる体節は，**図Ⅳ-2-7** で前頭体節（３対）および後頭体節（４対）と記された体節である．これらは，頸部も含めた体幹部の体節とは異なり，発生中も体節分節 somitomere とよぶべき状態に留まり，胚子外表面から認知できるブロック状構造は呈しない．しかし，頸部以下の体節と同様に，第Ⅲ，第Ⅳ，第Ⅵ，第Ⅻ脳神経の一般体性運動性線維の支配を受ける随意筋を生じる．筋の名称と神経支配の関係については**表Ⅳ-2-4** を参照のこと．

2）鰓弓に由来する筋

これに該当する筋は，本章 B.2 で詳しく解説した．**表Ⅳ-2-2** と**図Ⅳ-2-7** も併せての再読を勧める．なお，舌骨上筋群に属する顎二腹筋は，筋支配からは，第一鰓弓と第二鰓弓との２元的な由来であるかのように思えるが，本来別の独立した２つの筋に対して，前腹と後腹からなる単一の筋としての解剖学的名称が付与されたに過ぎない．

3）体節と鰓弓との２元的な由来をもつ筋

これに該当する筋は，肉眼解剖学で外側頸筋に分類される胸鎖乳突筋 sternocleidomastoidと，浅背筋に分類される僧帽筋 trapezius である（表Ⅳ-2-4）．いずれも頸神経と副神経（第Ⅺ脳神経）とで支配され，頸部体節と後方部の鰓弓との2元的な由来をもつと考えられている．頸部体節は，舌筋を生じる後頭体節の尾側に連なっており（図Ⅳ-2-7），また，第Ⅺ脳神経支配を受ける筋は最後方の鰓弓に由来しているはずであると考えれば，ヒト成体におけるこれら2つの筋の解剖学的位置は，その発生母体との位置関係をかなり反映していると考えられる．

2．頭蓋の諸骨＜総覧＞

頭蓋（とうがい）skullは，①脳を容れる神経頭蓋（脳頭蓋）neurocraniumと，②口腔，鼻腔，咽頭などを囲む内臓頭蓋（顔面頭蓋）viscerocraniumからなる（表Ⅳ-2-5）．これらを構成している骨は15種23個とされるが，発生過程においては，さらに多数の軟骨や小骨・骨化点が消長しつつ頭蓋の形成や

筋細胞へ分化する中胚葉性間葉の所在	由来する体節筋の名称	運動性神経支配
前頭体節・3対（耳前体節）	眼球筋（上斜筋と外側直筋以外すべて[*1]）	第Ⅲ脳神経（動眼神経）
	眼球筋（上斜筋）	第Ⅳ脳神経（滑車神経）
	眼球筋（外側直筋）	第Ⅵ脳神経（外転神経）
後頭体節・4対	舌筋（内舌筋[*2]，外舌筋[*3]）	第Ⅻ脳神経（舌下神経）
頸部体節と鰓弓（2元的な由来）	胸鎖乳突筋，僧帽筋	第Ⅺ脳神経（副神経）及び脊髄神経（頸神経）

表Ⅳ-2-4　頭部体節筋の発生学的由来

[*1] 上直筋，内側直筋，下直筋，下斜筋，上眼瞼挙筋の5つである．
[*2] 固有舌筋とも総称され，縦舌筋，横舌筋，垂直舌筋をいう．
[*3] 茎突舌筋，舌骨舌筋，小角舌筋，オトガイ舌筋をいう．

神経頭蓋の骨			内臓（顔面）頭蓋の骨		
前頭骨	膜内骨化		鼻　骨	膜内骨化	
頭頂骨	膜内骨化		涙　骨	膜内骨化	
篩　骨	軟骨内骨化		鋤　骨	膜内骨化	
蝶形骨	膜内骨化	大翼（一部），翼状突起	下鼻甲介	軟骨内骨化	
	軟骨内骨化	蝶形骨体，大翼，小翼，翼突鈎[*2]	頬　骨	膜内骨化	
側頭骨	膜内骨化	鱗部，鼓室部[*3]	上顎骨	膜内骨化	
	軟骨内骨化	岩様部（錐体乳突部），[*4]	口蓋骨	膜内骨化	
後頭骨	膜内骨化	後頭鱗（上部）	下顎骨	膜内骨化	下顎体，下顎枝
	軟骨内骨化	底部，後頭鱗（下部）		軟骨内骨化	関節突起など[*5]
			舌　骨	軟骨内骨化	[*6]

表Ⅳ-2-5　頭蓋諸骨の骨化様式[*1]

[*1] 典　拠：Sperber GH, Sperber SM, Guttmann GD（2010）Craniofacial Embryogenetics and Development 2nd ed, People's Medical Publishing House, CT, USA
[*2] 蝶形骨棘はメッケル軟骨の軟骨内骨化で生じる．
[*3] 鼓室に存在する耳小骨3種のうち，ツチ骨とキヌタ骨はメッケル軟骨，アブミ骨はライヘルト軟骨の軟骨内骨化で生じる．
[*4] 側頭骨茎状突起はライヘルト軟骨の軟骨内骨化で生じる．
[*5] 関節突起，筋突起，オトガイの各部ではメッケル軟骨とは別に二次軟骨（副軟骨）が出現する．関節突起は，そうした二次軟骨の軟骨内骨化によって形成される．筋突起部の二次軟骨は，下顎枝を形成する膜内骨化の進展で出生前に消失する．オトガイ部に現れる微小な二次軟骨は骨化してオトガイ小骨となるが，オトガイ部の結合が線維性から骨性に変わる際に膜性骨に組み込まれる．
[*6] 舌骨体の上部と小角はライヘルト軟骨，舌骨体の下部と大角は第三鰓弓の軟骨柱の軟骨内骨化で生じる．

骨化が進行する．骨化の様式から区分すれば，頭蓋には，③膜内骨化 intramembranous ossification で生じる膜性骨と，④軟骨内骨化 endochondral ossification で生じる置換骨（軟骨性骨）とが存在している（表IV-2-5）[12]．そして，こうした骨形成は，⑤体節（の椎板 sclerotome）に由来する中胚葉性間葉あるいはそれに相当する組織，もしくは，⑥頭部神経堤に由来する外胚葉性間葉の細胞が担っている（図IV-2-12）．

前段の①②，③④，⑤⑥という3つの視点の存在を踏まえ，以下を読み進めて欲しい．

1）神経頭蓋

神経頭蓋は，頭蓋冠 calvarium と頭蓋腔の床にあたる頭蓋底 skull base とからなっている．

頭蓋冠，つまり，脳を覆い保護する前頭鱗，頭頂骨，側頭骨鱗部，後頭鱗などの扁平な骨で構成される頭蓋の天蓋部は，膜内骨化によって形成される．一方，頭蓋底の骨の大部分は軟骨内骨化によって形成される．このことは，椎骨が同じく軟骨内骨化で形成されることと発生学的に関連している．脊柱の頭側端には第一頸椎（環椎 atlas）と第二頸椎（軸椎 axis）が存在するが，これらを生み出す頸部体節より頭側にも，一次分節構造としての頭部体節（体節分節）があることを既に示した（図IV-2-7）．そうした体節（体節分節）の椎板中胚葉相当の間葉が，頭蓋底の形成と骨化に寄与している．つまり，頸椎と同様な軟骨内骨化が第一頸椎よりも頭側で生じるが，脊柱のパーツとしての椎骨の形態ではなく，脳を載せ下支えする皿状の形態，つまり頭蓋底が形成されていると考える（図IV-2-11）．

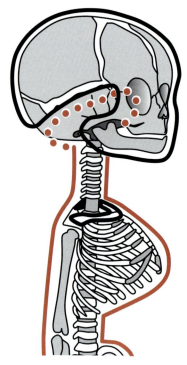

図IV-2-11　頭部の骨化様式
ヒトの骨化様式の概要を膜内骨化（黒），軟骨内骨化（赤）で示した．頭部の大部分が膜内骨化によることがわかる．例外は，軟骨柱のごく一部分の骨化（図IV-2-3，表IV-2-1）と頭蓋底（本図の赤点線部）の諸骨である．一方，体幹部で例外的に膜内骨化を遂げるのは鎖骨である．

なお，頭蓋冠-対-頭蓋底という視点を離れて，これらを構成する個々の骨に注目すると，膜内骨化で生じる部分と軟骨内骨化で生じる部分を併せ持つ骨は少なくない（表IV-2-5）．

2）内臓頭蓋

内臓頭蓋を構成する骨（顔面骨）では，舌骨 hyoid bone および下鼻甲介が軟骨内骨化で生じ，それ以外の骨は膜内骨化によって形成される．但し，下顎骨では，下顎体および下

12）体幹・体肢での骨形成は，鎖骨 clavicula を除いて，すべて軟骨内骨化による．

顎枝は膜内骨化で生じるが，関節突起などは軟骨の関与あるいは軟骨内骨化で生じる（表Ⅳ-2-5）．上顎骨や下顎骨の発生の詳細については，第3章Eを参照されたい．

一方，内臓頭蓋には，鰓弓の軟骨柱が骨化して生じる置換骨（図Ⅳ-2-3，表Ⅳ-2-1）も存在している．前出の舌骨はその典型例であるが，舌骨以外はいずれもごく小さな骨であり，頭蓋の構成骨の一部分（蝶形骨棘，側頭骨茎状突起）あるいは通常は頭蓋の構成骨15種に含められない耳小骨（ツチ骨，キヌタ骨，アブミ骨）である（表Ⅳ-2-5の脚注を参照）．

3）頭蓋骨の形成細胞

膜内骨化と軟骨内骨化という2つの骨化様式を担うのは，いずれの場合も間葉由来の造骨性細胞である．また，頭頸部の間葉には，神経堤由来の外胚葉性間葉と中胚葉由来の中胚葉性間葉との2系統がある（第1章E）．しかし，これら2系統の一方が膜内骨化，他方が軟骨内骨化というような対応関係（役割分担）にはなっていない．いずれの系統の間葉細胞も，膜内骨化および軟骨内骨化による骨形成を担う場面がある．

発生中の頭部における外胚葉性間葉と中胚葉性間葉の分布境界は冠状縫合付近と考えられ，前頭骨や側頭骨鱗部の形成は外胚葉性間葉，頭頂骨や側頭骨岩様部の形成は中胚葉性間葉によるとされ，蝶形骨についても，外胚葉性間葉で形成される部位と中胚葉性間葉で形成される部位がある（図Ⅳ-2-12）．

なお，ここで言及した冠状縫合を指標とする境界は，"骨形成"について適用されるものである．したがって，例えば，第一鰓弓領域の下顎骨形成は外胚葉性間葉による膜内骨化で生じるが，第一鰓弓の鰓弓筋（咀嚼筋など）の形成は中胚葉性の筋原性細胞による．

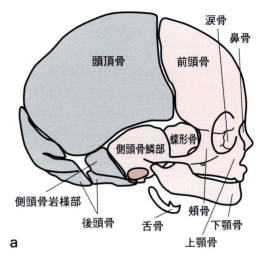

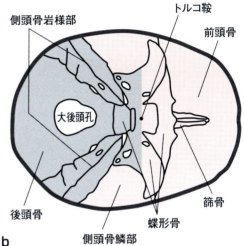

図Ⅳ-2-12　頭蓋の部位による骨形成細胞の違い
発生中の頭蓋骨の側面観（a）と成体の内頭蓋底模式図（b）で，神経堤由来の外胚葉性間葉によって形成される骨を桃色で，中胚葉由来の中胚葉性間葉によって形成される骨を灰色で示している．
aの側面図における形成細胞の分布境界は，マウスなどでの解析結果に基づき，ヒトでの詳細は未だ十分に明らかではない．また，冠状縫合部の組織は中胚葉性間葉，前頭縫合部の組織は外胚葉性間葉であって，前頭縫合の閉鎖に際しては骨基質をともなった軟骨様組織も出現するという．
bの模式図でトルコ鞍として示す黒点を通る"境界"は，図aで示されている境界とも整合するが，直線状に描かれていることからわかるように推測に基づく境界である．

第4編　顎顔面発生学

到達目標

1) 二次分節構造である鰓弓の位置づけとその基本構成を説明できる．
2) 鰓弓の骨格，筋と神経，血管の各成分の発生学的運命を説明できる．
3) 鰓弓と咽頭嚢から派生する構造や組織を整理して説明できる．
4) 頭頸部の筋とその神経支配を発生学的な視点から説明できる．
5) メッケル軟骨，ライヘルト軟骨に由来する骨をあげられる．
6) 発生様式によって頭頸部の骨を2群に分類できる．
7) 骨形成細胞の由来の違いによって頭頸部の骨を2群に分類できる．

3 顔面の発生

A. 概　説

　発生上の頭部変化における口腔および鼻腔は，外胚葉性の口窩と内胚葉性の前腸前端部の癒合によってできる一次口腔から形成される．前章の頭頸部の発生で述べられているように，口窩 stomodeum と前腸 foregut 前端部は口咽頭膜 oropharyngeal membrane によって隔てられているが，口咽頭膜が口腔壁についている部分は口峡部分に相当する．従って口腔の大部分と鼻腔は外胚葉性の口窩に由来している．口腔後方の一部分は内胚葉性の前腸から形成されている．しかし口咽頭膜が破れ，一次口腔の形成後は外胚葉と内胚葉の区別がつかない．

　胎生3週後半頃，第一鰓弓から上顎突起と下顎突起が形成される．さらに胎生4週後半になると，口咽頭膜が破れ始める．そして前頭鼻突起 frontonasal process の下部に左右一対の肥厚した楕円形の鼻板 nasal placode を形成する．この鼻板が，4週後半から5週にかけて両側性に内方へ凹み始め，鼻窩 nasal pit になる．

　胎生5週後半になると，前頭鼻突起の下部に左右一対の鼻窩は完成している．そして鼻窩の周囲が膨らんで，内側鼻突起 medial nasal process，外側鼻突起 lateral nasal process ができる．鼻窩は，内方は内側鼻突起，下方は内側鼻突起の下部（球状突起），外方は外側鼻突起に囲まれる．内側鼻突起の下端部は外鼻孔を内下方から囲むように発育し，臨床では球状突起と呼ばれている．また鼻窩が外界に通じる部分を外鼻孔と呼ぶ．胎生5週頃の口窩は，上方は前頭鼻突起，左右は一対の上顎突起 maxillary process，下方は一対の下顎突起 mandibular process で囲まれている．下顎突起は元々一対であるが，この時期には既に癒合している．

　胎生6週から7週になると，前頭鼻突起は上方へ退縮し，内側鼻突起が正中へ発育するとともに，下方にも発育する．

　上唇の形成は，左右の内側鼻突起が癒合して，各々の側の内側鼻突起と上顎突起が癒合し，上唇が形成される．外側鼻突起は，上唇の形成に直接的には関与しない．さらに上顎突起の側方では，下顎突起とも癒合し，頬部を形成し，口裂の幅を決定する．

　左右の下顎突起は，胎生4週に癒合を開始し，5週末には両突起間の溝が消失し，癒合を完了している．

　頭部の骨は脳髄を包む神経頭蓋（脳頭蓋）neurocranium（頭蓋骨 cranial bone）と顔面を構成する内臓頭蓋（顔面頭蓋）viscerocranium（顔面骨 facial bone）とから構成される．発生学的には神経堤 neural crest 由来の外胚葉性間葉 ectomesenchyme と中胚葉 mesoderm に由来する骨が混在しているが，上顎骨 maxilla と下顎骨 mandible は外胚葉性間葉由来である．下顎骨は下顎突起 mandibular process から形成されるのに対して，上顎骨は大部分が上顎突起 maxillary process から形成されるものの，切歯が植立する部分である顎間部 intermaxillary segment は内側鼻突起 medial nasal process に由来する．つまり上顎骨は内側鼻突起由来の部分と上顎突起由来の部分から構成されている．

　下顎骨は基本的に第一鰓弓の軟骨要素であるメッケル軟骨 Meckel cartilage の頬側に膜内

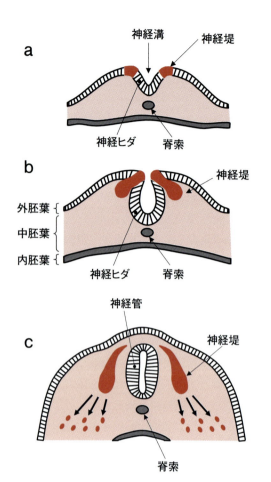
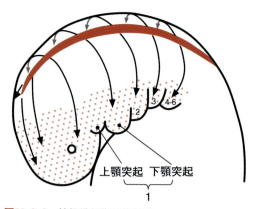

図Ⅳ-3-2 神経堤細胞の移動域
胚子背側に形成された神経堤細胞は顎顔面領域に遊走する．

図Ⅳ-3-1 神経堤の形成と移動
a：胎生3週神経堤細胞の形成：神経堤細胞は神経ヒダの先端表面に形成される．b：胎生3〜4週神経堤細胞の増殖と移動：神経ヒダの陥入が深くなる．c：胎生4週：神経堤細胞の遊走と神経管の閉鎖．神経堤細胞は頭頸部を始め種々の器官に遊走する．

以外の部分で口蓋の大部分を占める二次口蓋 secondary palate とからなる．一次口蓋は左右の内側鼻突起が癒合してできた顎間部から形成される．これに対し二次口蓋は上顎突起から伸び出した外側口蓋突起 lateral palatine process と鼻中隔 nasal septum が口蓋正中で癒合することにより形成される．つまり二次口蓋の形成には舌の両側を下内方に向かって突出していた外側口蓋突起が舌の沈下に伴って挙上したのち，正中側への成長により左右の外側口蓋突起が癒合するばかりでなく，上方から下方に成長してきた鼻中隔が左右外側口蓋突起と癒合することにより形成される．

B．神経堤 neural crest

　第3週の終わり頃から8週末の胚子期 embryonic period において，脊索を覆う外胚葉は肥厚して，神経板 neural plate が形成される．この単層の上皮性板状構造である神経板は，急速に折れ曲がり丸くなり，神経板が胚内に陥入してつくった溝を神経溝 neural groove，神経板の側方縁が盛り上がりヒダ状になったものを神経ヒダ neural fold と呼ぶ．神経ヒダの先端部分は，神経堤 neural crest

骨化 intramembraneous ossification によって形成される．しかし，関節突起 condylar process 形成領域，筋突起 coronoid process 形成領域および正中部には軟骨が出現して，軟骨内骨化 endochondral ossification によりつくられる．上顎骨の形成もその大部分が膜内骨化によるとされる．
　口蓋は，切歯孔 incisive foramen を頂点として切歯縫合 incisive suture で囲まれた扇形の領域である一次口蓋 primary palate と，それ

と呼ばれる．神経ヒダは正中で近づき，頸部から頭側尾側の両方向に癒合が進み，中空性の神経管 neural tube が形成される．神経堤は，神経ヒダが挙上し癒合すると，神経溝外側壁部分の突出構造部分となる．神経板の特定部位での細胞（神経板側方縁つまり神経板の稜の細胞）は神経堤細胞 neural crest cell と呼ばれ，神経管とその上部を覆う表皮外胚葉のいずれからも離れる[1]．この細胞は，活発な遊走や移動によって神経外胚葉を離れ，下層の中胚葉に進入し，上皮性から間葉性に変化する[2]．以上外胚葉から3つの主要な構造が派生している．つまり，(1) 皮膚の表皮になる外胚葉（表皮外胚葉 surface ectoderm）から生じるものとして，毛，爪，脂腺などの皮膚付属器を含む表皮，眼の水晶体と角膜，下垂体前葉，エナメル質などがある．(2) 神経管 neural tube から生じるものとして，中枢神経系（脳，脊髄），松果体，下垂体後葉，眼球の大部分などがある．(3) 神経堤 neural crest からできるものとして，末梢神経の構成要素（シュワン細胞，自律神経細胞（交感神経や副交感神経の神経節細胞），知覚神経細胞（感覚性神経節細胞），副腎髄質の細胞，色素細胞（皮膚のメラニン産生細胞），甲状腺の傍濾胞細胞，顔面の血管平滑筋細胞，顔面と頭蓋の結合組織，骨，軟骨，顔面と頸部の真皮，外胚葉性間葉由来の各細胞（象牙芽細胞，歯根膜や歯髄の細胞（線維芽細胞など），固有歯槽骨の細胞（骨芽細胞など））がある．**4編1章E胚葉の運命**を参照のこと．

C．顔面の突起 facial process (facial prominence)

　胎生3週後半～4週頃に顔面の突起が出現してくる．これらの突起の間葉組織は，神経堤由来のものが主体をなし，主に第一鰓弓から形成される．**4編2章B鰓弓**も参照のこと．

　上顎突起と下顎突起は第一鰓弓から形成される．さらに4週後半に口咽頭膜が破れ始め，さらに前頭鼻突起の下部に左右一対の鼻板を生じ，この鼻板が，両側性に内方へ凹み鼻窩になる．そして5週末に，この鼻窩の周囲が膨らんで，内側鼻突起，外側鼻突起ができる．鼻窩は，内方は内側鼻突起，下方は内側鼻突起の下部（球状突起），外方は外側鼻突起に囲まれる．胎生5週頃，口窩周囲の突起は，上方は前頭鼻突起，左右は一対の上顎突起，下方は一対の下顎突起である．下顎突起はこの時期既に癒合している．胎生6週から7週になると，前頭鼻突起は上方へ退縮し，内側鼻突起が正中，下方に発育する．内側鼻突起の下方発育により，下端部は外鼻孔を内下方から囲むように発育し，球状突起とも呼ばれる．

　左右の内側鼻突起が癒合して上唇の正中部が形成され，さらに各々の側の内側鼻突起と上顎突起が癒合し，上唇の外側部が形成される．なお，外側鼻突起は上唇の形成に関与しない．さらに上顎突起側方では，下顎突起とも癒合し，頰部を形成し，口裂の幅を決定する．左右の下顎突起は，胎生4週に癒合を開始し，5週末には癒合を完了している（**表IV-3-1**）．

---

[1] 神経堤細胞の分化誘導：神経堤細胞の分化には神経板と表皮外胚葉の間で相互作用が必要である．そこでの外胚葉全体の分化は，BMP濃度により定められている．表皮形成は高濃度を必要とし，神経堤は神経板と表皮外胚葉との境界部での中間濃度を，神経板の形成は極めて低い濃度を必要としている．BMPは神経堤細胞の遊走や分化増殖を制御し，BMP濃度が異常であると顔面領域の神経堤異常を起こす．
[2] ここでの中胚葉と間葉の区別は，中胚葉性細胞は胚盤葉上層や胚体外組織に由来する細胞を示し，間葉系細胞はその起源にかかわらず，組織化された胚子結合組織の細胞を示すこととする．

表IV-3-1　顔面を形成する各突起から形成される顔の部位と構造

顔面突起	突起から派生する突起	突起から形成される顔の部位		突起から派生する構造
前頭鼻突起		前頭部		鼻中隔
	外側鼻突起	鼻部	鼻根部	特記なし
	内側鼻突起	鼻部	鼻背 鼻尖	上顎骨（顎間部・切歯骨部）口蓋（一次口蓋）
		口部	人中（上唇正中部）	
上顎突起	外側口蓋突起	眼窩下部		上顎骨（顎間部・切歯骨部以外）口蓋（二次口蓋）
		頬骨部		
		側頭部		
		頬部	上半分	
		耳下腺咬筋部	上半分	
		口部	上唇外側部	
下顎突起	—	頬部	下半分	下顎骨
		耳下腺咬筋部	下半分	
		口部	下唇	
		オトガイ部		

1．前頭鼻突起 frontonasal process

　口窩上方に存在する前頭鼻突起は，脳胞腹側の間葉組織の増殖によって形成される．胎生4週後半に前頭鼻突起の下部に左右一対の鼻板が生じる．これは前脳腹側部の誘導効果により生じた局所的な外胚葉の肥厚である．やがてこの鼻板は胎生5週になると，内側に陥入して鼻窩になる．この前頭鼻突起から形成される構造物として，前頭部，内側鼻突起，外側鼻突起，鼻根部，鼻中隔がある．

2．外側鼻突起 lateral nasal process

　前頭鼻突起の下部に生じた鼻窩の外縁にある突起が，外側鼻突起である．
　外側鼻突起から将来形成される構造物は，鼻翼と外鼻外側部である．上唇の形成には直接的には関与しない．

3．内側鼻突起 medial nasal process

　前頭鼻突起下部にある鼻窩の内縁に存在するのが，内側鼻突起である．
　内側鼻突起から将来形成される構造物や部位は，鼻背，鼻尖，人中（上唇正中部）切歯骨である．これらの部位は，左右一対の内側鼻突起同士の癒合によって生じる．さらに左右各側の内側鼻突起が，上顎突起とも癒合し上唇が形成される（次項4上顎突起で記載）．両側の内側鼻突起が上顎突起に押され癒合するが，この癒合構造物の深層部分を顎間部と呼ぶ．これは，上顎切歯部，一次口蓋になる．顎間部からは，①人中を含む上唇正中部，②4本の上顎切歯が植立する歯槽骨部，③一次口蓋，が形成される．②と③は切歯骨（顎前骨，顎間骨）を形成する．

4．上顎突起 maxillary process

　口窩の左右にあるのが，上顎突起である．胎生6週から7週にかけて上顎突起は大きくなり続けると共に，内側へも成長して内側鼻突起を正中に圧迫する．ついには内側鼻突起と上顎突起が癒合し，両突起間の溝が消える．よって内側鼻突起の項目で述べたように，上唇は左右の内側鼻突起の癒合と，左右の内側鼻突起と上顎突起の癒合により形成される．

　上顎突起と外側鼻突起の間には当初鼻涙溝があり，溝底部の外胚葉が上皮索をつくる．この上皮索は，管腔形成後に鼻涙管（nasolacrimal duct）となり，上部は涙嚢になる．鼻涙管は内眼角から鼻腔の下鼻道へ通じている．上顎突起から将来形成される構造物は，頬部上半分，上唇外側部（人中以外）である．

　なお，この上顎突起から，左右2つの外側口蓋突起が棚状の突起として伸び出し，二次口蓋形成にあずかる．

5．下顎突起 mandibular process

　下唇と下顎の形成は，胎生4週頃左右の下顎突起が正中で癒合を開始し，5週末には完了する．そして下顎突起から形成される構造物は，頬部下半分，下唇部，下顎骨である．

D．突起の癒合不全による顔面形成異常

　上顎突起と内側鼻突起の癒合が片側または両側で，部分的または完全に癒合不全を起こした場合に側方唇裂が起こる．正中唇裂は，まれな異常であり，両側の内側鼻突起が正中で癒合不全を起こすために生じる．正中唇裂の患児は，脳の正中部で種々の欠損異常を合併することがあり，精神遅滞を伴う．外側鼻突起と上顎突起が癒合不全を起こすと，斜顔面裂が生じる．この場合は鼻涙管が体表に露出していることが多い．上顎突起と下顎突起の癒合不全は，横顔裂を生じる．

　顎裂（上顎裂）は，上顎突起と内側鼻突起の癒合不全によって起こり，一次・二次口蓋の間の口蓋裂は，内側鼻突起と外側口蓋突起との癒合不全によって起こる．二次口蓋での切歯孔後方の口蓋裂および口蓋垂裂は，外側口蓋突起の癒合不全によって起こる．原因としては外側口蓋突起が発育不全で小さく，挙上しなかった場合や，癒合過程そのものが阻害された場合，小顎症のため外側口蓋突起間から舌が下降しない場合が考えられる．上顎裂の場合は側切歯と犬歯の間で裂け，切歯孔まで及んでいることが多い．妊娠中に抗痙攣

由　来	形成される器官組織・細胞
神経管	中枢神経系（脳，脊髄），松果体，下垂体後葉，眼球の大部分
神経堤	末梢神経の構成要素（シュワン細胞，自律神経細胞（交感神経や副交感神経の神経節細胞）），知覚神経細胞（感覚性神経節細胞），副腎髄質の細胞，色素細胞（メラニン産生細胞），甲状腺傍濾胞C細胞，顔面の血管平滑筋細胞，顔面頭蓋の結合組織，骨，軟骨，顔面と頸部の真皮，外胚葉性間葉由来の各細胞（象牙芽細胞，歯根膜や歯髄の細胞（線維芽細胞など），固有歯槽骨の細胞（骨芽細胞など））
表皮外胚葉	毛，爪，脂腺などの付属器を含む表皮，眼の水晶体と角膜，下垂体前葉，エナメル芽細胞，歯肉上皮
体節	体幹，体壁，体肢における筋（筋板），軟骨と骨（椎板），真皮と皮下組織（皮板），脈管，内分泌のうち副腎皮質，泌尿生殖器 体節椎板から脊柱，肋骨
体節分節	頭部の筋

表Ⅳ-3-2　形成される器官組織，細胞の由来

第4編　顎顔面発生学

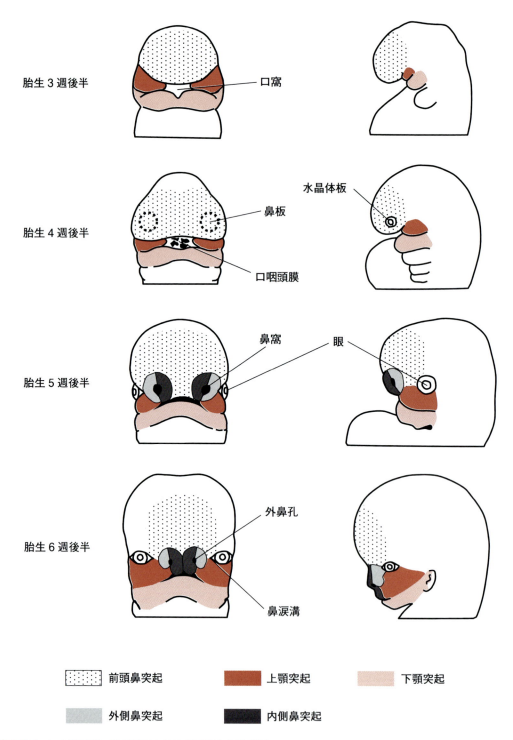

図Ⅳ-3-3　ヒト胚子期，胎児期における顔面発生の模式図
前方からみた顔面図と側面図．胎生3週後半：口窩の形成．4週後半：前頭鼻突起の一部上皮が両側性に凹み始め，鼻板から鼻窩がつくられる．また口咽頭膜が破れ始める．5週後半：鼻窩が完成し，内側鼻突起，外側鼻突起の形成がなされる．6週後半：前頭鼻突起の上方への退縮，内側鼻突起が正中下方へ発育．

薬（ジフェニルヒダントインやフェノバルビタール）を投与されると口蓋裂発生頻度が高まる．

多くの頭蓋顔面部の形成異常は，神経堤細胞の発生障害によることが知られている．よって頭蓋顔面領域の発生と形成においては，神経堤の正常な発生が不可欠である．神経堤細胞は，顔面発生だけでなく，心臓からの血流を大動脈と肺動脈に分ける円錐動脈幹の心内膜床形成にも関与する．顔面頭蓋の形成異常において，多くの動脈幹残存，ファローの四徴候（Tetralogy of Fallot）[3]などの異常を合併する[4,5]．神経堤細胞障害による顔面異常には，第一鰓弓症候群（first arch syndrome）がある．これは，第一鰓弓の組織や細胞から種々の器官に成長変化する過程において，何らかの異常によって起こる奇形群をいう．

①トリチャーコリンズ症候群（Treacher Collins syndrome）下顎顔面異骨症（mandibulofacial dysostosis）：頬骨発育不全，下顎低形成，下向きに傾斜した眼裂（たれ目，下眼瞼欠損），外耳異常．
②ピエール・ロバン症候群（Pierre Robin syndrome）（ロバンシークエンス Robin sequence）：高度の下顎形成不全．第一鰓弓の構造が変化し下顎発育阻害．口蓋裂および眼，耳の奇形．
③ゴールデンハー症候群（Goldenhar syndrome）：側頭骨，上顎骨，頬骨が小さくなる顔面異常．
④ディジョージ症候群（DiGeorge syndrome, 22q11.2欠失症候群）：小下顎症で両側耳の小形成，低身長で肺炎好発．頭蓋顔面異常と胸腺部分欠如．胸腺欠損による感染．神経堤移動の障害と神経堤細胞障害．

E．顎骨の形成

1．頭蓋の骨の発生

頭部をつくる骨は解剖学的には脳髄を包む神経頭蓋（脳頭蓋，頭蓋骨）と口腔や鼻腔といった消化器や呼吸器を包み顔面を構成する内臓頭蓋（顔面頭蓋，顔面骨）からなる．このうち神経頭蓋は半球状にふくらむ頭蓋冠 cranial vault（膜性神経頭蓋；前頭骨 frontal bone，頭頂骨 parietal bone，後頭骨 occipital bone や側頭骨 temporal bone の一部など）と底の部分である頭蓋底 cranial base（軟骨性神経頭蓋；蝶形骨 sphenoid bone，後頭骨や側頭骨の一部など）から構成される（骨学を参照）．

一方，発生学的にみると，頭部の骨は神経堤に由来する部分と中胚葉に由来する部分が混在するのが特徴である．特に上顎骨，下顎骨，口蓋骨 palatine bone，頬骨といった内臓頭蓋のほとんどが神経堤由来の外胚葉性間葉

---

[3] ファローの四徴候（Tetralogy of Fallot）：発生段階で大動脈と肺動脈を分ける動脈幹円錐中隔が前方偏位することで生じる．四徴候とは，肺動脈狭窄，心室中隔欠損，右心室肥大，大動脈の起始が左右の心室にまたがった大動脈騎乗の4つをいう．
[4] 神経堤細胞は，ビタミンA（レチノイン酸：Retinoic acid, Vitamin A）やアルコールなどで傷つきやすい．それは，この神経堤細胞が活性酸素分解酵素（Superoxide dismutase：SOD）やカタラーゼ酵素（catalase）を欠損し，細胞障害性フリーラジカルを除去できないことが理由として考えられる．
[5] 顔面形成の分子生物学的制御機構：
神経ヒダに沿った表皮外胚葉付近の神経上皮細胞から神経堤細胞ができる．BMP（骨形成蛋白：Bone Morphogenetic Protein）のシグナル伝達がここでの形成に重要であり，やがて細胞間シグナル分子の一つであるWnt1の発現を制御する．Wnt1は神経堤細胞を上皮から間葉へ転換させて，周囲の間葉組織中へ遊走させる．菱脳の神経堤細胞は，菱脳分節（rhombomere）という分節構造から遊走する．この分節にはR1～R8まで8分節あり，神経堤細胞は特定の分節から特定の鰓弓に移動する．R1, R2からの神経堤細胞は中脳尾側部からの細胞と合わさって第1鰓弓へ，R4からのものは第2鰓弓へ，R6, R7からのものは第4及び第6鰓弓へ遊走する．R3, R5からは，ほぼ神経堤細胞を形成しない．鰓弓に入った神経堤細胞は，鰓弓に特徴的な骨格要素をつくる．咽頭嚢（鰓嚢）の内胚葉がパターン形成の制御調節をしている．咽頭嚢（鰓嚢）は内胚葉の側方への遊走によって形成される．咽頭嚢は特徴的な遺伝子パターンを発現する．FGF8は各咽頭嚢前方の内胚葉に，BMP7は後方の内胚葉に，Pax1は各咽頭嚢最背側の内胚葉に，Shhが第2, 3咽頭嚢の後部内胚葉に発現する．内胚葉からのシグナルに対する間葉の応答はHox遺伝子などの転写因子に依存している．第1鰓弓にはHox遺伝子はないが，ホメオドメイン含有転写因子Otx2を発現する．第2鰓弓はHoxa2を発現する．転写因子の異なる発現形式が咽頭嚢内胚葉からのシグナルに異なる反応を示し，第1鰓弓から上顎と下顎，第2鰓弓から舌骨というように，異なるものをつくると考えられている．

に由来するが（2章Dを参照），神経頭蓋の骨は神経堤に由来する部分（主に頭蓋冠）と中胚葉に由来する部分（主に頭蓋底）が混在している．また顔面骨は，顎顔面の発生を特徴づけている鰓弓 branchial arch から発生し，上顎骨，下顎骨，頬骨，口蓋骨は第一鰓弓から，舌骨は第二鰓弓と第三鰓弓から形成される（2章Bを参照）．

骨化の様式からみると，頭蓋冠の骨や顔面骨のほとんどが膜内骨化により形成されるのに対して，頭蓋底をつくる骨の大部分は軟骨内骨化により形成される（第1編3章2Dを参照）．

2．下顎骨の発生

下顎骨は神経堤に由来する外胚葉性間葉から形成される骨であり，大部分が膜内骨化によって第一鰓弓の下顎突起内に形成されるが，下顎骨の形成に大きく関与しているのは第一鰓弓の軟骨要素であるメッケル軟骨である．メッケル軟骨は形態学的には硝子軟骨に分類され，左右の耳を形成する領域から下顎正中部に向かって伸びるが，正中部で癒合することなく左右2本の棒状の軟骨として存在する．また第Ⅴ脳神経第三枝である下顎神経 mandibular nerve と位置的に深く関連し，下顎神経は舌神経 lingual nerve と下歯槽神経 inferior alveolar nerve に分岐し，舌神経はメッケル軟骨の舌側を，下歯槽神経は頬側を走行する．更に下歯槽神経は正中近くで切歯枝 incisor branch とオトガイ神経 mental nerve に分岐するが，切歯枝はメッケル軟骨に沿って走行するのに対して，オトガイ神経はより頬側に向かう（図Ⅳ-3-4）．

下顎骨の発生は胎生7週ごろ，上述の切歯枝とオトガイ神経の分岐部付近のメッケル軟骨の頬側の間葉組織に凝集した間葉細胞中の未分化間葉細胞 undifferentiated mesenchymal cell から分化した骨芽細胞 osteoblast による骨の形成で開始される．ここを骨化点として

骨の形成は前後方向および上方に向かって進展する（図Ⅳ-3-4）．前後方向に形成された骨により下歯槽神経や切歯枝はとり囲まれて下顎管 mandibular canal が形成される．また，上方に進展した骨は発生途中の歯胚 tooth germ を取り囲むように形成される．歯胚の成長・発育および萌出運動とともに歯胚周囲の骨は吸収されるが，歯小囊 dental sac を由来とする歯槽骨 alveolar bone が歯胚の周囲に形成される．このときの骨化様式も膜内骨化である．歯胚由来の歯槽骨と下顎骨体とが癒合して下顎骨歯槽部 alveolar part of mandible が形成される（図Ⅳ-3-5aと5cの矢印．＊はメッケル軟骨）．

このように下顎骨の大部分は膜内骨化により形成される．しかし正中部，筋突起および関節突起の形成領域にはメッケル軟骨とは別の軟骨が出現し，これらの領域は軟骨内骨化により形成される．正中部では左右1対の下顎縫合軟骨 symphyseal cartilage とよばれる軟骨が軟骨内骨化をして置換骨となり，膜内骨化した左右の下顎枝正中側の骨と癒合して生後1年ごろには下顎骨が正中で癒合する．筋突起を形成する軟骨は筋突起軟骨 coronoid cartilage であり，胎生4ヵ月ごろに出現し筋突起を形成して出生前には消失す

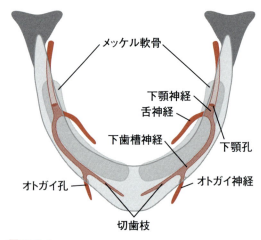

図Ⅳ-3-4
メッケル（Meckel）軟骨，下顎神経と下顎骨位置関係

る．また関節突起形成部には胎生 8～12 週に関節突起軟骨 condylar cartilage が出現し関節突起が形成される（関節突起における軟骨内骨化様式については 3 編 14 章 G および H を参照）．従って下顎骨は膜内骨化により形成される部分と軟骨内骨化により形成される部分が混在する骨である．

上述のようにメッケル軟骨が骨に置換することにより下顎骨が形成されるのではない．下顎骨はメッケル軟骨の頬側から形成が開始され，メッケル軟骨が消失していない部分では同一切片上にメッケル軟骨とその頬側に形成されつつある下顎骨の両者が観察される（図Ⅳ-3-5c）．メッケル軟骨は前方から後方に向かって徐々に消失するが，メッケル軟骨自身は最終的に耳小骨 ossicles のツチ骨 malleus とキヌタ骨 incus（もう 1 つの耳小骨であるアブミ骨 stapes は第二鰓弓のライヘルト軟骨 Reichert cartilage に由来する），前ツチ骨靭帯 superior ligament of melleus，蝶下顎靭帯 sphenomandibular ligament となる．

3．上顎骨の発生

上顎骨も下顎骨と同様に神経堤に由来する外胚葉性間葉から形成される骨であり，第一鰓弓の上顎突起内に大部分が膜内骨化により形成される．しかし上顎骨の形成領域には下顎骨の発生におけるメッケル軟骨のような鰓弓性の軟骨は存在しない．上顎骨は前頭骨，頬骨，口蓋骨，涙骨 lacrimal bone，篩骨 ethmoid bone などと縫合により結合していることから，その成長や発育はこれら周囲の骨の発生・成長の影響を受ける（図Ⅳ-3-6）．

上顎骨の形成が開始される部位は下顎骨の場合と同様に位置的に神経の走行部位に関連する．上顎突起内の間葉組織の中で，第Ⅴ脳神経第二枝である上顎神経 maxillary nerve の枝の眼窩下神経 infraorbital nerve から前上歯槽枝 anterior superior alveolar nerve が分岐する部位付近を骨化点として上顎骨の形成が開始される．上顎骨は前頭突起 frontal process，口蓋突起 palatine process，頬骨突起 zygomatic process，歯槽突起 alveolar process の 4 つの突起をもつが，これらは骨化点から骨形成が上方（前頭突起），内方（口蓋突起），後方（頬骨突起），下方（歯槽突起）に進展することによりそれぞれ形成される．

上顎骨のうち切歯が配列する領域は顎間部と呼ばれ，前述した骨化点とは異なる骨化点から形成される（この骨化点から形成された

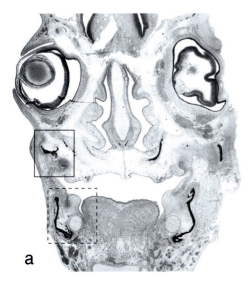
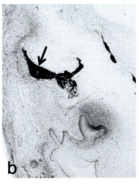
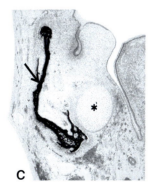

図Ⅳ-3-5 胎生 10 週前後の胎児の前額断像
(b, c はそれぞれ a の実線と破線の拡大像)
形成途中の上顎骨（b 矢印）と下顎骨（c 矢印）が観察される．下顎骨はメッケル軟骨（＊）の頬側に形成されている．上顎には下顎におけるメッケル軟骨に相当する構造がない．
(東京歯科大学実習標本)

骨を切歯骨 incisive bone（premaxilla）あるいは顎間骨 intermaxillary bone という）（図Ⅳ-3-6）。この領域は内側鼻突起に由来する（3章Fを参照）。下顎骨が下顎突起という顔面を形成する突起のうちの1つだけから形成されるのに対して、上顎骨は一次口蓋を形成する内側鼻突起とそれ以外の大部分を形成する上顎突起という顔面を形成する突起のうちの2つから形成される（3章Cを参照）。

上顎骨には副鼻腔の一つである上顎洞 maxillary sinus が存在する。上顎洞は胎生4ヵ月ごろに形成を開始するが、出生時でも極めて小さく、生後に発育をする。上顎骨の成長・発育は前述した上顎骨と結合する骨の成長・発育のほか、上顎骨自体に生じる骨の添加と吸収、さらに歯の萌出や上顎洞の成長の影響も受ける。

F．口蓋の形成

口蓋は切歯孔を頂点として切歯縫合で囲まれた扇形をした小さな領域である一次口蓋と、それ以外の部分で口蓋の大部分を占める二次口蓋に分けられる。一次口蓋が内側鼻突起由来であるのに対して、二次口蓋は上顎突起および外側口蓋突起由来の構造から形成される（3章Cを参照）。

一次口蓋の形成は胎生6週ごろに、左右の内側鼻突起が癒合してできた顎間部から開始される。顎間部の外側は上唇の人中 philtrum を形成し、中央部は4本の切歯が配列する部分を形成する。そして顎間部の内側から一次口蓋が形成される。一次口蓋により鼻腔と口腔は前方部では仕切られるが、一次口蓋より後方の大部分では鼻腔と口腔はつながっており、そのスペースを舌が占有している（図Ⅳ-3-7）。

二次口蓋は2つの現象が関連して起こることにより形成される。1つは外側口蓋突起の挙上とその成長および左右の外側口蓋突起の癒合である（図Ⅳ-3-7）。一次口蓋が形成を開始するのとほぼ同じ時期に上顎突起の一部から外側口蓋突起の形成が始まる。左右の外側口蓋突起は舌を挟んで両側に位置し、斜め下方に突出しているが、胎生7週を過ぎると下顎の成長とともに舌が下方へと移動する。この舌の沈下によりそれまで斜め下方に突出していた外側口蓋突起が上方に挙上して水平位をとるようになり、かつ左右の外側口蓋突起の先端が水平方向に成長して接近し、正中部で接触して癒合する（図Ⅳ-3-7）。もう1つの現象は鼻中隔の下方への成長と外側口蓋突起との癒合である。左右の内側鼻突起の癒合部（鼻窩上壁）に発生した鼻中隔は下方に向かって成長し、鼻中隔と外側口蓋突起は胎

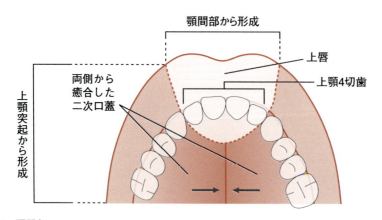

図Ⅳ-3-6　顎間部
顎間部から、上唇、上顎4切歯が配列する部分や一次口蓋が形成される。

第3章　顔面の発生

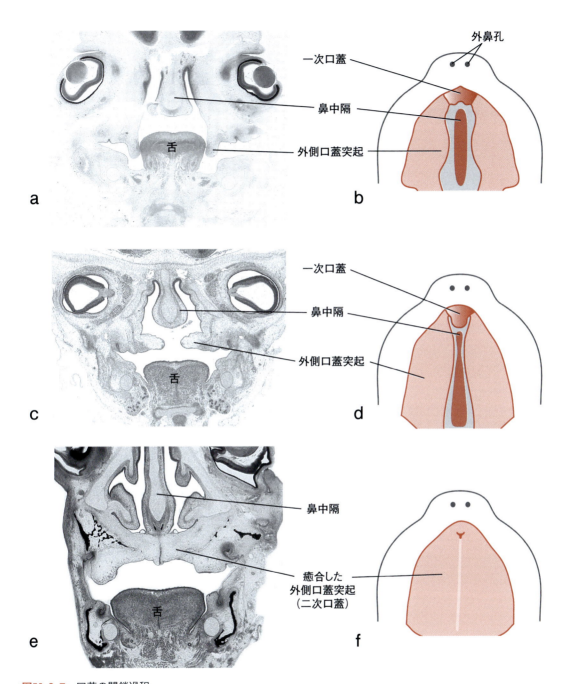

図IV-3-7　口蓋の閉鎖過程
左右の外側口蓋突起は舌の両端に下内方に突出しているが（a），舌の沈下とともに挙上して水平位をとる（c）．その先端は成長して，接触し癒合するが，上方から下方に成長した鼻中隔と左右の外側口蓋突起の3つが癒合することにより二次口蓋が形成される（d）．
b，d，fは下顎と舌を除去した口蓋を口腔側からみた図
aは胎生6-7週，cは胎生8週頃，eは胎生10週前後の胎児の顔面の前額断像
（a，eは東京歯科大学実習標本　cは日本大学松戸歯学部実習標本）

415

生9週から12週にかけて前方から徐々に後方に向かって癒合する．従って二次口蓋の形成は左右の外側口蓋突起と鼻中隔の3つの要素の癒合による（図Ⅳ-3-7）．

癒合した左右の外側口蓋突起内に上顎骨と口蓋骨が形成されて硬口蓋 hard palate を形成する．また，外側口蓋突起の後方部は鼻中隔を超えて成長するが，この部分では骨の形成が起こらず軟口蓋 soft palate となる．一次口蓋と二次口蓋あるいは左右の二次口蓋の癒合不全は口蓋裂 cleft palate（唇裂 cleft lip を伴う場合もある）となる．

到達目標

1) 神経堤の発生について概説できる．
2) 神経堤由来の細胞，組織，器官について説明できる．
3) 顔面の突起の発生と変遷について説明できる
4) 顔面の形成について説明できる．
5) 顔面の突起の癒合不全による病態を説明できる．
6) 神経頭蓋と内臓頭蓋の発生や骨化の違いを説明できる．
7) 下顎骨と上顎骨の発生と鰓弓の関係を説明できる．
8) 下顎骨形成の特徴について説明できる．
9) メッケル軟骨の特徴，構造や運命について説明できる．
10) 上顎骨形成の特徴について説明できる．
11) 顎間部について説明できる．
12) 一次口蓋の形成について説明できる．
13) 二次口蓋の形成について説明できる．

4 口腔諸器官の発生

A. 概説

　第4週になると円盤状の三層性胚盤は，頭屈 head fold，尾屈 tail fold，および側屈 lateral fold による折り畳みにより劇的な形態変化を起こし，円盤状から円筒形をした胚子となる．これにより卵黄嚢 yolk sac の内胚葉 endoderm の一部が胚体内に取り込まれて，前腸 foregut，中腸 midgut，後腸 hindgut からなる原始腸管 primitive gut が形成され，管腔内面は内胚葉性上皮で覆われることになる．

　頭屈は，発生中の前脳が前方へ急速に成長することで起こる（図Ⅳ-4-1a）．頭屈により，脳の前方にあった口咽頭膜 oropharyngeal membrane，心臓の原基，横中隔 transverse septum が胚子の腹側へ移動する．その結果として，口窩 stomodeum と前腸は脳と心臓の間に位置するようになり，口咽頭膜が口窩と前腸を分けることになる（図Ⅳ-4-1b）．口咽頭膜は外胚葉と内胚葉が合わさってできた膜で，口咽頭膜から呼吸器憩室 respiratory diverticulum（肺芽 lung bud）までの前腸の部分を咽頭腸 pharyngeal gut（咽頭 pharynx）といい，後に頭頸部の発生に深く関わることになる．

　第4週の初めに5つの顔面の原基が生じることにより，原始口窩 primordial stomodeum が出現する．すなわち，単一の前頭鼻突起 frontonasal process，1対の上顎突起 maxillary process，1対の下顎突起 mandibular process が口窩の周りに形成される．突起の形成には，鰓弓 branchial arch の間葉 mesenchyme の増殖が大きく関わっている．鰓弓の間葉は，本来の中胚葉性間葉に加えて，神経堤 neural crest から鰓弓に遊走してきた神経堤細胞 neural crest cell が外胚葉性間葉 ectomesenchyme として加わって形成される．口窩の入り口から口咽頭膜までの原始口腔の表面は外胚葉性上皮で覆われており，一方，口咽頭膜より尾側の咽頭腸の内表面は内胚葉性上皮で覆われている．口咽頭膜の位置は，おおよそ第一咽頭嚢 first pharyngeal pouch の直前にあるので，第一鰓弓の外面と内面は外胚葉性上皮で覆われる．しかし，口咽頭膜より尾側に位置する第一咽頭嚢以後の咽頭嚢と第二鰓弓以後の鰓弓

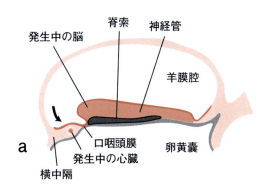

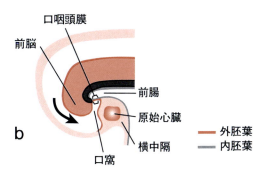

図Ⅳ-4-1　頭屈による口窩と前腸の形成
21日目（a），26日目（b）の胚子の矢状断面図．矢印は頭屈を示す．

417

の内表面は内胚葉性上皮で覆われることになる．上顎突起と下顎突起は第一鰓弓に由来する突起であるので，これらの突起の口窩側の表面は外胚葉性上皮で覆われているのである．

　口咽頭膜は26日目頃に破れて口窩と咽頭腸（原始腸管の吻側）は連絡する．第三および第四鰓弓に由来する鰓下隆起 hypobranchial eminence（咽頭下隆起 hypopharyngeal eminence）（図Ⅳ-4-3a）は，第二鰓弓を乗り越えて前方の原始口腔側に増殖して舌の後ろ1/3に相当する舌根部（図Ⅳ-4-2）を形成し，出生時には舌全体が口腔内にある．したがって，口腔底の前方部は外胚葉性上皮，後方部は内胚葉性上皮で覆われることになる．本章で口腔諸器官として取り上げる舌，甲状腺，下垂体，唾液腺は口窩と咽頭腸の境界付近から発生するので，これらの諸器官がどの胚葉に由来するかについては注意が必要である．舌体部上皮，腺性下垂体，耳下腺実質は，口咽頭膜の前方部に由来する口窩から発生するので外胚葉に由来する．一方，顎下腺と舌下腺の実質は口咽頭膜より後方の内胚葉性上皮に由来する．甲状腺の発生は，24日目頃に咽頭腸の床にあたる内胚葉性上皮，すなわち舌盲孔 foramen cecum of tongue（cecal foramen of the tongue）に相当する部位の上皮の肥厚により開始される．

B. 舌 tongue

　舌の前方2/3は舌体，後方1/3は舌根と呼ばれ，両者はV字形の分界溝 terminal sulcus により境される（図Ⅳ-4-2）．左右の分界溝が合する正中部は甲状腺が発生した痕跡である舌盲孔がある（図Ⅳ-4-2）．舌体表面には4種類の舌乳頭 lingual papillae があり，十数個の有郭乳頭 vallate papilla が分界溝の前方に並ぶ（図Ⅳ-4-2）．舌根部には舌扁桃 lingual tonsil が見られる（図Ⅳ-4-2）．舌の粘膜は第一，三，四鰓弓に由来し，舌筋は後頭体節 occipital somite の中胚葉 mesoderm から発生する．

　舌体は，第一鰓弓の間葉の増殖により生じる3つの隆起から発生する（図Ⅳ-4-3A）．第4週末に第一鰓弓の腹側正中部に無対舌結節 tuberculum impar（正中舌芽 median tongue

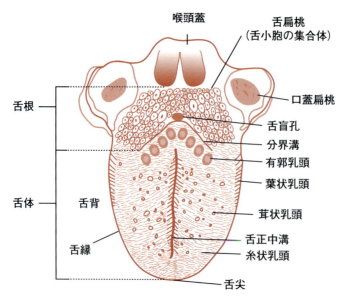

図Ⅳ-4-2　舌背の模式図

第4章　口腔諸器官の発生

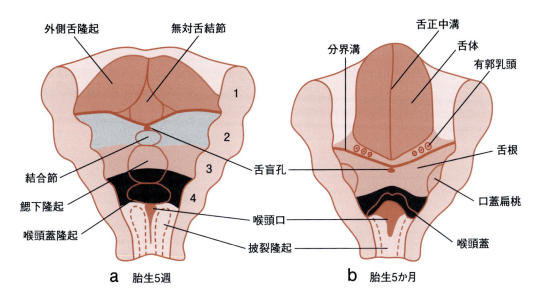

図Ⅳ-4-3　舌の発生　鰓弓腹側半の上面（咽頭腸の底部）．1～4の数字は各鰓弓の断面．

bud）が形成され，続いて第5週のはじめに無対舌結節の両側に2つの外側舌隆起 lateral lingual swelling（遠位舌芽 distal tongue bud）が生じる（図Ⅳ-4-3a）．外側舌隆起は急速に増大して無対舌結節の上に発育し，無対舌結節を覆い隠す（図Ⅳ-4-3b）．左右の外側舌隆起の癒合部位は舌正中溝 median sulcus（groove）of tongue となる．舌体舌背側の正中部後方1/3の部位に，舌乳頭がなく赤く平滑な菱形ないし楕円形の領域が存在することがある．これは，舌体の発生時に無対舌結節が残存したもので，これを正中菱形舌炎 median rhomboid glossitis という．真の炎症ではなく，特に治療の必要はない．

舌盲孔の後方には2つの隆起が間葉の増殖により形成される．第4週末に第二鰓弓の腹側正中部に結合節 copula，第三鰓弓および第四鰓弓前方部の腹側正中部に鰓下隆起が形成される（図Ⅳ-4-3a）．第5～6週には鰓下隆起の間葉（特に第三鰓弓の間葉）の増殖により，鰓下隆起が結合節を覆い隠し，前方の舌体部と癒合して舌根を形成する（図Ⅳ-4-3b）．こうして結合節は舌の形成には関与しなくなるため，完成した舌では第二鰓弓に由来する領域がなくなってしまう．第四鰓弓の後方部からは喉頭蓋隆起（図Ⅳ-4-3a）が生じ，喉頭蓋 epiglottis を形成する．したがって，舌根の大部分は第三鰓弓に由来し，舌根後方の小部分と喉頭蓋は第四鰓弓に由来することになる（図Ⅳ-4-3b）．

舌の神経支配は，舌がどの鰓弓から発生したかを考えれば理解しやすい．舌体（舌の前2/3）の粘膜は第一鰓弓に由来しているので，この部位の一般知覚は第一鰓弓の神経である三叉神経 trigeminal nerve（下顎神経 mandibular nerve の舌枝）により支配される．例外的に舌体の特殊知覚（味覚）は第二鰓弓の神経である顔面神経 facial nerve（鼓索神経 chorda tympani）により支配される．第二鰓弓由来の結合節は鰓下隆起により覆い隠されてしまうために，第二鰓弓の神経である顔面神経は舌の知覚とは本来関係しないはずである．ところが，顔面神経の枝である鼓索神経が第一鰓弓に入り舌体の茸状乳頭 fungiform

419

papilla を支配するため，この部位の特殊知覚は顔面神経により支配されることになる．舌根（舌の後ろ 1/3）の粘膜は大部分が第三鰓弓に由来するが，舌根後部の小部分は第四鰓弓に由来する．したがって，舌根の大部分の知覚（一般知覚と味覚）は第三鰓弓の神経である舌咽神経 glossopharyngeal nerve が支配し，舌根後部の小部分と喉頭蓋の知覚は第四鰓弓の神経である迷走神経 vagal nerve（上喉頭神経 superior laryngeal nerve）が支配する．ここで注意することは，有郭乳頭と葉状乳頭 foliate papilla は舌体にあるが，第三鰓弓の神経である舌咽神経が支配する点である．これは，舌の発生時に第三鰓弓由来の領域が少し前方へ引っ張られ，分界溝を超えて舌体側に入ってくるためと考えられる（図Ⅳ-4-3b）．

　すべての舌筋 lingual muscle を形成する筋芽細胞 myoblast は，後頭体節の筋板 myotome の中胚葉により形成される．舌下神経 hypoglossal nerve は後頭体節に分布しており，後頭体節から発生中の舌に向かって遊走する筋芽細胞に伴って伸長し，舌筋を支配するようになる．

　舌乳頭は第 8 週の終わりにかけて出現する．舌咽神経の終末付近に有郭乳頭と葉状乳頭が出現する．続いて顔面神経の鼓索枝の終末付近に茸状乳頭が出現する．糸状乳頭 filiform papilla は 10 〜 11 週目の間に発生するが，糸状乳頭には味蕾 taste bud がない．味蕾は，舌の上皮細胞と侵入してきた神経との間の相互誘導作用により，11 〜 13 週目の間に発生する．

C. 甲状腺 thyroid gland

　甲状腺は前頸部の喉頭下部から気管上部の高さにかけて存在する内分泌器官であり，ヒトの内分泌器官のなかで最初に発生する．甲状腺は受精後 24 日頃に発生が始まり，第 3 ヶ月末までに機能を開始する．甲状腺原基 thyroid primordium（図Ⅳ-4-4a）は原始咽頭の正中部の床に相当する内胚葉性上皮の肥厚として形成が始まり，甲状腺憩室 thyroid diverticulum となる．甲状腺憩室は上皮性索である甲状舌管 thyroglossal duct（図Ⅳ-4-4b）により舌とつながった状態で，舌骨および甲状軟骨の前方を通って頸の腹側正中部を下降する（図Ⅳ-4-4b, 図Ⅳ-4-5）．第 7 週までに，甲状腺は右葉と左葉が峡部 isthmus により連結された最終的な形態となり，前頸部の最終的な場所に位置するようになる．甲状舌管はやがて消失するが，舌との連結部は小さなくぼみとして残存する．これが舌盲孔（図Ⅳ-4-2, 図Ⅳ-4-4b, 図Ⅳ-4-5）である．舌盲孔の位置は，発生中の舌の無対舌結節と結合節との間（図Ⅳ-4-3），すなわち舌体と舌根を分ける分界溝の中央に相当する場所に

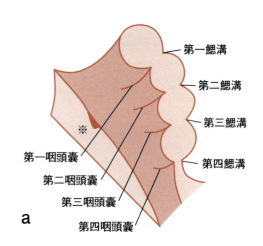

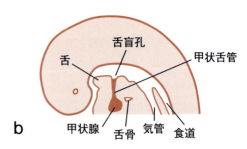

図Ⅳ-4-4　甲状腺の発生
a：第 4 週の胚子の鰓弓腹側半の右半分　※は甲状腺原基を示す．b：第 6 週の胚子の頭頸部の矢状断面図

ある．やがて濾胞上皮細胞 follicular epithelial cell が分化して甲状腺濾胞 thyroid follicle を形成し，濾胞内部にサイロキシン thyroxine およびトリヨードサイロニン triiodothyronine の元となるコロイドを貯えるようになる．甲状腺実質内部には，濾胞上皮細胞の他に由来の異なるもう1種類の内分泌細胞である傍濾胞細胞 parafollicular cell がある．カルシトニン calcitonin を合成分泌する傍濾胞細胞は，第四咽頭嚢腹側部から生じる鰓後体 ultimobranchial body に由来し，後に甲状腺と合体する．第四咽頭嚢腹側部（第五咽頭嚢とするテキストもある）は，第四咽頭嚢の尾方にできる小さな陥入から形成されるが，陥入直後にその周囲に上皮細胞が侵入して鰓後体を形成する．この侵入してくる上皮細胞の起源については，①第四咽頭嚢腹側部の内胚葉，②神経堤起源の外胚葉性間葉，③第四鰓溝のすぐ背側の外胚葉の肥厚として形成される第四鰓上プラコード epibranchial placodes 起源の外胚葉，という3つの説がある．

錐体葉 pyramidal lobe は峡部の上方への突出であり，その高さは舌骨まで及ぶことがある．錐体葉は甲状舌管の峡部側が残存したもので，40～50％のヒトにみられる．図Ⅳ-4-6 に示すのは，顎舌骨筋から甲状腺に至る甲状舌管が消失せずに残存した例である．甲状舌管が消失せずに残存し，嚢胞化したものを甲状舌管嚢胞 thyroglossal duct cyst という．甲状腺原基は頸の腹側正中部を下降する（図Ⅳ-4-5）ため，甲状舌管嚢胞は頸の正中部付近に存在し，正中頸嚢胞 median cervical cyst とも呼ばれる．約50％は舌骨付近に存在し，そのほか，舌の基部や甲状軟骨付近にもみられることがある．甲状舌管嚢胞は瘻孔 fistula（甲状舌管瘻 thyroglossal fistula）を形成して頸部外皮と交通することがある．一方，胸鎖乳突筋の前縁に沿ってみられる側頸嚢胞 lateral cervical cyst は，第二，第三，第四鰓溝 branchial cleft（咽頭溝 pharyngeal cleft）に由来する頸洞 cervical sinus の遺残である．異所性甲状腺 ectopic thyroid gland は甲状腺原基が

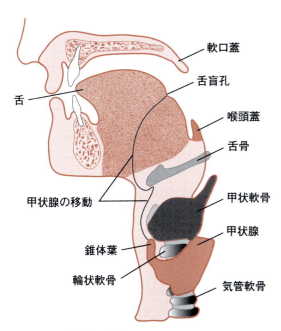

図Ⅳ-4-5　甲状腺の移動

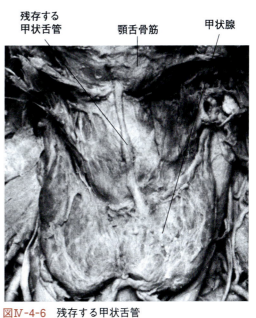

図Ⅳ-4-6　残存する甲状舌管
児玉淳博士（福岡歯科大学機能構造学分野）よりご提供の写真．

舌から頸部を下降する経路（図Ⅳ-4-5）に沿ってみられることがある．甲状腺が発生・移動する過程で，舌根部に残存することがあり，これを舌甲状腺という．

D．下垂体 pituitary gland, hypophysis

下垂体は，蝶形骨 sphenoid bone のトルコ鞍 sella turcica の中央の円い凹みである下垂体窩 hypophysial fossa にあり，発生学的に異なる2つの部分，すなわち，ラトケ囊 Rathke pouch（下垂体憩室 hypophysial diverticulum）

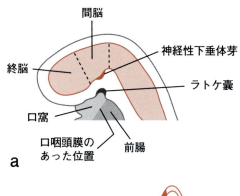

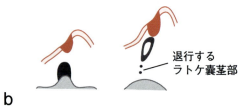

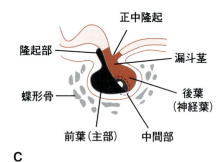

図Ⅳ-4-7 下垂体の発生
a：第6週頃の胚子の矢状断面図．b：第8週までの発生過程．c：第8週以後の発生過程．

と漏斗 infundibulum から発生する（図Ⅳ-4-7）．前方半分の腺性下垂体 adenohypophysis はラトケ囊に由来し，前葉（主部），隆起部，中間部から構成される．一方，後方半分の神経性下垂体 neurohypophysis は漏斗に由来し，正中隆起，漏斗茎，後葉（神経葉）から構成される．

発生第3週に，口咽頭膜の直前にある口窩（原始口腔）の天蓋部の口腔外胚葉がラトケ囊を形成し，間脳底に向かって上向きに発育する（図Ⅳ-4-7a）．一方，間脳の神経外胚葉が神経性下垂体憩室 neurohypophysial diverticulum を形成し，間脳底部から下向きに発育して漏斗となる（図Ⅳ-4-7a）．第8週の終わりまでにラトケ囊は漏斗と密接するようになり，口腔上皮との連絡を失う（図Ⅳ-4-7b）．ラトケ囊の前壁の細胞は増殖して前葉を形成し，後に漏斗茎周囲に隆起部を形成する（図Ⅳ-4-7c）．ラトケ囊の後壁の細胞はほとんど増殖しないが，前壁の細胞は活発に増殖して後壁との間にあった内腔を減じ，コロイドを入れた濾胞を形成する．この濾胞がラトケ囊の遺残であり，ラトケ囊の後壁とともに中間部を形成する（図Ⅳ-4-7c）．

漏斗からは正中隆起，漏斗茎および後葉（神経葉）が形成される（図Ⅳ-4-7c）．漏斗の神経上皮細胞が増殖し，神経膠細胞に相当する後葉細胞 pituicyte を形成する．視床下部から無髄神経線維が後葉に伸長し，有窓型毛細血管に終わる．これらの神経線維の細胞体は視床下部の神経核である視索上核および室傍核に存在している．したがって，下垂体後葉は間脳の視床下部の一部，つまり脳組織が伸び出してきたものであり，下垂体後葉と視床下部を連結している構造が漏斗茎である．

E．唾液腺 salivary gland

唾液腺の発生は，口腔上皮由来の上皮芽が上皮下の間葉組織内へ増殖して充実性の上皮

細胞索を形成することで始まる．この上皮細胞索から小さい蕾が形成され，周囲の間葉との相互作用によりこの蕾が分岐を繰り返して複雑な形態を取るようになる．やがて，充実性の上皮細胞索の内部に空隙が形成され，これらの空隙がつながっていくことで導管 duct が形成される．腺房 acinus は細胞索の末端部に形成されるが，細胞索末端部の内部に空隙が形成されて上皮が2層性となることで腺房の形成が開始される．内層の上皮細胞は腺の分泌細胞に分化する．外層の細胞の一部は筋上皮細胞 myoepithelial cell となり，腺房と介在部導管 intercalated duct 周囲に存在し，なおかつ，基底膜より内側，すなわち腺房の分泌細胞と同じ側に存在することになる．唾液腺全体を包む被膜と腺房および導管の間を埋める結合組織は，周囲の間葉組織から発生する．

1．耳下腺 parotid gland

耳下腺の発生は，第6週の早期に口窩の外側壁で，のちに口角に相当する場所付近の口腔の外胚葉性上皮芽が，間葉組織内へ増殖して充実性の上皮細胞索を形成することで開始される．上皮細胞索は咬筋原基の外側に沿ってのび，これが耳に向かって伸長する．10週目までに導管が形成され，18週目に分泌が開始される．

2．顎下腺 submandibular gland

顎下腺は，第6週後期に，歯槽部と舌とを分ける溝である歯槽舌溝 alveololingual groove の底部の内胚葉性上皮芽から発生し，充実性の上皮細胞索が発生中の舌の外後方へ伸長する．その後，細胞索は分岐して，12週目に腺房の形成が始まり，16週目に分泌が開始される．導管である顎下腺管 submandibular duct は，舌下小丘 sublingual caruncle に開く．

3．舌下腺 sublingual gland

舌下腺は，第8週に歯槽舌溝の内胚葉性上皮に由来する複数の上皮芽から発生する．舌下腺後部（小舌下腺）は複数の上皮芽から発生するため，最終的に十数本の導管が小舌下腺管 lesser sublingual duct として舌下ヒダ sublingual fold に個別に開口する．一方，舌下腺前部（大舌下腺）からの導管は，大舌下腺管 greater sublingual duct として顎下腺管と合するか独立して舌下小丘に開く．

到達目標

1) 無対舌結節，外側舌隆起，結合節，鰓下隆起の語を使って舌の発生を説明できる．
2) 舌粘膜および舌乳頭の神経支配をその発生から説明できる．
3) 舌盲孔，甲状舌管の語を使って甲状腺の発生を説明できる．
4) 錐体葉の成因を発生学的に説明できる．
5) 傍濾胞細胞の発生と分泌するホルモンを説明できる．
6) 正中頸嚢胞，側頸嚢胞の成因を発生学的に説明できる．
7) ラトケ嚢，漏斗の語を使って下垂体の発生を説明できる．
8) 大唾液腺の発生を概説できる．

索 引

A

A 型精祖細胞 type A spermatogonium ………380
A（α）細胞 A cell（膵臓内分泌部の）……………175
A 帯 ……………………………………………………111

B

B 型精祖細胞 type B spermatogoium …………380
B（β）細胞 B cell（膵臓内分泌部の）……………175
B 細胞 B cell（骨髄由来リンパ球）………………102
B リンパ球（B 細胞）B lymphocyte（B cell）
　………………………………………………102, 139

C

C 細胞 C cell（甲状腺の）……………………………207

D

D（δ）細胞 D cell（膵臓内分泌部の）……………175

G

G 細胞 G cell（胃の）…………………………………164

H

H 帯 H band …………………………………………111

I

I 帯 ………………………………………………………111

L

L 系 longitudinal system ……………………………114

M

M 線 M line …………………………………………111

T

Th0 細胞 Th0 cell……………………………………141
Th1 細胞 Th1 cell……………………………………141
Th17 細胞 Th17 cell…………………………………141
T 系 transverse system ……………………………114
T 細管 T－tubules（横行小管）……………………114
T 細胞 T cell（胸腺由来リンパ球）………………102
T 細胞受容体 T cell receptor（TCR）……………140
T リンパ球（T 細胞）T lymphocyte（T cell）
　………………………………………………102, 139

Z

Z 線…………………………………………………………111
Z 帯…………………………………………………………111

あ

アウエルバッハの筋間神経叢
　Auerbach nerve plexus ………………………162
アクチンフィラメント actin filament ……25, 109
アズール顆粒 Azur granule ………………………101
アドヘレンス結合 adherens junction（接着帯）
　……………………………………………………………15
アドレナリン adrenaline……………………………207

索 引

アブミ骨 stapes ……………………… 393, 403
アポクリン汗腺 apocrine sweat gland ………… 178
アポクリン分泌 apocrine secretion（離出分泌）
　　　　………………………………………… 55
アポトーシス apoptosis ……………………… 31
アミラーゼ amylase …………………… 173, 353
アメリン amelin ……………………………… 251
アメロゲニン amelogenin ………… 239, 240, 242
アルドステロン aldosterone ……… 191, 193, 205
アンギオテンシノーゲン angiotensinogen …… 193
アンギオテンシン angiotensin ……………… 193
アンドレーゼン線 lines of Andresen …… 238, 283
アンドロゲン androgen ……………………… 205

い

胃 stomach …………………………………… 162
異形歯性 heterodont ………………………… 227
移行期（エナメル芽細胞の）………………… 245
移行期エナメル芽細胞 transitional ameloblast
　　　　……………………………………… 245
移行上皮 transitional epithelium …………… 40
胃小窩 gastric pit …………………………… 162
異所性甲状腺 ectopic thyroid gland ………… 421
胃体 gastric corpus ………………………… 162
一次減数分裂 first division of meiosis …… 376, 414
一次口蓋 primary palate …………… 406, 414
一次骨化中心 primary ossification center …… 84
一次絨毛 primary villus …………………… 384
一次上皮帯 primary epithelial band ………… 229
一次(原始)卵胞 primary follicle …………… 379
一次卵胞 primary follicle ………………… 195
一次リンパ小節 primary lymph nodule ……… 141
一次(中枢性)リンパ性器官
　　primary(central)lymphoid organ ……… 139
一生歯性 monophyodont …………………… 227
胃底 gastric fundus ………………………… 162
胃底腺 fundic gland ………………………… 162
伊東細胞 Ito cell …………………………… 171
陰窩 crypt …………………………………… 148

飲小胞 pinocytotic vesicle ………………… 191
インスリン insulin …………………………… 176
インスリン様成長因子
　　insulin-like growth factor（IGF）……… 77, 92
咽頭 pharynx………………………………… 417
咽頭弓 pharyngeal arch …………………… 389
咽頭溝 pharyngeal cleft/groove …… 390, 397, 421
咽頭腸 pharyngeal gut …………………… 417
咽頭嚢 pharyngeal pouch/bursa …… 390, 398, 417
咽頭扁桃 pharyngeal tonsil………………… 147
インパルス impulse ………………………… 126

う

ウェーバー腺 Weber gland………… 51, 353, 357
運動終板 motor end plate ………… 132, 223
運動神経 motor nerve ……………………… 132
運動ニューロン motor neuron ……… 128, 130
運動ニューロン motor neuron（一般体性運動性）
　　　　……………………………………… 215

え

永久歯列 permanent dentition ……… 227, 260
栄養膜 tropoblast …………………………… 375
栄養膜合胞体層 syncytiotrophoblast ………… 383
栄養膜細胞層 cytotrophoblast ……………… 383
液性免疫 humoral immunity ………………… 139
エキソサイトーシス（開口分泌）exocytosis
　　　　…………………………………… 45, 54
エクリン分泌 eccrine secretion（漏出分泌）…… 54
壊死 necrosis ………………………………… 31
エストロゲン estrogen ……… 195, 196, 203, 383
エナメリン enamelin ……………… 239, 240, 242
エナメル芽細胞 ameloblast……… 231, 239, 242, 243
エナメル器 enamel organ ………… 228, 277
エナメル結節 enamel knot ………………… 229
エナメル叢 enamel tufts …………… 240, 272
エナメル索 enamel cord …………………… 229
エナメル質 enamel ……………… 227, 239, 265, 277

索　引

エナメル小柱 enamel rod (prism) ･････････････ 267
エナメル小柱の横紋
　cross striation of enamel rod ･････････････ 269
エナメル髄 enamel pulp ･･････････････････････ 229
エナメル象牙境 enamel-dentin junction,
　dentinoenamel junction ･････････････ 273, 279
エナメルタンパク enamel protein ･･････････ 238
エナメル紡錘 enamel spindle (エナメル棍棒)
　･･ 272, 283
エナメル葉 enamel lamellae ････････････ 240, 272
エブネル線 lines of von Ebner ･･････････ 238, 283
エブネル腺 von Ebner gland ･･･ 52, 348, 353, 357
エラウニン線維 elaunin fiber ･････････････････ 69
エリスロポエチン erythropoietin ･･･ 99, 187, 200
遠位舌芽 distal tongue bud ･･･････････････････ 419
遠位尿細管 distal urinary tubule ･････････････ 191
　曲部 convoluted part ･･････････････････････ 190
　直部 straight part ･････････････････････････ 190
塩基好性細胞 basophilic cell (下垂体の) ････ 203
エンケファリン enkephalin ･･････････････････ 207
沿軸中胚葉 paraxial mesoderm ･･････････ 375, 387
遠心性神経終末 efferent nerve ending ･･ 133, 221
延髄 medulla oblongata ･･････････････････････ 217
エンドサイトーシス endocytosis ････････ 29, 45

お

オウエンの外形線 contour lines of Owen
　･･ 238, 282
黄色骨髄 yellow bone marrow ･･････････････ 105
黄体 corpus luteum ･････････････････････ 195, 381
黄体形成ホルモン luteinizing hormone (LH)
　･･ 203, 380
横紋 cross striation (エナメル小柱の) ････････ 269
横紋筋 striated muscle ･･･････････････････････ 109
オキシタラン線維 oxytalan fiber ････ 69, 300, 318
オキシトシン oxytocin ･････････････････ 196, 204
オステオカルシン osteocalcin ･････････････････ 77
オステオネクチン osteonectin ･････････････････ 77
オステオポンチン osteopontin ･････････････････ 77

オドランド小体 Odland body ･････････････, 37
オトガイ神経 mental nerve ･････････････････ 412

か

外エナメル上皮 outer enamel epithelium ････ 229
外顆粒層 outer granular layer
　(大脳皮質の第Ⅱ層) ･･････････････････････ 220
外基礎層板 outer basic lamellae ･･････････････ 74
外頸動脈 external carotid artery ････････････ 396
開口分泌 (エキソサイトーシス) exocytosis
　･･ 54, 358
介在層板 interstitial lamellae ････････････････ 74
介在ニューロン interneuron ･･････････････ 129, 216
介在板 intercalated disk (光輝線) ･････････ 116
介在部導管 intercalated duct ･･････････ 54, 360, 423
外細胞塊 outer cell mass ･････････････ 375, 383
外錐体細胞層 outer pyramidal layer
　(大脳皮質の第Ⅲ層) ･･････････････････････ 220
外セメント症 excementosis ･･･････････････ 303
外側口蓋突起 lateral palatine process ････ 406, 414
外側舌隆起 lateral lingual swelling ･････････ 419
外側鼻突起 lateral nasal process ･･･････ 405, 408
外弾性板 external elastic lamina ･････････････ 152
回腸 ileum ･････････････････････････････････ 164
外套細胞 satellite cell ･････････････････････ 125, 131
外套象牙質 (外表象牙質) mantle dentin
　･････････････････････････････････ 231, 277, 278
外胚葉 ectoderm ･･･････････････････････････ 375
外胚葉性間葉 ectomesenchyme
　････････････････････････ 277, 402, 405, 412, 413, 417
灰白質 gray matter (中枢神経の) ･･････････ 213
外分泌腺 exocrine gland ･･･････････････ 50, 353
外閉鎖堤 proximal terminal bar
　(エナメル芽細胞の) ･････････････････････ 243
解剖学的歯冠 anatomical crown ･･････････ 258
外膜 adventitia (消化管の) ･････････････････ 159
外膜 tunica externa (血管の) ･･････････････ 151
海綿骨 spongy bone ･･･････････････････････ 73
下顎窩 (関節窩) mandibular fossa ･････････ 366

索 引

下顎顔面異骨症 mandibulofacial dysostosis ··· 411
下顎骨 mandible ·· 365, 370
下顎神経 mandibular nerve ························· 412, 419
下顎頭 condylar head ··· 365
下顎突起 mandibular process······ 405, 407, 409, 417
下顎縫合軟骨 mental symphyseal cartilage ··· 412
下関節腔 lower articular cavity························· 366
核(細胞核)nucleus ·· 18
角化系細胞 keratinocyte ································ 36, 336
顎下腺 submandibular gland ······ 50, 353, 355, 423
顎下腺管 submandibular duct ······················ 354, 423
顎間骨 intermaxillary bone ································· 414
顎間部 intermaxillary segment ········· 405, 406, 413
顎骨弓 mandibular arch ······································· 390
核鎖線維 nuclear chain fiber ······························ 116
角質細胞層 horny cell layer ·························· 37, 337
核袋線維 nuclear bag fiber ·································· 116
顎動脈 maxillary artery ······································· 396
獲得被膜 acquired pellicle ··································· 273
顎二腹筋 digastric muscle ··································· 394
核膜 nuclear membrane ··· 18
かご細胞 basket cell(腺房の)······················ 121, 358
籠細胞 basket cell(小脳の)································· 218
下歯槽神経 inferior alveolar nerve ·················· 412
下垂体 pituitary gland, hypophysis ········ 201, 422
ガストリン gastrin ······································· 164, 200
加生歯 accessional teeth ····································· 227
仮性象牙質粒 false denticle ································ 297
滑液 synovial fluid ·· 86, 365
割球 blastomere ··· 375, 383
滑走説 sliding theory ·· 114
滑走面 sliding surface(トームス突起の)········ 242
活動電位 action potential ··································· 126
滑膜 synovial membrane······························ 89, 367
滑膜絨毛 synovial villi ··· 367
滑膜層 synovial layer ··· 367
滑膜ヒダ synovial fold ··· 367
滑面小胞体
　　smooth-surfaced endoplasmic reticulum(sER)
　　··· 20

下胚盤葉 hypoblast(胚盤葉下層) ······················ 383
下鼻甲介 inferior nasal concha ·························· 178
カベオラ caveola ··· 119
顆粒細胞層 granular cell layer
　　(重層扁平上皮の)····································· 37, 336
顆粒層 granular layer(小脳皮質の) ·················· 218
顆粒層細胞(卵胞細胞)stratum glanulosum cells,
　　cells of stratum glanulosum ·············· 195, 379
顆粒白血球 granular leukocyte ·························· 100
カルシトニン calcitonin(CT)············ 207, 400, 421
カルシトニン受容体 calcitonin receptor ······· 80
眼窩下神経 infraorbital nerve ···························· 413
感覚器 sensory organ ·· 125
感覚上皮細胞 sensory epithelial cell········ 134, 349
感覚ニューロン sensory neuron ··············· 128, 130
感覚ニューロン sensory neuron
　　(一般体性感覚性)·· 215
管間基質 intertubular matrix····················· 238, 280
管間象牙質 intertubular dentin ················· 238, 280
眼球筋 ocular muscle ·· 401
幹細胞 stem cell(組織−,胚性−)
　　·· 10, 63, 105, 290
肝細胞 hepatocyte ·· 170
肝細胞索 hepatic cell cord ·································· 171
間質成長 interstitial growth ································· 92
管周基質 peritubular matrix····················· 238, 280
管周象牙質 peritubular dentin ·················· 238, 280
杆状細胞 rod cell(脾臓の) ····························· 146, 157
関節 joint ·· 86, 365
関節液 joint fluid ·· 86, 365
関節円板 articular disc ·· 366
関節腔 articular cavity ·· 365
関節結節 mandibular eminence ·························· 366
関節突起 condylar process ·································· 406
関節突起軟骨 condylar cartilage ························ 413
関節軟骨 articular cartilage ···················· 72, 91, 365
関節包 joint capsule ······································ 89, 365
肝臓 liver ··· 168
肝臓型(肝類洞 hepatic sinusoid) ······················· 155
陥入 invagination ·· 384

冠部歯髄（歯冠歯髄）coronal pulp ………… 290
顔面骨 facial bone……………………… 405, 412
顔面神経 facial nerve …………………… 419
顔面頭蓋 facial cranium ………………… 411
顔面の突起 facial process ……………… 407
肝門 porta hepatis ……………………… 168
間葉 mesenchyme ……………………… 417
間葉細胞 mesenchymal cell …………… 63, 323
間葉組織 mesenchymal tissue …………… 60

き

キアズマ chiasma ……………………… 377
キーゼルバッハ部位 Kiesselbach area ……… 179
気管 trachea …………………………… 180
気管腺 tracheal gland ………………… 181
気管軟骨 tracheal cartilage …………… 181
基質形成期（分泌期）（エナメル芽細胞の）
　　secretory ameloblast …………… 240, 242, 243
基質小胞 matrix vesicle ………… 78, 92, 96, 233
基質小胞性石灰化
　　matrix vesicle-induced mineralization … 78, 234
偽単極神経細胞 pseudounipolar nerve cell …… 130
基底陥入 basal infolding ………… 54, 191, 360
基底細胞 basal cell（味蕾の）……………… 350
基底細胞層 basal cell layer（重層扁平上皮の）
　　……………………………………… 36, 336
基底線条 basal striation ……………… 191, 360
基底膜 basement membrane …………… 36
稀突起膠細胞 oligodendrocyte ……… 129, 131, 214
キヌタ骨 incus ………………… 392, 393, 403
キネシン kinesin ………………………… 27, 126
機能的萌出期 functional eruptive phase
　　……………………………………… 257, 259
ギャップ結合 gap junction ……………… 17
球間象牙質（球間区）interglobular dentin ……… 282
球間網 interglobular net ………………… 281
臼歯腺 molar gland ……………… 353, 356
吸収上皮細胞 absorptive epithelial cell ……… 166
吸収線 reverse line ……………………… 74

球状石灰化 globular calcification ……… 277, 281
球状帯 glomerular zone（副腎皮質の）…… 205
弓状動脈 arcuata artery（腎臓の）………… 193
橋 pons ………………………………… 217
頬咽頭膜 buccopharyngeal membrane ……… 390
胸鎖乳突筋 sternocleidomastoid ……… 394, 400
胸腺 thymus …………………………… 139
頬腺 buccal gland ……………………… 353, 356
胸腺細胞 thymocyte …………………… 140
胸腺由来リンパ球 thymus-derived lymphocyte
　　……………………………………… 102
峡部 isthmus …………………………… 420
曲精細管 convoluted seminiferous tubule …… 194
極体 polar body ………………………… 377
筋 muscle ……………………………… 109
近位尿細管 proximal urinary tubule ………… 191
　　曲部 convoluted part ………………… 190
　　直部 straight part …………………… 190
筋芽細胞 myoblast ……………………… 110, 420
筋間神経叢 Auerbach nerve plexus
　　（myenteric nerve plexus）……………… 160
筋形質 sarcoplasm ……………………… 109
筋型動脈 muscular artery ……………… 152
筋原線維（ミオフィブリル）myofibril ……… 109
筋細糸（ミオフィラメント）myofilament ……… 109
筋細胞 muscle cell（筋線維）…………… 109
筋周膜 perimysium ……………………… 109
筋鞘 sarcolemma ……………………… 109
筋上皮細胞 myoepithelial cell … 53, 121, 358, 423
筋小胞体 sarcoplasmic reticulum ……… 109, 114
筋上膜 epimysium ……………………… 109
筋節 sarcomere ………………………… 111
筋線維 muscle fiber（筋細胞）…………… 109
筋線維芽細胞 myofibroblast …………… 121
筋層 muscularis ………………………… 159, 162
筋組織 muscular tissue ………………… 110
筋突起 coronoid process（下顎骨の）……… 406
筋突起軟骨 coronoid cartilage ………… 412
筋内膜 endomysium …………………… 109
筋板 myotome ………………… 375, 387, 409, 420

筋紡錘 muscle spindle ················ 116, 133, 221

く

区域気管支 segmental bronchus ············ 183
空腸 jejunum ····························· 164
クッシング症候群 Cushing syndrome ········ 207
クッパー細胞 Kupffer cell ··················· 171
クモ膜 arachnoidea ······················· 213
グラーフ卵胞 Graafian follicle ········ 195, 379
クラウゼ(Krause)小体 Krause corpuscle ······ 222
クララ細胞 Clara cell ······················ 183
グリコサミノグリカン glycosaminoglycan ······ 69
グリソン鞘 Glisson sheath ·················· 170
グリソン被膜 Glisson capsule ··············· 170
グルカゴン glucagon ······················· 175
クレチン病 cretinism ······················· 208
クロマチン(染色質)chromatin ·············· 18
クロム親和反応 chromaffin reaction ········· 207

け

形質細胞 plasma cell ············· 65, 102, 141
形質転換 transformation ···················· 10
形質膜 plasma membrane ··················· 12
形成面 formative surface(トームス突起の) ··· 242
頸洞 cervical sinus ···················· 397, 421
頸瘻 cervical fistula ······················· 398
血液 blood ······························· 151
血液空気関門 blood-air barrier ············ 184
血液細胞 blood cell ························ 98
血液尿関門 blood-urine barrier ············ 188
血液脳関門 blood-brain barrier ············ 214
血管運動神経 vasomotor nerve ············· 154
血管拡張神経 vasodilator nerve ············ 154
血管芽細胞 angioblast ····················· 387
血管極 vascular pole ······················ 188
血管収縮神経 vasoconstrictor nerve ········· 154
血管の血管(脈管の脈管)vasa vasorum ······ 152
血球芽細胞 hemocytoblast ················· 105

月経期 menstrual period(性周期の) ········ 383
血漿 blood plasma ···················· 98, 151
血小板 blood platelet ················· 98, 103
血清 serum ································ 98
結腸 colon ······························· 168
血島 blood island ························· 387
血餅 blood clot ···························· 98
ケラチノサイト(角化系細胞)keratinocyte
 ································ 36, 336
ケラチン keratin ······················· 26, 37
ケラトヒアリン顆粒 keratohyaline granule
 ································ 37, 336
原始窩 primitive pit ······················ 384
原始結節 primitive node/knot(Hensen 結節)
 ································ 375, 384
原始口窩 primordial stomodeum ··········· 417
原始生殖細胞 primordial germ cell ····· 376, 379
原始線条 primitive streak ············· 375, 384
原始腸管 primitive gut ···················· 388
原始的子宮胎盤循環
 primary uteroplacental circulation ········ 375
原始卵黄嚢 primitive yolk sac ············· 375
原始卵胞 primordial follicle ········· 195, 379
減数分裂 meiosis ························· 375
原生セメント質(第一セメント質)
 primary cementum ···················· 301
原生象牙質(第一象牙質)primary dentin
 ································ 277, 278
原腸形成 gastrulation ····················· 375
原尿 primary urine ······················· 187
腱紡錘 tendon spindle ···················· 116

こ

口咽頭膜 oropharyngeal membrane
 ···················· 385, 390, 405, 407, 417
好塩基球 basophil, basophilic leucocyte
 ································ 65, 100, 102
好塩基性 basophilic ························ 51
口窩 stomodeum ············ 390, 405, 407, 417

口蓋 palate……………………………………… 329
口蓋腺 palatine gland ……………………… 353, 356
口蓋扁桃 palatine tonsil ………………… 147, 399
効果器 effector ……………………………… 125
後角（後柱）posterior horn …………………… 215
硬化象牙質 sclerotic dentin ………………… 283
交感神経 sympathetic nerve ………………… 132
光輝線 ………………………………………… 116
口峡 fauces …………………………………… 147
好銀線維 argyrophilic fiber ………………… 66
口腔腺 oral gland …………………………… 353
口腔前庭 oral vestibule ……………………… 327
膠原線維 collagen fiber ……………………… 66
膠原線維束 collagen bundle ………………… 66
抗原提示 ……………………………………… 63
抗原提示細胞 antigen-presenting cell ……… 140
硬口蓋 hard palate …………………………… 416
交叉 crossover ……………………………… 376
後索 posterior funiculus …………………… 215
好酸球 eosinophil, eosinophilc leucocyte
　　　　　　　　　　　　　　　 66, 100, 102
好酸性 eosinophilc, acidophilic ……………… 51
格子線維 lattice fiber ……………………… 66
甲状舌管 thyroglossal duct ………………… 420
甲状舌管嚢胞 thyroglossal duct cyst ……… 421
甲状舌管瘻 thyroglossal fistula …………… 421
甲状腺 thyroid gland ……………………… 400, 420
甲状腺機能亢進症 hyperthyroidism ………… 208
甲状腺刺激ホルモン
　　thyroid-stimulating hormone（TSH）…… 203, 209
甲状腺刺激ホルモン放出ホルモン
　　thyrotropin-releasing hormone（TRH）… 204, 208
甲状腺ホルモン thyroid hormone …………… 208
甲状腺濾胞 thyroid follicle ………………… 421
後神経孔 posterior neuropore ……………… 385
口唇腺 labial gland ……………………… 353, 356
後正中溝（後正中中隔）posterior median sulcus
………………………………………………… 215
後舌腺 posterior lingual gland（Weber腺）
……………………………………… 51, 353, 356

酵素原顆粒 zymogen granule ……………… 355
抗体産生 antibody production ……………… 65, 139
好中球 neutrophil, neutrophilic leucocyte
　　　　　　　　　　　　　　　 66, 100, 101
後腸 hindgut ……………………………… 388, 417
喉頭 larynx ………………………………… 179
喉頭蓋 epiglottis …………………………… 96, 179
喉頭蓋軟骨 epiglottis cartilage …………… 96, 179
喉頭筋 laryngeal muscle …………………… 180
喉頭腺 laryngeal gland …………………… 180
後頭体節 occipital somite ………………… 401, 418
喉頭軟骨 laryngeal cartilage ……………… 180
高内皮細静脈 high endothelial venule（HEV）… 143
硬膜 dura mater …………………………… 213
肛門 anus …………………………………… 168
後葉 posterior lobe（神経葉 neural lobe）……… 203
後葉細胞 pituicyte ………………………… 204, 422
膠様組織 gelatinous tissue ………………… 60
抗利尿ホルモン antidiuretic hormone（ADH）
………………………………………… 187, 204
ゴールデンハー症候群 Goldenhar syndrome … 411
コーンハイム野 Cohnheim field …………… 110
鼓索神経 chorda tympani ………………… 419
鼓室 tympanic cavity ……………………… 397, 398
骨改造 bone remodeling …………………… 74
骨格 skeleton ……………………………… 72
骨格筋 skeletal muscle …………………… 109, 110
骨格筋細胞 skeletal muscle cell（骨格筋線維）… 110
骨芽細胞 osteoblast ……………………… 72, 74, 315
骨化帯 ossification zone（軟骨の）…………… 370
骨化点（骨化中心）ossification center ……… 84
骨幹 diaphysis ……………………………… 72
骨基質 bone matrix ………………………… 72
骨原性細胞 osteogenic cell ………………… 73
骨細管（骨小管）bone canaliculus …………… 74
骨細胞 osteocyte ………………………… 72, 78
骨小腔 bone lacuna ………………………… 74
骨髄 bone marrow ………………………… 72, 105, 139
骨髄由来リンパ球
　　bone marrow-derived lymphocyte ……… 102

索　引

骨前質 prebone（類骨） ……………………………… 77
骨層板 bone lamellae ………………………………… 73
骨組織 osseous tissue ………………………………… 72
骨粗鬆症 osteoporosis ……………………………… 372
骨端 epiphysis ………………………………………… 72
骨単位 osteon ………………………………………… 73
骨端成長軟骨板
　　epiphyseal growth plate cartilage ………… 92
骨端軟骨 epiphyseal cartilage ………… 72, 85, 91
骨内膜 endosteum …………………………………… 73
骨被蓋細胞 bone lining cell ………………………… 74
骨膜 periosteum …………………………… 72, 73, 324
骨誘導因子（骨形成タンパク質）
　　bone morphogenetic protein（BMP） ……… 77, 91
骨様象牙質 osteodentin …………………………… 285
骨梁 trabeculae ……………………………………… 73
骨梁骨 trabecular bone ……………………………… 73
鼓膜 tympanic membrane ………………… 397, 398
固有口腔 oral cavity proper …………………… 327
固有歯槽骨 alveolar bone proper …… 252, 299, 321
コラーゲン collagen（分子の） ……………………… 66
コラーゲン原線維 collagen fibril ………………… 67
コラーゲン性石灰化 collagenous mineralization
　　　　　　　　　　　　　　　　　　　 78, 234
コラーゲン線維 collagen fiber ……………………… 66
孤立リンパ小節 solitary lymph nodule ………… 141
ゴルジ装置 Golgi apparatus ……………………… 21
ゴルジ・マッツオニ（Golgi-Mazzoni）小体
　　Golgi-Mazzoni corpuscle …………… 223, 342
コルフ線維 Korff fiber …………………… 238, 280
コロイド colloid（甲状腺の） ……………………… 208
根管 root canal ……………………………………… 290
根間線維 interradicular fiber（歯根膜の） ……… 318
混合歯列 mixed dentition ………………… 227, 260
混合腺 mixed gland ………………………… 52, 354
混合腺房 mixed acinus …………………………… 354
根尖孔 apical foramen …………………… 227, 289
根尖線維 apical fiber（歯根膜の） ……………… 318
コンパクション compaction …………………… 383
根部歯髄 radicular pulp（歯根歯髄 root pulp）… 290

さ

鰓下隆起 hypobranchial eminence ……………… 418
催奇形成物質 teratogen …………………………… 385
鰓弓 branchial arch ……………………… 389, 412, 417
鰓弓筋 branchial muscle ………………………… 393
鰓弓神経 branchial nerve ………………………… 394
鰓弓動脈 branchial artery ……………………… 396
鰓溝 branchial cleft/groove ………… 390, 397, 421
鰓後体 ultimobranchial body …………… 400, 421
臍帯 umbilical cord ……………………………… 384
鰓洞 branchial sinus …………………………… 397
鰓嚢 branchial pouch/bursa ……………… 390, 398
鰓嚢胞 branchial cyst …………………………… 397
細胞 cell ……………………………………………… 11
細胞外マトリックス（細胞外基質）
　　extracellular matrix ……………………… 9, 66
細胞間分泌細管
　　intercellular secretory canaliculi …… 53, 358
細胞稀薄層 cell-free zone（歯髄の） …………… 293
細胞極性 cell polarity …………………………… 10
細胞骨格 cytoskeleton …………………………… 25
細胞周期 cell cycle ………………………………… 30
細胞傷害性 T 細胞 cytotoxic T cell …………… 141
細胞小器官 cell organelle …………………… 11, 19
細胞性免疫 cellular immunity …………………… 141
細胞稠密層 cell-rich zone（歯髄の） …………… 293
細胞内分泌細管 intracellular secretory canaliculi
　　　　　　　　　　　　　　　　　　　 53, 162
細胞膜 cell membrane …………………………… 12
細網細胞 reticular cell …………………………… 60, 139
細網線維 reticular fiber ……………… 60, 66, 139
細網組織 reticular tissue ………………… 60, 143
鰓瘻 branchial fistula …………………………… 398
サイロキシン thyroxine ……………………… 208, 421
杯細胞 goblet cell ………………………… 40, 164
莢動脈 sheathed artery ………………………… 147
酸好性細胞 acidophilic cell（下垂体の） ……… 203
残渣小体 residual body ………………………… 24
三叉神経 trigeminal nerve …………………… 419

三次絨毛 tertiary villus ……………………385
三層性胚盤 trilaminar embryonic disc/germ disc
　　　　　　……………………………………384

し

自家食作用 autophagy ……………………… 24
耳下腺 parotid gland ……………50, 353, 355, 423
耳下腺管 parotid duct ……………………354
歯冠 tooth crown …………………………227, 277
歯間水平（中隔横断）線維 transseptal fiber ……341
色素嫌性細胞 chromophobic cell（下垂体の）…203
糸球体 glomerulus …………………………188
糸球体基底膜 glomerular basement membrane 188
子宮胎盤循環 uteroplacental circulation ………384
子宮内膜 endometrium ………………196, 380, 383
子宮部（間質部）intramural portion（卵管の）…195
軸索（軸索突起）axon …………………………128
軸索小丘 axon hillock ……………………128
軸索輸送 axonal transport ………………27, 126
歯頸 tooth neck ……………………………227
歯頸歯肉線維 dentogingival fiber： ……………341
歯頸ループ（歯頸彎曲）cervical loop ……232, 250
歯根 tooth root ……………………………227, 277
歯根膜 periodontal membrane（歯周靱帯）
　　　　　　………………………227, 252, 299, 309
歯根膜細胞 periodontal ligament cell ………312
歯根膜線維芽細胞
　　periodontal ligament fibroblasts …………320
視索上核 supraoptic nucleus ………………203
支持細胞 supporting cell（味蕾の）……………350
支持歯槽骨 supporting alveolar bone ……252, 321
支持組織 supporting tissue ……………………58
歯周靱帯 periodontal ligament（歯根膜）………309
歯周組織 periodontal tissue, periodontium
　　　　　　…………………………………299, 309
視床下部 hypothalamus ……………………201, 380
耳小骨 auditory ossicles ……………………391, 413
糸状乳頭 filiform papilla …………………348, 420
茸状乳頭 fungiform papilla ………………348, 419

歯小嚢 dental follicle, dental sac
　　　　　　…………………………228, 231, 251, 299
歯小皮 dental membrane ………………………273
歯髄 dental pulp ……………227, 229, 239, 277, 289
歯髄腔 pulp cavity ……………………………239, 289
歯髄結石 pulp stone ……………………………297
歯髄細胞 pulp cell ……………………………239, 290
脂腺 sebaceous gland ……………………………178
歯槽 alveolar socket …………………………321
歯槽硬線 lamina dura（白線）……………………323
歯槽骨 alveolar bone …………………………321
歯槽・歯肉線維 alveologingival fiber …………341
歯槽舌溝 alveololingual groove ………………423
歯槽頂線維 alveolar crest fiber（歯根膜の）……318
歯槽突起 alveolar process（上顎骨の）…………321
歯槽部 alveolar part（下顎骨の）………………321
舌 tongue …………………………………347, 418
死帯 dead tract ………………………………287
室ヒダ ventricular fold ……………………180
室傍核 paraventricular nucleus ………………203
筆毛動脈 penicillar artery …………………147
歯堤 dental lamina ……………………………229
歯導管 gubernacular canal ……………………258
歯導帯 gubernacular cord ……………………259
シナプス synapse ………………………………125, 132
シナプス後膜 post-synaptic membrane ………132
シナプス小胞 synaptic vesicle ………………132
シナプス前膜 pre-synaptic membrane …………132
シナプスボタン synaptic knob …………………132
シナプス裂 synaptic cleft（シナプス間隙）……132
歯肉 gingiva ……………………………………299, 333
歯肉縁 gingival margin ………………………334
歯肉溝 gingival sulcus ………………………334
歯肉溝上皮 sulcular epithelium,
　　gingival crevivular epithelium ………256, 340
歯肉溝浸出液 gingival crevicular fluid ………340
歯肉歯槽粘膜境（粘膜歯肉境）
　　mucogingival junction ……………………331, 333
歯肉上皮 gingival epithelium …………………256, 336
歯肉線維 gingival fiber ………………………341

索 引

歯乳頭 dental papilla 228, 229, 277, 289
歯胚 tooth germ 228, 277
脂肪細胞 adipose cell（fat cell）............ 63
脂肪摂取細胞 fat-storing cell 171
脂肪組織 adipose tissue 60
脂肪帯 fatty zone 330
シャーピー線維 Sharpey fiber
　（セメント質の）............ 252, 299, 300, 309
　（骨の）............................. 73
　（歯槽骨の）..................... 309, 321
斜走線維 oblique fiber（歯根膜の）........ 318
集合管 collecting tube（腎の）........ 190, 193
集合リンパ小節 aggregated lymph nodule 141
自由神経終末 free nerve ending 133, 221
重層扁平上皮 stratified squamous epithelium
　........................... 34, 328, 336
十二指腸 duodenum 164
十二指腸腺 duodenal gland（ブルンネル腺）...... 168
周波条 perikymata 270
周皮細胞 pericyte 121, 155
修復象牙質 reparative dentin（第三象牙質）
　............................ 239, 277, 284
絨毛膜腔 chorionic cavity 384
主気管支 principal bronchi 183
主細胞 chief cell（胃の）................. 162
樹状細胞 dendritic cell 36, 147, 339
樹状突起 dendrite（神経細胞の）........ 126, 130
受精 fertilization 375, 382
受精能獲得 capacitation 382
出生後エナメル質 postnatal enamel 270
出生前エナメル質 prenatal enamel 270
受動輸送 passive transport 27
終末細気管支 terminal bronchiole 183
終末部 terminal portion（外分泌腺・唾液腺の）
　.................................. 50, 353
受容器 receptor 125
主要組織適合抗原
　major histocompatibility complex（MHC）... 141
シュレーゲル条 Schreger bands 271
シュワン細胞 Schwann cell 125, 131, 214

上衣細胞 ependymal cell 131, 214
漿液性腺細胞（漿液細胞）serous cell 51
漿液性半月 serous demilune 52, 354, 356, 359
漿液腺 serous gland 52, 353
消化器 digestive organ 159
消化器系 digestive system 159
上顎骨 maxilla 413
上顎神経 maxillary nerve 413
上顎洞 maxillary sinus 363
上顎突起 maxillary process
　................... 405, 406, 407, 409, 413, 417
消化腺 digestive gland 159
松果体 pineal gland 210
小顆粒細胞 small granular cell（小脳の）...... 218
上関節腔 upper articular cavity 366
小膠細胞 microglia 131, 214
上喉頭神経 superior laryngeal nerve 420
鐘状期 bell stage（歯胚の）................ 231
小舌下腺管 lesser sublingual duct ... 356, 423
常染色体 autosome, autosomal chromosome
　..................................... 375
小柱尾部 prism tail 267
小柱鞘 rod sheath 242, 269
小柱頭部 prism head 267
小腸 small intestine 164
焦点接着 focal adhesion 18
小脳 cerebellum 217
上胚盤葉 epiblast（胚盤葉上層）............ 383
上皮 33
小皮縁 cuticular border 166
上皮外腺 extraepithelial gland 49
上鼻甲介 superior nasal concha 178
上皮細胞 epithelial cell 33
上皮小体（副甲状腺）parathyroid gland
　............................ 199, 209, 399
上皮真珠 epithelial pearl 233
上皮性細網細胞 epithelial reticular cell 140
上皮（性付着）epithelial attachment ... 256, 333, 340
上皮組織 epithelial tissue 33
上皮内腺 intraepithelial gland 49

434

小胞体 endoplasmic reticulum ……………… 20
漿膜 serous membrane ……………………… 159
漿膜上皮 serous epithelium ………………… 160
静脈 vein ……………………………………… 151
小葉 lobule（唾液腺の）…………………… 354
小葉間結合組織 interlobular connective tissue
　（肝臓の）………………………………… 170
小葉間結合組織 interlobular connective tissue
　（唾液腺の）……………………………… 354
小葉間静脈 interlobular vein ………………… 170
小葉間胆管 interlobular bile duct …………… 170
小葉間動脈 interlobular artery ……………… 170
小葉間の三つ組 interlobular trias（肝臓の）…… 171
小葉内結合組織 intralobular connective tissue
　……………………………………………… 354
小葉内細気管支 intralobular bronchiole ……… 183
食道 esophagus ……………………………… 160
女性前核（雌性前核）female nucleus ………… 382
自律神経系 autonomic nervous system ……… 125
糸粒体（ミトコンドリア mitochondria）……… 24
塵埃細胞 dust cell …………………………… 186
腎盂 renal pelvis ……………………………… 187
真核細胞 eukaryotic cell（有核細胞）………… 10
心筋 cardiac muscle ……………………… 109, 116
心筋細胞 cardiac muscle cell（心筋線維）…… 116
神経外胚葉 neuroectoderm ………………… 386
神経管 neural tube ………… 213, 215, 375, 385, 407
神経筋接合 neuromuscular junction ………… 132
神経溝 neural groove …………………… 385, 406
神経膠細胞 neuroglial cell
　（グリア細胞 glial cell）……………… 125, 213
神経細管 neurotubule ……………………… 126
神経細線維 neurofilament ………………… 126
神経細胞 nervous cell ……………………… 125
神経周膜 perineurium ………………… 131, 214
神経上膜 epineurium …………………… 131, 214
神経性下垂体 neurohypophysis ………… 201, 422
神経組織 nervous tissue …………………… 125
神経堤 neural crest
　……… 228, 229, 277, 375, 405, 406, 411, 413, 417

神経堤細胞 neural crest cell ……………… 407, 417
神経伝達物質 neurotransmitter……………… 132
神経頭蓋（脳頭蓋）neurocranium …… 401, 405, 411
神経内膜 endoneurium ………………… 131, 214
神経板 neural plate ……………………… 385, 406
神経ヒダ neural fold …………………… 385, 406
唇溝堤（前庭堤）lip furrow band…………… 229
新産線（新生児線）neonatal line ………… 238, 270
腎小体 renal corpuscle ……………………… 188
真性象牙質粒 true denticle………………… 297
心臓 heart …………………………………… 151
腎臓 kidney ………………………………… 187
心臓形成組織 heart-forming tissue ………… 385
腎単位 renal unit（ネフロン nephron）……… 187
人中 philtrum ……………………………… 414
腎動脈 renal artery ………………………… 193
腎門 hilum renale …………………………… 187

す

髄 pulp（リンパ性組織の）………………… 139
随意筋 voluntary muscle…………………… 110
水解小体（ライソゾーム）lysosome ………… 23
髄外造血 extramedullary hematopoiesis ……… 106
髄索 medullary cord ……………………… 144
水酸化アパタイト…………………………… 73
水酸化アパタイト（ハイドロキシアパタイト）
　hydroxyapatite, $Ca_{10}(PO_4)_6(OH)_2$………… 266
髄質 medulla（胸腺，リンパ節の）………… 139
髄質 medulla（腎臓の）…………………… 187
髄質細胞 medullary cell（副腎の）………… 207
髄周象牙質 circumpulpal dentin ……… 277, 278
髄鞘 myelin …………………………… 129, 214
水晶体板 lens placode ……………………… 385
膵臓 pancreas ……………………………… 173
膵体 pancreatic body, corpus pancreatis……… 173
錐体葉 pyramidal lobe（甲状腺の）………… 421
膵島 pancreatic islet ………………………… 173
膵頭 pancreatic head, caput pancreatis ……… 173
髄洞 medullary sinus（リンパ節の）………… 144

膵尾 pancreatic tail, cauda pancreatis 173
水平線維 horizontal fiber（歯根膜の）............ 318
髄膜 meninges 213
スティップリング gingival stippling............ 338
ストレスタンパク stress protein 30

せ

制御性 T 細胞（調節性 T 細胞）
　　　regulatory T cell 141
精細管 seminiferous tubule 194
精（原）細胞 spermatogenic cell 194
精子 sperms 194
精子細胞 spermatids 194, 380
精子発生 spermatogenesis 380
性周期 estrus cycle 380, 383
成熟期（エナメル芽細胞の）.................... 240, 246
成熟期エナメル芽細胞 maturation ameloblast
　　　.. 246
成熟卵胞（グラーフ卵胞）Graafian follicle 195
星状膠細胞 astrocyte 131, 214
精娘細胞 secondary spermatocyte 194
精上皮 seminiferous epithelium................. 194
生殖子（配偶子）gamete 375
生殖巣（生殖腺，性腺）gonad 379
性腺刺激ホルモン放出ホルモン
　　　gonadotropin-releasing hormone（GnRH）
　　　.. 204, 380
性染色体 sex chromosome 375
精巣 testis 193
精祖細胞 spermatogonia 194
声帯筋 vocal muscle................................... 180
声帯靱帯 vocal ligament 180
声帯ヒダ vocal fold 180
正中頸嚢胞 median cervical cyst 421
正中舌芽 median tongue bud 418
正中菱形舌炎 median rhomboid glossitis 419
成長（軟骨）板 growth plate................... 72, 85
成長ホルモン growth hormone 203

成長ホルモン放出抑制ホルモン
　　　growth hormone-inhibiting hormone（GHIH）
　　　.. 204
成長ホルモン放出ホルモン
　　　growth hormone-releasing hormone（GHRH）
　　　.. 204
精母細胞 primary spermatocyte 194
生理的吸収 physiological root resorption
　　　（乳歯根の）.. 260
生理的近心移動（歯の）
　　　physiological mesial movement............ 263, 264
脊索 notochord 375, 384
脊索前板 prochordal plate 385, 390
脊索板 notochordal plate........................... 384
赤色骨髄 red bone marrow 105
赤唇縁 vermilion border 330
脊髄 spinal cord 213
脊髄前角細胞 anterior horn cell 217
脊髄反射 spinal reflex 216
赤脾髄 red pulp.. 145
セクレチン secretin 200
舌 tongue 347
舌咽神経 glossopharyngeal nerve 420
石灰化球 calcospherite 281
石灰化前線 mineralization/calcification front ... 277
舌下小丘 sublingual caruncle 423
舌下神経 hypoglossal nerve 420
舌下腺 sublingual gland 50, 353, 356, 423
舌下腺管 sublingual duct 354
舌下ヒダ sublingual fold 423
舌筋 lingual muscle, tongue muscle 401
赤筋線維 red muscle fiber 115
赤血球 erythrocyte, red blood cell 98
舌腱膜 lingual aponeurosis 348
接合子 zygote 375
接合上皮（付着上皮）junctional epithelium
　　　.. 240, 249, 340
接合線 cement line（骨の）......................... 74
接合部ヒダ junctional fold（運動終板の）........ 133
舌骨 hyoid bone 402

舌骨弓 hyoid arch･････････････････････････ 390
切歯孔 incisive foramen ････････････････････ 406
切歯骨 incisive bone････････････････････････ 414
切歯縫合 incisive suture ････････････････････ 406
舌小胞 lingual follicle ･････････････････････ 149
接触点咬耗(磨耗)attrition of contact point ･････ 260
舌神経 lingual nerve ･･････････････････････ 412
舌正中溝 median sulcus(groove)of tongue ･････ 419
舌腺 lingual gland･････････････････････････ 356
接着帯 zonula adherens(アドヘレンス結合)･･･ 15
接着斑 macula adherens(デスモゾーム)･････････ 17
接着複合体 junctional complex ･････････････ 14
接着分子 adhesion molecule ････････････････ 13
舌乳頭 lingual papillae･･････････････････ 347, 418
舌分界溝 terminal sulcus(groove)of tongue
　(舌の)･････････････････････････････ 347, 348
舌扁桃 lingual tonsil･･････････････ 147, 149, 418
舌盲孔 cecal foramen of tongue, foramen cecum
　･･･････････････････････････････････････ 418
セメントエナメル境 cementoenamel junction,
　enamel-cement junction ･･････････････ 277, 303
セメント芽細胞 cementoblast ･･････ 233, 300, 315
セメント細管 cement canaliculus ･･････････ 304
セメント細胞 cementocyte･･･････････ 251, 300, 315
セメント質 cementum ･････････ 227, 277, 299, 300
セメント質形成 cementogenesis ･･･････････ 300
セメント質増殖症 hypercementosis ･･･････ 306
セメント質肥大 cementum hypertrophy ･･････ 306
セメント小腔 cement lacuna ･････････････ 304
セメント小舌 cementum spur ･････････････ 274
セメント質過形成 cementum hyperplasia ･･･ 306
セメント前質 precementum ･････････････ 251, 301
セメント象牙境 dentinocementum junction ･･･ 303
セメント粒 cementicle ･･･････････････････ 307
セルトリ細胞 Sertoli cell･････････････････ 194
セロトニン serotonin ････････････････････ 200
腺 gland ･･････････････････････････････････ 49
線維芽細胞 fibroblast ･･････････････････ 61, 290
線維性結合組織 fibrous connective tissue ･･････ 57
線維性骨 woven bone ･･････････････････ 84, 323

線維軟骨 fibrocartilage ･･････････････････ 91, 96
前角(前柱) anterior horn ･････････････････ 215
腺腔 acinar lumen ･････････････････････････ 353
腺頸部 glandular neck(胃底腺の)･････････ 162
前骨芽細胞 preosteoblast ････････････････ 73
腺細胞 glandular cell ････････････････････ 49
前索 anterior funiculus ･･････････････････ 215
前上歯槽枝 anterior superior alveolar nerve ･･･ 413
腺上皮 glandular epithelium ･････････････ 49
線条部導管(線条部)striated duct ･････････ 54, 360
染色体 chromosome ･･････････････････････ 30
前神経孔 anterior neuropore ･････････････ 385
腺性下垂体 adenohypophysis ････････････ 201, 422
前正中裂 anterior median fissure ･･････････ 215
前舌腺 anterior lingual gland(Blandin-Nuhn 腺)
　････････････････････････････････････ 353, 356
前象牙芽細胞 preodontoblast ･･･････････ 233
先体 acrosome ･････････････････････････ 194
腺帯 glandular zone(硬口蓋の)･････････ 330
先体反応 acrosomal reaction ･･････････ 382
腺体部 glandular body(胃底腺の)･････････ 162
前腸 foregut ･･････････････････････ 388, 405, 417
前庭堤(唇溝堤)vestibular lamina ･･････････ 229
腺底部 glandular base(胃底腺の)･････････ 162
蠕動運動 peristalsis ････････････････････ 159
前頭鼻突起 frontonasal process･････ 405, 408, 417
全分泌 holocrine secretion ･･････････････ 55
腺房 acinus ･･･････････････････････ 50, 353, 423
腺房中心細胞 centroacinar cell ･････････ 54, 173
線毛 cilia･････････････････････････････ 27
前葉 anterior lobe(下垂体の)････････････ 201

そ

走化性 chemotaxis ･････････････････････ 102
双極神経細胞 bipolar nerve cell ･････････ 130
象牙芽細胞 odontoblast ･････ 232, 233, 235, 277, 289
象牙芽細胞層 odontoblastic layer ････････ 293
象牙芽細胞層下神経叢 subodontoblastic plexus
　･････････････････････････････････････ 294

索引

象牙細管 dentinal tubule ················· 278
象牙質 dentin ················ 227, 277, 289
象牙質橋 dentin bridge ················· 295
象牙質硬化 dentin sclerosis ············ 283
象牙質・歯髄複合体 dentin-pulp complex
　······················· 277, 289, 291
象牙質粒 denticle ······················ 297
象牙前質 predentin ········ 231, 234, 277, 289
造血 hemopoiesis ······················ 104
造血幹細胞 multiple hemopoietic stem cell ······ 105
桑実胚 morula ····················· 375, 383
増殖期 proliferative period（性周期の）······· 383
相同染色体 homologous chromosome ······· 376
層板顆粒 lamellar granule ············ 37, 336
層板小体 lamellar body（大肺胞上皮細胞の）··· 184
層板小体（パチニ小体）Pacini corpuscle ······ 222
僧帽筋 trapezius ··················· 394, 401
側屈 lateral folding, lateral fold ······· 375, 387
側頸嚢胞 lateral cervical cyst（鰓嚢胞）······ 397
側索 lateral funiculus ··················· 215
束状骨（線維束骨）bundle bone ············ 321
束状帯 fascicular zone（副腎皮質の）········ 205
側頭骨 temporal bone ·················· 365
側板中胚葉 lateral mesoderm ········ 375, 387
組織 tissue ····························· 12
組織液 tissue fluid ························ 9
組織幹細胞 tissue stem cell ··············· 10
組織発生 histogenesis（骨の）············· 83
咀嚼粘膜 masticatory mucosa（口腔の）····· 333
疎性結合組織 loose connective tissue ······· 57
側角（側柱）lateral horn ················· 215
ソマトスタチン somatostatin（SS）··· 176, 200, 204
粗面期エナメル芽細胞 ruffle-ended ameloblast
　·· 247
粗面小胞体
　rough-surfaced endoplasmic reticulum（rER）
　·· 20

た

第一鰓弓症候群 first arch syndrome ········ 411
大顆粒細胞 large granular cell（小脳の）····· 218
対合 synapsis（相同染色体の）············ 376
体細胞分裂 mitosis ····················· 375
第三象牙質（修復象牙質，補綴象牙質）
　tertiary dentin（reparative dentin）
　····················· 239, 277, 278, 284
胎児 fetus ······················· 60, 375
退縮エナメル上皮 reduced enamel epithelium
　····················· 232, 239, 249, 335
退縮期（エナメル芽細胞の）··············· 249
体循環 systemic circulation ·············· 151
苔状線維 mossy fiber（小脳の）············ 218
代生歯 successional teeth ················ 227
体性神経系 somatic nervous system ······· 125
体節 somite ············· 375, 387, 389, 400
大舌下腺管 greater sublingual duct ····· 356, 423
体節筋 somite muscle ··················· 401
体節分節 somitomere ················ 390, 400
大唾液腺 major salivary gland ············ 354
大腸 large intestine ···················· 168
大動脈弓 aortic arch ···················· 396
タイト結合 tight junction（密着帯）········ 15, 359
第二セメント質 secondary cementum ······· 302
第二象牙質 secondary dentin ········ 239, 277, 278
ダイニン dynein ···················· 27, 126
大脳 cerebrum ························ 218
大脳髄質 cerebral medulla ··············· 220
大脳皮質 cerebral cortex ················ 218
大肺胞上皮細胞 great alveolar cell ········· 184
胎盤 placenta ·························· 375
ダウン症候群 Down syndrome ············ 378
唾液小体 salivary corpuscle ·············· 148
唾液腺 salivary gland ················ 353, 422
他家食作用 heterophagy ·················· 24
多極神経細胞 multipolar nerve cell ········ 130
多形細胞層 multiform layer
　（大脳皮質の第Ⅵ層）················· 220

タコ足細胞 podocyte ……………………… 188
多精拒否 polyspermy block ……………… 382
脱分極 depolarisation …………………… 126
多列上皮(偽重層上皮)
　　pseudostratified epithelium ………… 39
多列(線毛)上皮
　　pseudostratified ciliated epithelium
　　………………………………… 40, 178, 179
単球 monocyte ……………………… 100, 102
単極神経細胞 unipolar nerve cell ………… 130
単根歯 single-rooted tooth ……………… 227
炭酸脱水酵素 carbonic anhydrase………… 81
胆汁 bile …………………………………… 170
弾性型動脈 elastic-type artery …………… 152
弾性系線維 elastic system fiber …………… 69
弾性線維 elastic fiber ……………………… 68
男性前核(雄性前核) male nucleus ……… 382
弾性軟骨 elastic cartilage ……………… 91, 96
弾性板 elastic lamella ……………………… 69
男性ホルモン(アンドロゲン) androgens ……… 203
単層円柱上皮 simple columnar epithelium …… 42
単層扁平上皮 simple squamous epithelium …… 41
単層立方上皮 simple cuboidal epithelium …… 41
端網層 terminal web ……………………… 167

ち

置換骨……………………………………… 83, 402
緻密骨 compact bone ……………………… 73
緻密斑(腎臓の) macula densa …………… 193
着床………………………………………… 375
中間筋線維 intermediate muscle fiber …… 115
中間径フィラメント intermediate filament …… 26
中間セメント質 intermediate cementum
　　………………………………………… 251, 304
中間層 stratum intermedium(エナメル器の) … 231
中間中胚葉 intermediate mesoderm……… 375, 387
中間洞 intermediate sinus(リンパ節の) …… 144
中間部 pars intermedia(下垂体の) ……… 201
中心管 central canal(神経管の)………… 217

中心静脈 central vein(肝臓の) ………… 171
中心体 centriole …………………………… 27
中心動脈 central artery(脾臓の) ………… 145
中心乳び腔 central lacteal ……………… 167
中心リンパ管 central lymphatic vessel ……… 167
虫垂 appendix vermiformis ……………… 139
虫垂 appendix, vermiform appendix……… 168
中枢神経系 central nervous system … 125, 213, 385
中腸 midgut ………………………… 388, 417
中胚葉 mesoderm……………… 375, 405, 411, 418
中胚葉性間葉 mesodermal mesenchyme ……… 402
中皮 mesothelium ………………………… 33, 160
中鼻甲介 middle nasal concha ………… 178
中膜 tunica media………………………… 151
腸陰窩 intestinal crypt …………………… 165
腸クロム親和性細胞
　　enterochromaffin cell(EC細胞) …… 165
張原線維 tonofilament …………………… 27
腸絨毛 intestinal villi …………………… 164
腸腺 intestinal gland …………………… 165
跳躍伝導 saltatory conduction ………… 130
直精細管 straight seminiferous tubule ……… 194
直腸 rectum ……………………………… 168

つ

椎間円板 intervertebral disc ……………… 91
椎板 sclerotome …………… 375, 387, 402, 409
ツチ骨 malleus …………………… 391, 393, 403

て

ディジョージ症候群 Digeorge syndrome …… 411
ディッセ腔 Disse space ………………… 171
デキストリン dextrin …………………… 353
デスモゾーム desmosome(接着斑) ……… 17
電解質コルチコイド mineralocorticoids … 193, 205
添加性石灰化
　　appositional mineralization/calcification ……… 277

索引

と

洞 sinus(顔面の) ……………………… 363
糖衣 glycocalyx …………………… 14, 166
頭蓋(とうがい)skull …………………… 401
頭蓋冠 calvarium, cranial vault …… 402, 411
頭蓋骨 cranial bone ………………… 405, 411
頭蓋底 cranial base, skull base …… 402, 411
導管 duct(消化腺の) ………………… 159
導管 duct(唾液腺の) ………………… 353
頭屈 cephalic folding, head fold …… 375
同形歯性 homodont ………………… 227
糖質コルチコイド glucocorticoidss …… 205
透出分泌 diacrine ……………………… 54
動水力学説 hydrodynamic theory … 286, 293
洞内皮細胞 sinus endothelial cell ……… 144
頭尾屈 cephalo-caudal folding ………… 387
頭部神経堤 cranial neural crest ……… 402
動脈 artery …………………………… 151
動脈管 ductus arteriosus ……………… 396
透明象牙質 translucent dentin ………… 283
透明帯 zona pellucida ………………… 379
透明帯反応 zona reaction ……………… 382
洞様毛細血管 sinusoidal capillary …… 171
ドーパミン dopamine(DA) …………… 204
トームス顆粒層 Tomes granular layer … 238, 282
トームス線維 Tomes fiber …………… 279
トームス突起 Tomes process ……… 239, 242
特殊粘膜 specialized mucosa(口腔の) … 327
登上線維 climbing fiber(小脳の) ……… 218
トランスサイトーシス transcytosis ……… 45
トランスフォーミング成長因子
　transforming growth factor β(TGF-β) … 77
トリソミー trisomy ……………………… 377
トリチャーコリンズ症候群
　Treacher Collins syndrome ………… 411
トリヨードサイロニン triiodothyronine …… 421
トロポニン troponin …………………… 111
トロポミオシン tropomyosin …………… 111
トロンビン thrombin …………………… 104
トロンボプラスチン thromboplastin …… 104
貪食 phagocytosis ……………………… 24
貪食水解小体 phagolysosome ………… 24
貪食胞 phagosome …………………… 24

な

ナイーブT細胞 naive T cell(Th0細胞) …… 141
内エナメル上皮 inner enamel epithelium … 229
内顆粒層 inner granular layer
　(大脳皮質の第Ⅳ層) ………………… 220
内基礎層板 inner basic lamellae ……… 74
内細胞塊 inner cell mass …………… 375, 383
内錐体細胞層 inner pyramidal layer
　(大脳皮質の第Ⅴ層) ………………… 220
内臓筋 vasceral muscle …………… 110, 121
内臓頭蓋(顔面頭蓋)viscerocranium
　………………………………… 401, 405, 411
内側鼻突起 medial nasal process
　………………………… 405, 407, 408, 414, 415
内弾性板 internal elastic lamina ……… 152
内胚葉 endoderm ……………………… 375
内皮 endothelium ……………………… 33
内皮細胞 endothelial cell ……………… 151
内分泌腺 endocrine gland ……………… 50
内閉鎖堤 distal terminal bar
　(エナメル芽細胞の) ………………… 243
内膜 tunica intima(血管の) …………… 151
軟口蓋 soft palate …………………… 416
軟骨 cartilage ………………………… 91
軟骨芽細胞 chondroblast ……………… 91
軟骨基質 cartilage matrix …………… 91
軟骨細胞 chondrocyte ………………… 91
軟骨小腔 cartilage lacunae …………… 91
軟骨性骨 cartilagenous bone ……… 83, 402
軟骨性壁 cartilagenous partition(気管の) … 181
軟骨柱 cartilage rod(鰓弓の) ………… 391
軟骨内骨化 endochondral ossification
　……………………… 83, 85, 370, 402, 406, 412
軟骨膜 perichondrium ………………… 91

軟膜 pia mater ･････････････････････････････ 213

に

二次減数分裂 second division of meiosis ･･････ 376
二次口蓋 secondary palate ････････････････ 406, 414
二次骨化中心 secondary ossification center ･･ 85
二次絨毛 secondary villus ･･･････････････････ 384
二次卵黄嚢 secondary yolk sac ･････････････ 384
二次卵胞 secondary follicle ･････････････ 195, 379
二次リンパ小節 secondary lymph nodule ･････ 141
二次（末梢性）リンパ性器官
　　secondary (peripheral) lymphoid organ ････ 139
二生歯性 diphyodont ････････････････････････ 227
二層性胚盤 bilaminar embryonic/germ disc ･･･ 384
ニッスル小体 Nissl body ･････････････････････ 126
乳歯の脱落 shedding of deciduous teeth ･･････ 260
乳歯列 deciduous dentition ･････････････ 227, 260
乳腺刺激ホルモン lactotrophic hormone (LTH)
　　･･ 203
乳頭管 papillary duct ････････････････････････ 190
乳頭溝 papillary groove ･････････････････････ 348
乳頭層細胞 papillary layer cell（エナメル器の）
　　･･ 249
ニューロン（神経細胞）neuron ･････････････ 125
尿 urine ･････････････････････････････････････ 187
尿管 ureter ･･････････････････････････････････ 187
尿管極 urinary pole ･････････････････････････ 188
尿細管 urinary tubule, renal tubule ･･････ 188, 190
尿路 excretory passage of urine ･････････････ 187
妊娠黄体 corpus luteum of pregnancy ･･････ 381

ね

熱ショックタンパク heat shock protein ･･････ 30
ネフロン nephron（腎単位）･･････････････････ 187
粘液水腫 myxoedema ･････････････････････ 208
粘液性腺細胞（粘液細胞）mucous cell ････････ 51
粘液腺 mucous gland ･･･････････････････ 51, 353
粘膜 mucous membrane ･････････････････ 159

粘膜 mucous membrane (tunica mucosa) ････ 159
粘膜下神経叢 submucosal nerve plexus ･･････ 162
粘膜下組織（粘膜下層）tela submucosa ･･･ 160, 327
粘膜関連リンパ組織（粘膜付属リンパ組織）
　　mucosa-associated lymphoid tissue (MALT)
　　･･ 139
粘膜筋板 lamina muscularis mucosae ････････ 160
粘膜固有層 lamina propria mucosae･･････ 159, 327
粘膜歯肉境 mucogingival junction ･････････ 331
粘膜上皮 mucosal epithelium ････････････････ 327

の

脳砂 acervulus ･･･････････････････････････････ 210
脳脊髄液 cerebrospinal fluid ･････････････････ 214
脳頭蓋（神経頭蓋）neurocranium ･････････････ 411
能動輸送 active transport ･･････････････････ 27
飲み込み pinocytosis ････････････････････････ 24
ノルアドレナリン noradrenaline ････････････ 207

は

パイエル板 Peyer patch ･････････････････････ 141
胚外体腔 extraembryonic cavity ･････････････ 384
胚外体腔膜 exocoelomic membrane ･････････ 384
配偶子 gamete（生殖子）･････････････････････ 375
胚結節 embryoblast ･････････････････････ 375, 383
胚子 embryo ････････････････････････････････ 60
胚子期 embryonic period ･･････････････ 375, 385, 406
胎盤循環 placental circulation ･･････････････ 151
胚上皮 germinal epithelium ･･････････････････ 195
肺小葉 lobule ･･･････････････････････････････ 181
胚性幹細胞 embryonic stem cell（ES細胞）･･････ 10
排泄腔板 cloacal plate ･･･････････････････････ 385
排泄腔膜 cloacal membrane ･････････････････ 385
胚中心 germinal center（リンパ小節の）･･････ 141
ハイドロキシアパタイト ･･････････････････････ 73
ハイドロキシアパタイト
　　hydroxyapatite, $Ca_{10}(PO_4)_6(OH)_2$ ････････ 266
胚盤胞（胞胚）blastocyst ･････････････････ 375, 383

索引

胚盤胞腔 blastocele ……………………… 383
胚盤葉下層 hypoblast layer(下胚葉盤) … 375, 383
胚盤葉上層 epiblast layer(上胚葉盤) … 375, 383
肺胞 alveoli ……………………………… 184
肺胞管 alveolar duct …………………… 184
肺胞嚢 alveolar sac ……………………… 184
肺胞マクロファージ alveolar macrophage …… 186
排卵 ovulation ……………………… 195, 380
ハウシップ吸収窩 Howship resorption lacunae
　………………………………………… 80
白質 white matter(中枢神経の) ………… 213
白線 lamina dura ………………………… 323
白体 corpus albicans ………………… 195, 381
白脾髄 white pulp ……………………… 145
破骨細胞 osteoclast ………………… 72, 78, 315
破骨細胞分化因子
　receptor activator of NFκB ligand(RANKL)
　………………………………………… 77
歯・骨膜線維 dentoperiosteal fiber ……… 341
破歯細胞 odontoclast ……………… 262, 315
歯・歯肉境 dentogingival junction ……… 333
波状縁 ruffled border(破骨細胞の) ……… 80
バソプレシン vasopressin ……………… 187, 204
パチニ(層板)小体 Pacini corpuscle
　………………………………… 133, 221, 222, 342
白筋線維 white muscle fiber …………… 115
白血球 leucocyte ………………………… 66, 98
ハッサル小体 Hassall corpuscle ………… 140
パネート細胞 Paneth cell ……………… 165
ハバース管 Haversian canal …………… 73
ハバース層板 Haversian lamellae ……… 73
パラトルモン parathormone(PTH) …… 209, 399
パラニューロン paraneuron ……… 134, 223
板状石灰化 lamellar calcification ……… 281
斑状接着 adhesion plaque ……………… 18
ハンター・シュレーゲル条
　Hunter-Schreger bands ……………… 271

ひ

ヒアルロン酸 hyaluronic acid ……… 70, 94, 368
ピエール・ロバン症候群 Pierre Robin syndrome
　………………………………………… 411
鼻窩 nasal pit …………………………… 405
皮筋板 dermomyotome ………………… 387
鼻腔 nasal cavity ………………………… 178
尾屈 caudal folding, tail fold …………… 375
非形成面 non-formative surface
　(トームス突起の) …………………… 242
非ケラチノサイト non-keratinocyte …… 36, 336
脾索 splenic cord ……………………… 146
皮質 cortex(胸腺・リンパ節の) ……… 139
皮質 cortex(腎臓の) …………………… 187
皮質骨 cortical bone …………………… 73
微絨毛 microvilli ……………… 28, 46, 166, 191
微小管 microtubule ……………………… 27
脾小節 splenic nodule ………………… 146
脾髄 splenic pulp ……………………… 145
鼻腺 nasal gland …………………… 178, 179, 364
鼻前庭 nasal vesibule …………………… 178
脾臓 spleen ……………………………… 139
脾臓型(脾洞 splenic sinus) …………… 155
脾柱 splenic trabeculae ………………… 145
鼻中隔 nasal septum ………… 178, 406, 408, 414
脾柱静脈 trabecular vein ……………… 145
脾柱動脈 trabecular artery …………… 145
脾洞 splenic sinus ……………………… 146
ヒト絨毛性ゴナドトロピン
　human chorionic gonadotropin(hCG) …… 381
泌尿器系 urinary system ……………… 187
皮板 dermatome …………………… 375, 387, 409
鼻板 nasal placode ……………………… 405
被覆小胞 coated vesicle ………………… 191
被覆性神経終末 encapsulated nerve ending … 222
被覆粘膜(裏装粘膜)lining mucosa(口腔の) … 330
被膜 capsule(リンパ性器官の) ……… 139
脾門 splenic hilus ……………………… 144
ヒューザー膜 Heuser membrane ……… 384

表情筋 mimetic muscle, facial muscle ………… 394
表層粘液細胞 surface mucous cell(胃の) …… 162
表皮 epidermis ……………………………………… 36
表皮外胚葉 surface ectoderm …………386, 407
鼻涙管 nasolacrimal canal ……………………… 409
披裂軟骨 arytenoid cartilage …………………… 92

ふ

ファーター・パチニ(層板)小体
　　Vater-Pacini corpuscle ………133, 221, 222, 342
ファローの四徴候 Tetralogy of Fallot ………… 411
フィブリノーゲン fibrinogen …………………… 98
フィブリリン fibrillin …………………………… 68
フィブリン fibrin ………………………………… 98
フォルクマン管 Volkmann canal ……………… 73
付加成長 appositional growth ………………… 92
副交感神経 parasympathetic nerve …………… 132
副甲状腺ホルモン
　　parathyroid hormone(PTH) ………………… 399
複根歯 multi-rooted tooth ……………………… 227
副細胞 mucous neck cell(胃の)………………… 162
副腎 adrenal gland ……………………………… 204
副腎髄質 adrenal medulla ……………………… 204
副腎皮質 adrenal cortex ………………………… 204
副腎皮質刺激ホルモン
　　adrenocorticotrophic hormone(ACTH) …… 203
副腎皮質刺激ホルモン放出ホルモン
　　corticotropin-releasing hormone(CRH) …… 204
副鼻腔 paranasal sinus …………179, 363, 414
腹膜 peritoneum ………………………………… 162
不随意筋 involuntary muscle ………………… 110
二つ組 diad(筋細胞の) ………………………… 117
プチアリン ptyalin ……………………………… 353
付着茎 connecting stalk ………………………… 384
付着歯肉 attached gingiva ……………………… 334
付着上皮 attached epithelium(接合上皮) …… 340
ブランダン・ヌーン腺 Blandin-Nuhn gland
　　………………………………………………353, 356
プルキンエ細胞 Purkinje cell ………………… 218

プルキンエ細胞層(小脳皮質の神経細胞層)
　　Purkinje cell layer …………………………… 218
ブルンネル腺 Brunner gland(十二指腸腺) …… 168
不連続型毛細血管 discontinuous capillary
　　(洞様毛細血管，類洞) ……………………… 155
プロラクチン prolactin(PRL) ………………… 203
プロラクチン放出抑制ホルモン
　　prolactin-inhibiting hormone(PIH) ………… 204
プロゲステロン progesterone …………196, 381
プロテオグリカン proteoglycan ……………… 69
プロトロンビン prothrombin ………………… 104
分化 cell differentiation ………………………… 9
分界溝 terminal sulcus(舌の) ………………… 418
分化期(エナメル芽細胞の) …………………… 241
分化期エナメル芽細胞
　　differentiating ameloblast ………………… 241
分子層 molecular layer(小脳皮質の) ………… 218
分子層 molecular layer(大脳皮質の第Ⅰ層) … 220
分泌顆粒 secretory granule …………… 21, 355
分泌期 secretory period(性周期の) ………… 383
分泌小胞 secretory vesicle …………………… 21
分泌導管 secretory duct ………………… 54, 360
分泌面 secretory surface(トームス突起の) … 242
分泌様式(細胞からの) ………………………… 55
噴門 cardia(胃の) ……………………………… 162
分裂間期 interphase(細胞の) ………………… 30
分裂期 mitotic phase(細胞の) ………………… 30

へ

平滑期エナメル芽細胞
　　smooth-ended ameloblast ………………… 247
平滑筋 smooth muscle …………………109, 117
平滑筋細胞 smooth muscle cell(平滑筋線維) … 117
閉鎖堤 terminal bar …………………………… 167
閉鎖卵胞 atretic follicle ………………………… 379
壁細胞 parietal cell(胃の) ……………………… 162
ヘテロクロマチン(異染色質)
　　heterochromatin …………………………… 19

索引

ヘミデスモゾーム hemidesmosome（半接着斑）　17, 249
ヘモグロビン hemoglobin　99
ヘリング小体 Herring corpuscle　204
ペルオキシダーゼ peroxidase　353
ヘルトヴィッヒ上皮鞘
　Hertwig epithelial root sheath（HERS）　232, 250, 251, 277, 316
ヘルパー T 細胞 helper T cell　141
辺縁帯 marginal zone（脾臓の）　146
辺縁洞 marginal sinus（リンパ節の）　144
扁桃 tonsil　139
扁桃窩 tonsillar fossa　399
扁平肺胞上皮細胞
　squamous alveolar epithelial cell　184
ヘンレのループ Henle loop　190, 191

ほ

膀胱 urinary bladder　187
傍糸球体装置 juxtaglomerular apparatus　193
放射冠 corona radiata　195
萌出 eruption（歯の）　255
萌出期 eruptive phase　257
萌出後期 posteruptive phase　257, 259
萌出後の成熟 posteruptive maturation　266, 274
萌出前期 preeruptive phase　257
帽状期 cap stage（歯胚の）　229
紡錘糸 spindle fiber　27
傍皮質 paracortex（リンパ節の）　143
ボウマン腔 Bowman space　188
ボウマン嚢 Bowman capsule　188
傍濾胞細胞 parafollicular cell　207, 421
傍濾胞細胞 parafollicular epithelial cell　400
星細胞 stellate cell（小脳の）　218
ホスホフォリン phosphophoryn　277
補綴象牙質（第三象牙質）reparative dentin　239, 277, 284
骨 bone　72
ホルモン hormone　199

ま

マイクロフィブリル microfibril　68
マイクロフィラメント microfilament　25
マイスナー（Meissner）小体 Meissner corpuscle　133, 222
マイスナーの粘膜下神経叢 Meissner nerve plexus
　（submucosal nerve plexus）　160
膜性骨 membranous bone　83, 323, 402
膜性壁 membranous partition（気管の）　181
膜電位 membrane potential　126
膜内骨化 intramembranous ossification　83, 323, 402, 405, 412, 413
マクロファージ（大食細胞）macrophage　63, 103
マスト細胞（肥満細胞）mast cell　65
末梢神経系 peripheral nervous system　125
末梢神経系 peripheral nervous system
　（脳神経と脊髄神経）　214
マトリックス Gla タンパク
　matrix Gla protein（MGP）　77
マラッセ上皮遺残 Malassez epithelial rest　233, 316
マルピギー小体 Malpighian corpuscle（腎臓の）　188
マルピギー小体 Malpighian corpuscle（脾小節）　146

み

ミエリン鞘 myelin sheath　129, 214
ミオシンフィラメント myosin filament　109
味管 taste canal　349
味孔 taste pore　349
味細胞 taste cell　350
三つ組 triad（筋細胞の）　114
三つ組 trias（肝小葉間の）　171
密性結合組織 dense connective tissue　57
密着帯 zonula occludens（タイト結合）　15
ミトコンドリア mitochondria　24

未分化間葉細胞
　undifferentiated mesenchymal cell …… 63, 290
未分化期（エナメル芽細胞の）……………………… 241
耳板 otic placode ………………………………… 385
味毛 taste hair …………………………………… 351
脈（血）管神経隙 interstitial space（歯根膜の）… 310
脈絡叢 choroid plexus …………………………… 214
味蕾 taste bud …………………………… 349, 420
味蕾内線維 intragemmal fiber ………………… 349

む

無顆粒白血球 agranulocyte ……………………… 100
無細胞セメント質 acellular cementum … 252, 301
無髄神経線維 non-myelinated nerve fiber
　………………………………………………… 130, 131
無線維性セメント質 afibrillar cementum
　………………………………………………… 303, 304
無対舌結節 tuberculum impar ………………… 418
無柱エナメル質 rodless enamel（prismless enamel）
　…………………………………………… 242, 267, 269
ムチン mucin ……………………………………… 353

め

迷走神経 vagal nerve ………………… 347, 393, 420
明帯 clear zone（破骨細胞の）…………………… 80
明中心 light center（胚中心）…………………… 141
メサンギウム細胞 mesangial cell ……………… 188
メッケル軟骨 Meckel cartilage
　……………………… 84, 323, 368, 391, 405, 412, 413
メラトニン melatonin …………………………… 210
メラニン産生細胞（メラノサイト）melanocyte
　…………………………………………… 36, 210, 338
メラニン色素細胞刺激ホルモン
　melanocyte-stimulating hormone（MSH）…… 210
メルケル細胞 Merkel cell ………………… 222, 339
免疫グロブリン immunoglobulin ……………… 144

も

毛細血管 capillary vessel（blood capillary）…… 151
毛細血管後細静脈 postcapillary venule … 143, 155
網状帯 reticular zone（副腎皮質の）…………… 205
盲腸 cecum ………………………………………… 168
モジュレーション（転形）modulation …………… 10
モノソミー monosomy …………………………… 377
門 hilus（リンパ節の）…………………………… 141
門脈 portal vein ………………………………… 171

ゆ

有核細胞（真核細胞）……………………………… 10
有郭乳頭 circumvallate papilla ………… 348, 418
有棘細胞層 spinous cell layer …………… 37, 336
ユークロマチン（正染色質）euchromatin ……… 19
有細胞セメント質 cellular cementum …… 252, 302
有髄神経線維 myelinated nerve fiber …… 130, 131
有窓型毛細血管 fenestrated blood capillary … 155
幽門 pylorus ……………………………………… 162
幽門腺 pyloric gland …………………………… 164
遊離歯肉 free gingiva …………………………… 334
遊離歯肉溝 free gingival groove ……………… 334
輸出細動脈 efferent artery（腎小体の）………… 188
輸出リンパ管 efferent lymphatic vessel ……… 142
輸入細動脈 afferent artery（腎小体の）………… 188
輸入リンパ管 afferent lymphatic vessel ……… 142

よ

葉気管支 lobar bronchus ………………………… 183
溶血 hemolysis …………………………………… 99
葉状乳頭 foliate papilla ………………… 348, 420
羊膜腔 amniotic cavity ………………………… 375

ら

蕾状期 bud stage（歯胚の）……………………… 229
ライソゾーム（水解小体）lysosome ……………… 23

索　引

ライディッヒ細胞 Leydig cell ················ 194
ライヘルト軟骨 Reihert cartilage ············· 391
ラシュコフの神経叢 Raschkow nerve plexus
　·· 293, 294
らせん動脈 spiral artery（子宮内膜の）········· 383
ラトケ嚢 Rathke pouch ·························· 422
ランヴィエの絞輪 node of Ranvier ············ 130
卵黄腸管 vitelline duct ··························· 388
卵黄嚢壁 yolk sac wall ··························· 376
卵割 cleavage ······································· 375
卵管膨大部 ampulla of oviduct ······ 195, 375, 382
卵丘 cumulus ································ 195, 379
ランゲルハンス細胞 Langerhans cell ······ 36, 339
ランゲルハンス島 islet of Langerhans ····· 173, 175
卵子 ovum ·· 195
卵祖細胞 oogonium ······························· 379
卵胞刺激ホルモン
　follicle-stimulating hormone（FSH）····· 203, 380
卵胞上皮細胞 follicular epitherial cell ········· 195

り

リーベルキューン腺 Lieberkühn gland（腸腺）
　··· 165
離出分泌 apocrine secretion（アポクリン分泌）
　··· 55
裏装粘膜（被覆粘膜）lining mucosa（口腔の）··· 330
リゾチーム lysozyme ····························· 353
リボゾーム ribosome ······························· 19
リポフスチン顆粒 lipofuscin granule ······ 24, 205
隆起部 pars tuberalis（下垂体の）··············· 201
流動モザイクモデル fluid mosaic model ········ 13
リラキシン relaxin ································ 196
輪状溝 circular sulcus（有郭乳頭の）··········· 348
輪状線維 circular fiber（歯肉の）················ 341
輪状線維（タガ線維）circular fiber（脾臓の）······ 146
臨床的歯冠 clinical crown ························ 258
輪状軟骨 cricoid cartilage ························· 92
輪状ヒダ circular plica ····················· 164, 167
リンパ球 lymphocyte ············ 100, 102, 139, 140

リンパ小節 lymph nodule ················· 139, 148
リンパ球浸潤 ymphocyte infiltration ··········· 139
リンパ性器官 lymphoid organ ·················· 139
リンパ節 lymph node ···························· 139

る

類骨 osteoid ··· 77
類セメント質 cementoid ··················· 251, 301
類洞 sinusoid（肝臓の）··························· 171
ルフィニ（Ruffini）小体 Ruffini corpuscle
　·· 133, 221, 368

れ

レッチウス条（レッチウスの並行条）
　Retzius striation ································· 270
レニン renin ································· 187, 200
連続型毛細血管（無窓性毛細血管）
　continuous blood capillary ···················· 155

ろ

瘻孔 fistula ··· 421
漏出分泌 eccrine secretion（エクリン分泌）······ 54
漏斗 infundibulum（下垂体の）············ 203, 422
漏斗 infundibulum（卵管の）···················· 195
ロバンシークエンス Robin sequence ·········· 411
濾胞 follicle ·· 207
濾胞上皮 follicle epithelium ···················· 207
濾胞上皮細胞 follicular epithelial cell ···· 208, 421

わ

ワイル層 Weil layer（歯髄の）···················· 293
ワルダイエルの咽頭輪
　Waldeyer ring of the pharynx ················ 147

著者

安部　仁晴（あんべ　きみはる）
1993 年　奥羽大学歯学部 卒業
1997 年　奥羽大学大学院 歯学研究科 修了
1998 年　奥羽大学歯学部 講師
2015 年　奥羽大学歯学部 准教授
2021 年　奥羽大学歯学部 教授（生体構造学講座）

稲井　哲一朗（いない　てついちろう）
1986 年　九州大学歯学部 卒業
1990 年　九州大学大学院 歯学系研究科臨床系 修了
1998 年　九州大学医学部 講師
2001 年-2002 年　米国カリフォルニア大学 留学
2005 年　九州大学大学院 医学研究院 助教授
2010 年　福岡歯科大学口腔歯学部 教授
　　　　　（機能構造学分野）

本田　雅規（ほんだ　まさき）
1989 年　愛知学院大学歯学部 卒業
2000 年　名古屋大学大学院医学研究科 満了
2000 年　米国ハーバード・フォーサイス研究所 留学
2003 年　東京大学医科学研究所 助手
2010 年　日本大学歯学部 准教授
2015 年　愛知学院大学歯学部 教授

山本　仁（やまもと　ひとし）
1988 年　東京歯科大学 卒業
1992 年　東京歯科大学大学院 歯学研究科 修了
1994 年　岩手医科大学 歯学部 助手
1999 年　新潟大学 歯学部 助手
2003 年　日本大学 松戸歯学部 講師
2012 年　東京歯科大学 教授（組織・発生学講座）

磯川　桂太郎（いそかわ　けいたろう）
1984 年　日本大学歯学部 卒業
1984 年-1986 年　東京大学医学部 解剖学教室
1989 年　日本大学歯学部 講師
1989 年-1992 年　米国ウィスコンシン医科大学 留学
2005 年　日本大学歯学部 教授（解剖学第Ⅱ講座）

野中　直子（のなか　なおこ）
1990 年　昭和大学歯学部 卒業
1998 年　昭和大学大学院 歯学研究科 修了
2001-2003 年　米国セントルイス大学医学部 留学
2014 年　昭和大学歯学部 准教授
2021 年　昭和大学歯学部 教授（口腔解剖学講座）

山座　孝義（やまざ　たかよし）
1996 年　九州大学歯学部 卒業
2000 年　九州大学大学院 歯学研究科基礎系 修了
2005 年　米国立衛生研究所歯科頭蓋顔面研究所 留学
2006 年　南カリフォルニア大学歯学部
　　　　　頭蓋顔面分子生物学センター 留学
2016 年　九州大学大学院歯学研究院 准教授
　　　　　（分子口腔解剖学分野）
2020 年　九州大学大学院歯学研究院 教授
　　　　　（分子口腔解剖学分野）

組織学・口腔組織学　第 5 版

定価（本体 9,500 円＋税）

2002 年 3 月 12 日　第 1 版発行（旧題「口腔組織学」）
2005 年 9 月 15 日　第 2 版発行
2010 年 3 月 31 日　第 3 版発行
2014 年 3 月 22 日　第 4 版発行
2024 年 3 月 10 日　第 5 版第 1 刷発行

著　者　　安　部　　仁　晴
　　　　　磯　川　　桂太郎
　　　　　稲　井　　哲一朗
　　　　　野　中　　直　子
　　　　　本　田　　雅　規
　　　　　山　座　　孝　義
　　　　　山　本　　　仁

発 行 者　　百　瀬　卓　雄
印刷・製本　　蓼科印刷株式会社

発　行　わかば出版株式会社　　　発　売　株式会社シエン社 デンタルブックセンター

〒112-0004　東京都文京区後楽 1-1-10　TEL 03(3816)7818　FAX 03(3818)0837　URL http://www.shien.co.jp
©Wakaba Publishing, Inc. 2024, Printed in Japan 〔検印廃止〕ISBN 978-4-89824-094-6 C3047
本書を無断で複写複製（コピー）することは、特定の場合を除き、著作権及び出版社の権利侵害となります。